W0267916

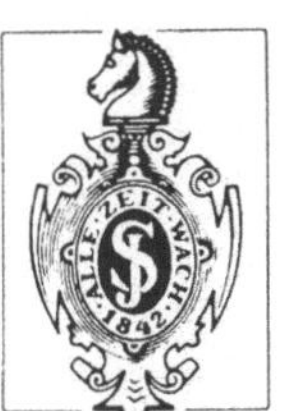
ALLE ZEIT WACH
1842

20. Hämophilie-Symposion

Hamburg 1989

Herausgeber: G. Landbeck, R. Marx,
I. Scharrer, W. Schramm

Verhandlungsberichte:
Therapiebedingte Virusinfektionen bei Hämophilen
Molekulargenetik der Hämophilie und des von Willebrand-Syndroms
Neue Konzentrate der Gerinnung und Fibrinolyse
Erstmanifestation angeborener Hämostasestörungen

Wissenschaftliche Leitung:
G. Landbeck, Hamburg
R. Marx, München
I. Scharrer, Frankfurt
W. Schramm, München

Moderatoren:
F. Deinhardt, München; J. Mannhalter, Wien;
D. Eichenlaub, München; G. Landbeck, Hamburg;
I. Scharrer, Frankfurt; W. Schramm, München;
M. Roggendorf, München; E. Wenzel, Homburg/Saar;
K. Lechner, Wien; H. Beeser, Freiburg; U. Göbel, Düsseldorf;
A. H. Sutor, Freiburg; Kl. Schimpf, Heidelberg; H. Rasche, Bremen

Springer-Verlag
Berlin Heidelberg New York
London Paris Tokyo Hong Kong Barcelona

Professor Dr. med. G. Landbeck
Abt. Hämatologie und Onkologie, Universitäts-Kinderklinik
Martinistraße 52, D-2000 Hamburg 20

Professor Dr. R. Marx
Osterwaldstr. 16, D-8000 München 40

Professorin Dr. I. Scharrer
Universitätsklinikum, Zentrum der Inneren Medizin, Abt. für Angiologie
Theodor-Stern-Kai 7, D-6000 Frankfurt 70

Professor Dr. W. Schramm
Hämostaseologische Abt., Med. Klinik Innenstadt der Univ.
Ziemssenstr. 1a, D-8000 München 2

ISBN-13: 978-3-540-52929-3 e-ISBN-13: 978-3-642-75923-9
DOI: 10.1007/978-3-642-75923-9

Druck u. Verarbeitung: Ernst Kieser GmbH, 8902 Neusäß
2127/3140/543210 – gedruckt auf säurefreiem Papier

Inhaltsverzeichnis

2. Hepatitis C (Hepatitis Non A/Non B)

III. Neue Konzentrate der Gerinnung und Fibrinolyse

IV. Erstmanifestation angeborener Hämostasestörungen

V. Freie Vorträge

Teilnehmerverzeichnis

Dr. K. Ackermann
Klinik und Poliklinik für Kieferchirurgie, Klinikum der Ludwig-Maximilians-Universität, München

Dr. K. Anderle
Immuno AG, Wien/Österreich

K. Andersen
Department of Thoracic and Cardiovascular Surgery, Odense University Hospital, Odense/Dänemark

Dr. P. Arends
Güssing/Österreich

Prof. Dr. F. Asbeck
Städtisches Krankenhaus, I. Medizinische Klinik, Kiel

Fr. Dr. K. Auberger
Kinderklinik der Universität im Dr. von Hauner'schen Kinderspital, München

Dr. G. Auerswald
Professor Hess-Kinderklinik, Zentralkrankenhaus St. Jürgen-Straße, Bremen

Frau Dr. E. Aygören
Abteilung für Angiologie, Zentrum der Inneren Medizin, Klinikum der Johann-Wolfgang-Goethe-Universität, Frankfurt

Prof. Dr. L. Balleisen
Abteilung Hämatologie und Onkologie, Innere Medizin, Evangelisches Krankenhaus, Hamm

Prof. Dr. H. Bartels
Abteilung Hämatologie und Onkologie, Städtisches Krankenhaus Süd, Lübeck

Frau Prof. Dr. M. Barthels
Abteilung für Hämatologie und Onkologie, Zentrum Innere Medizin, Kliniken der Medizinischen Hochschule, Hannover

Frau Dr. Ch. Beck
Ärztin für Kinderheilkunde, Berlin

Prof. Dr. M. Becker
Kinderklinik, Medizinische Einrichtungen der Rheinischen Friedrich-Wilhelm-Universität, Bonn

Prof. Dr. H. Beeser
Zentrale Einrichtungen Transfusionsmedizin, Zentrum Innere Medizin, Klinikum der Albert-Ludwigs-Universität, Freiburg

Frau Dr. F. Bergmann
Zentrum Kinderheilkunde, Kliniken der Medizinischen Hochschule, Hannover

Dr. R. Bialek
Kinderklinik, Medizinische Einrichtungen der Rheinischen-Friedrich-Wilhelm-Universität, Bonn

Dr. D. Bock
Abteilung Transfusionsmedizin, Städtische Krankenanstalten, Bielefeld

Dr. P. Boesche
Labor, Evangelisches Krankenhaus, Unna

Prof. Dr. D. Böttcher
Abteilung Innere Medizin, Krankenhaus Bethesda, Wuppertal

Dr. H.-H. Brackmann
Institut für Experimentelle Hämatologie und Transfusionsmedizin der Universität, Bonn-Venusberg

Frau Dr. E. Braun
Abteilung Innere Medizin, Südwestdeutsches Rehabilitationszentrum für Kinder und Jugendliche, Neckargemünd

Dr. W. Brockhaus
Abteilung Hämostaseologie, Zentrum für Innere Medizin, Klinikum Nürnberg

Dr. R. Brodt
Abteilung Infektiologie, Zentrum der Inneren Medizin, Klinikum der Johann-Wolfgang-Goethe-Universität, Frankfurt

Dr. Ch. Brückmann
Kinderklinik der Universität im Dr. von Hauner'schen Kinderspital, München

Prof. Dr. D. Brunswig
Abteilung Innere Medizin, Evangelisches Krankenhaus, Bünde

Priv.Doz. Dr. U. Budde
Blutspendedienst, Allgemeines Krankenhaus Harburg, Hamburg

Frau Dr. R. Bunikowski
Bundesgesundheitsamt, Berlin

Dr. G. Clauss
Orthopädische Klinik, Medizinische Einrichtungen der Rheinischen Friedrich-Wilhelms-Universität, Bonn

Prof. Dr. F. Deinhardt
Max-von-Pettenkofer-Institut für Hygiene und Medizinische Mikrobiologie, München

Prof. Dr. Dr. E. Deutsch
Wien

Prof. Dr. M. Dicato
Centre Hospitalier du Luxembourg, Luxembourg

Dr. W. Eberl
Kinderklinik, Städtisches Klinikum Holwedestraße, Braunschweig

Prof. Dr. R. Egbring
Gerinnungslabor, Medizinisches Zentrum für Innere Medizin, Klinikum der Philipps-Universität, Marburg

Prof. Dr. H. Egli
Bonn

Dr. J. Eibl
Immuno AG, Wien/Österreich

Prof. Dr. D. Eichenlaub
IV. Medizinische Abteilung, Städtisches Krankenhaus München-Schwabing, München

Frau Dr. S. Eichinger
I. Medizinische Universitätsklinik, Wien/Österreich

Dr. D. Ellbrück
Innere Medizin III, Medizinische Klinik und Poliklinik der Universität, Ulm

T. Eller
Zentrallabor, Medizinische Klinik, Klinikum der Julius-Maximilians-Universität, Würzburg

Frau Dr. U. Entacher
St. Anna-Kinderspital, Wien/Österreich

Dr. L. Ertl
Universitätsklinik für Zahn-, Mund- und Kieferheilkunde, Wien/Österreich

H. Esdar
Deutsche Hämophiliegesellschaft, Bielefeld

Dr. S. Ewig
Medizinische Klinik, Medizinische Einrichtungen der Rheinischen Friedrich-Wilhelms-Universität, Bonn

Prof. Dr. A. von Felten
Gerinnungslabor, Universitätsspital, Zürich/Schweiz

Dr. S. Fink
Arzt für Kinderheilkunde, Nidau/Schweiz

Frau B. Fischer
Institut für Humangenetik, Klinikum der Christian-Albrechts-Universität, Kiel

Prof. Dr. M. Fischer
Zentrallaboratorium, Krankenhaus der Stadt Wien-Lainz, Wien/Österreich

Frau A. Fuchs
Hämophilie-Ambulanz, Medizinische Universitätsklinik, Wien/Österreich

Dr. W. Fürst
Vorarlberger Gebietskrankenkasse, Dornbirn/Österreich

Dr. M. Funk
Zentrum der Kinderheilkunde, Klinikum der Johann-Wolfgang-Goethe-Universität, Frankfurt

Dr. H.-U. Furrer
Arzt für Kinderheilkunde, Sarnen/Schweiz

Prof. Dr. G. Gaedicke
Kinderklinik und Poliklinik der Universität, Ulm

Frau Dr. S. Gandenberger
Kinderklinik der Universität im Dr. von Hauner'schen Kinderspital, München

Prof. Dr. H. Gastpar
HNO-Klinik und Poliklinik, Klinikum der Ludwig-Maximilians-Universität, München

Prof. Dr. E. Gebauer
Universitätskinderklinik Novi Sad/Jugoslawien

Dr. F.-J. Göbel
DRK-Kinderklinik, Siegen

Prof. Dr. U. Göbel
Zentrum Kinderheilkunde, Medizinische Einrichtungen der Universität, Düsseldorf

Dr. N. Graf
Kinderklinik, Universitätskliniken des Saarlandes, Homburg/Saar

Dr. H. Grienberger
Kinderspital und Infektion, Allgemeines Österreichisches Landeskrankenhaus, Salzburg/Österreich

Dr. R. Gruson
Wolfenbüttel

Dr. M. Gstöttner
Oberösterreichische Gebietskrankenkasse, Linz/Österreich

Dr. T. Güngor
Zentrum der Kinderheilkunde, Klinikum der Johann-Wolfgang-Goethe-Universität, Frankfurt

Prof. Dr. L. Gürtler
Max-von-Pettenkofer-Institut für Hygiene und Medizinische Mikrobiologie, München

Prof. Dr. P. Hanfland
Institut für Experimentelle Hämatologie und Transfusionsmedizin der Universität, Bonn-Venusberg

H. Hartl
Institut für Sozialmedizin der Universität, Wien/Österreich

Frau Prof. Dr. K. Hasler
Abteilung Hämatologie und Onkologie, Zentrum Innere Medizin I, Klinikum der Albert-Ludwigs-Universität, Freiburg

Prof. Dr. K. Hausmann
Hamburg

Frau Dr. I. Hauswald-Milev
Institut Regensburg, Blutspendedienst des BRK, Regensburg

Dr. F. X. Heigenhauser
Bayerisches Staatsministerium für Arbeit und Sozialordnung, München

Prof. Dr. W. Heller
Labor, Chirurgische Klinik und Poliklinik,
Klinikum der Eberhard-Karls-Universität, Tübingen

Dr. H. Holzhüter
Hämophilie-Zentrum Nordwest, Bremen

Dr. Huemer
Universitätskinderklinik, Wien/Österreich

Frau Dr. G. Hullmann
Kinderklinik, Universitätsklinikum der Gesamthochschule, Essen

Frau Dr. A. Huth-Kühne
Rehabilitationsklinik und Hämophiliezentrum, Stiftung Rehabilitation,
Heidelberg

Dr. J. Ingerslev
Department Clinical Immunology, Haemophilia Centre, University Hospital,
Aarhus/Dänemark

Prof. Dr. L. Istvan
Bluttransfusionsdienst, Szombathely/Ungarn

Frau Prof. Dr. H. Janzarik
Zentrum Innere Medizin, Klinikum der Justus-Liebig-Universität,
Gießen

Priv.-Doz. Dr. K. Jaschonek
Transfusionsmedizin mit Blutbank, Medizinische Klinik II,
Klinikum der Eberhard-Karls-Universität, Tübingen

Dr. A. Kaeser
Immuno GmbH, Heidelberg

Frau Dr. S. Kazda
Kardinal Schwarzenberg'sches Krankenhaus,
Schwarzach im Pongau/Österreich

Frau Dr. B. Kehrel
Hämostaselabor, Innere Medizin A, Medizinische Einrichtungen der Westfälischen Wilhelms-Universität, Münster

Prof. Dr. F. Keller
Zentrallabor, Medizinische Klinik, Klinikum der Julius-Maximilians-Universität, Würzburg

Frau Dr. B. Kemkes-Matthes
Zentrum Innere Medizin, Klinkum der Justus-Liebig-Universität, Gießen

Dr. J. von Kempis
Medizinische Klinik, Medizinische Einrichtungen der Rheinischen Friedrich-Wilhelms-Universität, Bonn

Priv.-Doz. Dr. B. Kirchhof
Abteilung Innere Medizin, St.-Josefs-Krankenhaus, Engelskirchen

H. Kjellman
Skinnskatteberg/Schweden

Frau Dr. E. Klesmann
Kinderabteilung, Marienhospital, Papenburg

Dr. H. Klier
Steiermärkische Gebietskrankenkasse, Graz/Österreich

Priv.-Doz. Dr. H. J. Klose
Arzt für Kinderheilkunde, München

Dr. J. B. Knudsen
Centrallaboratoriet, Centralsygehuset, Hillerød/Dänemark

Dr. R. Kobelt
Arzt für Kinderheilkunde, Wabern/Schweiz

Frau Dr. K. Köhler-Vajta
Ärztin für Kinderheilkunde, Grünwald

Prof. Dr. H. Köstering
Blutgerinnungslabor, Medizinische Universitätsklinik, Göttingen

Dr. A. Komanns
Abteilung für Klinische Chemie und Laboratoriumsdiagnostik, Zentrum für Innere Medizin, Universitätsklinikum der Gesamthochschule, Essen

Dr. B. Krackhardt
Zentrum der Kinderheilkunde, Klinikum der Johann-Wolfgang-Goethe-Universität, Frankfurt

Dr. W. Kreuz
Zentrum der Kinderheilkunde, Klinikum der Johann-Wolfgang-Goethe-Universität, Frankfurt

Priv.-Doz. Dr. R. von Kries
Zentrum Kinderheilkunde, Medizinische Einrichtungen der Universität, Düsseldorf

Frau Ch. Kühborth
Abteilung für Angiologie, Zentrum der Inneren Medizin, Klinikum der Johann-Wolfgang-Goethe-Universität, Frankfurt

Prof. Dr. P. Kühnl
Abteilung für Transfusionsmedizin, Chirurgische Klinik, Universitätskrankenhaus Eppendorf, Hamburg

Prof. Dr. M. Kunze
Institut für Sozialmedizin, Wien/Österreich

Dr. A. Kurme
Arzt für Kinderheilkunde, Hamburg

Dr. P. Kurnig
Kinderinterne Abteilung, Allgemeines österreichisches Landeskrankenhaus, Klagenfurt/Österreich

Priv.-Doz. Dr. R. Kuse
Abteilung Hämatologie, Allgemeines Krankenhaus St. Georg, Hamburg

Prof. Dr. G. Landbeck
Abteilung Hämatologie und Onkologie, Universitäts-Kinderklinik, Hamburg

Dr. H. Lang
Immuno AG, Wien/Österreich

Prof. Dr. K. Lechner
I. Medizinische Universitätsklinik, Wien/Österreich

Dr. G. Leipnitz
Abteilung Klinische Hämostaseologie und Transfusionsmedizin, Universitätskliniken des Saarlandes, Homburg/Saar

Dr. K.-H. LEPPIK
Arzt für Kinderheilkunde, Erlangen

Dr. H.-G. LIMBACH
Kinderklinik, Universitätskliniken des Saarlandes, Homburg/Saar

Dr. Dr. R. LINDE
Zentrum der Kinderheilkunde, Klinikum der Johann-Wolfgang-Goethe-Universität, Frankfurt

Frau Dr. Y. LO
Abteilung Hämatologie, Allgemeines Krankenhaus St. Georg, Hamburg

Dr. P. LÖNS
Kinderklinik, Städtisches Klinikum Holwedestraße, Braunschweig

Frau Dr. B. VAN LOO
Institut für Experimentelle Hämatologie und Bluttransfusionswesen der Universität, Bonn-Venusberg

CH. LOTZ
Zentrum der Kinderheilkunde, Klinikum der Johann-Wolfgang-Goethe-Universität, Frankfurt

M. LUDWIG
Institut für Experimentelle Hämatologie und Bluttransfusionswesen der Universität, Bonn-Venusberg

Frau Dr. G.-M. LUDWIK
Universitätsklinik, Wien/Österreich

Frau Doz. Dr. CH. MANNHALTER
I. Medizinische Universitätsklinik, Wien/Österreich

Doz. Dr. J. MANNHALTER
Institut für Immunologie, Wien/Österreich

Dr. R. MAREK
Wiener Gebietskrankenkasse, Wien/Österreich

Dr. G. MARSMANN
Arzt für Kinderheilkunde, Varel

Dr. G. MARX
Abteilung für Blutgerinnungsstörungen, Chirurgische Klinik, Universitätskrankenhaus Eppendorf, Hamburg

Prof. Dr. R. Marx
München

Prof. Dr. G. Mau
Kinderklinik Städtisches Klinikum Holwedestraße, Braunschweig

Frau Dr. E. Meili-Gerber
Gerinnungslabor, Universitätsspital, Zürich/Schweiz

Frau Dr. B. Melisch
III. Medizinische Abteilung, Medizinische Universitätsklinik, Graz/Österreich

Frau Prof. Dr. A.-M. Mingers
Kinderklinik und Poliklinik, Klinikum der Julius-Maximilians-Universität, Würzburg

Dr. J. Mösseler
Arzt für Kinderheilkunde, Dillingen

Dr. W. Mondorf
Abteilung für Angiologie, Zentrum der Inneren Medizin, Klinikum der Johann-Wolfgang-Goethe-Universität, Frankfurt 70

Dr. Ch. Müller
II. Universitätsklinik für Gastroenterologie und Hepatologie, Wien/Österreich

Dr. H. Müller
Institut für Anästhesiologie, Orthopädische Universitätsklinik Balgrist, Zürich/Schweiz

Prof. Dr. N. Müller
Institut für Transfusionsmedizin, Medizinische Einrichtungen der Westfälischen Wilhelms-Universität, Münster

Dr. K. Müller-Ott
Arzt für Allgemeinmedizin, Bornhöved

Dr. B. Neidhardt
Abteilung Transfusionsmedizin, Chirurgische Klinik der Universität Erlangen-Nürnberg, Erlangen

Dr. M. Neubauer
Medizinische Universitätsklinik, Graz/Österreich

Dr. H. Niederhoff
Abteilung Hämostaseologie, Kinderklinik, Klinikum der Albert-Ludwigs-Universität, Freiburg

Dr. J. D. Nielsen
Bispebjerg Hospital, Kobenhavn/Dänemark

Dr. K. Nienhaus
Chirurgische Intensivstation, Universitätskliniken des Saarlandes, Homburg/Saar

Dr. D. Niese
Abteilung Klinische Immunologie, Medizinische Klinik, Medizinische Einrichtungen der Rheinischen Friedrich-Wilhelms-Universität, Bonn

Prof. Dr. H. Niessner
Interne Abteilung, Krankenhaus der Stadt Wiener Neustadt/Österreich

Frau Dr. U. Nowak-Göttl
Zentrum der Kinderheilkunde, Klinikum der Johann-Wolfgang-Goethe-Universität, Frankfurt

Dr. J. Pannenbecker
Kinderklinik und Poliklinik, Klinikum der Julius-Maximilians-Universität, Würzburg

Frau Dr. S. Parzer
I. Medizinische Universitätsklinik, Wien/Österreich

Dr. B. Pauka
Arzt für Kinderheilkunde, Hamburg

Dr. Ch. Pechlaner
Gerinnungslaboratorium, Universitätsklinik für Innere Medizin, Innsbruck/Österreich

Frau Dr. P. Petrini
Childrens Clinic, Karolinska Hospital, Stockholm/Schweden

Frau Dr. B. Pietschnig
Universitätskinderklinik, Wien/Österreich

Dr. H. Plendl
Institut für Humangenetik, Klinikum der Christian-Albrechts-Universität, Kiel

Dr. H. Pohlmann
Abteilung Hämostaseologie, Medizinische Klinik Innenstadt der Ludwig-Maximilians-Universität, München

Dr. H. Pollmann
Abteilung für Hämostaseologie, Kinderklinik, Medizinische Einrichtungen der Westfälischen Wilhelms-Universität, Münster

Dr. H. J. Presser
Klinik für Innere Medizin der Medizinischen Akademie Magdeburg/DDR

Dr. W. Prohaska
Institut für Laboratoriums- und Transfusionsmedizin, Herz-Zentrum Nordrhein-Westfalen, Bad Oeynhausen

Dr. H. Radinger
Kinderklinik, Medizinische Einrichtungen der Rheinischen Friedrich-Wilhelms-Universität, Bonn

Dr. A. A. Rahmann
Abteilung für Blutgerinnungsstörungen, Universitätskrankenhaus Eppendorf, Hamburg

Dr. H. Ramschak
Medizinische Universitätsklinik, Graz/Österreich

Prof. Dr. H. Rasche
Medizinische Klinik I, Zentralkrankenhaus St. Jürgen-Straße, Bremen

Dr. R. R. Riedel
Psychiatrische Klinik und Poliklinik, Universitäts-Nervenklinik, München

Dr. M. Ries
Kinderklinik mit Poliklinik, Kopfklinikum der Universität Erlangen-Nürnberg, Erlangen

Priv.-Doz. Dr. M. Roggendorf
Max-von-Pettenkofer-Institut für Hygiene und Medizinische Mikrobiologie, München

Dr. F. Rommel
Abteilung Hämostaseologie, Medizinische Klinik Innenstadt der Ludwig-Maximilians-Universität, München

Dr. Ch. Salat
Hämostaseologisches Forschungslabor, Medizinische Klinik III, Klinikum Großhadern, München

Dr. O. Scharbau
Abteilung Hämatologie, Onkologie und Hämostaseologie, Kinderklinik, Klinikum der Albert-Ludwigs-Universität, Freiburg

Dr. M. Scharnetzky
Kinderklinik, Klinikum Minden

Frau Prof. Dr. I. Scharrer
Abteilung für Angiologie, Zentrum der Inneren Medizin, Klinikum der Johann-Wolfgang-Goethe-Universität, Frankfurt

Dr. H.-G. Scheel-Walter
Abteilung Hämatologie und Onkologie, Kinderklinik, Klinikum der Eberhard-Karls-Universität, Tübingen

Frau Dr. E. Scheibel
Haemofilicentret, Rigshospitalet, Kobenhavn/Dänemark

Dr. H. Scheiring
Tiroler Gebietskrankenkasse, Innsbruck/Österreich

Prof. Dr. Kl. Schimpf
Rehabilitationsklinik und Hämophiliezentrum, Stiftung Rehabilitation, Heidelberg

Frau E. Schleithoff
Institut für Experimentelle Hämatologie und Bluttransfusionswesen der Universität, Bonn-Venusberg

Prof. Dr. U. Schmitz-Hübner
Medizinische Klinik II, Kreiskrankenhaus Herford

Prof. Dr. R. Schmutzler
Wuppertal

Dr. R. Schneppenheim
Kinderklinik, Klinikum der Christian-Albrechts-Universität, Kiel

Prof. Dr. W. Schramm
Abteilung Hämostaseologie, Medizinische Klinik Innenstadt der Ludwig-Maximilians-Universität, München

Dr. J. Schuster
Immuno GmbH, Heidelberg

R. Schwab
Institut für Experimentelle Hämatologie und Bluttransfusionswesen der Universität, Bonn-Venusberg

Doz. H.-P. Schwarz
Immuno AG, Wien/Österreich

Dr. T. F. Schwarz
Max-von-Pettenkofer-Institut für Hygiene und Medizinische Mikrobiologie, München

Frau Dr. S. Schwarzer
III. Medizinische Abteilung, Medizinische Universitätsklinik, Graz/Österreich

Dr. W. Sedlak
Linz/Österreich

Doz. H.-L. Seewann
III. Medizinische Abteilung, Medizinische Universitätsklinik, Graz/Österreich

Priv.-Doz. Dr. E. Seifried
Innere Medizin II, Medizinische Klinik und Poliklinik der Universität, Ulm

Dr. H. J. Siemens
Abteilung Hämatologie und Onkologie, Klinik für Innere Medizin, Medizinische Universität zu Lübeck

Frau Dr. G. Skrandies
Ärztin für Innere Medizin, Hamburg

Frau Dr. A. Steinbeck
Ärztin für Allgemeinmedizin, Bonn

Dr. L. Stigendal
Medical Clinic 2, Sahlgrenska Sjukhuset, Göteborg/Schweden

Frau Dr. F. Störkel
Abteilung für Angiologie, Zentrum der Inneren Medizin, Klinikum der Johann-Wolfgang-Goethe-Universität, Frankfurt

Dr. R. Süssenguth
Altonaer Kinderkrankenhaus, Hamburg

Prof. Dr. A. H. Sutor
Abteilung Hämatologie, Onkologie und Hämostaseologie, Kinderklinik, Klinikum der Albert-Ludwigs-Universität, Freiburg

Dr. W. Tausch
Abteilung Hämatologie und Onkologie, Kinderklinik, Olgahospital, Stuttgart

Frau Dr. H. Thaiss
Abteilung für Angiologie, Zentrum der Inneren Medizin, Klinkum der Johann-Wolfgang-Goethe-Universität, Frankfurt

Prof. Dr. V. TILSNER
Abteilung für Blutgerinnungsstörungen, Chirurgische Klinik, Universitätskrankenhaus Eppendorf, Hamburg

Frau Dr. B. TÜRK-KRAETZER
Kinderklinik, Städtische Kliniken, Oldenburg

Dr. W. TULZER
Kinder- und Infektionsabteilung, Landes-Kinderkrankenhaus, Linz/Österreich

Dr. N. WAGNER
Kinderklinik, Medizinische Einrichtungen der Rheinischen Friedrich-Wilhelms-Universität, Bonn

Dr. TH. WAGNER
Hämophilie-Ambulanz, Kinderklinik, Städtische Krankenanstalten, Delmenhorst

Dr. M. M. WALKA
Hämophilie-Ambulanz, Universitäts-Kinderklinik, Göttingen

Dr. K. WALLEVIK
Haemophilia Centre, Department Clinical Immunology, University Hospital, Aarhus/Dänemark

Dr. H. WATZKE
II. Medizinische Universitätsklinik, Wien/Österreich

Prof. Dr. G. WEISSBACH
Klinik für Kinderheilkunde, Medizinische Akademie „Carl Gustav Carus", Dresden/DDR

Dr. J. WEISSER
Abteilung Pädiatrie, Südwestdeutsches Rehabilitationszentrum für Kinder und Jugendliche, Neckargemünd

Prof. Dr. E. WENZEL
Abteilung Klinische Hämostaseologie und Transfusionsmedizin, Universitätskliniken des Saarlandes, Homburg/Saar

Dr. J. U. WIEDING
Blutgerinnungslabor, Medizinische Universitätsklinik, Göttingen

Dr. U. WINTERGERST
Kinderklinik der Universität im Dr. von Hauner'schen Kinderspital, München

Frau Dr. I.-M. WOLTER
Coagulation Laboratory, Sahlgrenska Hospital, Göteborg/Schweden

Frau Priv.-Doz. Dr. M. WYSS
Clinique de Pédiatrie, Hôpital Cantonal, Genève/Schweiz

Frau M. ZEGNER
Hämophilie-Ambulanz, Medizinische Universitätsklinik, Wien/Österreich

Dr. W. ZENZ
Universitäts-Kinderklinik, Graz/Österreich

Frau Dr. B. ZIEGER
Kinderklinik, Klinikum der Albert-Ludwigs-Universität, Freiburg

Prof. Dr. R. ZIMMERMANN
Rehabilitationsklinik und Hämophiliezentrum Stiftung Rehabilitation, Heidelberg

Frau Dr. B. ZOLL
Zentrum für Humangenetik, Universitätskliniken, Göttingen

Begrüßung und Einleitung

G. Landbeck (Hamburg)

Meine sehr verehrten Damen, meine Herren,
liebe Kolleginnen und Kollegen,

ich heiße Sie herzlich willkommen zum 20. Hämophilie-Symposion in Hamburg und freue mich, auch in diesem Jahr wieder viele Teilnehmer aus unseren Nachbarländern begrüßen zu können. Ganz besonders hervorheben aber möchte ich, daß es in diesem Jahr Kolleginnen und Kollegen aus Dresden, Magdeburg und Rostock erstmals gelungen ist, zu unserer Tagung zu kommen. Wir nehmen das als hoffnungsvolles Zeichen und begrüßen Sie hocherfreut und herzlich in unserem Kreise.

Als betrüblich muß ich Ihnen hingegen mitteilen, daß sich unser altvertrauter und engagierter Mitveranstalter, Herr Professor Rudolf Marx, die Teilnahme in letzter Minute aus gesundheitlichen Gründen und gebotener Vorsicht zu seinem größten Bedauern versagen mußte. So bleibt uns, ihm, dem die inhaltliche Gestaltung dieses 20. Symposions ein besonderes Anliegen war, rasche Erholung zu wünschen.

20 Symposien geben Anlaß zu vielen Gedanken. Sie sind vor allem aber 20 Jahre Hämophilie-Geschichte, die mit Einführung der Hochkonzentrattherapie und hochgesteckten Zielen der ärztlichen Versorgung einen hoffnungsreichen, bewegenden Anfang nahm. Hervorragende Fortschritte in der Verhütung bedrohlicher Blutungsfolgen, ein erster Durchbruch zu langer Lebenszeiterwartung und zur vollen sozialen Eingliederung waren die Meilensteine auf der ersten Hälfte dieses Weges. Die Kraft dieses überzeugenden Erfolges war so groß, daß selbst erste ernsthafte Hinweise auf eine womöglich hohe Rate chronisch verlaufender Transfusionshepatitiden gegen Ende der 70er Jahre den Nutzen der Therapie nicht in Frage stellen konnten. Infektionsrisiko und Infektionssicherheit der Konzentrate sind ausführlich und wiederholt diskutiert worden, doch blieben alle Forderungen ohne durchgreifende Konsequenzen. Es sollten akademische Gespräche bleiben, bis dann die Hämophilie-Geschichte der 80er Jahre unvorhersehbar zur Geschichte der HIV-Infektion werden sollte mit Wechsel des Schauplatzes aller Anstrengungen von der Bewältigung der Grundkrankheit zur Bekämpfung lebensbedrohlicher Nebenwirkungen der Substitutionstherapie – ein katastrophaler Einbruch für alle Betroffenen, eine schwere Bedrückung für ihre Ärzte, die auch nach Überwindung dieser Gefährdung nicht aufatmen läßt, ist doch das Schicksal vieler noch ungewiß.

Unsere Symposien und ihre Verhandlungsberichte sind ein Spiegelbild dieser ebenso erregenden wie deprimierenden, vor allem aber auch lehrreichen Ereignisse. Sie dokumentieren unsere Reaktionen, unsere Umsicht und Entscheidungsfindungen wie auch unsere Fehleinschätzungen in der Begegnung fataler Behandlungsfolgen. Und wenn es uns gelungen ist, rechtzeitig und umfassend zu informieren, Übersicht zu gewinnen und zu erhalten und soweit möglich Hilfen zu geben, so können wir sicherlich nicht mit Freude und Stolz, wohl aber mit gewisser Genugtuung auf die zurückliegenden Symposien blicken. Sie haben in oft mitreißenden wie auch zähen Verhandlungen Geschichte geschrieben und sollten uns Ansporn für eine konsequente Weiterführung sein.

Dieser nun schon lange Weg unserer gemeinsamen Mühen ist ermöglicht worden durch kontinuierliche vertrauensvolle und tatkräftige organisatorische Unterstützung der Firma IMMUNO GmbH, die wir nicht als selbstverständlich nehmen. So danken wir Ihnen, Herr Dr. Eibl, und Ihnen, Herr Dr. Schuster, wie auch allen beteiligten Mitarbeitern Ihrer Firma sehr herzlich für die langjährige, einsichtsvolle und außerordentliche Hilfsbereitschaft und hoffen sehr, daß Sie uns diese auch weiterhin bewahren werden.

Das Tagungsprogramm des ersten Tages ist nun schon traditionell den therapiebedingten Virusinfektionen gewidmet. Die Verhandlungen zur HIV-Infektion Hämophiler konzentrieren sich auf den Infektionsverlauf und neue Erkenntnisse aus interventionstherapeutischen Studien. Als nicht minder aktuelles Thema folgt mit der Hepatitis C ein erster lang erwarteter Fortschritt in der Aufdeckung der Hepatitis Non A/Non B-Virologie und abschließen werden wir diesen Tag mit einem Übersichtsreferat zur Parvovirus-Infektion, die in den Diskussionen über Virusinaktivierungsverfahren der letzten Jahre immer wieder – wenn auch am Rande – genannt worden ist. So hoffe ich, daß wir wesentliche neue Informationen erhalten werden, die auch für die Aufklärung unserer Patienten wichtig sind.

Diese Verhandlungen sind naturgemäß nicht ohne sachverständige Hilfe aus anderen Fachgebieten zu führen. So freue ich mich, daß es wieder gelungen ist, kompetente Mitwirkende zur Diskussionsleitung und für Referate zu gewinnen und begrüße als uns wohlbekannte Virologen Herrn Prof. Deinhardt und seine Mitarbeiter vom Max von Pettenkofer-Institut für Hygiene und Medizinische Mikrobiologie der Universität München, als speziell erfahrenen Kliniker und Infektologen Herrn Prof. Eichenlaub von der IV. Abteilung des Schwabinger Krankenhauses in München, der sich kurzfristig bereit erklärt hat, über Möglichkeiten der Interventionstherapie bei HIV-infizierten Hämophilen zu referieren, als Immunologen Herrn Univ.-Doz. Dr. Mannhalter vom Institut für Immunologie der Universität Wien und als Neurologen Herrn Dr. Riedel von der Psychiatrischen Klinik der Universitäts-Nervenklinik München, den Sie schon von vorangehenden Tagungen her kennen.

Die Verhandlungen des zweiten Tages sollen uns dann in der Hämostaseologie ein Stück weiterführen. Wir beginnen mit der Molekulargenetik der Hämophilie und des von Willebrand-Syndroms, die in Diagnostik und Therapie immer mehr in den Vordergrund gedrungen ist. Es folgen erste Berichte über neue Faktorenkonzentrate in der Gerinnungs- und Fibrinolysetherapie sowie ein klinisch wichtiges Referat über Erstmanifestation angeborener Hämostasestörungen. Abschließen werden wir unsere Tagung wie immer mit einer Serie wiederum hochinteressanter Freier Vorträge, die ich Ihrer besonderen Aufmerksamkeit empfehlen möchte.

Ich danke allen Kolleginnen und Kollegen, die sich zur Diskussionsleitung und zu Referaten bereit erklärt haben und nicht zuletzt auch jenen, die mit Vorträgen einen wesentlichen Teil des Programms bestreiten werden.

Vorausschauend in die 90er Jahre möchte ich abschließend anmerken, daß wir beabsichtigen, die Serie unserer Hämophilie-Symposien mit thematischer Erweiterung auf verwandte Hämostasestörungen weiterzuführen, wie es auch bereits im diesjährigen Programm zu erkennen ist. Auch wird sich sicherlich bereits herumgesprochen haben, daß ich Ende des Wintersemesters aus meinem Klinikamt scheiden werde – aus Altersgründen versteht sich. Das aber erfordert als unerläßliche Konsequenz für diese klinikbezogenen Veranstaltungen fachlich ausgewiesene jüngere Kräfte in die wissenschaftliche Leitung der Symposien aufzunehmen. So möchte ich Ihnen heute eröffnen, daß wir in vollem gegenseitigen Einverständnis wie auch in der Hoffnung, daß Sie diese Entscheidung mittragen werden, Frau Prof. SCHARRER und Herrn Prof. SCHRAMM in die Symposionsleitung aufgenommen haben.

Mit diesem inhaltlichen und personellen Ausblick in die 90er Jahre eröffne ich das 20. Hämophilie-Symposion und wünsche uns allen eine erfolgreiche Tagung.

I. Therapiebedingte Virusinfektionen bei Hämophilen

1. Verlauf der HIV-Infektion

Diskussionsleitung:

F. Deinhardt (München)
J. Mannhalter (Wien)
D. Eichenlaub (München)
G. Landbeck (Hamburg)
I. Scharrer (Frankfurt)

Entwicklung der Todesursachenstatistik und AIDS-Erkrankungen Hämophiler in der Bundesrepublik Deutschland 1980–1989

G. LANDBECK (Hamburg)

Das Ziel unserer jährlichen Erhebungen zur Erfassung der Todesursachen und HIV-Infektion Hämophiler ist vor allem auf das Risiko therapiebedingter Virusinfektionen gerichtet [2, 3, 4, 5, 6]. An diesen Erhebungen beteiligen sich regelmäßig 47 Behandlungseinrichtungen der Bundesrepublik Deutschland mit einer Gesamtzahl von rund 2500 Hämophiliepatienten. Für die kontinuierliche und arbeitsaufwendige Mitwirkung möchte ich allen Kolleginnen und Kollegen auch in diesem Jahr wiederum sehr herzlich danken.

Die weitgehende Zuverlässigkeit unserer jährlich fortgeschriebenen Daten ergibt sich allein schon aus der nahezu übereinstimmenden Gesamtzahl Anti-HIV-positiver Hämophiler, die wir bei den Erhebungen der letzten 3 Jahre mit unterschiedlichen Vorgaben erhalten haben. 1987 ist erstmals die Gesamtzahl Hämophiler unterteilt nach Faktor VIII- bzw. Faktor IX-Mangel und Schweregraden sowie nach HIV-Infizierten und -Nichtinfizierten erfaßt worden. Von den gemeldeten 2476 Fällen waren 1172, also 47,4 % Anti-HIV-positiv, so daß wir davon ausgehen konnten, daß rund die Hälfte der Hämophilen unseres Landes eine HIV-Infektion erlitten hat. 1988 hatten wir eine Unterteilung HIV-infizierter Hämophiler nach Altersgruppen erbeten. Die damit erfaßte Gesamtzahl Infizierter betrug zur Zeit des letztjährigen Symposions 1146 und konnte mit verspätet eingetroffenen Meldungen auf 1161 korrigiert werden. Die Zahl der diesjährigen Erfassung mit anderer Gliederung der Altersgruppen und zugehörigem Anteil Verstorbener beträgt 1165. Vorausgesetzt, daß nach Ende 1985 keine Neuinfektionen aufgetreten sind, ist die weitgehende Übereinstimmung dieser Zahlen bei der Vielzahl beteiligter Einrichtungen und einem nicht geringen Wechsel der Patienten von einer Einrichtung zur anderen bemerkenswert und nicht zuletzt auch auf hilfreiche Hinweise in den Meldebögen zurückzuführen. Dank dieser erfreulichen Kooperation dürften wir somit aber auch über solide Basisdaten für differenziertere Verlaufsbetrachtungen therapiebedingter Virusinfektionen verfügen, die ggf. auch Hilfen bei interventionstherapeutischen Entscheidungen geben können.

Todesursachenstatistik

Wenden wir uns nun den verstorbenen Patienten zu (Tabelle 1), so ist zunächst festzustellen, daß von Januar 1980 bis Oktober 1989 insgesamt 283 Hämophile als verstorben gemeldet worden sind. Allein in diesem Jahr sind 61 Todesfälle

Tabelle 1. Verstorbene Hämophile Januar 1980 – Oktober 1989

Gesamtzahl Verstorbener:		283
– davon	Hämophilie A:	255 (90,1 %)
	Hämophilie B:	28 (9,9 %)
– davon	schwere H.:	237
	mittelschw. H.:	24
	leichte H.:	19
	Sub-H.:	3

hinzugekommen. Bezogen auf beide Hämophilietypen ist eine leichte Verschiebung zugunsten der Hämophilie A weiterhin erkennbar, auch fällt im Vergleich der Jahresstatistiken ein zunehmend höherer Anteil der Todesfälle bei schwerer Hämophilie auf, der im wesentlichen der HIV-Infektion anzulasten ist.

Von den in diesem Jahr gemeldeten 61 Todesfällen (Tabelle 2) sind 42 an AIDS verstorben, 8 an inneren Blutungen – überwiegend wiederum an intrakraniellen Blutungen – und 6 an dekompensierter Leberzirrhose. Unter den restlichen finden sich seit Jahren erstmals wieder 2 Suizid-Fälle (einer Anti-HIV-positiv, einer -negativ).

Tabelle 2. Todesursachen Hämophiler November 1988 – Oktober 1989

	Pat.-Zahl
AIDS	42
Blutung	8
Leberzirrhose	6
Malignome	1
Sonst. inn. Krankh.	2
Suizid	2
Gesamt	61

Einbezogen in die seit Januar 1980 geführte Todesursachenstatistik (Tabelle 3) ergibt sich, daß AIDS mit 148 Todesfällen bzw. einem Anteil von 52 % jetzt mit großem Abstand an erster Stelle steht. Als weitere Hauptursachen folgen Blutungstodesfälle mit 19,5 % und dekompensierte Leberzirrhose als Endzustand einer chronischen Transfusionshepatitis mit 14 %. Bei den Malignomen handelt es sich fast ausschließlich um Karzinome, also nicht um AIDS-assoziierte Neubildungen. Auch die sonstigen inneren Krankheiten lassen keinen Bezug zu einer HIV-Infektion erkennen. Wieder hervorzuheben bleibt, daß

Tabelle 3. Todesursachen Hämophiler Januar 1980 – Oktober 1989

1. AIDS	148 (52,3 %)
2. Blutung	55 (19,5 %)
3. Leberzirrhose	40 (14,1 %)
4. Malignome	12 (4,2 %)
5. sonst. inn. Krankh.	19 (6,7 %)
6. Unfall	4 (1,4 %)
7. Suizid	4 (1,4 %)
8. Drogen	1 (0,4 %)
Gesamt	283

AIDS und Leberzirrhose zusammengenommen, also therapiebedingte Todesfälle, einen hohen Anteil von 66 % bedingen.

Betrachten wir nun die jährlichen Fallzahlen an AIDS verstorbener Hämophiler (Tabelle 4), so ist festzustellen, daß die in den Jahren 1984–1987 beobachtete jährliche Verdoppelung dieser Todesfallzahlen seit 1988 nicht mehr zu finden ist. Im letzten Jahr belief sich die Zunahme gegenüber 1987 noch auf 19 % und in diesem Jahr haben wir es mit einer praktisch gleichgebliebenen Zahl neuer AIDS-Todesfälle zu tun. Mögen Verbesserungen in der speziellen ärztlichen Versorgung AIDS-Kranker sicherlich auch kein unbedeutender Faktor dieser Entwicklung sein, so ist jedoch anzumerken, daß allem Anschein nach auch der jährliche Zuwachs an AIDS-Erkrankungen in den Jahren 1988 und 1989 einen ähnlichen Trend aufweist (Tabelle 5). Obgleich wir über keine verläßlichen Daten aus den Jahren vor 1987 verfügen, dürfte die Zunahme von 1986 auf 1987 noch mindestens 50 % betragen haben. Sie lag 1988 bei + 16 %

Tabelle 4. AIDS-Todesfälle und andere Todesursachen 1980–1989

	AIDS	Andere	Insgesamt
1980		11	11
1981		12	12
1982	*(1)	13	14
1983		12	12
1984	**4	14	18
1985	7	12	19
1986	15	15	30
1987	36	12	48
1988	43	15	58
1989	42	19	61
	***148 (52,3 %)	135 (47,7 %)	283

* AIDS-Zuordnung nicht gesichert
** 1 Patient homosexuell
*** 13 Patienten mit Faktor VIII-Inhibitor

Tabelle 5. Entwicklung der AIDS-Erkrankungen von 1987–1989

	Pat.-Zahl (CDC IV)
X/1987	120
X/1988	139 (+ 15,8 %)
X/1989	141 (+ 1,4 %)

und 1989 bei + 1,4 %. Insgesamt gesehen scheint also das Auftreten neuer AIDS-Manifestationen nach einer Infektions- bzw. Inkubationszeit von 4–9 Jahren jetzt eher einen linearen Verlauf zu nehmen.

Die nächste Tabelle (Tabelle 6) läßt die AIDS-Todesfälle unberücksichtigt, um nochmals die nicht minder bedrückende Zahl jährlicher Todesfälle an dekompensierter Leberzirrhose in den Vordergrund zu rücken, die über die Jahre zumindest gleichgeblieben, wenn nicht gar im Ansteigen begriffen sind. Betroffen ist entsprechend der langen Laufzeit einer chronischen Transfusionshepatitis überwiegend die Gruppe der 30–50jährigen. Fast 30 % der AIDS-bereinigten Statistik sind dieser Todesursache zuzuschreiben und verdeutlichen nachdrücklich die Notwendigkeit hepatitissicherer Faktorenkonzentrate wie vor allem auch direkter Nachweisverfahren der Hepatitis Non A/Non B, der wir uns im Laufe des Symposions noch eingehend widmen werden. In den 70 % anderer Todesfälle sind schließlich 41 % Blutungstodesfälle enthalten, die also unmittelbar auf die Grundkrankheit zurückzuführen sind.

Tabelle 6. Todesfälle an dekompensierter Leberzirrhose und anderen Nicht-AIDS-bedingten Ursachen 1980–1989

	Leberzirrhose	Andere	Insgesamt
1980	2	9	11
1981	3	9	12
1982	3	10	13
1983	3	9	12
1984	4	10	14
1985	3	9	12
1986	5	10	15
1987	5	7	12
1988	6	9	15
1989	6	13	19
	40 (29,6 %)	95 (70,4 %)	135

Tabelle 7. Symptomatische HIV-Infektion
Erfassung X/1987, X/1988 bzw. X/1989

CDC-Gruppe	1987	1988	1989
III	19	46	103
IV-A, B	35	38	42
IV-C, D, E	85	101	99

Erkrankungen an symptomatischer HIV-Infektion

Vergleichen wir nun die Verteilung symptomatischer HIV-infizierter Hämophiler unserer Erhebungen in den Jahren 1987, 1988 und 1989 auf die drei Manifestationsgruppen CDC III bzw. LAS, CDC IV-A, B bzw. ARC und CDC IV-C, D, E bzw. AIDS (Tabelle 7), so ist mit zunehmender Infektionsdauer eine auffallende Zunahme der CDC III- bzw. LAS-Fälle von 19 auf 46 auf 103 zu bemerken. Darüber hinaus verbirgt sich in der Zahl der CDC IV-C, D, E- bzw. AIDS-Fälle eine in diesem Jahr stark gestiegene Zahl AIDS-assoziierter maligner Neoplasien, also von CDC IV-D-Fällen. Waren bis dahin nur 3 Fälle gemeldet worden, so ist deren Zahl in diesem Jahr auf 10, d. h. 2 Kaposi-Sarkome und 8 Non-Hodgkin-Lymphome, angestiegen. Diese zweifellos nicht unbedeutende Entwicklung können wir vorerst nur zur Kenntnis nehmen. Nicht unwichtig erscheint mir schließlich auch, daß in der Gesamtgruppe CDC IV der diesjährigen Erhebung bei 14 von 141 Patienten, also in 10% der Fälle, eine Thrombozytopenie vorliegt.

Lebensalter als Risikofaktor der HIV-Infektion?

Abschließend möchte ich auf die seit Anfang des Jahres zunehmend relevant gewordene Frage nach der prognostischen Bedeutung des Lebensalters zur Zeit der HIV-Infektion eingehen. Versuchen wir zunächst eine Antwort aus der Verteilung der AIDS-Todesfälle auf die einzelnen Altersgruppen und den jeweiligen Anteil HIV-infizierter Hämophiler zu finden (Tabelle 8), so ist deutlich erkennbar, daß nach jetzt 4–9jähriger Infektionsdauer die Gruppe der

Tabelle 8. HIV-Infektion und Lebensalter (I)

HIV-1-Infizierte:	1165
– AIDS-Todesfälle:	148 (12,7%)
– Verteilung auf Altersgruppen	
< 16 J.:	11/146 (7.5%)
17–34 J.:	68/709 (9,6%)
> 35 J.:	69/310 (22,3%)

über 35jährigen mit einem Anteil an AIDS-Todesfällen von 22% am stärksten und die Gruppe der unter 16jährigen mit einem Anteil von 7,6% am geringsten betroffen ist. Ein praktisch gleiches Ergebnis zeigt sich im übrigen, wenn man die Erhebungen des Jahres 1988 entsprechend aufschlüsselt.

Um die sich hier abzeichnende Beziehung von Lebensalter bei Infektion und AIDS-Risiko zu verdeutlichen, lag es nahe, alle AIDS-Manifestationen bzw. die gesamte CDC IV-Gruppe der gleichen Prüfung zu unterziehen (Tabelle 9). Da noch nicht alle beteiligten Einrichtungen den entsprechenden Erhebungsbogen bearbeiten konnten, müssen wir uns vorerst auf jene beziehen, die dieser Auflage nachgekommen sind und insgesamt 805 HIV-infizierte Hämophile versorgen. Aus der Verteilung der AIDS-Fälle auf die drei Altersgruppen geht noch nachdrücklicher hervor, daß das Risiko an AIDS zu erkranken mit dem Lebensalter offenbar zunimmt. Da wir in allen Fällen eine Dauer der HIV-Infektion von jetzt 4–9 Jahren voraussetzen können, dürfte der Schluß naheliegen, daß das Lebensalter zur Zeit der HIV-Infektion als wichtiger und unabhängiger Risikofaktor einzustufen ist.

Tabelle 9. HIV-Infektion und Lebensalter (II)

HIV-1-infizierte Hämophile:	805
– AIDS-Erkrankte:	88 (10,9%)
– AIDS-Todesfälle:	93 (11,5%)
AIDS-Fälle insges.:	181 (22,4%)
– nach Altersgruppen:	
< 16 J.:	8/101 (7,9%)
17–34 J.:	89/486 (18,3%)
> 35 J.:	83/218 (38,0%)

Diese Daten entsprechen in ihrer Tendenz weitgehend den Ergebnissen der prospektiven Studie von Goedert u. Mitarbeitern [1] an 319 HIV-infizierten Hämophilen (Tabelle 10). Das Alter bei HIV-Infektion dieser Patienten konnte durch Serumzurückstellungen ermittelt werden, so daß eine exakte Berechnung der kumulativen Inzidenzrate für AIDS möglich geworden ist. Diese beträgt 8 Jahre nach Infektion im Kindes- und Jugendalter 13,3%, verdoppelt sich in der Altersgruppe der 18–34jährigen und beträgt bei Infektion im Alter über 35 Jahre 43,7%. Das Risiko an AIDS zu erkranken wird also größer mit zunehmendem Lebensalter bei HIV-Infektion.

Zusammenfassend ist noch einmal hervorzuheben:

1. Die Zahl der Todes- und Erkrankungsfälle an AIDS ist 1989 in der gleichen Größenordnung wie 1988 geblieben. Die jährliche AIDS-Manifestationsrate hat in den letzten beiden Jahren also einen linearen Verlauf genommen.

Tabelle 10. Lebensalter und AIDS-Inzidenzrate (319 HIV-infizierte Hämophile)

Alter bei Infektion	Inzidenzrate AIDS nach 8 J.
< 17 J.	13,3%
18–34 J.	26,8%
> 35 J.	43,7%

Goedert et al. 1989

2. Bezogen auf das Lebensalter bei HIV-Infektion ist das Risiko an AIDS bzw. Folgekrankheiten der HIV-Infektion zu erkranken relativ gering bei Infektion im Kindes- und Jugendalter, wobei das hier kaum in Betracht zu ziehende Säuglings- und frühe Kleinkindesalter zweifellos auszunehmen ist. Es ist höher bei Infektion im jungen Erwachsenenalter und am höchsten bei Infektion im Alter über 35 Jahre. Der Risikofaktor Lebensalter bei Infektion bedarf also besonderer Beachtung, vor allem bei interventionstherapeutischen Entscheidungen.
3. Die Todesursache dekompensierte Leberzirrhose infolge chronischer Transfusionshepatitis ist in der jährlichen Todesursachenstatistik zumindest in gleicher Größenordnung geblieben. Die Möglichkeit einer erhöhten Lebensgefährdung dieser Patienten bei zusätzlicher HIV-Infektion erscheint möglich und ist zumindest nicht ausschließbar und
4. verbleibt mir abschließend noch, den aktuellen Stand des Verlaufs der HIV-Infektion nach unseren diesjährigen Erhebungen zu nennen. Von 1165 HIV-infizierten Hämophilen sind 289 bzw. 25% der CDC-Gruppe IV, 193 bzw. 9% der CDC-Gruppe III (LAS) zuzuordnen und somit 66% bislang asymptomatisch geblieben.

Literatur

1. Goedert JJ, Kessler CM, Aledort LM et al (1989) A prospective study of human immunodeficiency virus type 1 infection and the development of AIDS in subjects with hemophilia. N Engl J Med 321:1141
2. Landbeck G (1986) Therapiebedingte Virusinfektionen bei Hämophilen. Entwicklung und derzeitiger Stand der Erkenntnisse: Todesursachenstatistik 1978–1984. In: Landbeck G, Marx R (Hrsg.) 2. Rundtischgespräch: Therapiebedingte Infektionen und Immundefekte bei Hämophilen. 15. Hämophilie-Symposion Hamburg 1984. Springer-Verlag, Berlin Heidelberg New York London Paris Tokyo, S. 7
3. Landbeck G (1986) LAV/HTLV III-Infektion Hämophiler und Definitionsprobleme der Risikoklassifizierung. Todesursachen Hämophiler in der Bundesrepublik Deutschland 1978–1985. In: Landbeck G, Marx R (Hrsg.) 16. Hämophilie-Symposion Hamburg 1985. Springer Berlin Heidelberg New York London Paris Tokyo, S. 5
4. Landbeck G (1987) Todesursachenstatistik und symptomatische HIV-Infektion Hämophiler 1986. In: Landbeck G, Marx R (Hrsg.) 17. Hämophilie-Symposion Hamburg 1986. Springer Berlin Heidelberg New York London Paris Tokyo, S. 7

5. Landbeck G (1988) Todesursachenstatistik, AIDS-Erkrankungen und Erfassung HIV-1-infizierter Hämophiler der Bundesrepublik Deutschland. In: Landbeck G, Marx R (Hrsg.) 18. Hämophilie-Symposion Hamburg 1987. Springer Berlin, Heidelberg New York London Paris Tokyo, S. 11
6. Landbeck G (1989) Todesursachenstatistik und AIDS-Erkrankungen Hämophiler in der Bundesrepublik Deutschland 1988. In: Landbeck G, Marx R (Hrsg.) 19. Hämophilie-Symposion Hamburg 1988. Springer Berlin Heidelberg New York London Paris Tokyo, S. 11

Dokumentation der HIV-Infektion bei Hämophilen in Österreich

H. Hartl, P. Kier, S. Eichinger, K. Lechner (Wien)

Zur Feststellung des aktuellen Standes der HIV-Infektion bei Hämophilen führten wir im Oktober 1989 eine Umfrage an den österreichischen Hämophiliezentren durch.

Folgende Zentren stellten ihre Daten zur Verfügung: Kinderklinik Feldkirch (Vorarlberg), Med. Univ. Klinik sowie Univ. Kinderklinik Graz (Steiermark), Hämophilie-Zentrum Linz (Oberösterreich), Kinderklinik Salzburg, St. Anna Kinderspital und die I. Med. Univ. Klinik Wien. Den verantwortlichen Ärzten sei an dieser Stelle für ihre Zusammenarbeit gedankt.

Erhoben wurde die Gesamtzahl der an Hämophilie-Zentren bekannten bluterkranken Patienten, Anzahl und Todesursachen der im Zeitraum 1982–1989 verstorbenen HIV-1-Antikörper-positiven Patienten, sowie der Gesundheitszustand der lebenden HIV-1-Antikörper-positiven Patienten nach der CDC-Klassifikation.

HIV-1-Infektion bei Hämophilen in Österreich (Stand Oktober 1989)

Alle Patienten mit Hämophilie:	590
davon HIV-1-Ak-positiv:	115 (19,5%)
Im Zeitraum 1982–89 verst. HIV-1-Ak-positive Pat.:	17 (14,8%)
davon an AIDS:	9 (7,8%)
andere Todesursachen:	8 (7%)
Lebende HIV-1-Ak-positive Hämophile:	98 (85,2%)
davon CDC II:	68 (59,1 %)
CDC III:	4 (3,5 %)
CDC IV:	26 (22,6%)
davon unter AZT:	26 (22,6%)

Die Auswertung der Umfrage stellten wir einer bereits 1987 von der I. Med. Univ. Klinik Wien durchgeführten Umfrage gegenüber, um eine Progression der HIV-Infektion in diesem Zeitraum zu untersuchen. Wie erwartet hat es im untersuchten Zeitraum keine weiteren Serokonversionen mehr gegeben. Die Anzahl der Patienten, welche aus dem asymptomatischen Stadium (CDC II) heraus AIDS entwickelt haben, ist deutlich angestiegen, dies ist besonders bei den Grazer und Wiener Zahlen ersichtlich:

– Graz: 1987:	1 Patient;	1989	4 lebend	2 tot
– Wien:	12 Patienten;		22 lebend	9 tot

Ein weiterer Anstieg wurde demzufolge auch bei den AZT-behandelten Patienten angegeben:

– Graz: 1987:	kein Patient;	1989	5 Patienten
– Wien:	10 Patienten		21 Patienten

Todesfälle infolge HIV-Infektion sind hingegen nur geringfügig erhöht:

– in Wien bis 1987: 7 Todesfälle – bis 1989: 9 Todesfälle

Dies ist möglicherweise auf die frühzeitige Behandlung mit Azidothymidin zurückzuführen.

Diskussion

KUSE (Hamburg):

Wie kommt es, daß in der Bundesrepublik etwa 50 % der Patienten HIV-infiziert worden sind und in Österreich nur 20 %? Wie ist die Diskrepanz zu erklären?

LECHNER (Wien):

Das ist eine Frage der Statistik. In den Zahlen, die Herr Hartl genannt hat, sind alle Hämophile enthalten, also auch leichte und solche, die wahrscheinlich niemals behandelt worden sind. Eigentlich hätte man nur Patient nehmen dürfen, die irgendwann einmal eine Behandlung bekommen haben. Wenn man die Gesamtzahl aller Hämophilen aller Schweregrade nimmt, ist die Zahl der Infizierten relativ gering. Von Wien kann ich Ihnen die Daten nennen. Bei regelmäßig behandelten Hämophilen, also schweren und mittelschweren Fällen, beträgt die HIV-Infektionsrate 62 %.

N.N.:

In der Statistik von Prof. Landbeck fällt mir auf, daß die Zahl der Infizierten im Jahr 1988–1989 etwa gleich groß ist. Nun sind von 1988–1989 aber 42 Hämophilie an AIDS verstorben. Um diese Patientenzahl müßte sich die Zahl der Infizierten im Jahre 1989 verringern oder sind 1989 Frischinfektionen aufgetreten?

LANDBECK (Hamburg):

Nein. Die Zahl der Infizierten in beiden Jahren betrifft die Gesamtzahl lebender und verstorbener Patienten und muß entsprechend etwa gleich groß bleiben, wenn die jährlichen Erfassungen annähernd vollständig sind. Das ist eine wichtige Voraussetzung für Aussagen zum Verlauf der HIV-Infektion.

KÖSTERING (Göttingen):

Ich möchte noch einmal nachfragen, ob 1985/86 also wirklich keine neuen HIV-Infektionen bei unseren Hämophilen mehr gemeldet oder bekannt geworden sind.

LANDBECK (Hamburg):

Mir ist nur bekannt, daß noch Anfang 1986 wenige Fälle als Anti-HIV-positiv erkannt wurden, wobei nicht herausgefunden werden konnte, wann diese Hämophilen infiziert worden sind. Sonst sind mir keine HIV-Infektionen in 1986 oder später mitgeteilt worden.

Virologie der HIV-Infektion: Neue Erkenntnisse und Methoden

L. Gürtler, F. Deinhardt (München)

Dieser Beitrag versucht, die für die Betreuer von Hämophilie-Patienten relevanten neuen Ergebnisse der Epidemiologie, Pathogenese und Diagnostik der HIV-Infektion zusammenzufassen.

Epidemiologie

Die Prävalenz von HIV-1 nimmt allgemein, wie erwartet, weltweit weiter zu [1], obwohl sowohl die Zahlen von AIDS-Kranken, als auch die Zahlen für die Prävalenz von HIV-Infizierten unvollständig sind. Die wohl dem Istzustand am besten entsprechenden Zahlen sind von den Berichten der AIDS-Zentren der Industrienationen zu erwarten. Die Dunkelziffer ist aber auch hier nicht kalkulierbar. Eine weitere HIV-1-Infektion unter den deutschen Hämophilie-Patienten ist seit 1986 nicht bekannt geworden.

Die Zahlen von HIV-2-Infizierten in Europa zu erfassen, ist sehr schwierig und auch hier ist die Fehlerquote nicht kalkulierbar. Die in Abb. 1 zusammen-

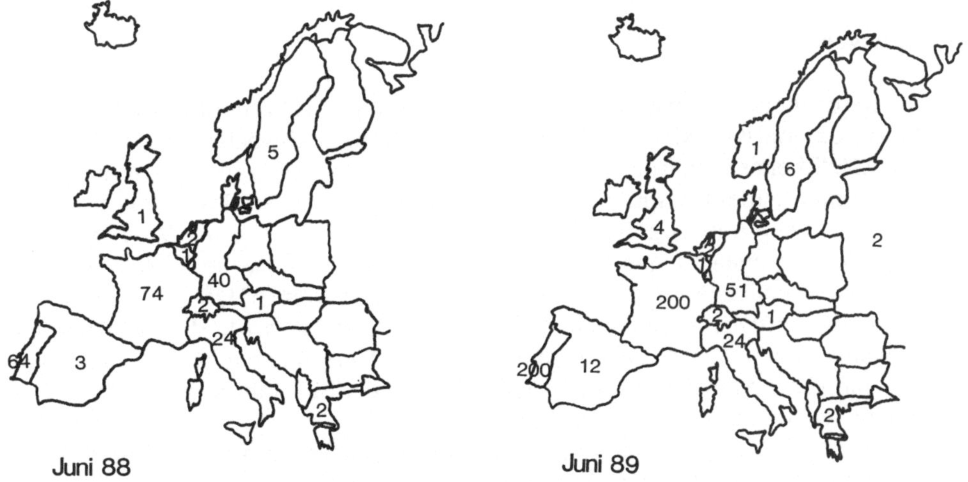

Abb. 1. Gezeigt ist die Karte von Europa, und in die einzelnen Länder ist die Zahl der bekannten HIV-2-infizierten Personen eingegeben. Der linke Teil der Abbildung zeigt den Stand im Juni 1989, der rechte den vom Juni 1989. In manchen Ländern (Portugal, Frankreich, Deutschland) ist ein Anstieg zu sehen, jedoch sind die hier angegebenen Zahlen sicher unvollständig

gestellten Daten stammen von den europäischen Zentren und geben den Stand Mitte des Jahres 1988 und 1989 wieder. Es ist unschwer zu erkennen, daß auch bei HIV-2 eine weitere Zunahme der Infizierten stattgefunden hat. Bisher ist in Deutschland kein Hämophilie-Patient gefunden worden, der eine HIV-2-Infektion hätte. Ein Infektionsmodus über die jetzt verwendeten inaktivierten Präparate ist auch nicht zu erwarten.

Beim Übertragungsmodus von HIV haben wir im letzten Jahr dazulernen müssen, daß eine Virusübertragung auch von dem infizierten Säugling auf die stillende Mutter möglich ist [2]. Ein aus Kongo zurückkommender Russe hatte seine Frau infiziert, und das dann geborene Kind kam wegen Gedeihstörungen auf eine Intensivstation. Da in dem Hospital von Elista (Kalmykische Republik) ungenügend sterilisierte Spritzen zur Behandlung der Kinder auf der Intensivstation verwendet wurden, sind bis Ende 1989 insgesamt 71 Kinder über diesen Weg infiziert worden. Die Nachuntersuchungen ergaben, daß in Elista 6 Mütter der infizierten Säuglinge auch HIV-Antikörper hatten. Die entsprechenden Ehemänner waren Anti-HIV-negativ. Alle infizierten Mütter berichteten über eine Stomatitis aphthosa der etwa einjährigen Kinder, so daß Blutkontakt für die HIV-Übertragung durch kleine Wunden an den Mamillen nicht ausgeschlossen werden kann.

Eines der HIV-infizierten Kinder wurde auf eine Intensivstation in Volgograd verlegt, eines nach Rostov. In Volgograd sind inzwischen 36 und in Rostov 42 infizierte Kinder diagnostiziert worden. Dieses Ereignis zeigt, daß bei unzureichendem Hygienezustand sehr wohl mit Infektionswegen gerechnet werden muß, die primär vom heutigen Hygienestandpunkt aus irrelevant erscheinen und definitiv vermeidbar sind [3].

Pathogenese

Die berechnete Zeitspanne von der Integration des HIV in eine Zelle bis zum Auftreten von Krankheitszeichen, die einer Immunschwäche entsprechen, ist, seit AIDS bekannt wurde, immer länger geworden. Auch unter den deutschen Hämophilie-Patienten sind einige, die schon 1979 HIV-Antikörper hatten, aber bis heute symptomfrei geblieben sind (München: 2 Patienten – W. Schramm). Nach den Untersuchungen von Bachette und Moss [4] ist die mittlere Inkubationszeit (Manifestationszeit) bis zum Auftreten von AIDS mit 9.8 Jahren bestimmt worden. Wenn weiter davon ausgegangen wird, daß die zeitliche Todesrate der HIV-Infizierten einer Weilbull-Verteilung folgt [5], dann wird man mit einer Manifestationszeit von 20, eventuell 25 Jahren nach Infektionseintritt rechnen können.

In der molekularen Pathogenese des HIV ist unser Informationsstand weiter gewachsen. Die im Körper eintretende Zellstörung kann

a) durch das Virus direkt bedingt sein,
b) durch metabolische Produkte des HIV,
c) durch die von HIV-induzierten Störungen in der Signalübertragung im Wechselspiel der Zellen und
d) autoimmunologisch [6, 7].

Ein Teil der Zellzerstörung ist bedingt durch zytophile Antikörper, die gp120 auf der Zelloberfläche erkennen [8]. Freies gp120 von HIV führt zu einer konzentrationsabhängigen Stimulation von Monozyten und zu einer Freisetzung von Prostaglandin E2 und Interleukin-1 und damit zu einer Änderung der Signalübertragung auf CD4-Zellen [9]. In einem in-vitro-System konnte gezeigt werden, daß gp120 zum Zelltod von hippocampalen Zellen führen kann [10]. Dieser Vorgang kann durch Zugabe von VIP (vasoactive intestinal peptide) unterbrochen werden. Ein Teil der bei sonst symptomlosen HIV-Infizierten auftretenden AIDS-Dementia könnte über diesen Mechanismus erklärt werden. Die Homologie von gp120 mit Neuroleukin und dessen Ähnlichkeit mit dem Enzym Glukophospho-Isomerase kommt möglicherweise als ein weiterer Pathogenitätsfaktor in Frage [11].

Es gibt gute Hinweise dafür, daß lösliches CD4 die Infektiosität von HIV für T-Zellen und Monozyten verhindern kann, jedoch nicht für Hirn- und Muskelzellen [12]. Wieweit diese Ergebnisse auf die Pathogenese von HIV auf Hirnzellen in vivo übertragen werden kann, bleibt unklar. Vielleicht ist dies mit ein Grund, warum lösliches CD4 bisher als Therapeutikum versagt hat. Komplexiertes CD4 hat einen wesentlich höheren neutralisierenden Effekt [13].

HIV-spezifische Antikörper, besonders wenn sie neutralisierend sind, galten bisher, wie bei anderen Viruserkrankungen, als Zeichen einer funktionierenden Immunabwehr. Der mangelnde Schutzeffekt von passiv übertragenen HIV-Antikörpern konnte von PRINCE et al. [14] und TAKEDA et al. [15] nachgewiesen werden. Diese Ergebnisse werden weiter belegt durch in-vitro-Untersuchungen, die eine Infektiositätssteigerung, d. h. einen schnelleren HIV-Eintritt in die Zielzelle, auf das IgG zurückführen [16] und die den Einfluß des Fc-Rezeptors, nicht aber des CD4 Rezeptors dokumentieren [17]. In wieweit hier die zelluläre Immunität von der humoralen im Patienten abgetrennt werden kann, bleibt weiteren Studien vorbehalten. Zumindest die Versuche mit einem HIV-Totimpfstoff die geschwächte Immunantwort wieder zu stimulieren und die berichtete Besserung im klinischen Verlauf von einigen Patienten [18] sprechen gegen einen alleinig destruierenden Einfluß der gegen die verschiedenen HIV-Komponenten gebildeten Antikörper.

Als weitere Kofaktoren für die Entwicklung von AIDS wurden beschrieben der Einfluß des Cytomegalievirus von WEBSTER et al. [19], die HIV-Dosis, die in dem Inokulum vorhanden war von WARD et al. [20] und das Alter des Immunsystems, in dem die Infektion mit dem HIV stattfand, von GOEDERT et al. [21]. Dabei führen eine höhere HIV-Dosis und begleitende aktive andere Virusinfektionen schneller zur Ausbildung von AIDS, während das jugendliche Immunsystem mit dem HIV besser fertig zu werden scheint als das des älteren Menschen. Ein jugendliches Alter des Immunsystems reicht nach der Studie von GOEDERT et al. bis zu 35 Jahren.

Die Entfernung von phagozytiertem Virusmaterial wird im Makrophagen bei Beenden des Pinozytosevorganges erreicht durch eine Fusion des Pinocytosevesikels mit dem Lysosom. Das so gebildete Phagosom führt zu einer Spaltung des ingestierten Materials. Nach der Arbeit von STEIN et al. [22] kann das Nucleocapsid des HIV jedoch in einem pH-abhängigen Prozeß dem Endosom entgehen, bevor eine Säuerung in ihm erfolgt ist. Damit wird die Basis für die dauerhafte Inkorporation des HIV auch in Makrophagen gelegt.

Diagnostik der HIV-Infektion

Es hat eine Reihe von Arbeiten gegeben, die die derzeit durchgeführte Antikörperdiagnostik in der Frühphase der HIV-Infektion in Frage stellen. 1987 war dies die Arbeit von Ranki et al. [23], die beruhend auf einem Test mit unreinem nef-Antigen glaubte eine HIV-Infektion mehr als 34 Monate vor Eintritt einer vollen Serokonversion nachweisen zu können. Nach heutigem Wissen wurden mit dem Testsystem Antikörper gegen E. coli nachgewiesen [24].

1988 erschien die Arbeit von Farzadegan et al. [25], die über eine „Seroreversion" berichtete, also einem Verschwinden von HIV-spezifischen Antikörpern in Patienten, einschließlich der Elimination der integrierten HIV-Nukleinsäuren aus den Zellen. Nach den weiteren Aussagen dieser Autoren ein Jahr nach Erscheinen der Arbeit ist eine Seroreversion ein sehr seltenes Ereignis, welches nur bei Homosexuellen in der Frühphase der HIV-Infektion und nicht bei Hämophilen vorkommt [26]. Es ist bei Bewertung dieser Arbeit wesentlich leichter die gefundenen Ergebnisse über Kontaminationen der untersuchten Seren zu erklären, als eine abnorme Immunregulation und eine bisher nicht vorstellbare Elimination der HIV-DNA aus den Zellen zu interpretieren.

1989 erschien nun die Arbeit von Imagawa et al. [27], in der beschrieben wird, daß bis zu 36 Monate vor Auftreten der HIV-Antikörper HIV schon nachweisbar sei. Bei 3 Patienten wurde der Nachweis von HIV geführt über eine Virusisolierung in kultivierten Zellen, wobei ein positives Signal im Kulturüberstand im p24-Antigentest für die Annahme eines Viruswachstums als ausreichend angesehen wurde, und zusätzlich über die Polymerase-Ketten-Reaktion. Bei dem vierten Patienten war die alleinige Virusisolierung für die positive Aussage ausreichend. Die Untersuchung lief über viele Monate und ein zwischenzeitlich negatives Ergebnis in beiden Tests hielt die Autoren nicht davon ab, weiterhin zu glauben, daß eine HIV-Infektion vorlag (Tabelle 1). Der zusätzlich zum p24-Antigentest verwendete Test zum Nachweis der reversen Transkriptase war auf höchste Sensitivität getrimmt, über die Spezifität des Testes liegen keine Aussagen vor [28].

Die Ergebnisse dieser Arbeit sind nicht kritiklos hingenommen worden und wohl die härteste Evidenz über die Fragilität der veröffentlichten Daten von Imagawa kommt von Horsburgh et al. [29], der beschreibt, daß auch seine im Lancet [30] veröffentlichten positiven PCR-Daten bei negativer HIV-Serologie auf Kontaminationen zurückzuführen waren. Die definitive Aussage von Imagawa et al. ist, daß Menschen, die nach gehabter HIV-Exposition wenigstens 6 Monate später HIV-Antikörper negativ gefunden werden, nicht nachgetestet werden müssen [31].

So bleibt nach der zwischenzeitigen Diskrepanz in der Aussage der Sicherheit der diagnostischen Test zur Zeit zu konstatieren, daß sie recht gut sind und daß bei allen HIV-negativ gebliebenen Hämophilen mit einer latenten HIV-

Tabelle 1. HIV-1 Isolation, Detection of Provirus by Polymerase Chain Reaction, and CD4/CD8 Levels in Four Men Who Seroconverted

Subject	Clinic Visit	Date	Serologic Assay*	Isolation of HIV-1+	Detection of HIV-1 DNA++	CD4	CD8	CD4/CD8 Ratio
						no. of cells/mm³		
A	1	5/4/84	–	ND	+	1201	1554	0.77
	2	11/21/84	–	ND	+	1240	1240	1.0
	3	5/3/85	–	ND	–	959	819	1.17
	4	11/7/85	–	–	+	1358	1003	1.35
	5	5/8/86	–	+	ND	961	797	1.21
	6	8/13/86	–	–	+	1012	956	1.06
	7	10/31/86	–	–	+	1275	1006	1.27
	8	4/25/87	–	ND	+	1132	475	2.38
	9	9/17/87	+	+	+	605	760	0.80
	10	1/7/88	+	ND	ND	376	850	0.44
	11	4/5/88	+	–	+	513	1026	0.50
	12	8/6/88	+	ND	ND	437	1104	0.40
	13	10/29/88	+	ND	ND	439	825	0.53
	14	1/12/89	+	ND	ND	554	1228	0.45
B	1	9/18/84	–	ND	+	837	598	1.40
	2	4/23/85	–	ND	+	1193	774	1.54
	3	10/2/85	–	ND	+	1009	478	2.11
	4	6/24/86	–	ND	+	760	394	1.93
	5	9/23/86	–	+	–	1207	706	1.71
	6	3/17/87	–	–	+	1327	709	1.87
	7	9/1/87	–	–	+/–	1078	666	1.62
	8	12/1/87	+	+	+	874	1058	0.83
	9	3/22/88	+	+	ND	1049	1026	1.02
	10	6/21/88	+	ND	ND	950	929	1.02
C	1	11/21/84	–	ND	–	819	889	0.92
	2	4/17/85	–	ND	+	970	696	1.39
	3	10/10/85	–	ND	+	647	497	1.30
	4	4/10/86	–	+	ND	828	650	1.27
	5	10/1/86	–	ND	–	1046	944	1.11
	6	4/8/87	–	ND	+	1068	591	1.81
	7	10/22/87	+	+	+	647	992	0.65
	8	4/27/88	+	+	ND	624	869	0.72
	9	11/18/88	+	ND	ND	547	740	0.74
D	1	6/13/84	–	ND	ND	895	566	1.58
	2	2/2/85	–	ND	ND	1016	937	1.08
	3	8/10/85	–	ND	ND	923	653	1.41
	4	2/5/86	–	+	ND	855	602	1.42
	5	5/30/86	–	ND	ND	1052	821	1.28
	6	11/21/86	–	–	ND	778	713	1.09
	7	7/8/87	–	ND	ND	940	684	1.38
	8	3/2/88	+	+	ND	508	1076	0.47
	9	7/29/88	+	ND	ND	356	859	0.42
	10	10/20/88	+	ND	ND	413	746	0.55
	11	12/14/88	+	ND	ND	392	751	0.52

* Minus sign denotes a negative ELISA, and plus sign denotes positive results on ELISA and Western blotting.

\+ Plus sign denotes the isolation of HIV-1, and minus sign no isolation of HIV-1, ND indicates that a study was not done.

++ Plus sign denotes that HIV-1 DNA was detectable in both assays, minus sign not detectable in either assay, and plus-minus sign detectable in only one assay and considered indeterminate.

Infektion nicht gerechnet werden muß. Die Zeit der HIV-Antikörpersynthese nach Viruseintritt in den Körper ist weiterhin mit 6 Wochen bis 6 Monaten anzusetzen, wobei in wenigen Fällen mit geringen Abweichungen in beide Richtungen gerechnet werden sollte, jedoch nicht mit einem Zeitraum von Jahren.

Literatur

1. Mann JM (1989) Global AIDS into the 1990s. An address presented 4 June 1989 at the V International Conference on AIDS, Montreal, Canada. World Health Organization, Geneva (1989), pp 1–7
2. Pokrovsky VV, Eramova EU (1989) Nosocomial outbreak of HIV infection in Elista, USSR. V International Conference on AIDS, Montreal, Canada. Abstract W.A.0.5 – und persönliche Mitteilung
3. Gerberding JL (1986) Recommended infection control policies for patients with human immunodeficiency virus infection. New Engl J Med 315:1562–564
4. Bachetti P, Moss AR (1989) Incubation period of AIDS in San Francisco. Nature 338:251–253
5. Lui KJ, Darrow WW, Rutherford GW (1988) A model-based estimate of the mean incubation period for AIDS in homosexual men. Science 240:1333–1335
6. Gürtler I, Hess F (1989) Pathogene Wirkung des humanen Immunschwächevirus. Fortschr Med 107:237–239
7. Gendelman HE, Orenstein JM, Baca LM, Weiser B, Burger H, Kalter DC, Meltzer MS (1989) The macrophage in the persistence and pathogenesis of HIV infection. AIDS 3:475–495
8. Tyler DS, Nastala CL, Stanlex SD, Matthews TJ, Lyerly HK, Bolognesi DP, Weinhold KJ (1989) Gp120 specific cellular cytotoxicity in HIV-1 seropositive individuals. Evidence for circulating $CD16^+$ effector cells armed in vivo with cytophilic antibody. J Immunol 142:1177–1182
9. Wahl LM, Corcoran ML, Pyle SW, Arthur LO, Bellan AH, Farrar WL (1989) Human immunodeficiency virus glycoprotein (gp120) induction of monocyte arachidonic acid metabolites and interleukin 1. Proc Natl Acad Sci 86:621–625
10. Brennemen DE, Westbrook GL, Fitzgerald SP, Ennist DL, Elkins KL, Ruff MR, Pert CB (1988) Neuronal cell killing by the envelope protein of HIV and its prevention by vasoactive intestinal peptide. Nature 335:639–642
11. Chaput M, Claes V, Portelle D, Cludts I, Cravador A, Burny A, Gras H, Tartar A (1988) The neurotrophic factor neuroleukin is 90% homologous with phosphohexose isomerase. Nature 332:454–455
12. Clapham PR, Weber JN, Whitby D, McIntosh K, Dalgleish AG, Maddon PJ, Deen KC, Sweet RW, Weiss RA (1989) Soluble CD4 blocks the infectivity of diverse strains of HIV and SIV for T cells and monocytes but not for brain and muscle cells. Nature 337:368–370
13. Traunecker A, Schneider J, Kiefer H, Karjalainen K (1989) Highly efficient neutralization of HIV with recombinant CD4-immunoglobulin molecules. Nature 339:68–70
14. Prince AM, Horowitz B, Baker L, Shulman RW, Ralph H, Valinsky J, Cundell A, Brotman B, Boehle W, Rey F, Piet M, Reesink H, Lelie N, Tersmette M, Miedema F, Barbosa L, Nemo G, Nastala CL, Allan JS, Lee RD, Eichberg JW (1988) Failure of a human immunodeficiency virus (HIV) immune globulin to protect chimpanzees against experimental challenge with HIV. Proc Natl Acad Sci 85:6944–6948
15. Takeda A, Tuazon CU, Ennis FA (1988) Antibody enhanced infection by HIV-1 via Fc receptor mediated entry. Science 242:580–583
16. Robinson EW, Montefiori DC, Mitchell WM, Prince AM, Alter HJ, Dreesman GR, Eichberg JW (1989) Antibody-dependent enhancement of human immunodeficiency virus type 1 (HIV-1) infection in vitro by serum from HIV-1 infected and passively immunized chimpanzees. Proc Natl Acad Sci 86:4710–4714

17. Homsy J, Meyer M, Tateno M, Clarkson S, Levy JA (1989) The Fc and not CD4 receptor mediates antibody enhancement of HIV infection in human cells. Science 244:1357–1360
18. Bolognesi DP (1989) Progress in vaccines against AIDS. Science 246:1233–1234
19. Webster A, Cook DG, Emery VC, Lee CA, Grundy JE, Kernoff PBA, Griffiths PD (1989) Cytomegalovirus infection and progression towards AIDS in haemophiliacs with human immunodeficiency virus infection. Lancet ii:63–66
20. Ward JW, Bush TJ, Perkins HA, Lieb LE, Allen JR, Goldfinger D, Samson SM, Perkowitz SH, Fernando LP, Holland PV, Kleinman SH, Grindon AJ, Garner JL, Rutherford GW, Holmberg SD (1989) The natural history of transfusion-associates infection with human immunodeficiency virus. New Engl J Med 321:947–952
21. Goedert JJ, Kessler CM, Aledort LM, Biggar RJ, Andes WA, White GC, Drummond JE, Vaidya K, Mann DL, Eyster E, Ragni MV, Lederman MM, Cohen AR, Bray GL, Rosenberg PS, Friedman RM, Hilgartner MW, Blattner WA, Kroner B, Gail MH (1989) A prospective study of human immunodeficiency virus type 1 infection and the development of AIDS in subjects with hemophilia. New Engl J Med 321:1142–1148
22. Stein BS, Gowda SD, Lifson JD, Penhallow RC, Bensch KG, Engleman EG (1987) pH-independent HIV entry into CD4-positive cells via virus envelope fusion to the plasma membrane. Cell 49:659–668
23. Ranki AM, Krohn M, Allain JP, Franchini G, Valle S, Antonen J, Leuther M, Krohn K (1987) Long latency precedes overt seroconversion in sexually transmitted human immunodeficiency virus infections. Lancet ii:589–593
24. Ronde DA, Reiss P, Dekker J, Wolf FD, Hoek AVD, Wolfs T, Debouck C, Goudsmit J (1988) Seroconversion to HIV-1 negative regulation factor. Lancet ii:574
25. Farzadegan H, Polis MA, Wolinsky SM, Rinaldo CR, Sninsky JJ, Kwok S, Griffith RL, Kaslow RA, Phair JP, Polk BF, Saah AJ (1988) Loss of immunodeficiency virus type 1 (HIV-1) antibodies with evidence of viral infection in asymptomatic homosexual men: a report from the multicenter AIDS cohort study. Ann Intern Med 108:785–790
26. Farzadegan H, Polis M, Wolinsky S, Rinaldo C, Kaslow R, Phair J, Saah A, Kwok S, Sninsky JJ (1989) Seroreversions in human immunodeficiency virus (HIV) infection – in response. Ann Intern Med 110:947–948
27. Imagawa DT, Lee MH, Wolinsky SM, Sano K, Morales F, Kwok S, Sninsky JJ, Nishanian PG, Giorgi J, Fahey JL, Dudley J, Visscher B, Detels R (1989) Human immunodeficiency virus type 1 infection in homosexual men who remain seronegative for prolonged periods. New Engl Med 320:1458–1462
28. Lee MH, Sano K, Morales FE, Imagawa DT (1987) Sensitive reverse transcriptase assay to detect and quantitate human immunodeficiency virus. J Clin Microbiol 25:1717–1721
29. Horsburgh CR, Ou CY, Holmber SD, Schochteman G, Jaffe HW, Lifson AR, Rutherford GW (1989) to the editor. New Engl J Med 321:1679
30. Horsburgh CR, Jason J, Longini IM, Mayer KH, Schochteman G, Rutherford GW, Seage GR, Ou CY, Holmberg SD, Schable C, Lifson AR, Ward JW, Evatt BL, Jaffe HW (1989) Duration of human immunodeficiency virus infection before detection of antibody. Lancet ii:637–640
31. Imagawa DT, Lee MH, Visscher B, Dudley J, Detels R (1989) reply to the editor. New Engl J Med 321:1681

Diskussion

MANNHALTER (Wien):

Es ist doch so, daß diese Infektion hauptsächlich auf die Monozyten bzw. Makrophagen geht, von denen dieser Immunkomplex aus einem Virus und einem Antikörper über die Fc-Rezeptoren aufgenommen wird. Nun weiß ich als Immunologe: Wenn ein Immunkomplex über diesen Mechanismus aufgenommen wird, kommt es zu einer intrazellulären Sauerstoffradikalfreisetzung. So stelle ich mir die Frage: Wie kann dieses empfindliche Virus die Sauerstoffradikalfreisetzung überleben?

GÜRTLER (München):

Der Immunkomplex wird von Makrophagen wesentlich schneller phagozytiert als ein freies Virus. Das nächste, was sich dann bildet, ist ein Endosom, das zu einem Phagosom übergeht. Das Virus hat einen Mechanismus, um aus diesem Phagosom wieder auszuschlüpfen, d.h. die Membran wird aufgespalten, das Virus schlüpft ins Zytoplasma aus, und die Sauerstoffradikale sind dann in diesem noch halbwegs intakten Endosom vorhanden. Sie kommen nicht zur Wirkung, denn das Virus ist längst weg.

WINTERGERST (München):

Herr Gürtler, wenn es einerseits Enhancement-Antikörper und zum anderen neutralisierende Antikörper gibt, muß man dann nicht, um die Progressionsrate abschätzen zu können, auch für Therapiestudien ein Testsystem entwickeln, um bei einem Patienten feststellen zu können, wie groß der Anteil neutralisierender und der Anteil Enhancement-Antikörper ist?

GÜRTLER (München):

Mir fehlt ein Testsystem, um Enhancement-Antikörper feststellen zu können. Die neutralisierenden Antikörper sind immer vorhanden – das haben wir untersucht –, selbst bei einem Patienten mit AIDS 14 Tage vor seinem Tod. Neutralisierende Antikörper sagen im Endeffekt also überhaupt nichts aus. Ob aber im Gesamtverlauf der Antikörpertiter unter Umständen einen Einfluß auf die Progressionsrate hat, wäre wert, untersucht zu werden.

DEINHARDT (München):

Die Situation ist im Moment noch sehr undurchsichtig. Aus den Vereinigten Staaten sind Experimente veröffentlicht worden, in denen Primaten geimpft und dann infiziert worden waren. Diejenigen, die geimpft und dann infiziert worden sind, wurden schneller virämisch als jene, die vorher nicht immunisiert worden waren. In einem zweiten Versuch konnte das aber nicht bestätigt werden, so daß die Frage offen bleibt, was hier in vivo wirklich passiert ist. Es könnte das gesamte Programm der Entwicklung von Impfstoffen in Frage stellen. Wegen dieser Befunde sollte man aber keineswegs die Impfstoffentwicklung aufgeben. Das wäre eine falsche Einstellung hierzu und ist auch auf der letzten Sitzung der WHO so gesagt worden. Daß aber Antikörper unter bestimmten Umständen im Sinne von Enhancement eine Virusmultiplikation auf dem einen oder anderen Wege stimulieren können, daran gibt es wahrscheinlich keine Zweifel. Welche Antikörper unter welchen Bedingungen dieses tun, weiß jedoch niemand.

BROCKHAUS (Nürnberg):

Herr Gürtler, Sie hatten gesagt, daß hohe Antikörpertiter unter Umständen prognostisch ungünstiger sind als mittlere. Gibt es einen Zusammenhang mit dem Lebensalter, mit einem rascheren Infektionsverlauf bei älteren Personen?

GÜRTLER (München):

Ich weiß die Antwort darauf auch nicht. Man sollte sicher nicht vergessen, daß neben Antikörpern auch andere Faktoren eine Rolle spielen, wie Zytomegalie-Infektionen und andere Begleitinfektionen, die das Immunsystem so schädigen, daß es schneller zusammenbricht.

LUDWIG (Bonn):

Läuft man nicht Gefahr, mit der PCR-Technik falsch positive Befunde zu bekommen, nachdem man festgestellt hat, daß protoonkogene Abschnitte des HIV auch im menschlichen Genom vorkommen?

GÜRTLER (München):

Sie laufen mit jeder PCR Gefahr, ein falsch positives Ergebnis zu erhalten. Deswegen sind inzwischen ganz erhebliche Sicherheitsvorkehrungen eingeführt worden, die beachtetet werden müssen.

Relevante HIV-Nervensystem-Manifestationen im Verlauf der HIV-Infektion

R.-R RIEDEL (München)

Zusammenfassung

1981 ist erstmals das Aquired Immunodeficiency Syndrome (AIDS) beschrieben worden. Die infausten immunologischen und opportunistischen Komplikationen waren in den ersten Jahren dieser Erkrankungen von bevorzugtem Interesse. 1982 wurde zum ersten Mal auf ein dementielles Syndrom hingewiesen, welches bei jungen AIDS-Patienten diagnostiziert wurde. Seitdem ist über die mannigfachen Varianten der Nervensystembeteiligungen berichtet worden. In der vorliegenden Arbeit werden die klinisch relevanten Manifestationsformen dargestellt.

Einleitung

1981 ist ein neues Krankheitsbild mit der Bezeichnung Acquired Immunodeficiency Syndrome (AIDS) beschrieben worden [3]. Seit diesem Zeitpunkt hat die Zahl der asymptomatischen Virusträger und der AIDS-Patienten in einem dramatischen Umfang zugenommen. In der Bundesrepublik Deutschland sind bis zum 31. 10. 1989 4093 [1] AIDS-Patienten registriert worden.

Die nicht beherrschbaren opportunistischen Infektionen haben in den ersten Jahren der AIDS-Patienten-Betreuung im Mittelpunkt der therapeutischen Bestrebungen gestanden. Möglichen neurologischen bzw. psychiatrischen Komplikationen ist aus diesem Grund nur wenig Aufmerksamkeit gewidmet worden, da primär von einer Lymphotropie des Retrovirus ausgegangen wurde.

Bis 1983 bestand neben den Hauptinfektionsrisiken (Homosexualität, Drogenabhängigkeit, Promiskuität) noch eine weitere Infektionsquelle in Europa: Blutprodukte (Transfusionen, Faktor VIII/IX) mit einem heute geschätzten Infektionsrisiko von 1:153000 [4].

HIV-assoziierte [2] Nervensystem-Manifestationen (NS-M) sind erstmals 1982 beschrieben worden. Bei einer bekannten Lympho- und Neurotropie von HIV wird in der folgenden Übersicht die Variationsbreite an zentralen und peripheren NS-M im Verlauf der HIV-Infektion dargestellt (Tabelle 1 und 2).

Tabelle 1. Die möglichen HIV-induzierten Nervensystem-Manifestationsvarianten sind entsprechend der topographischen Lokalisation differenziert

a) meningeal:	1. akute aseptische Meningitis 2. chronische aseptische Meningitis
b) cerebral:	1. kongenitale (neonatale) Infektion mit verzögerter Entwicklung oder Entwicklungsstop 2. Kindheit/Erwachsene – akute Encephalopathie – AIDS-Demenz (ADC, subakute Encephalopathie) – granulomatöse Angiitis
c) Rückenmark:	vakuoläre Myelopathie
d) periphere Nerven:	– Mononeuritis simplex – distale symmetrische sensomotorische Neuropathie – akut/chronisch entzündlich demyelinisierende Polyneuropathie
e) Muskulatur:	– Kardiomyopathie – Polymyositis – Myalgien – nemaline Myopathien – Myositis ossificans

Tabelle 2. Nach der topographischen Lokalisation sind die wichtigsten Manifestationsformen und ihre ätiologischen Genesen aufgeführt

a) meningeal:	– aseptische Meningitis (e.g. HSV-II) – Cryptococcus Meningitis – Mykobakterielle Meningitis – bakterielle Meningitis
b) cerebral:	– CMV-Encephalitis – andere virale Encephalitiden (HSV, Varicella Zoster Virus) – Progressive multifokale Leukencephalopathie (PML) – CNS-Lymphome
c) Rückenmark:	– Myelitiden (z. B. CMV, HSV)
d) Nervenwurzel:	– Zoster-Neuralgie – CMV-Infektionen

Serokonversion und Nervensystem-Beteiligung

Während der ersten Tage und Wochen nach der HIV-Exposition können unspezifische Symptome wie z. B. akute Fieberschübe und Abgeschlagenheit auftreten; ähnlich wie bei der infektiösen Mononukleose-Infektion lassen sich ggf. Arthralgien und Myalgien beobachten.

a) Akute Encephalitis

Seltener als die akute aseptische Meningitis (s. u.) wird bei den betroffenen HIV-Patienten eine akute Encephalitis beobachtet. Diese reversible ZNS-Manifestation ist erstmals von CARNE und Mitarb. [6] an drei Patienten beschrieben worden. Klinisch imponieren Allgemeinsymptomen, Krampfanfälle, Persönlichkeitsveränderungen, Bewußtseinsstörungen und Gedächtnisdefizite. In neuroradiologische Untersuchungen lassen sich keine mit den klinischen Symptomen pathologisch korrelierende Befunde erheben; in der Regel kann man im Verlauf eine Normalisierung im EEG der während der Encephalitis registrierten Allgemeinveränderung beobachten. Wie bei der akuten aseptischen Meningitis ist der Liquor unspezifisch entzündlich verändert.

b) Akute aseptische Meningitis

Während der Serokonversion erkranken einzelne Patienten an einer passageren Meningitis [5]. Klinisch sind folgende Beschwerden von Relevanz: Kopfschmerzen, Fieber, Abgeschlagenheit, Meningismus und Lichtempfindlichkeit; auch craniale Neuropathien werden vereinzelt diagnostiziert. In der Mehrzahl der Infizierten fallen HIV-Antikörper-(AK)-Suchtests in diesem Krankheitsstadium noch negativ aus. Der Liquorbefund zeichnet sich durch unspezifisch entzündliche Veränderungen (Pleozytose, Eiweißerhöhung, [11]) aus. Diese Manifestationsvariante zeigt ebenfalls einen guten Verlauf und heilt in der Regel mit einer restitutio ad integrum ab.

Es bleibt die Frage unbeantwortet, inwieweit HIV-Patienten nur partiell an der aseptischen Meningitis erkranken oder ob bei einem weiteren Teil der Infizierten diese Manifestationsform blande verläuft und deshalb nicht diagnostiziert wird. Ein Übergang in eine chronische Meningitis ist möglich.

Neben der akuten aseptischen Meningitis und der akuten Encephalitis sind auch noch andere akute NS-Manifestations-Varianten bei frisch HIV-exponierten Patienten beschrieben:
- die akute Myelopathie [7],
- die akute Polyneuropathie [8],
- die akute Polyradikulitis [9].

Von besonderer klinischer Relevanz ist die allgemein zu beobachtende vollständige Reversibilität der akut HIV-induzierten NS-M. Im Augenblick ist der diesen Syndromen zugrunde liegende Pathomechanismus noch ungeklärt. Die hier beschriebenen akuten Verlaufsformen können als die HIV-induzierte Erstmanifestation des Nervensystems angesehen werden.

Chronische Nervensystem-Beteiligungen

Den oben beschriebenen akuten NS-M kommt aus klinischer Sicht nur eine untergeordnete Bedeutung im Vergleich zu den chronischen Nervensystem-Beteiligungen zu.

Eine chronische Meningitis mit einer bevorzugten Beteiligung der basalen Hirnnerven wird in 5–7% beobachtet [10]. Wesentlich häufiger, d. h. in bis zu 70%, erkranken asymptomatische HIV-Patienten an einer unspezifisch blanden Encephalitis mit einem entzündlichen Liquor (Pleozytose, Eiweißerhöhung, möglicher Nachweis von oligoklonalen Banden und HIV-AK; [11, 12]). Diese cerebrale Manifestationsform ist streng von der AIDS-Demenz zu trennen und ist demzufolge als eigenständige Nervensystem-Krankheitsvariante zu betrachten.

Progrediente Encephalopathie bei Kindern

HIV-positive Neugeborene werden transplacentar oder perinatal von ihrer HIV-positiven Mutter infiziert [13].

Neugeborene und Kleinkinder sind einem besonderen Risiko ausgesetzt, eine progrediente und infaust verlaufende Encephalopathie zu entwickeln. Transplacentar oder perinatal Infizierte erkranken zumeist innerhalb der ersten beiden Lebensjahre; die durchschnittliche Überlebenszeit beträgt 11 Monate und entspricht damit der der Erwachsenen [14]. Augenblicklich fehlen noch Daten, die für Kleinkinder den Latenzzeitraum zwischen Infektionszeitpunkt und AIDS-Manifestation angeben. Die kleinen Patienten fallen nach einer in der Regel normal verlaufenden Entwicklung durch eine motorische und intellektuelle Regression auf [15, 16]. Neben den kognitiven Defiziten können klinisch spastische Paresen, Ataxien, myoklonische und Grand-mal-Anfälle beobachtet werden; im CCT lassen sich eine Mikrocephalie oder eine cerebrale Atrophie diagnostizieren [17, 18]. Neuropathologisch werden die gleichen morphologischen Veränderungen wie beim Erwachsenen (s. u.) erhoben; bei einzelnen Kleinkindern gelang durch in-situ-Hybridisation die Isolierung eines retroviralen Genoms im Cerebrum [19].

AIDS-Demenz

Klinisch ist der ADC durch die nachstehenden Symptome charakterisiert: globale mnestische Defizite, psychomotorische Verlangsamung, beeinträchtigte Sprachflüssigkeit, verminderte Spontanität, Persönlichkeitsveränderungen, neurologische Symptome wie eine Ataxie, spastische Paresen, Blickrichtungsnystagmus, und/oder Tremor [23]. Als Komplikation treten gelegentlich auch rezidivierend epileptische Anfälle hinzu.

Die AIDS-Demenz ist die häufigste ZNS-Manifestation während des HIV-Infektionsverlaufes [20, 21]. In der Regel wird dieses sich subakut verlaufende Syndrom im AIDS-Stadium diagnostiziert; der Begriff AIDS-Demenz-Komplex (ADC) ist am gebräuchlichsten [22]. Synonym für den ADC sind auch subakute HIV-Encephalitis, AIDS-Demenz, AIDS-Encephalopathie und AIDS-Lethargie geläufig.

Bis heute läßt sich eine exakte ADC-Inzidenz unter Berücksichtigung der sehr variabel beschriebenen Häufigkeit von 27–91% nicht angeben [5, 24–29].

In Anbetracht dieser großen Schwankungsbreite erscheint eine ADC-Inzidenz von ca. 50% als realistisch [30].

Neuropathologisch „charakteristisch“ für eine HIV-Demenz sind die noduläre Mikroglia in der grauen und weißen Substanz; zusätzlich lassen sich noch vielkernige Riesenzellen, eine fokale und diffuse Demyelinisierung finden [39]. Kontrovers wird diskutiert, inwieweit die o. beschriebenen neuropathologischen Befunde durch das Cytomegalie-Virus (CMV) oder durch HIV selbst bedingt sind [27, 40].

Augenblicklich wird über die ADC-Häufigkeit und den möglichen Schweregrad bei asymptomatischen HIV-Infizierten und ARC-Patienten kontrovers diskutiert. Grant und Mitarb. [31] haben bereits bei LAS- (Lymphadenopathie-Syndrom) und ARC-(AIDS-related Complex)-Patienten einen ADC diagnostiziert. Diesen alarmierenden Ergebnissen stehen aktuelle Studien-Befunde für die frühen HIV-Infektionsstadien gegenüber, die ausschließlich subklinische Defizite für die Verarbeitungsgeschwindigkeit und das verbale Gedächtnis [33] objektiviert haben; Naber und Mitarb. [32] erhoben statistisch signifikante subklinisch auffällige neuropsychologische Defizite im Zahlenverbindungstest, Trail making A/B, AVLT, Benton-Test sowie Hinweise für eine psychoaffektive Beeinträchtigung der asymptomatischen HIV-Patienten. In den beiden letztgenannten Arbeiten werden sowohl mögliche Einflußfaktoren als auch differentialdiagnostische Betrachtungen, die die subklinisch objektivierten neuropsychologischen Defizite bedingt haben könnten, diskutiert. Im Vergleich zu den Arbeiten von Grant und Mitarb. [31], Naber und Mitarb. [32], Riedel und Mitarb. [33] können McArthur und Mitarb. [34] sowie Janssen und Mitarb. [33] in ihrem LAS-Patientenkollektiv keine Hinweise für subklinische kognitive Defizite oder für einen beginnenden ADC erkennen. Die Frage des AIDS-Demenz-Manifestations-Zeitpunktes läßt sich heute noch nicht voraussagen; weitere Follow-up-Studien sind notwendig.

Der Liquorbefund der HIV-Encephalopathie ist unspezifisch entzündlich in bis zu 70% der Patienten verändert: Pleozytose, Eiweißerhöhung, ggf. Nachweis von oligoklonalen Banden [10, 11]. Infolge einer zumeist nur unzureichenden immunologischen Situation gelingt ein HIV-AK-Nachweis häufig nicht. Dagegen wird eine Korrelation zwischen der HIV-p24-Präsenz im Liquor und der ADC-Manifestation in Betracht gezogen [36, 37].

Neuroradiologische Untersuchungen (CCT/MRT) von AIDS-Demenz-Patienten sind insbesondere zum differentialdiagnostischen Ausschluß anderer neurologischer Komplikationen der AIDS-Erkrankung indiziert. Generell läßt sich im CCT eine cerebrale Atrophie mit gelegentlichen Hinweisen für eine „White-Matter Disease“ diagnostizieren [5, 23, 27]. Im Einzelfall kann bei einer vorliegenden AIDS-Demenz ein normaler CCT-Befund erhoben werden [27]; in diesen Fällen ist auf eine MRT-Untersuchung verzichtet worden.

Die Diagnose der AIDS-Demenz kann sich im Extremfall sehr schwierig gestalten, da eine Vielzahl von Differentialdiagnosen zur Diskussion stehen. Primär muß differentialdiagnostisch an Erkrankungen gedacht werden, die infolge der HIV-Infektion gehäuft auftreten: cerebral opportunistische Infektionen, Hypoxie bei einer Pneumocystis carinii Pneumonie, Vit. B12- und Folsäuremangel, cerebrale Tumore (insbesondere das Lymphom), die Vaskulitis. Sind diese möglichen Genesen ausgeschlossen, ist insbesondere an eine Neurosyphylis zu denken. Einen weiteren differentialdiagnostischen Schwerpunkt stellen Erkrankungen des psychiatrischen Formenkreises dar: affektive Psychosen, Schizophrenien, neurotische Fehlverarbeitung des Krankheitserlebnisses. Diese Erkrankungen können klinisch das Bild einer Pseudodemenz zur Folge haben; diese Symptomatik läßt sich durch eine adäquate therapeutische Intervention (Antidepressiva, Neuroleptika, psychotherapeutische Krisenintervention) lindern und ggf. aufheben.

Die klinisch diagnostizierbaren Befunde (mnestische und neurologische Defizite, Verhaltensauffälligkeiten, Neuroradiologie, Liquor) der HIV-induzierten Demenz lassen sich auf die retrovirale Fähigkeit zurückführen, die Blut-Hirn-Schranke zu überwinden. Entsprechende Eigenschaften werden von den therapeutisch angewendeten Substanzen gefordert. Azidothymidin (AZT), die z. Z. einzige in vitro und in vivo nachweislich antiretrovirale Substanz, erreicht im Liquor 10–50% der Serumkonzentration [41–43]. Augenblicklich sind die AZT-Therapieerfahrungen aus nervenärztlicher Sicht noch unzureichend [44], in einzelnen Studien lassen sich bei HIV-Demenz-Patienten mnestische Leistungsverbesserungen unter einer AZT-Medikation nachweisen [45]. Portogies und Mitarb. [46] haben eine reduzierte AIDS-Demenz-Inzidenz im Verlauf einer AZT-Therapiestudie beobachtet.

Zerebral vaskuläre Prozesse

Die Assoziation eines viralen Infektes und einer nekrotisierenden Vaskulitis ist gut beschrieben [47]. Bei den bisher vierzehn berichteten HIV-Patienten mit einem entzündlichen vaskulären Prozeß sind Gefäßveränderungen multifokal im Gehirn, Nerven, Muskulatur, Haut, Auge, Ohr, Lunge, Niere nachgewiesen worden [48]. Eine HIV- oder HIV-Genom-Isolisierung ist bis heute bei diesen Patienten nicht gelungen; jedoch sind vielkernige Riesenzellen in den Gefäßwänden isoliert worden; dies spricht für eine HIV-Infektion. Allerdings sind auch opportunistische Keime (wie z. B. EBV, HSV, CMV) in die ätiologischen Betrachtungen einzubeziehen.

Engström und Mitarb. [49] berichten von einem 0.75% cerebralen AIDS-Infarktrisiko (Durchschnittsalter 38 J.); in Autopsieserien werden jedoch in bis zu 34% der Fälle cerebrale Insulte diagnostiziert [50, 51]. Wird die zerebrale AIDS-Infarkt-Inzidenz (0.75%) mit der Altersgruppe (35–45 J.) in der Durchschnittsbevölkerung (Inzidenz 0.025%, [52]) verglichen, kann ein erhöhtes cerebrales Insult-Risiko für HIV-Infizierte postuliert werden.

Vakuoläre Myelopathie

In dem breiten Spektrum der HIV-assoziierten neurologischen Erkrankungen wird auch eine Rückenmark-Beteiligung (RM) bei AIDS-Patienten beobachtet [53]. Im Verlauf der vakuolären Myelopathie sind besonders der Seiten- und der Hinterstrang des Myelons betroffen; bei diesen Patienten wird auch häufig zusätzlich eine HIV-Encephalopathie diagnostiziert.

Klinisch ist die HIV-Myelopathie durch eine progrediente spastische Paraparese, eine Ataxie, Defizite des ersten Motorneurons (Hyperreflexie, Inkontinenz) und Hinterstrangbeschwerden charakterisiert. Neuropathologisch steht eine Vakuolisierung (spongiöser Umbau) der weißen spinalen Substanz im Vordergrund; z. Z. ist die bevorzugte Seiten- und Hinterstrang-Manifestation ungeklärt [53].

Zu Beginn der ätiologischen Diskussion über die mögliche Genese der vakuolären Myelopathie sind neben einer Malnutrition (z. B. Vitamindefizite), toxische Medikamenteneffekte und opportunistisch virale Infektionen diskutiert worden. In letzter Zeit wird eine HIV-Genese mit in die Diskussion einbezogen [54], da Ho und Mitarb. [55] eine HIV-Isolation in bioptisch spinalem Material eines Patienten gelungen ist. Dieser Befund stützt die Hypothese einer HIV-induzierten Myelopathie. Die Erkrankung entwickelt sich chronisch progredient und ist therapeutisch nicht beeinflußbar.

HIV-induzierte Erkrankungen des peripheren Nervensystems

HIV-induzierte periphere Neuropathien stellen oft folgenschwere Komplikationen des ARC- [56] und AIDS-Stadiums dar [5]. Im Schrifttum wird zwischen drei unterschiedlich klinischen Varianten differenziert:

1. ARC-Patienten können eine sensomotorische PNP mit multifokaler Axondegeneration und Demyelinisierung entwickeln; die klinische Symptomatik kann sich spontan, unter einer Kortikosteroid- oder Plasmapheresetherapie vollständig zurückbilden [56].
2. Progrediente, sensomotorische Polyneuropathie: Diese HIV-assoziierte PNP ist durch die Entwicklung von distal schmerzhaften Dysästhesien und Parästhesien geprägt; an klinischen Symptomen kann eine Reflexabschwächung, eine schlaffe Parese und eine Pallhypästhesie unterschiedlichen Schweregrades erhoben werden. Diese neurologischen Beschwerden werden zumeist bei ARD- und AIDS-Patienten beobachtet [56, 57]. Therapeutisch lassen sich die von den Patienten beklagten Beschwerden mit Thioctansäure und Amitripylin lindern; Azidothymidin (AZT) führt nur in einzelnen Fällen zu einer Linderung der Beschwerden [76, 77]. Ätiologisch kommen neben einer HIV-Genese weitere Möglichkeiten in Betracht: opportunistische Keime (z. B. EBV, CMV, HSV), Malnutrition, Toxin- und Medikamenteneffekte.
3. Bei Aids-Patienten läßt sich eine chronisch entzündlich demyelinisierende PNP mit im Vordergrund stehenden motorischen Defiziten diagnostizieren [58, 59]. Es wird zwischen einem akuten und chronischen Guillian-Barre-Syndrom (GBS) differenziert. Klinisch handelt es sich um eine von distal aufsteigende schlaffe Paraparese mit einer Hypo-/Areflexie und Sensibilitätsausfälle. Im Liquor läßt sich eine leichte Pleozytose und eine Eiweißerhöhung finden. Bioptisch morphologische Nervenuntersuchungen weisen eine charakteristische Demyelinisierung auf. Im Gegensatz zu den oben

erwähnten Polyneuropathieform wird diese Manifestationsvariante auch bei HIV-Infizierten ohne immunologische Defizite beobachtet. Ätiologisch sind eine Autoimmunreaktion (Suppressor-Zellfunktion induziert), ein HIV-infektionsunabhängiges Geschehen sowie andere virale Genesen zu diskutieren. Therapeutisch stehen Kortikosteroide und die Plasmapherese zur Diskussion.

Myopathien

Neuromuskuläre Erkrankungen umfassen nicht nur das zentrale und periphere Nervensystem, sondern auch die quergestreifte Muskulatur. 1983 ist erstmals eine HIV-assoziierte Polymyositis [5] beschrieben worden. Infolge der geringen Inzidenz der Muskelerkrankungen wird diesen wenig Aufmerksamkeit gewidmet.

Vereinzelt ist die Diagnose einer HIV-Infektion erst im Zusammenhang mit der Muskelerkrankung gestellt worden [57, 60]. Die Polymyositis (PM) wird als häufigste Skelettmanifestationsform erfaßt [61]. Klinisch klagen die Patienten über eine schmerzfreie Muskelschwäche der oberen und unteren Extremitäten; laborchemisch läßt sich eine erhöhte CPK – in Einzelfällen bis 14000 U/l [61] messen. Im EMG werden Zeichen einer aktiven Myopathie registriert; Muskelnekrosen mit charakteristisch entzündlichen Infiltraten finden sich in Muskelbiopsien. Inwieweit diese Prozesse ätiologisch auf HIV zurückzuführen sind, ist bis heute ungeklärt. Neben der relativ häufig beschriebenen PM werden noch weitere Muskelerkrankungen bei HIV-Patienten diagnostiziert: Kardiomyopathien [62], Myalgien [63], nemaline Myopathien [64], Myositis ossificans [65].

Differentialdiagnostisch läßt sich augenblicklich nicht ausschließen, daß bei der PM neben HIV auch andere Viren wie z. B. CMV, EBV, HSV ätiologisch in Betracht kommen.

Opportunistische neurologische Manifestationen

Im Verlauf der HIV-Infektion wird nicht nur eine direkte HIV-, sondern auch eine durch Immunmediatoren induzierte Nervensystembeteiligung beobachtet. Neben diesen mannigfaltigen Manifestationsvariationen haben die opportunistischen Infektionen eine besondere Bedeutung. Aus diesem Grunde werden die wichtigsten durch opportunistische Keime induzierten Erkrankungen beschrieben.

Toxoplasmose

Am häufigsten wird eine Toxoplasmose als Ursache für eine fokal zerebrale Läsion bei AIDS-Erkrankten diagnostiziert [66]. In Abhängigkeit der Toxoplasmose-Bevölkerungsdurchseuchung wird eine Inzidenz der Toxoplasmose zwischen 5–14% bei AIDS-Patienten angegeben. Die klinischen Symptome entsprechen in der Regel einer Meningoencephalitis mit oder ohne uni- bzw. multifokalen Läsionen; weitere unspezifische Symptome sind Fieber, Kopfschmerzen, Papillenödem, fokale und sekundär generalisierte epileptische Anfälle. Der klinische Verlauf kann sich subakut oder fulminant – mit gelegentlich über Wochen oder Monate vorausgehenden unspezifischen Prodromie – entwickeln.

Pathogenetisch werden „alte", intrakorporale Toxoplasmose-Herde als Infektionsgenese angesehen [67], die infolge der Immundefizienz reaktiviert werden.

Im Liquor lassen sich eine mononukleäre Pleozytose, ein diskret erhöhtes Eiweiß, ein reduzierter Glukosegehalt, ein normales oder erhöhtes Gammaglobulin erfassen. Um die klinische Verdachtsdiagnose zu sichern, ist die positive Reaktion des Sabin-Feldmann-Testes notwendig [67, 68]; infolge der Immundefizienz ist jedoch auch ein negatives Testergebnis möglich. Im CCT lassen sich zumeist einzelne oder multiple ringförmige Läsionen mit Kontrastmittelanreicherung in der grauen Substanz und gelegentlich in den Basalganglien erfassen; als Darstellungsvarianten sind auch hypodense ringförmige Strukturen ohne KM-Enhencement möglich. Differentialdiagnostisch sind bei einem fehlenden IgM-IFA (indirekt fluoreszierender Antikörper) bzw. IgG-IFA-Titer folgende Diagnosen u. a. in Betracht zu ziehen: Lymphome, progressiv multifokale Leukencephalopathie, bakterielle/mykotische Abszesse. Klinisch läßt sich die Diagnose durch eine Hirnbiopsie sichern. Therapeutisch hat sich die Strategie bewährt, bereits bei klinischem Verdacht einer cerebralen Toxoplasmose einen adäquaten Therapieversuch mit Pyremethamin und Sulfadiazin vorzunehmen. Bei einem positivem Behandlungserfolg ist eine Langzeitprophylaxe erforderlich. Als Nebenwirkungen sind hämorrhagische Komplikationen, Knochenmarkssuppressionen und allergische Unverträglichkeiten zu erwähnen.

Pilz-Meningitis

Candida albicans und Cryptococcus neoformans können eine infektiöse Meningitis bei HIV-Patienten bedingen [23]. Generell lassen sich Symptome wie Fieber, Kopfschmerzen und Bewußtseinsstörungen erheben. Ferner werden kraniale Neuropathien, Papillenödeme und Erblindungen infolge sekundär retinaler Infarkte beobachtet. Im Liquor läßt sich eine unspezifische Pleozytose, ein reduzierter Glukosegehalt und ein diskret erhöhtes Gesamtprotein erfassen; der Antigen-Test kann ein positives Testergebnis aufweisen. Aufgrund der immunologischen Lage ist auch ein unauffälliger LP-Befund möglich. Die Keime lassen sich bei generalisierten Infektionen nicht nur im Liquor, sondern auch im Serum kulturell und im India-Tusche Präparat nachweisen. Bei diesen Patienten werden häufig auch noch weitere opportunistische Erreger (z.B. Pneumocystis carinii, HSV, CMV) isoliert. Eine therapeutische Intervention ist mit Amphothericin und 5-Flurocystein indiziert. Nach einer erfolgreichen Akutbehandlung ist eine Langzeitprophylaxe erforderlich.

Cytomegalie-Encephalitis (CMV-E)

Bei Organtransplantations-Patienten unter immunsuppressierter Therapie ist die CMV-E. von klinischer Relevanz [69]. In den vergangenen Jahren hat man die CMV-E. vermehrt bei AIDS-Erkrankten diagnostiziert [5, 70]. Klinisch läßt sich die CMV-E. nur schwer von der HIV-Encephalopathie unterscheiden. Die klinischen Befunde umfassen Persönlichkeitsveränderungen, mnestische Defizite, epileptische Anfälle und fokal neurologische Defizite. Für eine CMV-E. sprechen möglicherweise retinale Veränderungen in Form von „Cotten wool spots“. Die CMV-induzierte Retinitis führt unbehandelt zur Erblindung; liegt eine ophtalmologische Beteiligung vor, läßt sich das Virus im Blut und/oder Urin isolieren [71]. Vielversprechende Therapieerfolge werden durch die Applikation von DHPG (9-1,3 Dihydroxy-L-propoxymethyl-guanin) erzielt; anschließend ist eine lebenslange Substitutions-Behandlung mit DHPG notwendig [72, 73].

Herpes simplex (HSV-E.) und Herpes zoster (HZV) Infektionen

Herpes simplex Infektionen zählen ebenfalls zu den häufigen Erkrankungen immunsuppressierter Patienten [69]. Levy und Mitarb. [27] haben über HSV-E. bei AIDS-Erkrankten erstmals berichtet. Das klinische Bild ist durch folgende Symptome charakterisiert: Fieber, Abgeschlagenheit, Bewußtseinsstörungen, fokal neurologische Symptome und epileptische Anfälle; im Liquor wird eine Pleozytose und eine Proteinerhöhung gefunden. Der Nachweis eines HSV-Antikörperanstieges (in Abhängigkeit der immunologischen Lage) sichert die klinische Verdachtsdiagnose ebenso wie eine Virus-Isolierung. Im EEG werden häufig temporale Herdhinweise bzw. Foci sowie Allgemeinveränderungen registriert. Im CCT/MRT „fahndet“ man nach einem zumeist temporal lokalisierten Herdbefund. Bereits beim klinischen Verdacht ist wie bei der gesicherten HSV-Encephalitis eine i. v. Acyclovir-Behandlung indiziert.

Herpes zoster-Manifestationen werden wie alle opportunistischen Erkrankungen bevorzugt bei einer reduziert immunologischen Abwehrlage gesehen. Unterschiedliche Lokalisationen werden beobachtet: HZV-oticus, HZV-ophtalmicus, HZV-Encephalitis und HZV-Radikulitiden. Bei der letztgenannten Form siedelt sich das Virus im hinteren Wurzelganglion an; hier sind insbesondere die thorakalen Segmente betroffen. Klinisch stehen dermatombezogene Schmerzen und kleinblasige Hauteffloreszenzen im Vordergrund; diese können diagnostisch wegweisend für eine HZV-Encephalitis sein. Eine HZV-Encephalitis läßt sich klinisch nicht von der HSV-E. unterscheiden; typische EEG- und CCT-Befunde fehlen. Therapeutisch ist eine Acyclovir-Behandlung dringend empfehlenswert; um die partiell heftigen Schmerzattacken der HZV-Radikulitis zu lindern, kann ein Behandlungsversuch mit Carbamazepin versucht werden.

Progressive multifokale Leukencephalopathie (PML)

Die PML stellt einen seltenen demyelinisierenden Prozeß dar, der bei immunsuppressierten Patienten beobachtet und durch das Papova-Virus JC verursacht wird [5, 74]. Vor der AIDS-Ära ist diese Diagnose vorwiegend bei Leukämie- und Lymphom-Patienten gestellt worden.

Eine cerebrale Papova-Infektion ist durch einen subakut progredienten Verlauf mit uni/multifokalen Läsionen in beiden Hemisphären, dem Cerebellum und dem Hirnstamm charakterisiert; die neurologischen Symptome entsprechen in der Regel den zuzuordnenden morphologischen Schädigungsorten. Bei Hemisphären-Läsionen werden u. a. folgende neurologische Befunde erhoben: zentrale Sehstörungen, Persönlichkeitsveränderungen, dementielle Syndrome, Aphasien, spastische Paresen und epileptische Anfälle. Werden das Cerebellum und der Hirnstamm mitbetroffen, so lassen sich auch noch insbesondere die nachstehenden Symptome beobachten: Nystagmus, Dysarthrie, Ataxie, Hirnnervenausfälle und pathologische evozierte Potentiale [75]. Der Liquorbefund kann pathologisch (ggf. leichte Eiweißerhöhung) verändert sein; gelegentlich gelingt auch eine Papova-Virus-Isolierung im Liquor. Im EEG lassen sich regelmäßig unspezifisch langsam dysrhythmische Wellen (2-7 Hz) registrieren. Im CCT weisen hypodense Zonen auf eine Schädigung der weißen Substanz hin. Der klinische Verlauf verschlechtert sich unaufhaltsam über Wochen und Monate bis zum Tod. Die klinische Verdachtsdiagnose läßt sich durch eine Hirnbiopsie sichern. Eine adäquate Therapie steht heute noch nicht zur Verfügung. Differentialdiagnostisch sind insbesondere eine Toxoplasmose-Infektion und ein Lymphom in Betracht zu ziehen.

Literatur

1. NN: AIDS-Bericht des Bundesgesundheitsamtes vom 31. 10. 1989, BGA, Berlin
2. Horowitz SL, Benson DF, Gottleib MS et al. (1982) Neurological complications of gay-related immunodeficiency disorder. Ann Neurol 12:80–84
3. Mildvan D, Mathus M, Enlow RW et al. (1982) Opportunistic infections and immunodeficiency syndrome in homosexual men. Ann Intern Med 96:700–704
4. Cumming PD, Wallace EL, Schorr JB, Dodd RY (1989) Exposure of transfused patients to human immunodeficiency virus through the transfusion of blood components that test antibody-negative. N Engl J Med 321:941–946
5. Snider WD, Simpson DM, Nielsen S, Gold JWM, Metroka CE, Poswer JB (1983) Neurological complications of acquired immunodeficiency syndrome: analysis of 50 patients. Ann Neurol 20:403–418
6. Carne CA, Tedder RS, Smith A, Sutherland S, Elkington SG, Dayly HK, Preston FE, Craske J (1985) Acute encephalopathy coincident with seroconversion for anti-HTLV-III. Lancet II:1206–08
7. Denning DW, Anderson J, Rudge P, Smith H (1987) Acute myelopathy associated with primary infection with human immunodeficiency virus. Br Med J 294:143–144
8. Piette Am, Tusseau F, Vignon D, Chapman A, Parrot G, Leibowitsch J, Montangier L (1986) Acute neuropathy coincident with seroconversion for anti-LAV/HTLV III. Lancet I:852–855
9. Hagberg L, Mallvall BE, Svennerholm L, Alestig K, Norkrans G (1986) Guillain-Barré-Syndrome as an early manifestation of HIV central nervous system infection. Scand J Infect Dis 18:591–592
10. McArthur JC (1987) Neurological manifestations of AIDS. Medicine 66:407–437
11. Poser S, Luer W, Eichenlaub D, Pohle HD, Weber T, Jürgens S, Felgenhauer K (1988) Chronic HIV-encephalitis-II. Clinical aspects. Klin Wochenschrift 66:26–31

12. Grimaldi LM, Castagna A, Lazzarin A, Pristera R, Biandin G, Moroni M, Roos RP (1988) Oligoklonale bands in cerebrospinal fluid and serum during asymptomatic human immunodeficiency virus infection. Ann Neurol 24:277–279
13. Vogt MW, Witt DJ, Craven DE et al. (1986) Isolation of HTLV III/LAV from cervical secretion of women at risk for AIDS: Lancet I:525–527
14. Scott GB, Hutto C, Machuch RW et al. (1989) Survial in children with perinatally human immunodeficiency virus type I infection. N Engl J Med 321:1791–1796
15. Epstein LG, Sharer LR, Joshi VV et al. (1985) Progressive encephalopathy in children with acquired immunodeficiency syndrome. Ann Neurol 17:488–494
16. Epstein LG, Sharer LR, Oleske JM et al. (1986) Neurological manifestations of acquired immunodeficiency virus infection in children. Pediatrics 78:678–687
17. Belman AL, Ultmann MH, Horonpian D et al. (1985) Neurological complications in infants and children with acquired immunodeficiency syndrome. Am Neurol 18:560–566
18. Belman AL, Lanntos G, Horonpian D et al. (1986) AIDS: Classification of the basal ganglion in infants and children. Neurol Clevel 36:1192–1199
19. Sharer LR, Epstein LG, Cho E-S et al. (1986) Pathological features of AIDS encephalopathy in childres: evidence for LAV/HTLV III infection of brain. Human Patho 17:271–284
20. Price RW, Navia BA, Cho E-S (1986) AIDS-encephalopathy. Neurol Clinics 4:285–301
21. Fischer PA, Enzensberger W (1987) Neurological complications in AIDS. J Neurol 234:269
22. Centers for Disease Control (1987) Revision of the CDC surveillance case definition for acquired immunodeficiency syndrom. MMWR 36 (Suppl 1) 3–5
23. Navia BA, Cho ES, Petito CK (1986) The AIDS-dementia complex I, clinical features. Ann Neurol 19:517–24
24. Enzensberger W, Fischer PA (1987) Zentralnervöse Befunde bei 140 Frankfurter Patienten mit HIV-Infektion. In: Fischer PA, Schlote W (eds): AIDS und Nervensystem, Springer Verlag, Berlin Heidelberg NY Tokio 54–63
25. Falk S, Schmidts HL, Müller H, Berger K et al. (1987) Autopsy findings in AIDS – histopathological analysis of 50 cases, Klin Wochenschr 65:654–663
26. Ho DD, Rota TR, Schooley RT (1985) Isolation of HTLV-III from cerebrospinal fluid and neural tissues of patients with neurologic syndromes related to the acquired immunodeficiency syndrome. NEJ Med 313:1493–97
27. Levy RM, Bredesen DE, Rosenheim ML (1985) Neurological manifestation of acquired immunodeficiency syndrome (AIDS): Experience at MCSF and review of literature. J Neurosurg 62:475–495
28. De la Monte SM, Ho DD, Schooley RT, Hirsch MS, Richardson EP Jr (1987) Subacute encephalomyositis of AIDS and its relation to HTLV-III infection. Neurology 37:562–569
29. Navia BA, Cho ES, Petito CK (1986) The AIDS dementia complex II: Neuropathology. Ann Neurol 19:525–535
30. Portogies P, de Gans J, Lange JMA, Derix MA, Speelman H, Bakker M, Danner SA, Gondsmit J (1989) Declining incidence of AIDS dementia complex after introduction of zidovudine treatment. Br Med J 299:819–821
31. Grant J, Atkinson JH, Hesselink JR, Kennedy CJ et al. (1987) Evidence for early central nervous system involment in the acquired immunodeficiency syndrome (AIDS) and another human immunodeficiency virus (HIV) infection. Ann Int Med 107:826–836
32. Naber D, Perro C, Schick U, Fröschl M et al. (1989) Psychiatrische Syndrome und neuropsychologische Auffälligkeiten bei HIV-Infizierten. Nervenarzt 60:80–85
33. Riedel R-R, Bülau P, Helmstadter Ch, Brackmann H-H et al.: Hinweise für eine pre-Demenz bei HIV-positiven Hämophilen? In Vorbereitung.
34. McArthur JC, Cohn BA, Seines OA, Kumor AJ et al. (1989) Low prevalence of neurological and neuropsychological abnormalities in otherwise healthy HIV-1-infected individuals: Results from the multi-center AIDS cohort study. Ann Neurol 26:601–611
35. Janssen RS, Syakin AJ, Cannon L, Campbell J et al. (1989) Neurological and neuropsychological manifestations of HIV-1-infection: Association with AIDS-related complex but not asymptomatic HIV-1 infection. Ann Neurol 26:592–600

36. Epstein LG, Gondsmit J, Paul DA et al. (1987) HIV-expression in the cerebrospinal fluid of children with progessive encephalopathy. Ann Neurol 24:397–401
37. Portugies P, Epstein LG, Tjong A et al. (1989) Human immunodeficiency virus type I antigen in the cerebrospinal fluid correlation with neurological status. Arch Neurol 46:261–264
38. Gartner S, Markovits P, Markovits DM, et al. (1986) Viral isolation from and identification of HTLV III/LAV-producin cells in brain tissue from a patient with AIDS: J A M A 256:2365–2371
39. Sharer LR, Kapila R (1985) Neuropathological observations in acquired immunodeficiency syndrome (AIDS). Acta Neuropatho, Berl, 66:188–198
40. Singh BM, Levine S, Yarrish RL, et al. (1986) Spinal cord syndrome in the acquired immunodeficiency syndrome. Acta Neurol Scand, 73:590–598
41. Tartaglione T, Collier AC, Opheim RW, et al. (1988) Cerebrospinal fluid (CSF) findings in AIDS petients prior to and during chronic oral zidovudine (ZVD) therapy (RX). Abstract 3653, IV. Intern Conf AIDS, Stockholm, June
42. Nightingale SL (1988) Update on Zidovudine. JAMA, 260:898–891
43. Blum MR, Liao SH, Good SS, Miranda D (1988) Pharmacocinetics and bioavailability of zidovudine in human. Am J Med 85 (21): 189–194
44. Riedel R-R, Bader L, Gürtler L: 3′Azido-3′-Deoxythymidin (AZT) bei neurologischer HIV-Manifestation: Eine Literaturübersicht über 525 AZT-behandelte Patienten. In Vorbereitung.
45. Moss H, Bronwers P, Wolters P, et al. (1988) Reversible neuropathological deficits. The effects of AZT therapy in a pediatric AIDS population. Abstract 7252, IV. Intern Conf on AIDS, Stockholm, June
46. Portogies P, de Gans J, Lange JMA et al. (1989) Declining incidence of AIDS dementia complex after introduction of zidovudine traetment. Br Med J 299:819–822
47. Sergent J (1980) Vasculitis associated with viral infection. Clin Rheum Dis 6:339–350
48. Calabrese LH, Estes M, Yen-Leumann B et al. (1989) Systematic vasculitis in association with human immunodeficiency virus infection. Arth Rheumat, 32:569–576
49. Engstrom JW, Lowenstein DH, Bredesen DE (1989) Cerebrale infarctions and transient neurologic deficits associated withacquired immunodeficiency syndrome. Am J Med 86:528–532
50. Levy RM, Janssen RS, Bush TJ, Rosenblum ML (1988) Neuroepidermology of acquired immunodeficiency syndrome. In: Rosenblum ML ed.: AIDS and vervous system. NY, Raven Press 13–28
51. Mizusawa H, Hirano H, Llena JF, Shuitaku M (1988) Cerebrovasculare lesions in acquired immunodeficiency syndrome (AIDS). Acta Neuropath, Berl 76:451–457
52. NN (1972) Report of Joint Committee for stroke Facilities: I. Epiedermology for stroke facilities planing. Stroke 3:359–371
53. Petito CK, Navia BA, Cho E-S et al. (1985) Vacuolar myelopathy resembling subacute continued degenerazion in patients with the acquired immunodeficiency syndrome. N Engl J Med 312:872–879
54. Goldstick L, Mandybar TI, Bode R (1985) Spinal cord degeneration in AIDS. Neurol 35:103–106
55. Ho DS, Rota TR, Schooley RT et al (1985) Isolation of HTLV III from cerebrospinal fluid and neural tissue of patients with neurological syndromes related to acquired immunodeficiency syndrome. N Engl J Med 313:1493–1497
56. Lipkin WP, Parry G, Kiprow D, Abrams D (1985) Inflammatory neuropathy in homosexual men with lymphadenopathy. Neurol 35:1479–1483
57. De la Monte SM, Gabuzda DH, Ho DD et al. (1988) Peripharal neuropathy in the acquired immunodeficiency syndrome. Ann Neurol 23:485–492
58. Cornblath DR, McArthur JC, Kennedy PG et al. (1987) Inflammatory demyelinating peripheral neuropathies associated with human T-lymphotropic virus type III infection. Ann Neurol 21:32–40
59. Riedel R-R, Clarenbach P, Schmitt A, Bauer R: GBS und AIDS. Neurol Verhandlungen V, Springer Verlag, in press
60. Dalakas MC, Pezeshkpour GH, Grovall M et al. (1986) Polymyositis associated AIDS retrovirus. JAMA 256:2381–2383

61. Simpson DM, Bender AN (1988) Human immunodeficiency virus-associated myopathy: Analysis of 11 Patients. Ann Neurol 24:79–84
62. Kaminski HJ, Katzman M, Peter M et al. (1988) Cardiomyopathy associated with the acquired immunodeficiency syndrome. J Aquir Imm Def Syndr 1:105–110
63. Berman A, Espinoza LR, Joseph D et al. (1988) Rheumatic manifestations of human immunodeficiency virus infection. Am J Med 85:59–64
64. Dalakas MC, Pezeshkpour GH, Flaherty M (1987) Progressive nemaline (rod) myopathy associated with HIV infection. N Engl J Med 317:1602–1603
65. Drane WE, Bradley M, Tipler MD (1987) Heterotropic ossification (myositis ossificans) in acquired immunodeficiency syndrome: Detection by gallium scintigraphy. Clin Nucl Med 12:433–435
66. Hauser WE, Luft BJ, Conley FK et al. (1982) Central nervous system toxoplasmosis in homosexual and heterosexual adults. N Engl J Med 307:498–499
67. Luft BJ, Brooks RG, Conley FK et al. (1984) Toxoplasmosic encephalitis in patients with acquired immunodeficiency syndrome. JAMA 252:913–915
68. Moskowitz LB, Hensley GT, Chan JC et al. (1984) Brain biopsies in patients with acquired immunodeficiency syndrome. Arch Path Lab Med 108:368–373
69. Price RW, Navia BA (1987) Infections in AIDS and in other immunosuppressional patients. In: Kennedy PGE, Johnson RT (eds): Infections of the nervous system. London, Butterworth:248–254
70. Price RW, Navia BA (1987) Infections in AIDS and in other immunosuppressional patients. In: Kennedy PGE, Johnson RT (eds): Infections of the nervous system. London, Butterworth:248–254
71. Murray HW, Knox DL, Green WR et al. (1977) Cytomegalovirus retinitis in adults: A manifestation of disseminated viral infection. Am J Med 63:574–578
72. Collaborative DHPG Treatment Study Group (1986) Treatment of serious cytomegalovirus infections with 9-(1,3 Dihydroxy-2-propoxymethyl) guanine in patients with AIDS and other immunodeficiencies. N Engl J Med 314:801–807
73. Holland GN, Sakomoto MJ, Hardy D et al. (1986) Treatment of cytomegalovirus retinopathy in patients with acquired immunodeficiency syndrome. Arch Ophtalmol 104:1794–1799
74. Miller JR, Barret RE, Britton CB et al. (1982) Progressive multifocal leukencephalopathy in a male homosexual with T-cell immunodeficiency. N Engl J Med 307:1436–1438
75. Lipton RB, Krupp L, Hoopian D et al. (1988) Progressive multifocal leukencephalopathy at an AIDS-patient: Clinical, radiographic and evoked potential findings. Eur Neurol 28:258–261
76. Yarchoan R, Thomas RV, Grafman J et al. (1988) Long-term administration of 3′-azido-2′, 3′-dideoxythymidine to patients with AIDS-related neurological disease. Ann Neurol 23 (Suppl):82–87
77. Helbert M., Robinson D, Peddle B et al. (1988) Treatment of patients with AIDS and AIDS-related complex with zidovudine. Abstract 7078, IV. Intern Conf on AIDS, Stockholm

Korrelation zwischen neuroradiologischen (CCT) und neuropsychologischen Befunden bei HIV-positiven Hämophilen (WR2-6)

R.-R. Riedel, H.-H. Brackmann, H. Davis, A. Schmitt, A. Hartmann, C. H. Bruski (München, Bonn)

Zusammenfassung

Im Verlauf der HIV-Infektion wird eine zentrale Nervensystem-Beteiligung in 39–69 % der Patienten beobachtet. Daher ist die Frage von klinischem Interesse, ob und inwieweit mnestische Defizite mit neuroradiologischen Befunden korrelieren. Es sind 60 HIV-seropositive hämophile Patienten (22 WR 2, 18 WR 3-5, 20 WR 6) und 20 HIV-negative Hämophile neuropsychologisch (MWTB, C.I., d-2, AVLT, Benton, v. Zerssen Depressionsskala) sowie neuroradiologisch untersucht worden.

Für das Stadium WR 2 ist nur ein visuelles Perceptionsdefizit ($p < 0.05$) bei ansonsten den Kontrollpersonen entsprechenden Befunden zu erheben. Bei WR 3–5 Patienten läßt sich noch eine blande verbale Merkfähigkeitsschwäche objektivieren; ausschließlich bei den AIDS-Patienten sind globale mnestische Defizite – im Sinne eines dementiellen Syndromes – zu erfassen.

Neuroradiologisch werden die folgenden Befunde erhoben: Kein pathologischer Befund in der Kontroll- und WR 2-Gruppe; in 33,3 % leichte bis mittelschwere Hirnatrophien bei den WR 3-5 Patienten und im AIDS-Stadium in 90 % pathologische CCTs.

Patienten mit auffälligen CCT-Befunden haben im Vergleich zu Patienten mit unauffälligen CCT-Bildern schlechtere neuropsychologische Testleistungen erzielt.

Werden die neuropsychologischen und neuroradiologischen Befunde stadienabhängig miteinander korreliert, so findet sich für WR 2 Pat. $r = 0$, WR 3-5 Pat. $r = 0.33$ und WR 6 Pat. $r = 0.9$.

Diese Ergebnisse sprechen für eine inhomogene = stadienabhängige Korrelation beider Untersuchungsmethoden.

Einleitung

Die Folgen der HIV-Infektion haben in den vergangenen Jahren an gesundheitspolitischer Bedeutung gewonnen. Zwischen 1981 bis 1983 wurde davon ausgegangen, daß diese Erkrankung auf die Risikogruppe der Homosexuellen beschränkt bleibt. Jedoch mußte zur Kenntnis genommen werden, daß neben Homosexuellen auch Drogensüchtige, Hämophile und in einem zunehmenden Maß Heterosexuelle von dieser Infektion betroffen sind. Neben einer bekannten Schwäche des Immunsystems wird eine klinische Beteiligung des peripheren und zentralen Nervensystems (NS) in bis zu 50% der betroffenen Patienten beobachtet (LEVY et al. 1985, NAVIA et al. 1986a, NIEDER et al. 1983); im Gegensatz hierzu wird in Autopsieserien eine Nervensystembeteiligung in bis zu 90% diagnostiziert (NAVIA et al. 1986b, PETITO et al. 1986).

Im Mittelpunkt des Interesses stehen das HIV-assoziierte neuro-kognitive Syndrom (kognitive Defizite, verminderte Leistungsfähigkeit, motorische Ausfälle) und die HIV-induzierte Demenz (mnestische Defizite, Persönlichkeitsveränderungen und soziale Hilfsbedürftigkeit). Wegen der noch geringen klinischen Erfahrung mit der HIV-Infektion läßt sich der NS-Manifestationszeitpunkt nicht voraussagen. Demzufolge erscheint es sinnvoll, mit Unterstützung z. B. der Anamnese, der neurologischen und neuropsychologischen Daten, der Liquor- und neuroradiologischen Befunde (CCT/NMR) sowie der elektroenzephalographischen Ergebnisse Hinweise für eine HIV-induzierte cerebrale Beteiligung zu gewinnen. Über den Stellenwert der oben beschriebenen einzelnen Parameter wird z. Zt. kontrovers diskutiert (BRUSZTYN et al. 1985, FISCHER/ENZENSBERGER 1987, KOENIG et al. 1986, GABDUZDA et al. 1986, GOETHE et al. 1989, GOUDSMITH et al. 1988, GATNER et al. 1986, KOVNER et al. 1989, LEVY et al. 1985, POSER et al. 1988, POST et al. 1988, PRICE et al. 1988, RESNICK et al. 1985, RIEDEL/BÜLAU 1989, RUBINOFF et al. 1988, SCHNUBUS et al. 1989). Einen möglichen Zusammenhang zwischen mnestischen Defiziten und pathologischen CCT-Befunden wie z. B. einer inneren und äußeren Hirnatrophie ist bisher wenig Aufmerksamkeit gewidmet worden.

Aus diesem Grund erscheint die Frage von Interesse, ob und inwieweit eine Korrelation zwischen neuropsychologischen und neuroradiologischen Ergebnissen besteht.

Methode und Patienten

Es sind 60 HIV-infizierte Hämophile und 20 HIV-negative Kontrollpatienten neurologisch, neuropsychologisch und neuroradiologisch untersucht worden. Im weiteren Verlauf werden jedoch ausschließlich die Befunde der beiden letztgenannten Untersuchungsmethoden dargestellt.

Die Patienten sind ausschließlich nach den medizinischen Kriterien der Walter-Reed-(WR)-Klassifikation (REDFIELD et al. 1986) den einzelnen Infektionsstadien zugeordnet worden:

22 WR-2-Patienten, 18 WR-3-5-Patienten und 20 WR-6-Patienten.

Das Durchschnittsalter beträgt in der Gruppe der HIV-Infizierten 28,4 ± 3,4 Jahre und in der Kontrollgruppe 29,1 ± 2,9 Jahre. Das Bildungsniveau zeigt keinen statistisch signifikanten Unterschied:

Bildungsabschluß	Hämophile	Kontrollgruppe
Hauptschule	25 (41,7%)	9 (45%)
Mittlere Reife	18 (30%	5 (25%)
Abitur	12 (20%)	4 (20%)
Hochschulabschluß	5 (8,3%)	2 (10%)

Das neuropsychologische Untersuchungsinstrumentarium besteht aus den folgenden Einzeltestverfahren:

1. In MWTB (Lehrl 1977), orientierender prämorbider IQ
2. Auditorial verbal learning-Test = AVLT (Rey 1966), verbales Gedächtnis
3. Benton-Test (Benton 1981), visuelles Gedächtnis
4. D-2-Test (Birkenkamp 1978), Konzentration und Leistungsvermögen
5. C.I. (Lehrl/Fischer 1984), cerebraler Insuffizienztest zur Erfassung der aktuellen psychomotorischen Leistung
6. Von Zerssen Befindlichkeits- und Depressionsskala (v. Zerssen 1976)

Bei der computertomographischen Untersuchung sind die koronaren Schichten (Hirnstamm und Cerebellum) 4 mm, supratentoriell 8 mm Schichten, in der Regel ohne Kontrastmittel durchgeführt worden. Ist im Nativ-CCT eine hypodense Zone unklarer Ätiologie erfaßt worden, wurde ein Kontrastmittel-CCT zusätzlich durchgeführt.

Die neuroradiologischen Ergebnisse sind nach den folgenden Kriterien beurteilt worden: Unauffälliger Befund und äußere/innere Hirnatrophie, fokale Hyperdensität/Hypodensität im CCT.

Als Ausschlußkriterien sind folgende anamnestische Angaben gewählt worden: Ein chronischer Alkohol- oder Drogenabusus, die Einnahme von zentralwirksamen Medikamenten sowie eine cerebrale Vorschädigung.

Die erfaßten Daten sind mit Unterstützung des T-Testes auf mögliche bestehende statistische Signifikanzen untersucht worden.

Ergebnisse

Neuropsychologische Befunde

Anamnestisch sind weder von den Kontroll- noch von den WR-2-Patienten kognitive Leistungseinbußen angegeben worden. Aus diesem Grunde müssen die erhobenen neuropsychologischen Defizite der WR-2-Patienten als subklinisch beurteilt werden: Im Vergleich zur Kontrollgruppe haben WR-2-Patienten nur im CI-Test (visuelle Perzeption) eine signifikante Minderleistung ($p < 0.05$) gezeigt. Hinweise für ein bestehendes depressives Syndrom in der Kontroll- bzw. WR-2-Gruppe lassen sich nicht erheben (Tabelle 1).

Im Stadium WR 3-5 ($n = 18$) ist in 6 Fällen (30%) eine Minderung der verbalen Gedächtnisleistung und in 44,4% ($n = 8$) eine reduzierte visuelle Perzeption erhoben worden. Für beide Parameter besteht eine Signifikanz auf dem 5-Prozent-Niveau im Vergleich zur Kontrollgruppe ($p < 0.05$). Der Depressionsscore der neuropsychologisch ausschließlich subklinisch auffälligen Patienten hat keinen signifikanten Unterschied ($p < 0.13$) gezeigt (Tabelle 2).

Bei den AIDS-Patienten ($n = 20$) läßt sich eine ausgeprägte Zunahme der pathologischen Befunde erheben; die neuropsychologischen Ergebnisse sprechen nur in zwei Fällen (10%) für eine uneingeschränkte Gedächtnisfunktion. Für alle übrigen Patienten ist eine Minderung der konzentrativen und visuell

Tabelle 1. Neuropsychologische Befunde

Stadium		*Kontrollgruppe*	*WR 2*
Neurorad. Befund		CCT o. B.	CCT o. B.
Patienten		20	22
Neuropsych. Befund			
MWTB		106.1 ± 13.6	105.1 ± 13.3
AVLT	Liste 1	13.7 (0.9)	13.0 (1.4)
	Liste 2	8.0 (1.0)	7.5 (2.0)
Benton	Punkte	8.4 (0.8)	7.5 (1.6)
	Fehler	1.1 (0.9)	2.7 (1.6)
d-2-Test		447 (73)	400 (69)
C.I.	SZ	10.6 (1.7)	18.1 (3.1)*
	IF	13.1 (1.0)	20.2 (3.8)*
v. Zerssen		3.6 (2.1)	5.9 (3.9)

Mittelwert (SD)
* $p<0.05$

Tabelle 2. Neuropsychologische Befunde

Stadium		*Kontrollgruppe*	*WR 3-5*	*WR 3-5*
Neurorad. Befund		CCT o. B.	CCT o. B.	CCT path.
Patienten		20	12	6
Neuropsych. Befund				
MWTB		106.1 ± 13.6	104.9 ± 12.6	105.5 ± 11.8
AVLT	Liste 1	13.7 (0.9)	10.1 (3.2)*	9.0 (4.3)*
	Liste 2	8.0 (1.0)	6.8 (2.5)	6.0 (2.9)
Beton	Punkte	8.4 (0.8)	7.0 (2.2)	6.5 (2.5)*
	Fehler	1.1 (0.9)	3.3 (2.3)	4.4 (2.1)*
d-2-Test		447 (73)	342 (89.9)	303 (61.8)
C.I.	SZ	10.6 (1.7)	20.3 (4.1)*	22.9 (3.4)*
	IF	13.1 (1.0)	22.9 (5.8)*	26.7 (4.9)*
v. Zerssen		3.6 (2.1)	6.9 (3.2)	7.0 (3.6)*

Mittelwert (SD)
* $p<0.05$

perceptiven Leistung (90%) bei gleichzeitig bestehenden verbalen (11 × = 55%) und visuellen (7 × = 35%) Merkfähigkeitdefiziten zu beobachten; nur bei einem der Patienten hat sich kein erhöhter Depressionsscore gezeigt (Tabelle 3).

Tabelle 3. Neuropsychologische Befunde

Stadium		*Kontrollgruppe*	*WR 6*	*WR 6*
Neurorad. Befund		CCT o. B.	CCT o. B.	CCT path.
Patienten		20	3	17
Neuropsych. Befund				
MWTB		106.1+/–13.6	104.3+/–12.5	104.7+/–11.4
AVLT	Liste 1	13.7 (0.9)	9.3 (4.6)*	8.4 (5.4)*
	Liste 2	8.0 (1.0)	6.3 (2.5)	5.4 (2.9)*
Benton	Punkte	8.4 (0.8)	6.9 (1.7)	5.8 (1.5)*
	Fehler	1.1 (0.9)	3.9 (1.3)	5.4 (1.9)*
d-2-Test		447 (73)	310 (69.7)*	291 (79.7)*
C.I.	SZ	10.6 (1.7)	23.3 (6.5)*	29.1 (7.2)*
	IF	13.1 (1.0)	25.9 (5.8)*	37.6 (8.4)*
v. Zerssen		3.6 (2.1)	9.9 (5.2)*	14.6 (6.9)*

Mittelwert (SD)
* $p < 0.05$

Tabelle 4. CCT-Befunde

Stadium	*Kontr.*	*WR 2*	*WR 3-5*	*WR 6*
Anzahl	(n = 20)	(n = 22)	(n = 18)	(n = 20)
Befunde ohne Bef.	20	20	12	2
Atrophie				
a) leicht				
– äußere	0	0	3	4
– innere	0	0	2	4
b) mittels.				
– äußere	0	0	1	4
– innere	0	0	1	4
c) schwer				
– äußere	0	0	0	6
– innere	0	0	0	5
Fokus (KM)	0	0	0	2

Mehrfachnennung möglich

Neuroradiologische Befunde

Die neuroradiologischen CCT-Befunde (Tabelle 4) der Kontrollpatienten (n = 20) haben keinen Hinweis auf eine cerebrale Schädigung ergeben; vergleichbare Ergebnisse finden sich für die WR-2-Patienten (n = 20).

In der Gruppe der WR-3-5-Patienten (n = 18) sind in 12 Fällen (n = 66,6%) die CCT-Befunde als unauffällig beurteilt worden; in 5 Fällen (27,7%) ist eine leichte Hirnatrophie (3 × eine äußere und 2 × eine innere) diagnostiziert worden. Der CCT-Befund eines WR-5-Patienten (5,5%) hat eine mittelschwere innere und äußere Atrophie erkennen lassen.

Nur 2 (10%) CCT-Untersuchungsergebnisse der AIDS-Patienten sind als unauffällig beurteilt worden. In 8 Fällen (40%) besteht eine leichte (je 4 × innere bzw. äußere) Hirnatrophie, bei 4 Patienten (20%) eine mittelschwere äußere und in 6 Fällen (30%) eine generalisierte Hirnatrophie. In zwei Nativ-CCT's (10%) ist eine fokale Hypodensität diagnostiziert worden; aus diesem Grunde ist anschließend noch eine Kontrastmitteluntersuchung durchgeführt worden, die den Verdacht auf eine cerebrale Toxoplasmose in beiden Fällen bestätigt hat. Die beiden letztgenannten Patienten sind für die Korrelationsberechnung zwischen den neuropsychologischen und neuroradiologischen Befunden nicht berücksichtigt worden.

Korrelation zwischen den neuroradiologischen (CCT) und neuropsychologischen Befunden

Bei der Betrachtung der vorliegenden Daten erhebt sich die Frage, inwieweit eine Korrelation zwischen den neuropsychologischen und neuroradiologischen Ergebnissen besteht.

Cerebral-makroskopisch-morphologische Veränderungen (innere bzw. äußere Hirnatrophie) lassen sich durch neuroradiologische Verfahren wie z. B. mit dem CCT darstellen.

Werden die beiden Untersuchungsmethoden HIV-stadienabhängig gegenübergestellt, kommt man zu folgendem Ergebnis: Bei einem blanden klinischen Krankheitsverlauf weisen die neuropsychologischen Untersuchungsmethoden auf erste kognitive Defizite (visuelle perzeptive Leistung) bei unauffälligen CCT-Befunden im Stadium WR-2 hin. Mit Progredienz der Erkrankung wird eine Zunahme der auffälligen neuropsychologischen Parameter und pathologischen neuroradiologischen Befunde beobachtet.

In den Tabellen 2 und 3 wird deutlich, daß Patienten der Stadien WR 3-6 mit pathologischen CCT-Befunden signifikant schlechtere neuropsychologische Resultate erzielen. Für die WR 3-5 Patienten trifft dies in 33,3% (n = 6) zu, was einen Korrelationskoeffizienten von r = 0,33 entspricht; bei der Betrachtung dieser Zahl ist jedoch die relativ geringe Größe der Probe zu berücksichtigen. Anders verhält sich die Korrelation beider Untersuchungsmethoden für die AIDS-Patienten; hier ergibt sich für r = 0,9, was für eine 90%ige Korrelation der Befunde spricht. Hervorzuheben ist der nur für die AIDS-Patienten signifikant erhöhte Depressionsscore.

Bemerkenswert ist die Beobachtung, daß bei keinem der untersuchten Patienten eine Korrelation zwischen einer intracerebralen links- bzw. rechtshemisphärischen Läsion im CCT und entsprechend topographisch zuordnenbaren Gedächtnisdefiziten zu erkennen war. Allerdings ist kritisch anzumerken, daß in dieser Studie ausschließlich CCT- jedoch keine NMR-Untersuchungen durchgeführt worden sind, was diese Ergebnisse erklären könnte. Aus diesem Grunde können den Untersuchern die sogenannten „White-Matter-Diseases" entgangen sein.

Diskussion

Im Verlauf der HIV-Infektion wird nicht nur eine Beteiligung z. B. des Immunsystems, der Haut oder der Augen, sondern auch des Nervensystems in 40 bis 50 % (Levy et al. 1985, Navia et al. 1986a, Nieder et al. 1983) beobachtet. Für die Verlaufsbeurteilung des Immunsystems haben sich in den letzten Jahren folgende Parameter bewährt (Niese 1990): CD 4 und CD 8, Beta-2-Mikroglobulin, Neopterin, Interferon. Dagegen fehlt den Neurologen und Psychiatern z. Zt. ein vergleichbar zuverlässiges Instrumentarium. Demzufolge ist es erstrebenswert, verschiedene Parameter wie z. B. den neurologischen Status (Fischer/Enzensberger 1987, Janssen et al. 1988, de la Monte et al. 1987), EEG-Kurvenverläufe (Riedel/Bülau 1989, Schnurbus et al. 1989) evozierte Potentiale (Rolfs 1990) stadienabhängig für eine weitere Verlaufsbeurteilung zu erfassen. Aus diesem Grunde sind die neuroradiologischen Befunde den neuropsychologischen Ergebnissen stadienabhängig gegenübergestellt worden.

Über den Manifestationszeitpunkt der HIV-assoziierten cerebralen Beteiligung wird kontrovers diskutiert (McArthur et al. 1989, Cummings/Benson 1984, Janssen et al. 1989).

Die für WR-2-Patienten erhobenen visuellperceptiven Defizite sind als unspezifischer Hinweis auf eine HIV-assoziierte cerebrale Beteiligung zu deuten. Für die WR 3-6 Patienten sind aktuell vergleichbare kognitive Defizite erhoben worden (McArthur et al. 1989, Janssen et al. 1989). Bei der Beurteilung der neuropsychologischen Testergebnisse müssen mögliche psychoaffektive Einflüsse auf eine reduzierte Testleistung diskutiert werden.

Neuroradiologisch ist vorwiegend über Hirnatrophie im CCT mit gelegentlichen Hinweisen für eine Beteiligung des Marklagers (White-Matter-Disease) berichtet worden (Bruhn et al. 1986, Elkin et al. 1985, Levy et al. 1986, Whelan et al. 1983). Die Ergebnisse der vorliegenden Untersuchung lassen darauf schließen, daß die neuroradiologischen Befunde (CCT) als verhältnismäßig unsensibel zu beurteilen sind, da in den Stadien WR 2-5 ($n = 40$) nur in 15 % (WR 2 kein, WR 3-5 6 Patienten) ein pathologischer Befund mit einer diskreten inneren/äußeren Hirnatrophie diagnostiziert wurde. Vergleichbare Beobachtungen sind berichtet worden (Jacobsen et al. 1989, Post et al. 1986).

Die hier vorgestellten Daten weisen schon auf eine frühe cerebrale Nervensystemmanifestation im Verlauf der HIV-Infektion hin, die in den hier untersuchten WR-2-Patienten klinisch nicht in Erscheinung getreten sind. Mit progredientem Infektionsverlauf wird eine zunehmende Korrelation zwischen den neuroradiologischen Befunden und den neuropsychologischen Ergebnissen beobachtet. Bei den AIDS-Patienten besteht eine 90 %ige Korrelation der Befunde; vergleichbare Ergebnisse sind u. a. von Jacobsen et al. (1989) berichtet worden. Eine Korrelation zwischen den Befunden der bildgebenden

Verfahren und mnestischen Defiziten kann ebenfalls bei der senilen Demenz beobachtet werden (HUBBARD et al. 1981, LUXENBERG et al. 1987, WILSON et al. 1982); diese Ergebnisse stützen die hier vorgestellten Daten.

Aus diesen Beobachtungen ergeben sich folgende Fragen:

1. Was wird mit den neuropsychologischen Testverfahren erfaßt und welche Defizite können diese messen?
2. Wie sensibel lassen sich mit dem CCT cerebrale Läsionen abbilden?

Zu 1. HIV-induzierte mikroskopische Hirnstrukturläsionen kommen im CCT bzw. im MRT nicht zur Darstellung. Diese können jedoch zu einem nicht definierten Zeitpunkt eine reduzierte mnestische Leistung zur Folge haben, die auf Grund der mikrostrukturellen Schädigung mit den neuropsychologischen Testverfahren früher erfaßt werden können. Allerdings läßt sich im Augenblick nicht klären, inwieweit es sich hier um eine Datenaufnahme, eine Datenfortleitungs- bzw. Datenverarbeitungsstörung handelt. Generell lassen sich diese Defizite mit Unterstützung der neuropsychologischen Testverfahren erkennen; das Ergebnis kann jedoch von einzelnen Faktoren wie z. B. der aktuellen Tagesform und psychoaffektiven Einflüssen abhängen. Demzufolge ist es unzulässig, alleine auf der Grundlage neuropsychologischer Testparameter – ohne Berücksichtigung des klinischen Bildes – eine Diagnose zu stellen.

Zu 2. Die mikroskopisch kleinen cerebralen Läsionen können in Folge ihrer geringen Größe nicht mit den neuroradiologischen Untersuchungsverfahren erfaßt werden. Im CCT werden vorwiegend makroskopisch sekundäre Läsionen wie z. B. eine innere oder äußere Hirnatrophie und gegebenenfalls eine subkortikale Entmarkung diagnostiziert. Die HIV-assoziierte Hirnatrophie stellt die häufigste neuroradiologische Diagnose bei diesen betroffenen Patienten dar (BRUHN et al. 1986, ELKIN et al. 1985, LEVY et al. 1986, WHELAN et al. 1983).

So erscheint es sinnvoll, die stadienabhängigen Korrelationen (= inhomogene Korrelationen) zwischen der CCT-Untersuchung und den neuropsychologischen Testverfahren als ein Verlaufsparameter für die Beurteilung einer möglichen HIV-induzierten cerebralen Manifestation heranzuziehen. Demzufolge wäre es empfehlenswert asymptomatische HIV-Patienten in jährlichem und ARC und AIDS-Patienten in halbjährlichem Abstand neuropsychologisch und neuroradiologisch zu untersuchen, um den individuellen Krankheitsverlauf beurteilen und gegebenenfalls rechtzeitig geeignete Therapiemaßnahmen einleiten zu können.

Literatur

McArthur JC, Cohen BR, Seines OA et al. (1989) Low prevalence in neurological and neuropsychological abnormalities in otherwise healthy HIV-infected individuals. Results from the AIDS-Multicenter Cohort Study. Ann Neurol 26:601–611

McArthur MB (1987) Neurological manifestations of AIDS. Med 66:407–437

Benton AL (1981) Der Benton-Test Dtsch. Bearbeitung von O Spreen. Stuttgart, Wien, Huber Verlag

Birkenkamp R (1978) Test-d-2, Aufmerksamkeitsbelastungs-Test. Göttingen Zürich Toronto. Verlag für Psychologie Dr. CJ Hogrefe

Bruhn B, Boesen F, Gerstof J, et al. (1986) Cerebral computed tomography in men with aquired immundeficiency syndrome. Acta Radiol 27:385–387

Bursztyn ME, Lee BCP, Baumann J (1985) CT acquired immundeficiency syndrome. AJNR 5:7–11–714

Cummings J, Benson F (1984) Subcortical dementia. Review of an emergency concept. Arch Neurol 41:874–879

Elkin CM, Grenell St, Leeds NE (1985) Intracranial lesions in the acquired immundeficiency syndrome. Radiological (computed tomographic) features. JAMA 253:393–396

Fischer FA, Enzensberger W (1987) Neurological Complications in AIDS. J Neurol 234:269–279

Gabduzda DH, Ho DD, de la Monte SM et al. (1986) Immunhistochemical identification of HTLV-III antigen in brains of patients with AIDS. Ann Neurol 20:289–295

Gatner S, Markovits P, Markovits DM et al. (1986) Virus isolation from and identification HTLV-III/LAV-producing cells in brain tissue from a patient with AIDS. JAMA 256:2365–2395

Goethe K, Mitchell J, Marshall J et al. (1989) Neuropsychological and neurological function of human immundeficiency virus seropositive symptomatic individuals. Arch Neurol 46:129–133

Goudsmith J, Wolters EC, Bakker M et al.: Intrathecal synthesis and antibodies to HTLV-III in patients with AIDS or AIDS-related complex. Br J Med 292:1231–1234

Hubbard BA, Anderson JM (1981) Age, senile dementia and ventricular enlargement. J Neurol Neurosurg Psychiatry 44:631–635

Jacobsen J, Gyldensted T, Bruhn P et al. (1989) Cerebral ventricular enlargement relates to neuropsychological measures in unselected AIDS-patients. Acta Neurol Scand 79 (1):59–62

Janssen R, Saykin A, Kaplan J et al. (1988) Neurological complications of human immunodeficiency virus infection in patients with lymphadenopathy syndrome. Ann Neurol 23:49–55

Janssen RS, Saykin AJ, Cannon L et al. (1989) Neurological and neuropsychological manifestations of HIV-1 infection; association with AIDS-related complex but not asymptomatic HIV-infection. Ann Neurol 26:592–600

Koenig S, Gendelman HE, Orenstein JM et al. (1986) Detection of AIDS-virus in brain-tissue from AIDS-patients with encephalopathy. Science 233:1089–1093

Kovner K, Perceman W, Wahne L et al. (1989) Relation of personality and attentional factors to cognitive deficits in human deficiency virus infected subjects. Arch Neurol 46:274–277

Lehrl S (1977) Mehrfach-Wortschatz-Intelligenz-Test (MWTB). Erlangen, Verlag Dr. med. Straube

Lehrl S, Fischer B (1984) C.I. Test zur raschen Objektivierung cerebraler Insuffizienzen. Ebersberg, Vless

Levy JA, Shimankoro J, Hollander H et al. (1985) Correlation of AIDS associated retrovirus from cerebrospinal fluid and brain of patients with neurological symptoms. Lancet I:586–588

Levy RM, Bredesen DE, Rosenbloom HL (1985) Neurological manifestations of aquired immunodeficiency syndrome (AIDS): experience at UCSF and review of the literature. J Neurosearch 62:475–495

Levy RM, Rosenboom S, Perrett LV (1986) Neuroradiological findings in AIDS: A review of 200 cases. AJNR 7:833–839

Luxenberg JS, Haxby JV, Creasy H et al. (1987) Rate of ventricular enlargement in dementia of Alzheimer type correlates with rate of neuropsychological detoriation. Neurol 37:1135–1140

De la Monte SM, Ho DD, Schooley R et al. (1987) Subacute myeloencephalitis of AIDS and its relation to HTLV III-infection. Neurol 37:567–569

Navia BA, Jordan BD, Price RW (1986a) The AIDS-dementia complex: I. clinical features. Ann Neurol 19:517–524

Navia BA, Cho EE, Petito CK, Price RW (1986b) The AIDS dementia complex: II. Neuropathology. Ann Neurol 19:525–535

Nieder WD, Simpson DH, Nielson S et al. (1983) Neurological complications of aquired immunodeficiency syndrome: Analysis of 50 patients. Ann Neurol 14:403–418

Niese D: Immunologische Grundlagen der HIV-Infektion. In: Riedel R-R, Jerusalem F (Eds.): HIV-assoziierte Nervensystem-Manifestationen. La Roche in press

Petito CK, Cho ES, Lemann W et al. (1986) Neuropathology of aquired immunodeficiency syndrome (AIDS): An autopsy review. J Neuropathol Exp Neurol 45:636–646

Poser S, Luer W, Eichenlaub D et al. (1988) Chronic HIV-encephalitis II: Clinical aspects. Klin Wochenschr 66:26–31

Post J, Sheldon J, Hensley G (1986) Central nervous system disease in acquired immunodeficiency syndrome: Prospective correlation. Radiol 158:141–148

Post MJ, Tate LG, Quencer ML, Henley GT et al. (1988) CT, MR, and pathology in HIV-encephalitis and meningitis. AJR 15:373–380

Redfield RR, Wright C, Tramont C (1986) The Walter Reed staging classification for HTLV III/LAV infection. N Engl J Med 314:131–132

Resnick L, di Marzo-Veronese F, Schipbach J et al. (1985) Intrablood brain barrier synthesis HTLV-III specific IgG in patients with neurological symptomes associated with AIDS or AIDS-related complex. N Engl J Med 313:1498–1504

Rey A (1966) Le' examen clinique en psychologique. Paris, Presses Universitaire de France

Riedel R-R, Bühlau P (1989) EEG-Topogramm bei HIV-infizierten Hämophilen. EEG-EMG 20:243–247

Rolfs A: Die Stellung der evozierten Potentiale in der HIV-Frühdiagnostik. In: Riedel R-R, Jerusalem F (Eds): HIV-assoziierte Nervensystem-Manifestation. La Roche in press

Rubinoff DR, Berrehini CH, Blouwers P et al. (1988) Neuropsychiatric consequences of AIDS. Ann Neurol 23 (Suppl.):524–526

Schnurbus R, Konneke J, Friedrich-Janneke B et al. (1989) EEG-Befunde im Verlauf der HIV-Infektion. EEG-EMG 20:238–242

Whelan AM, Kricheff Il, Handler M et al. (1983) Aquired immundeficiency syndrome: cerebral computed tomographic manifestations. Radiol 149:477–484

Wilson RS, Fox JH, Huckmann MS et al. (1982) Computed tomography in dementia. Neurology 32:1054–1057

Zerssen DV, Hoeller DM (1976) Selbstbeurteilungsskala KSb-S aus dem Münchner Psychiatrischen Informationssystem. Die Paranoid-Depressionsskala. Weinheim, Beltz-Testgesellschaft

Diskussion

Lechner (Wien):

Ich habe eine Frage zur Therapie: Wie lange muß man AZT geben, und was nützt das?

Riedel (München):

Die Frage müßte an einen Internisten gerichtet werden und ist von einem Neurologen schwierig zu beantworten. Es gibt bislang keine Präventivstudie, aus der hervorgeht, daß ein Patient, der zu einem frühen Zeitpunkt mit AZT behandelt wird, keinen AIDS-Dementia-Komplex entwickelt.

Interventionstherapie bei HIV-Infektion: Vorläufige Ergebnisse neuerer Studien

D. Eichenlaub, F. von Sonnenburg, (München)

Gemessen am hohen Stand Ihrer Information und Diskussion des vorjährigen Symposions [1] sind einführende Bemerkungen nicht erforderlich.

Hier soll über die vorläufigen Ergebnisse zweier Studien in den USA berichtet werden, in deren Verlauf asymptomatische oder oligosymptomatische HIV-infizierte Personen, also nicht Patienten mit dem Vollbild AIDS, mit AZT (Azidothymidin, Zidovudine, Handelsnahme „Retrovir") behandelt wurden. Beides waren multizentrische randomisierte Doppelblindstudien, die 1987 begonnen und im August 1989 abgebrochen wurden, weil sich deutliche Vorteile bei den Therapiegruppen gegenüber den Plazebogruppen gezeigt hatten. „Abbruch" der Studie bedeutete konkret, daß den Probanden, die bisher Plazebo erhalten hatten, nun ebenfalls AZT angeboten wurde.

Im einzelnen handelt es sich um die Studien AIDS Clinical Trials Group (ACTG) Protocol 016 [2] und ACTG Protocol 019 [3]. Die hier vorgetragenen Informationen stammen aus den vorläufigen Mitteilungen vor der endgültigen Publikation der Ergebnisse. Exakte Zahlenangaben fehlen noch für einige Einzelheiten und erschweren die Beurteilung gelegentlich. Trotzdem erscheint es geboten, Ihnen diese Information nicht vorzuenthalten, da sie zweifellos eine Diskussionswelle auslösen wird, und weil auf jeden von uns HIV-Infizierte mit der Frage zukommen, ob sie nun bereits früh, also im Stadium der asymptomatischen oder oligosymptomatischen Infektion, mit einer AZT-Behandlung beginnen sollen, und wie die Dosierung dabei zu wählen ist.

Das tiefere Problem stellt sich für die nicht Getesteten in den klassischen Betroffenen-Gruppen: Sollen sie sich testen lassen, auch wenn sie sich vollkommen gesund fühlen? Sind die hier vorgestellten Studienergebnisse ausreichend, um Gruppen oder Einzelpersonen, die einen HIV-Test, aus welchen Gründen auch immer, bisher strikt ablehnen, mit ernsthaften ärztlichen Argumenten und im Bewußtsein aller psychologischen und sozialen Konsequenzen, zu einem Test zu raten?

Studie 016 (Koordination: Margaret Fischl, Miami)

Folgende Kriterien galten für diese Studie:

AZT wurde gegen Plazebo für erwachsene HIV-positive Personen mit frühem AIDS-related complex (ARC) getestet.

Als Eingangskriterien galten ein oder zwei ARC-assoziierte Symptome (Mundsoor, Haarleukoplakie, Zoster, Gewichtsverlust über 10% des Körpergewichts oder über 4,5 kg, Dermatitis (chronic rash), intermittierende Diarrhöe oder starke Abgeschlagenheit). Die T4(Helfer)-Zellzahl mußte zwischen 200 und 800 Zellen pro μl Blut liegen. Die Teilnehmer wurden randomisiert und erhielten entweder 200 mg AZT alle 4 Stunden (1200 mg pro 24 Stunden) oder ein Plazebo nach demselben Schema.

Endpunkte der Studie waren das Auftreten eines fortgeschrittenen ARC (mit 2 persistierenden oder sich verschlechternden oder neuen ARC-Symptomen und einer T4-Zellzahl unter 200) oder das Auftreten von AIDS-definierenden Kriterien, wie opportunistischen Infektionen oder Tumoren. Die Rekrutierung erfaßte von August 1987 bis 1. Mai 1989 insgesamt 713 Personen; 515 hatten eine T4-Zellzahl zwischen 200 und 500, 198 eine solche zwischen 500 und 800.

Die Beobachtungszeit lag zwischen 3 Monaten und maximal 20 Monaten, die Hälfte der Teilnehmer wurde mindestens 9 Monate lang beobachtet.

Die Analyse zeigt, daß es im Therapiearm signifikant seltener zum Übergang in ein fortgeschrittenes ARC-Stadium oder zu AIDS kam (bei 14 Probanden) als im Plazeboarm (bei 36 Probanden). Dies war ein statistisch hochsignifikantes Ergebnis.

Ein statistisch signifikanter Unterschied zwischen der AZT- und der Plazebogruppe wurde nur bei solchen Probanden beobachtet, die T4-Zellzahlen zwischen 200 und 500 hatten. Bei solchen mit Zellzahlen zwischen 500 und 800 wurden die definierten Endpunkte nur sehr selten erreicht, eine Zahl wird allerdings nicht angegeben.

Nach diesen Ergebnissen, bei denen z. T. genaue Zahlenangaben fehlen, ist zu vermuten, daß von ca. 250 Patienten mit AZT ca. 12–14 ein fortgeschrittenes ARC-Stadium oder AIDS entwickelten und von ca. 250 im Plazeboarm ca. 33–36. Dies würde bedeuten, daß man ein fortgeschrittenes ARC-Stadium oder AIDS mit einem relativen Risiko von 2 entwickelt, also etwa die doppelte Gefährdung eingeht, wenn man in diesem Stadium kein AZT einnimmt.

Viele Fragen bleiben in dieser vorläufigen und notwendigerweise unvollständigen Mitteilung offen:

1. Wegen der fehlenden genauen Zahlen für die Gruppe mit T4-Zellen über 500 und diejenige mit T4-Zellen unter 500 läßt sich das relative Risiko nur grob schätzen. Es beträgt im besten Fall 2. Dazu ist einschränkend zu sagen, daß dies nur für eine begrenzte Beobachtungsdauer (s. o.) gilt, und es durchaus sein kann, daß bei längerer Beobachtung das relative Risiko wieder gegen 1 gegangen wäre. Zum Vergleich sei erwähnt, daß in der ersten Studie mit AZT bei AIDS-Patienten [4] das relative Risiko in der Plazebogruppe immerhin größer als 10 war, allerdings ebenfalls nur für eine begrenzte Beobachtungszeit von 6 Monaten. Durch den Abbruch der damaligen Studie werden wir nie den Langzeiteffekt von AZT erfahren. Beim Internationalen AIDS-Kongreß in Montreal jedenfalls wurde für AIDS-Patienten, die mit AZT behandelt worden waren, in mehreren Arbeiten beschrieben, daß nach anfänglicher Besserung von Markern für den Immunstatus sich diese wieder verschlechtert haben – wobei offen bleiben muß,

wie repräsentativ diese Marker für den tatsächlichen Stand sein mögen. Es sollte nicht vergessen werden: bei 14 Probanden kam es trotz AZT zu einer erheblichen Progression in fortgeschrittene ARC-Stadien oder zu AIDS. AZT heilt also AIDS nicht und kontrolliert die HIV-Infektion nur begrenzt.

2. Die Nebenwirkungsrate wurde als gering beschrieben, unter 5% – gegenüber 30-40% bei AIDS-Patienten. Allerdings bleibt zu bedenken, daß, wenn den Intentionen der Untersucher gefolgt wird, der Zeitraum, in dem ein HIV-Infizierter AZT einnehmen sollte, sich wesentlich erweitern würde, über Jahre, Zeiträume also, für die wir die Nebenwirkungen bisher nicht überblicken können.
3. Die vorgeschlagene Indikation zum Therapiebeginn (T4-Zellen unter 500) mag im statistischen Sinne richtig sein. Allerdings hat die T4-Zellzahl eine sehr große Standardabweichung. Technische Probleme der Bestimmung und die Beeinflussung durch andere, mit HIV assoziierte und nicht assoziierte Infektionen, sind die Gründe dafür. Es wird deshalb problematisch sein, eine T4-Zellzahl unter 500 im Individualfall als Kriterium für den Beginn einer AZT-Dauertherapie festzulegen.

Studie 019 (Koordination: Paul Volberding, San Francisco)

In dieser Studie wurden zwei verschiedene Dosen von AZT gegen Plazebo bei erwachsenen HIV-infizierten asymptomatischen Personen untersucht. Zwei Gruppen von Teilnehmern wurden gebildet, solche mit T4-Zellen unter 500 und andere mit T4-Zellen über 500. Die Probanden wurden randomisiert und erhielten entweder 5 × 100 mg AZT (500 mg/24 Std) oder 5 × 300 mg (1500 mg/24 Std) oder ein Plazebo nach demselben Schema.

Die Endpunkte waren festgelegt als Auftreten von fortgeschrittener ARC-Symptomatik, definiert als 2 systemische Symptome der HIV-Infektion und einer T4-Zellzahl unter 200 oder durch das Auftreten AIDS-definierender Symptome. Die Rekrutierung begann am 12. Juli 1987 und endete am 21. Juli 1989. Mehr als 3200 Personen nahmen teil; etwa 1300 von ihnen hatten T4-Zellzahlen unter 500.

Die Beobachtungsdauer betrug bis zu 2 Jahren mit einer durchschnittlichen Länge von etwa einem Jahr.

Im August 1989 ergab sich ein hochsignifikanter Unterschied in der Entwicklung fortgeschrittener ARC-Symptome oder von AIDS in der Gruppe mit T4-Zellen unter 500 gegenüber den Plazebo-Probanden. In der Plazebo-Gruppe traten 38 Mal ein fortgeschrittener ARC bzw. AIDS auf gegenüber der Therapiegruppe mit 1500 mg/24 Std mit 19 Fällen fortgeschrittener ARC-Symptomatik oder AIDS und der Gruppe von 500 mg/24 Std von 17 entsprechenden Fällen: bemerkenswert ist also, daß kein Unterschied zwsichen der Dosierung von 1500 mg und der von 500 mg/24 Std festzustellen war!

Die Toxizität bei ARC-Studienteilnehmern mit T4-Zellen unter 500 war sehr deutlich niedriger als diejenige, die bei AIDS-Patienten beobachtet wird, die AZT erhalten. Es gab keine substantielle Differenz in der Toxizität zwischen der Gruppe mit der niedrigen Dosierung und den Plazebo-Probanden.

Die Nebenwirkungen waren „minimal" in der Dosierungsgruppe von 500 mg/24 Std. gegenüber 12 % (Hämatoxizität) in der Gruppe mit 1500 mg/24 Std.

Geht man von drei etwa gleich großen Gruppen der Probanden mit T4-Zellen unter 500 aus (je ca. 400 Teilnehmer), ist das relative Risiko kleiner als 2. Die Kritikpunkte 1–3, wie sie für die Studie 016 angeführt wurden, gelten analog auch für die Studie 019.

Die Studienergebnisse von 016 und 019 sind insgesamt relativ konsistenz. Es ergeben sich beim Vergleich jedoch jolgende interessanten Fragen:

1. Die Differenz zwischen der berichteten Häufigkeit von Nebenwirkungen in der Therapiegruppe (1200 mg/24 Std) der Studie 016 (5 %) und in der Gruppe 1500 mg/24 Std der Studie 019 (12 %) ist überraschend, da die Tagesdosis in ähnlichem Bereich lag.
2. Offenbar bestehen noch erhebliche Unsicherheiten in der Höhe der Dosierung. Jedenfalls waren die Dosen so hoch gewählt, daß eine Dosis-Wirkungs-Beziehung nicht beobachtet werden konnte, lediglich eine Dosis-Nebenwirkungs-Abhängigkeit. Man muß sich auch fragen, ob die heute üblichen hohen Dosen bei AIDS-Patienten wirklich gerechtfertigt sind.

Abschließende Bemerkungen

AZT verzögert bei einem Teil von HIV-Infizierten mit T4-Zellen unter 500 das Fortschreiten der Immundefizienz zu schwereren Graden des ARC oder gar zu AIDS für einen Zeitraum von ca. 12 Monaten. Welchen Effekt die Einnahme von AZT darüber hinaus hat, ist derzeit nicht absehbar. Die Nebenwirkungsrate scheint geringer zu sein als bei AIDS-Patienten. Allerdings, sollte sich das Konzept vom „frühen" Beginn der AZT-Therapie durchsetzen, wird AZT für viel längere Zeit, mehrere Jahre bis zu einem Jahrzehnt, eingenommen werden müssen. Über die Nebenwirkungen für so lange Zeiträume ist nichts bekannt. Die optimale Dosierung erscheint noch nicht gesichert, vielleicht würde eine noch geringere Dosis als 500 mg/24 Std ausreichen.

Literatur

1. Bogner JR, Matuschke A, Heinrich B, Füessl HS, Goebel FD (1989) Interventionstherapiestudien bei HIV-Infektion. In: Landbeck G, Marx R (Hrsg) 19. Hämophilie-Symposion Hamburg 1988. Springer-Verlag, Heidelberg
2. National Institute of Allergy and Infectious Diseases, NIH: AIDS Clinical Trials Group Protocol 016. Vorläufige Mitteilung, August 1989
3. National Institute of Allergy and Infectious Diseases, NIH: AIDS Clinical Trials Group Protocol 019. Vorläufige Mitteilung, August 1989
4. Fischl MA, Richman DD, Grieco MD et al. (1987) The efficacy of azidothymidine (AZT) in the treatment of patients with AIDS and AIDS-related complex. N Engl J Med 317:185–191

Diskussion

BROCKHAUS (Nürnberg):

Würden Sie zustimmen, daß man hervorheben muß, daß die Studienergebnisse mit einer AZT-Dosis von 500 mg täglich nur für asymptomatische Patienten gelten und diese auf keinen Fall auf die Studie 016 übertragen werden können? Man hat oft den Eindruck, daß aus der erstgenannten Studie der Schluß gezogen wird, daß auch für symptomatische Patienten eine Dosis von 500 mg zureichend ist.

EICHENLAUB (München):

Nein, das ist nicht zutreffend.

BROCKHAUS (Nürnberg):

Ich hätte noch gerne gewußt, wie Sie diese Dosis und die frühe Gabe in Bezug auf die mögliche Resistenzentwicklung sehen?

EICHENLAUB (München):

Als Kliniker fühle ich mich überfragt, auch sind mir keine zureichenden Antworten bekannt. Wir müssen abwarten, bis entsprechende Auswertungsergebnisse von den Zentren oder der Firma vorgelegt werden.

DEINHARDT (München):

Eine Frage, die immer wieder gestellt wird, ist die nach der Gabe von Azidothymidin nach einem Nadelstich mit bekannt positivem Material. Wir haben uns dazu in München geäußert und haben es auch publiziert. Wie ist Ihre Einstellung heute? Unsere Stellungsnahme ist ja schon fast wieder ein Jahr alt.

EICHENLAUB (München):

Ich kann das kurz referieren, was damals in dieser Arbeitsgruppe unter Federführung des Pettenkofer Instituts und von Prof. GÖBEL aus der Medizinischen Poliklinik erarbeitet worden ist. Es war davon auszugehen, daß wir eigentlich gar keine wissenschaftliche Grundlage für Verhaltensregeln in dieser Situation haben. Aber wer in der Klinik arbeitet und alle paar Wochen mit diesem Problem konfrontiert ist, wird einsehen, daß wir ein Konzept brauchen, nach dem in Absprache mit den Betroffenen bei Stichverletzungen bzw. Inokulation mit bekannt positivem Material zumindest sinnvoll gehandelt werden kann. Das ist nicht zuletzt auch aus psychologischen Gründen nötig. Ich habe kürzlich von einer Infektion im Ausland gehört, die bei einer Krankenschwester durch einen Blutspritzer in den Bindehautsack des Auges aufgetreten ist, wodurch es in einer ELISA-Testserie nachweisbar zur Positivität kam. Bei aller Unsicherheit sind wir also zu einem raschen Handeln gefordert, und das war der Kompromiß der damals im Ärzteblatt publiziert wurde. Die Überlegung, ob man AZT i.v. geben sollte, ist mit erheblichen logistischen Problemen verbunden. Wir halten jetzt 2–3 Tagesmengen Azidothymidin an einer bestimmten Stelle unseres Krankenhauses vor und geben dieses, wenn der oder die Betroffene nach einer Verletzung mit bekannt positivem Material einverstanden ist, möglichst schnell, sozusagen in der Minute Null, nachdem wir Blut für den ersten Test abgenommen haben.

DEINHARDT (München):

Aber mit Sicherheit innerhalb der ersten 2 Stunden, das ist das absolute Maximum!

EICHENLAUB (München):

Das ist zu machen und muß selbstverständlich geleistet werden.

DEINHARDT (München):

Besser ist es innerhalb von 15 Minuten.

Virussicherheit zugelassener Faktor VIII- und IX-Konzentrate

Kl. Schimpf (Heidelberg)

Ich möchte heute keine enzyklopädische Übersicht geben, da allgemein bekannt ist, welche Virus-Inaktivierungsverfahren nicht in der Lage sind, Plasmapräparate hepatitissicher zu machen. Ich werde lediglich einige Schwerpunkte dieses Problems aufzeigen.

Auf Tabelle 1–7 sind noch einmal alle wesentlichen Studien zusammengefaßt, die die Sicherheit der dampfsterilisierten Präparate beweisen. Auf Tabelle 1 geht es um die HIV-Sicherheit. Bereits über 100 Patienten, die vorher negativ oder Virgins (PUPs) waren und mit diesen Präparaten behandelt wurden, blieben weiterhin negativ.

Tabelle 2 faßt die prospektiven klinischen Virussicherheitsstudien in bezug auf die Hepatitis Non A/Non B- (HNANB-)Sicherheit zusammen. Es sind nur Studien wiedergegeben, welche streng den Kriterien des Scientific and Standardisation Committee (SSC) der International Society on Thrombosis and Hemostasis (ISTH) erfüllen. Die auf der unteren Zeile aufgeführte Studie ist noch im Gange.

Tabelle 1. Vapor-heated concentrates; HIV safety

Study	Factor tested	Analyzable patients	Anti-HIV pos.
German- Austrian- Italian	VIII IX FEIBA	60 18 3	0/60* 0/18 0/ 3
Italian safety	VII VIII IX	1 (28) 2	0/ 1 (0/28)* 0/ 2
German PCC safety	PPSB Prothromplex	12	0/12
Internatio- nal safety	VIII IX	23	0/24
			0/120

* The 28 patients of the Italian safety study are included in the German-Austrian-Italian study.

Tabelle 2. Vapor-heated concentrates; HNANB safety

Study	Factor tested	Batches	Analyzable patients	HNANB pos.
Italian safety	VII	1	1	0/ 1
	VIII	9	28	0/28
	XI	1	2	0/ 2
German PCC safety	Prothromplex	4	14	0/14
Internat. safety	VIII	18	19	0/27
	IX	1	1	0/ 2
		34		0/74

Bei der folgenden Tabelle 3 geht es um die Hepatitis B-Sicherheit. Man kann nur Patienten der in Tabelle 2 gezeigten Patienten auswerten, die vor Beginn nicht gegen Hepatitis B geimpft worden waren. Ich möchte an die italienische klinische Studie erinnern (Brit. J. Hematol. 1988, 68, 427–430), in der von 14 nicht Geimpften vier fragliche Hepatitis B-Infektionen aufwiesen. Drei von diesen Patienten waren mit einer einzelnen Charge behandelt worden. Aber zur Analyse muß man folgendes sagen: Ein Patient erlitt eine Konversion zu Anti-HBc- und Anti-HBs-Positivität, ohne einen Transaminasenanstieg zu zeigen. Zwei weitere Patienten bekamen Transaminasenanstiege, welche die Kriterien einer Hepatitis erfüllten: Sie waren zweimal hintereinander über das Zweieinhalbfache der oberen Norm hinaus angestiegen. Diese beiden Patienten, die verwandt waren, hatten aber einen Onkel und einen Bruder in der Familie, die beide HBsAg-positiv waren. So ist zweifelhaft, ob diese beiden Hepatitiden B durch das Präparat und nicht durch die Verwandten übertragen wurden.

Tabelle 3. Vapor-heated concentrates; HB safety

Study	Factor tested	Analyzable patients	HB pos.
Italian safety	VII	1	0/ 1
	VIII	14	4/14
	IX	1	0/ 1
German PCC safety	Prothromplex PPSB	14	0/14
Internat. safety	VIII	14	0/16
	IX	1	0/ 2
			4/48

In derselben Studie findet sich noch ein vierter Patient, der eine andere Charge bekommen hatte, HBsAg-positiv wurde und die typische Untergruppe AY der in Italien endemischen Hepatitits B aufwies. Ein weiterer Patient der Studie, mit derselben Charge behandelt, bekam keine Hepatitis B. Ob die

Tabelle 4. International factor safety study with vapor-heated coagulation concentrates

Total number of patients contributed:		42	
Total number of patients included [All patients naive]:	40		
Total number of patients: pending [No bleeding episode as yet]:	1		
Total number of patients excluded [Received blood products previously]:	1		
NANB-EVALUATION			OUTCOME
Total number of included patients having completed 4 months:		40	
Number of patients qualifying [Normal of ALT & negative HB markers at entry unless vaccinated]:		38	Testing negative: 38
Interval as per protocol:	29		
At least 2 consecutive samples missing:	9		
Number of patients not qualifying [Elevated ALT at entry or positive HB markers at entry]:		2	
Total number of included patients having completed 6 months:		39	
Number of patients qualifying [Normal for ALT & negative HB markers at entry unless vaccinated]:		37	Testing negative: 37
Interval as per protocol:	28		
At least 2 consecutive samples missing:	9		
Number of patients not qualifying [Elevated ALT at entry or positive HB markers at entry]:		2	
HB-EVALUATION			
Total number of included patients having completed 6 months:		39	
Qualifying for HB-evaluation [negative for HB markers at baseline, not vaccinated]:		18	Testing negative: 18
Not qualifying [Vaccinated and/or positive HB markers at baseline]:		21	
Vaccinated:	19		
Not vaccinated:	2		
HIV-EVALUATION			
Total number of included patients having completed 15 months:		30	
Qualifying for HIV -evaluation [Serum sample for month 15 received and tested]:	24		Testing negative: 24
Not qualifying [Serum sample for month 15 missing]:	6		

Infizierung dieser Patienten durch das Präparat erfolgte, bleibt also durchaus fraglich.

Die Tabelle 4 zeigt Ergebnisse einer weiteren prospektiven klinischen Virussicherheitsstudie mit dampfsterilisiertem Konzentrat, die noch nicht endgültig publiziert ist, bei der bisher weder eine HNANB- noch eine HB-Infektion der Patienten beobachtet wurde (siehe auch die letzten beiden Zeilen der Tabellen 1–3). Diese Studie unterscheidet sich von der vorigen dadurch, daß das Spenderplasma, welches zur Herstellung des Konzentrats diente, nicht nur, wie bei der vorherigen Studie auf HBsAg, sondern auch auf Transaminasen, Anti-HBc und Anti-HIV getestet worden war. Insgesamt wurden bisher 42 Patienten in diese Studie aufgenommen. Zwei müssen der Auswertung entzogen werden: Einer hat bis jetzt noch nicht geblutet, der andere hatte vorher fremde Blutprodukte erhalten, wie sich nachträglich herausstellte. In bezug auf die Auswertung für die HNANB-Sicherheit mußten von den restlichen 40 noch einmal zwei eliminiert werden, weil einer von ihnen vorher erhöhte Transaminasen gezeigt hatte und der andere positive HB-Marker aufwies, die erst bei der Analyse im Zentrallabor nach Eintritt in die Studie aufgefallen waren. Es bleiben demnach 38 Patienten übrig. Von ihnen erfüllten neun nicht das Protokoll in Bezug auf den Ausschluß einer NANB-Hepatitis, weil mindestens zwei aufeinanderfolgende Blutproben vermißt wurden. Sie kennen die Versuchsanordnung: Vier Monate lang alle zwei Wochen, dann jeden Monat eine Blutentnahme. Die Tabelle zeigt trotzdem die Transaminasenwerte der herausgenommenen Patienten, damit nicht gemutmaßt wird: Das sind die Patienten, deren Ergebnisse nicht ganz einwandfrei waren und die mit diesem Trick aus der Studie eliminiert wurden.

Die Beobachtungsperiode von 4 Monaten genügt, um das Fehlen einer HNANB zu demonstrieren. Die Auswertung auf HB erfolgt nach 6 Monaten. Von 39 Patienten, die in die Studie eingingen und 6 Monate Beobachtungsdauer beendet hatten, waren 18 nicht gegen Hepatitits B geimpft worden. Sie haben sich nach 6 Monaten alle als Hepatitis B-negativ erwiesen.

Tabelle 4 zeigt noch einmal die Auswertung für Anti-HIV. Aber wir wissen, daß das Präparat HIV-sicher ist und bisher alle Negativen mit ihm behandelten negativ blieben.

Die folgende Aufzählung nennt das Steuerungs- (Steering-) Komitee der Studie

Steering Committee Membership. Intern. Vapor-Heated Factor Safety Study, P.M. Mannucci, The A. Bianchi Bonomi Hemophilia and Thrombosis Center and Institute of Internal Medicine, University of Milan, Milan, Italy; K. Schimpf, Rehabilitation Hospital & Haemophilia Center, Heidelberg, Rehabilitation Foundation, Heidelberg, Federal Republik of Germany; T. Abe, Teikyo University, Tokyo, Japan; L.M. Aledort, Mount Sinai School of Medicine, New York, USA; D. Brettler, Hemophilia Center, Worchester Memorial Hospital, Worchester, USA; E.G. Gomperts, Children's Hospital of Los Angeles, Los Angeles, USA; M. Hilgartner, Cornell Medical Center, New York, USA; P. Kernoff, Haemophilia Center Royal Free Hospital, London, Great Britain; C. McMillan, The University of North Carolina, Chapel Hill, USA; F.E. Preston, The University of Sheffield, Royal Hallamshire Hospital, Sheffield, Great Britain; G.E. Rivard, Hôpital Sainte-Justine à l'Université de Montréal, Canada.

Auf Tabelle 5 stehen die Ärzte der Studiengruppe, welche Patienten beigetragen haben. Tabelle 6 zeigt für jeden Patienten alle Transaminasenwerte, die beobachtet wurden, sämtliche im Zentrallaboratorium bestimmt. Die Werte für die GPT (ALT) liegen alle im Normbereich, bis auf einen Patienten aus Japan (Patient 3008), der in der vierten Woche nach Faktor VIII-Injektion eine Erkältung mit Husten, Fieber und Bronchitis hatte. Die GPT lag dort nach 2 Wochen um 33, nach 4 Wochen um 63 E/l, jedoch nicht über dem Zweieinhalbfachen der oberen Normgrenze des japanischen Laboratoriums von 30 E/l.

Im folgenden werden weitere Präparate vorgestellt, auf die wir uns heute, wie ich meine, ebenfalls verlassen können. Zunächst die pasteurisierten Gerinnungsfaktorenkonzentrate (für 10 h bei 60 °C in wäßriger Lösung).

Tabelle 7 zeigt die Ergebnisse in bezug auf die HNANB-Sicherheit.

Tabelle 8 in bezug auf die HB-Sicherheit.

Die Tabellen 9–11 demonstrieren die retrospektiv festgestellte HIV-Sicherheit. Die auf diesen Tabellen dokumentierte lange Beobachtungsdauer kann von keiner weiteren Studie nachvollzogen werden, da niemand so früh angefangen hatte, Patienten ausschließlich mit virusinaktiven Präparaten zu behandeln.

Tabelle 5. Studienpatienten (Nummer) und ihre behandelnden Ärzte. International vapor-heated factor safety study

AUSTRIA	ITALY
1001 Muntean	5002 Mori
1002 Vinzazzer	5004 De Biasi
1003 Schmitz	5011 Carnelli
FRANCE	5012 Morfini
2001 Durin	5013 Morfini
2002 Sultan	5014 Morfini
2003 Sultan	5015 Morfini
2004 Sultan	CANADA
2005 Sultan	6001 Inwood
2006 Sultan	6002 Rivard
JAPAN	6003 Rivard
3001 Nagao	6004 Rivard
3002 Mimaya	6005 Rivard
3004 Goto	6006 Blanchette
3005 Yoshioka	6007 Blanchette
3006 Inagaki	GERMANY
3007 Inagaki	7001 Schimpf
3008 Oka	7002 Schimpf
3009 Miyazaki	USA
3010 Miyazaki	8001 Hathaway
SPAIN	8002 Votaw
4001 Aznar	SWEDEN
4002 Aznar	9001 Petrini
4003 Aznar	

Tabelle 6. Serial levels of serum alanine amino transferase U/1 (bold numbers) in all patients of the international vapor-heated factor safety study

Abbreviations Used:

Patients Code	(Total number of infusions) WEEK
	ALT (GPT)

Serial levels marked with '+' means serum sample lost or missing or confirmed not available.

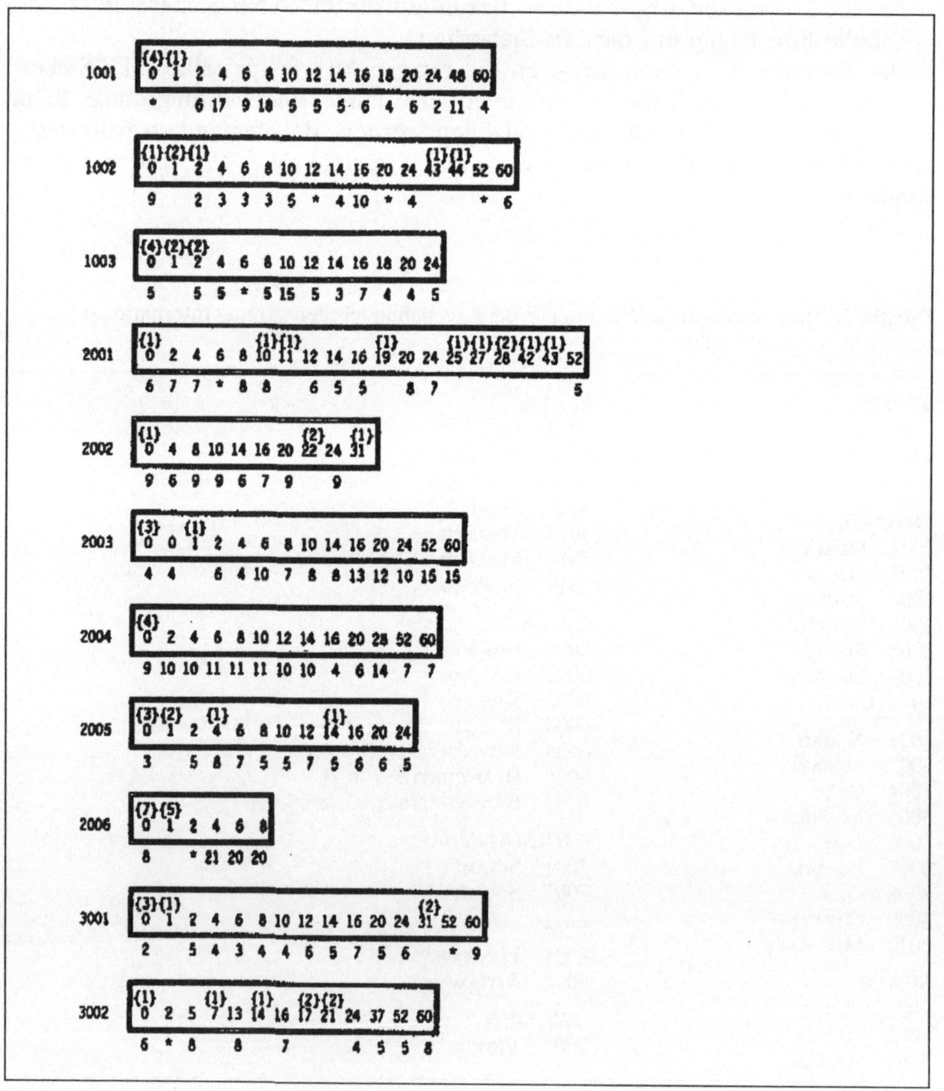

1001	0	1	2	4	6	8	10	12	14	16	18	20	24	48	60
Infusions	{4}	{1}													
ALT	*		6	17	9	18	5	5	5	6	4	6	2	11	4

1002	0	1	2	4	6	8	10	12	14	16	20	24	43	44	52	60
Infusions	{1}	{2}	{1}										{1}	{1}		
ALT	9		2	3	3	3	5	*	4	10	*	4			*	6

1003	0	1	2	4	6	8	10	12	14	16	18	20	24
Infusions	{4}	{2}	{2}										
ALT	5		5	5	*	5	15	5	3	7	4	4	5

2001	0	2	4	6	8	10	11	12	14	16	19	20	24	25	27	28	42	43	52
Infusions	{1}					{1}	{1}				{1}			{1}	{1}	{2}	{1}	{1}	
ALT	6	7	7	*	8	8		6	5	5		8	7						5

2002	0	4	8	10	14	16	20	22	24	31
Infusions	{1}							{2}		{1}
ALT	9	6	9	9	6	7	9		9	

2003	0	0	1	2	4	6	8	10	14	16	20	24	52	60
Infusions	{3}		{1}											
ALT	4	4		6	4	10	7	8	8	13	12	10	15	15

2004	0	2	4	6	8	10	12	14	16	20	28	52	60
Infusions	{4}												
ALT	9	10	10	11	11	11	10	10	4	6	14	7	7

2005	0	1	2	4	6	8	10	12	14	16	20	24
Infusions	{3}	{2}		{1}					{1}			
ALT	3		5	8	7	5	5	7	5	6	6	5

2006	0	1	2	4	6	8
Infusions	{7}	{5}				
ALT	8		*	21	20	20

3001	0	1	2	4	6	8	10	12	14	16	20	24	31	52	60
Infusions	{3}	{1}											{2}		
ALT	2		5	4	3	4	4	6	5	7	5	6		*	9

3002	0	2	5	7	13	14	16	17	21	24	37	52	60
Infusions	{1}			{1}		{1}		{2}	{2}				
ALT	6	*	8		8		7			4	5	5	8

Tabelle 6. (Fortsetzung)

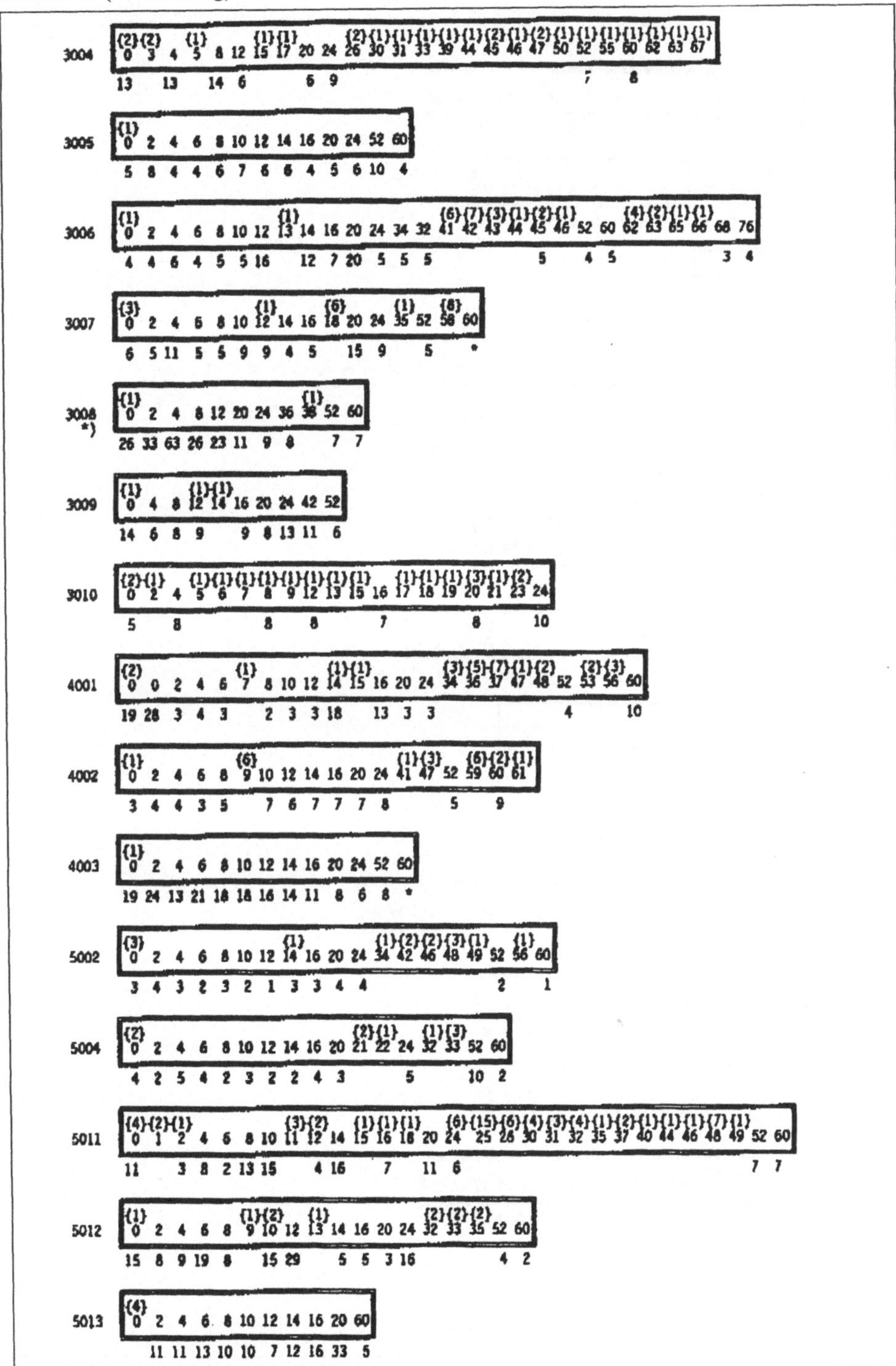

Patient	Wochen	Werte
3004	{2}0 {2}3 4 {1}5 8 12 {1}15 {1}17 20 24 {2}26 {1}30 {1}31 {1}33 {1}39 {1}44 {2}45 {1}46 {2}47 {1}50 {1}52 {1}55 {1}60 {1}62 {1}63 {1}67	13 13 14 6 6 9 7 8
3005	{1}0 2 4 6 8 10 12 14 16 20 24 52 60	5 8 4 4 6 7 6 6 4 5 6 10 4
3006	{1}0 2 4 6 8 10 12 {1}13 14 16 20 24 34 32 {6}41 {7}42 {3}43 {1}44 {2}45 {1}46 52 60 {4}62 {2}63 {1}65 {1}66 68 76	4 4 6 4 5 5 16 12 7 20 5 5 5 5 4 5 3 4
3007	{3}0 2 4 6 8 10 {1}12 14 16 {6}18 20 24 {1}35 52 {8}58 60	6 5 11 5 5 9 9 4 5 15 9 5 *
3008 *)	{1}0 2 4 8 12 20 24 36 {1}38 52 60	26 33 63 26 23 11 9 8 7 7
3009	{1}0 4 8 {1}12 {1}14 16 20 24 42 52	14 6 8 9 9 8 13 11 6
3010	{2}0 {1}2 4 {1}5 {1}6 {1}7 {1}8 {1}9 {1}12 {1}13 {1}15 16 {1}17 {1}18 {1}19 {3}20 {1}21 {2}23 24	5 8 8 8 7 8 10
4001	{2}0 0 2 4 6 {1}7 8 10 12 {1}14 {1}15 16 20 24 {3}34 {5}36 {7}37 {1}47 {2}48 52 {2}53 {3}56 60	19 28 3 4 3 2 3 3 18 13 3 3 4 10
4002	{1}0 2 4 6 8 {6}9 10 12 14 16 20 24 {1}41 {3}47 52 {6}59 {2}60 {1}61	3 4 4 3 5 7 6 7 7 7 8 5 9
4003	{1}0 2 4 6 8 10 12 14 16 20 24 52 60	19 24 13 21 18 18 16 14 11 8 6 8 *
5002	{3}0 2 4 6 8 10 12 {1}14 16 20 24 {1}34 {2}42 {2}46 {3}48 {1}49 52 {1}56 60	3 4 3 2 3 2 1 3 3 4 4 2 1
5004	{2}0 2 4 6 8 10 12 14 16 20 {2}21 {1}22 24 {1}32 {3}33 52 60	4 2 5 4 2 3 2 2 4 3 5 10 2
5011	{4}0 {2}1 {1}2 4 6 8 10 {3}11 {2}12 14 {1}15 {1}16 {1}18 20 {6}24 {15}25 {6}28 {4}30 {3}31 {4}32 {1}35 {2}37 {1}40 {1}44 {1}46 {7}48 {1}49 52 60	11 3 8 2 13 15 4 16 7 11 6 7 7
5012	{1}0 2 4 6 8 {1}9 {2}10 12 {1}13 14 16 20 24 {2}32 {2}33 {2}35 52 60	15 8 9 19 8 15 29 5 5 3 16 4 2
5013	{4}0 2 4 6 8 10 12 14 16 20 60	11 11 13 10 10 7 12 16 33 5

*)This patient was reported to have had common cold in the week of January 25 (week 4) with accompanying fever, cough, and bronchitis. The probably underling viral infection may have caused the slight ALT increase.
Central Laboratory upper limit of normal for ALT -30

Tabelle 6. (Fortsetzung)

	{6}	{9}	{1}				{3}			{3}					
5014	0	1	2	4	6	8	9	10	12	14	16	20	24	52	60
	5		5	5	6	5		2	5	4	3	4	3	4	*

	{1}												
5015	0	2	4	6	8	10	12	14	16	20	24	52	60
	3	6	5	3	7	4	4	5	6	4	4	6	6

	{4}		
5001	0	2	4
	8	5	6

	{2}	{2}						{2}	{1}	{2}				{1}	{1}	{2}	{1}	{2}	{5}	{3}	{1}	{1}	{1}	{1}	{3}		
6002	0	1	2	4	6	8	10	12	14	15	16	20	24	31	32	33	34	38	39	40	43	44	46	47	48	52	60
	18		13	14	15	8	11	8	11		13	11	10													7	6

	{1}				
6003	0	0	2	4	6
	23	*	11	11	8

	{1}							{1}					
6004	0	2	4	6	8	10	12	14	16	20	24	52	60
	0	9	8	8	8	7	10	8	9	7	9	5	6

	{3}												{1}	{1}		
6005	0	0	2	4	6	8	10	12	14	16	20	24	30	51	52	60
	10	*	7	6	7	6	6	4	4	7	9	8			7	*

	{2}											
6006	0	2	4	6	8	10	12	14	16	20	24	52
	6	3	10	26	7	15	8	7	8	7	8	7

	{1}										
6007	0	2	4	6	8	10	12	14	16	20	24
	*	*	*	4	4	4	3	6	7	6	6

	{1}																	
7001	0	2	4	6	8	10	12	14	16	20	24	27	51	52	57	60	86	87
	6	8	11	6	22	13	9	11	7	6	7	*	*	*	*	*	*	*

	{4}	{7}	{6}	{5}	{5}								
7002	0	1	2	3	4	6	8	10	12	14	16	20	24
	11		10		9	8	8	12	8	11	6	7	10

	{mis}												
8001	0	8	10	12	14	16	18	20	22	24	26	28	30
	6	4	7	8	16	7	8	11	9	4	5	7	6

	{5}	{24}	{3}												
8002	0	1	2	4	6	8	10	12	14	16	18	20	22	24	26
	2		4	6	5	4	6	12	4	0	3	4	2	5	10

	{mis}		
9001	0	6	8
	6	4	4

Eine Ausnahme ist die Behandlung mit dem durch Ultraviolettbestrahlung und β-Propiolacton kaltsterilisierten PPSB. Im vorigen Jahr hat Frau MANDNALAKI aus Athen auf dem WFH-Kongreß in Madrid 25 solcher Fälle vorgetragen, die alle Anti-HIV-negativ geblieben waren. Wir haben zusammen mit Herrn BRACKMAN aus dem Bonner Zentrum und aus unserem Heidelberger Zentrum weitere 24 Fälle gesammelt, die noch nicht publiziert sind. Das ergibt 49 Fälle mit Hämophilie B, welche zum Teil schon ab 1978 mit UV/β-Propiolacton-sterilisiertem PPSB substituiert worden waren. Alle blieben Anti-HIV-negativ. Diese lange Behandlungsdauer garantiert wohl, daß auch diese Virusinaktivierungsmethode sicher ist. Die endgültige Publikation ist geplant.

Dann bleibt zu erwähnen übrig, daß in der Zwischenzeit weitere chemische Inaktivierungsmethoden bekannt und angewandt worden sind (Sovent/Detergent). Einige Abstracts von Kongreßvorträgen sind vorhanden. Aber die Zahlen reichen noch nicht aus. Außerdem erfüllen, soweit ich sehe, die Untersuchungsprotokolle bei diesen Patienten oft nicht die strengen Voraussetzungen des SSC (Scientific and Standardisation Committee) der ISTH (International Society of Thrombosis and Hemostasis).

Tabelle 7. Pasteurized concentrates; HNANB safety

Study	Factor tested	Batches	Analyzable patients	HNANB pos.
German AT III P safety	AT III	2	13	0/13
German F IX P safety	IX/X	> 6	IX 5 X 1	0/ 5 0/ 1
Internat. F VIII P safety	VIII	32	26	0/26
Internat. F VIII:C P safety	VIII	10	26	0/26
		> 63		0/71

Tabelle 8. Pasteurized concentrates; HB safety

Study	Factor tested	Batches	Analyzable patients	HB pos.
German AT III P safety	AT III	2	6	0/ 6
German F IX P safety	IX/X	4	IX 5 X 1	0/ 5 0/ 1
Internat. F VIII P safety	VIII	32	10	0/10
Internat. F VIII:C P safety	VIII	10	16	0/16
		48		0/38

Table 9. Total dose of factor VIII and Anti-HIV-1 status of 155 patients treated exclusively with pasteurized concentrate and 99 patients treated with unheated concentrate before 1985

Total dose	Pasteurized factor VIII concentrate		Unheated concentrate	
	negative	positive	negative	positive
IU	number of patients (percent)			
≤ 15,000	75 (100)	0	17 (53)	15 (47)
15,001–50,000	33 (100)	0	7 (39)	11 (61)
50,001–100,000	19 (100)	0	12 (48)	13 (52)
>100,000	28 (100)	0	5 (21)	19 (79)
Total	155 (100)	0	41 (41)	58 (59)

Schimpf et al. N. Engl. J. Med. 1989; 321 1150

Table 10. Treatment with pasteurized factor VIII concentrate of 155 patients with hemophilia A or von willebrand's disease*

	Age at first infusion	Observation period	Total dose of factor VIII
	yr	mo	IU
Median	3.00	45.00	17,100
Maximum	82.00	110.00	2,155,375
Minimum	0.20	4.00†	500
Mean	9.40	49,23	ND
Sample covariance	11.98	4.91	ND

* Patients were treated with pasteurized factor VIII concentrate exclusively. ND denotes not done.
†Only four patients had observation periods of less than 15 months.
Schimpf et al. N. Engl. J. Med. 1989; 321:1150

Table 11. Number of tests per patient for antibody to HIV after the first infusion of pasteurized factor VIII concentrate*

Anti-HIV-1 tests per patient	No. of patients	Total Anti-HIV-1 tests
1	7	7
2	47	94
3	26	78
4	16	64
5	18	90
6	11	66
7	9	63
8	7	56
9	7	63
10	4	40
11	1	11
12	1	12
13	1	13
Total	155	657 †

†All 657 anti-HIV-1 tests were negative.

* Sixty-seven patients were tested once for antibody to HIV-2. All 67 tests were negative. SCHIMPF et al. N. Engl. J. Med. 1989; 321:1151

Diskussion

Schramm (München):

Vielen Dank für diesen Überblick über den aktuellen Stand, doch möchte ich noch einmal betonen, daß die vollständigen Daten publiziert sein sollten, um voreilige oder unzutreffende Schlußfolgerungen zu verhindern.

Schimpf (Heidelberg):

Ich möchte noch kurz ergänzen: Wir erinnern uns an ein Faktor IX-Präparat, das von Mannucci als hepatitissicher veröffentlicht worden ist, dann aber zurückgezogen werden mußte, weil offenbar HIV übertragen worden war. Waren das auch nur wenige Fälle, so muß man doch vorsichtig sein mit Publikationen, aus denen nicht sofort größere Schlüsse gezogen werden können. Wir sollten uns auf die Präparate beschränken, von denen wir wissen, daß sie zumindest weitestgehend infektionssicher sind. Bei anderen Präparaten ist es sicherlich besser, noch weitere Testergebnisse abzuwarten.

Lechner (Wien):

Sie haben gesagt, daß Sie in der Studie jetzt die 6-Monats-Samples auf Hepatitis C-Virus testen lassen. Ist dieser Zeitraum nicht zu früh?

Schimpf (Heidelberg):

Ich hatte gesagt, daß inzwischen das 6-Monats-Ergebnis vorliegt. Selbstverständlich wird auch nach 9 und nach 12 Monaten untersucht werden. Die Studie ist jetzt geschlossen. Es wird also kein Patient mehr neu aufgenommen. Die Patienten aber, die erst 4 oder 5 Monate in der Studie sind, müssen natürlich weiter verfolgt werden. Zur Zeit sind nur die 6-Monats-Serumproben untersucht worden. Es fehlen noch die 9-Monats-Serumproben und weitere. Ich hoffe, daß diese auch negativ bleiben. Aber ob die Hoffnung bestätigt wird, müssen wir abwarten.

Schramm (München):

Das war ein wichtiger Hinweis, denn es gibt späte Serokonversionen nach bis zu 12 Monaten.

Klinische, serologische und immunologische Befunde bei Patienten mit einer Hämophilie seit 1983/84

K. Hasler, H. Engler, B. Euchenhofer (Freiburg)

In unserer Klinik wurden seit 1983/84 40 Hämophile betreut. 39 Patienten mit einer Hämophilie A, davon haben 27 eine schwere Form und 12 Patienten eine mittelschwere bis leichte Form. 1 Patient hat eine mittelschwere Form der Hämophilie B.

Seit 1984 sind 4 Hämophile mit einer schweren Form verstorben – 2 Patienten an einer Blutung und weitere 2 Patienten an einem Malignom.

Von den 39 Hämophilie A-Patienten waren 13 HIV-positiv, der Hämophilie B-Patient ist HIV-negativ geblieben.

32 Hämophilie A-Patienten und der Hämophilie B-Patient im Alter von 20–67 Jahren wurden seit 1983/84 serologisch und immunologisch untersucht. Die Befunde sind mittels Tabellen 1-5 zusammengefaßt. Tabelle 1 und 2 zeigen die Verläufe der T-Helferzellen, Supressorzellen sowie die T4/T8-Ratio der

Tabelle 1. 8 HIV-positive Patienten mit einer Hämophilie A / schwere Form

Pat.	Alter	1983/1984			1986/1987			1988/1989			HIV-Infektion
	Jahre	T4	T8	T4/T8	T4	T8	T4/T8	T4	T8	T4/T8	(Jahr + Stadium)
E.P.	34	779	829	0,94	798	798	1,0	1062	1177	0,90	1983, CDC IV A
R.S.	30	1032	1196	0,87	462	606	0,77	225	614	0,37	1985, CDC IV A, C2
T.L.	33	522	779	0,67	488	1326	0,37	356	1246	0,28	1983, CDC IV C2
H.F.	37	440	328	1,34	556	323	1,72	403	545	0,75	1985
C.J.	40	–	–	–	494	508	0,97	586	1345	0,44	1985
U.K.	29	476	700	0,68	495	825	0,60	377	1239	0,30	1985
J.S.	27	858	894	0,96	542	667	0,81	1067	2172	0,50	1985
K.W.	36	744	1353	0,55	915	1238	0,74	590	1688	0,35	1985

Tabelle 2. 5 HIV-positive Patienten mit einer Hämophilie A / milde – leichte Form

Pat.	Alter	FVIII:C	1983/1984			1986/1987			1988/1989			HIV-
	(Jahre)	(%)	T4	T8	T4/T8	T4	T8	T4/T8	T4	T8	T4/T8	Stadium
P.W.	34	1,2	736	800	0,92	432	556	0,77	347	875	0,40	
W.R.	31	1,5	–	–	–	–	–	–	13	35	0,37	IV, C1+2
H.E.	32	1,7	468	437	1,0	387	1173	0,33	446	1178	0,38	IIIoIV B
R.E.	25	1–4	444	407	1,09	837	1035	0,80	731	1240	0,50	CDC III
A.H.	33	6,5	–	–	–	953	733	1,30	492	648	0,70	

HIV-positiven Hämophilen. Die immunologischen Befunde zeigen bei allen HIV-Positiven eine pathologische T4 /T8-Ratio, sowohl bei den schweren als auch bei den mittelschweren bis leichten Formen. Die überwiegende Mehrzahl der HIV-positiven Hämophilen zeigt einen Abfall der T-Helferzellen bei Zunahme der Supressorzellen. Nur 1 Patient mit einer mittelschweren Form der Hämophilie A hat eine exzessive Verminderung der T4- und T8-Zellen. 3 Patienten mit einer schweren Form der Hämophilie A sind im Stadium CDC IV, während 2 weitere Hämophile mit einer mittelschweren Form ebenfalls dem CDC IV sowie ein weiterer Hämophiler dem CDC III zuzuordnen sind.

Tabelle 3 und 4 dokumentieren die Befunde der HIV-negativen Hämophilen. 7 von 14 Hämophilie A-Patienten (= 50%) mit einer schweren Form weisen eine T4/T8-Ratio < 1,0 auf und 1 Patient mit einer Faktor VIII-Restaktivität von 17% zeigt ebenfalls eine T4/T8-Ratio < 1,0. Bei dem einzigen Patienten mit einer mittelschweren Form der Hämophilie B liegt die T4/T8-Ratio bei 0,9 durch Abnahme der T-Helferzellen und Zunahme der Supressorzellen im Vergleich zur Voruntersuchung.

Tabelle 3. 10 HIV-negative Patienten mit einer Hämophilie A / schwere Form

Pat.	Alter	1983/1984			1986/1987			1988/1989		
	(Jahre)	T4	T8	T4/T8	T4	T8	T4/T8	T4	T8	T4/T8
R.Ke.	50	–	–	–	1135	473	2,4	1329	871	2,4
S.S.	28	931	495	1,88	1877	838	2,2	775	388	2,0
A.Z.	66	756	1112	0,68	252	140	2,0	gest. 1988 HIV neg.		
B.B.	49	752	568	1,27	651	422	1,54	924	610	1,5
W.G.	48	1056	819	1,29	493	493	1,0	642	437	1,47
A.Wö.	66	748	656	1,14	766	681	1,13	1004	960	1,04
S.G.	49	460	280	1,64	624	358	1,74	537	513	1,05
W.E.	47	217	380	0,57	421	680	0,68	504	492	1,0
R.Ka.	38	1150	710	1,62	1266	795	1,59	839	925	0,81
P.B.	48	621	1411	0,44	336	733	0,54	650	1003	0,6

Tabelle 4. 9 HIV-negative Patienten mit einer Hämophilie A / schwere – leichte Form
1 HIV-negativer Patient mit einer milden Form der Hämophilie B

Pat.	Alter	FVIII:C	1983/1984			1986/1987			1988/1989		
	(Jahre)	(%)	T4	T8	T4/T8	T4	T8	T4/T8	T4	T8	T4/T8
H.R.	53	<1	1050	1223	0,94	913	1630	0,56	1203	2078	0,6
M.H.	35	<1	480	490	0,98	451	440	1,02	577	1099	0,53
S.E.	52	<1	748	1100	0,68	413	759	0,54	466	1099	0,42
U.E.	20	1,5	–	–	–	1191	906	1,3	–	–	–
K.A.	62	3,5	–	–	–	846	324	2,0	–	–	–
A.S.	30	5	–	–	–	287	121	2,38	562	460	1,3
W.S.	33	6	780	830	0,94	360	563	0,64	–	–	–
A.W.	35	17	1131	775	1,46	–	–	–	719	572	1,26
F.H.	42	IX/3	–	–	–	847	379	2,5	738	807	0,9
A.W.	67	<1	–	–	–	–	–	–	1526	2078	0,73

Tabelle 5. Hämophile mit HIV-Infektion und Blutbildveränderungen, Hepatitis, CMV, EBV

Pat.	FVIII:C	HIV-Infektion	Leucos	Lympho	Thrombo-cyten	Hepatitis		CMV		EBV	
	(%)		/µl	%	/cmm	A	B	IgM	IgG	IgM	IgG
H.F.	<1	positiv	2900	43	73000	+	+	neg	320	neg	neg
E.P.	<1	CDC IV, A	3500	40	80000	+	+	neg	neg	neg	1024
H.E.	1,7	CDC IIIo IV B	3500	51	102000	nein	+	neg	5120	neg	1024
T.L.	<1	CDC IV A, C2	4000	45	118000	+	+	neg	1280	neg	1024
U.K.	<1	positiv	4400	41	148000	+	+	neg	320	neg	128
K.W.	<1	positiv	3300	46	195000	+	+	neg	64	neg	256
W.R.	1,5	CDC IV, C1, C2	2700	3,5	239000	nein	+	neg	neg	neg	128
A.Z.	<1	negativ	2800	13	94000	+	+	neg	1280	neg	512
S.G.	<1	negativ	5800	16	144000	nein	+	neg	320	neg	64
R.Ka.	<1	negativ	5100	42	118000	+	+	neg	neg	neg	512
W.G.	<1	negativ	3300	41	219000	+	+	neg	320	neg	64

Auffällig auch die Blutveränderungen seit 1983/84, dargestellt in Tabelle 5. Bei 7 von 13 HIV-positiven Hämophilie A-Patienten fanden wir eine kombinierte Thrombozytopenie oder Leukozytopenie. Nur 4 HIV-negative Hämophilie A-Patienten haben Blutbildveränderungen, wobei die kombinierte Thrombozytopenie und Leukozytopenie bei dem Patienten A. Z. Ausdruck der dekompensierten Lebercirrhose sind.

Zusammenfassung

Unsere Patienten mit einer Hämophilie A zeigen klinisch und immunologisch eine Progredienz ihrer HIV-Infektion. Während 1984 nur 1 Hämophiler mit einer schweren Form eine generalisierte Lymphknotenschwellung aufwies, sind jetzt 5 Hämophilie A-Patienten im CDC IV - sowie ein weiterer Hämophiler im CDC III-Stadium. Die überwiegende Mehrzahl der HIV-positiven Hämophilen zeigt eine pathologische T4/T8-Ratio bei Abnahme der T-Helferzellen und Zunahme der Supressorzellen.

Diskussion

Frau Scharrer (Frankfurt):

Sie haben bei HIV-negativen Patienten, bei denen Sie eine T4/T8-Ration > 1 gefunden haben, diese zu anderen Erkrankungen, z. B. Hepatitis, korreliert?

Frau Hasler (Freiburg):

Die überwiegende Zahl unserer Patienten hatte – wie wahrscheinlich auch in anderen Zentren – eine Hepatitis B-Infektion. Eine Korrelation ergab sich daher nicht.

Mannhalter (Wien):

Mir ist aufgefallen, daß bei mindestens drei Ihrer HIV-positiven Patienten ein signifikanter Anstieg der CD4-positiven Zellen während des Beobachtungszeitraumes aufgetreten ist. Waren diese unterschiedlich behandelt und sind Unterschiede im klinischen Verlauf beobachtet worden?

Frau Hasler (Freiburg):

Der klinische Verlauf wie auch die Behandlung unterschieden sich nicht. Es sind in der Regel alles Spontanverläufe. Mit AZT sind nur Patienten behandelt worden, die im Stadium CDC IV sind, also mit Infektionen, mit einer Pneumocystis carinii Pneumonie.

Mannhalter (Wien):

Ich möchte in diesem Zusammenhang den Vorschlag machen, daß wir uns auf die Absolutzahlen der CD4-positiven Zellen konzentrieren sollten – was Sie ohnehin getan haben – und weniger von der Ratio zu sprechen. Eine Veränderung der Ratio kann bei jeder Infektion durch Erhöhung der CD8-positiven Zellen auftreten. Eine wirkliche Aussage ergibt nur die Absolutzahl der CD4-positiven Zellen.

Brockhaus (Nürnberg):

Aus wieviel Einzelbestimmungen ergibt sich die von Ihnen genannte Zahl der T4-Zellen? Ich denke, diese Zahl muß sich aus mindestens 4 oder 5 Einzelbestimmungen zusammensetzen.

Frau Hasler (Freiburg):

Ich muß einschränkend sagen, daß die ersten Untersuchungen von 1983/84 von einem anderen Immunologen gemacht worden sind als die letzten zwei aus den Jahren 1986/87 und 1988/89. Zur Einzelbeurteilung sind wahrscheinlich nur die letzten beiden Untersuchungen hinzuzuziehen.

Köstering (Göttingen):

Sind Ihre Thrombozyten- und Leukozytenzahlen vor oder nach einer Substitutionstherapie erhoben worden? Wir mußten feststellen, daß bei einem Patienten Thrombozytenstürze von über 40% innerhalb einer 1/2 Std. nach langsamer Infusion aufgetreten sind.

Frau Hasler (Freiburg):

Unsere Kontrolluntersuchungen sind immer vor Substitutionen durchgeführt worden.

Stellenwert der Thymidinkinase, des Beta-2-Mikroglobulins und des Neopterins bei der Prognoseabschätzung HIV-infizierter Hämophiliepatienten

D. Niese, P. Oehr, H. Scholtes, S. Ewig, J. von Kempis, H.-H. Brackmann (Bonn)

Einleitung

Standen am Anfang der HIV-Epidemie diagnostische Werkzeuge im Mittelpunkt des Interesses, so haben die Notwendigkeit, Therapiestudien durchzuführen, die bessere Kenntnis des natürlichen Verlaufs der Infektion sowie die Entwicklung prophylaktischer Maßnahmen zur Verhinderung von opportunistischen Infektionen die Bedeutung prognostisch wertvoller Parameter wesentlich erhöht. Eine Füller klinischer, laboratoriumstechnischer und virologischer Parameter wurden auf die Möglichkeit, mit ihnen den Verlauf der HIV-Infektion zu beschreiben sowie einen möglichen Progreß und das Auftreten von Komplikationen möglichst früh vorherzusagen, untersucht [1, 8, 12, 15, 17, 19, 20, 21]. Im Mittelpunkt stehen solche Parameter, die den fortschreitenden Immundefekt als Voraussetzung des Auftretens von Komplikationen beschreiben bzw. mit ihm korrelieren, wie zum Beispiel die quantitative Verteilung der Lymphozytensubpopulationen, Immunglobuline, Zeichen der Virusproduktion. Daneben wurden einige Parameter gefunden, deren Zuordnung zu den bisher bekannten Einzelheiten der Pathogenese der HIV-Infektion unklar sind. Hierzu gehören Parameter wie das beta-2 Mikroglobulin [3, 4] und das Neopterin [11, 16, 10] sowie seit kürzerer Zeit auch die Thymidinkinase [22, 18] sowie das Tumorantigen CA 15-3 [3]. Da davon ausgegangen werden muß, daß die immunologische Situation des Patienten zum Zeitpunkt der Infektion einen Einfluß auf die Verwertbarkeit solcher Parameter hat, ist es sinnvoll, Untersuchungen zur Relevanz solcher Parameter an möglichst homogenen Patientenkollektiven durchzuführen.

Material und Methoden

Patienten

188 HIV-seropositive Patienten mit Hämophilie A, B und von Willebrand-Syndrom, die in laufender Betreuung der Immunologischen Ambulanz der Medizinischen Universitätsklinik sind, wurden vom 1. 1. 88 bis zum 30. 6. 89 (mittlere Beobachtungszeit 195 ± 69 Tage, Bereich 37–378 Tage) untersucht.

Kontrollen

Zur Ermittlung der Referenzbereiche wurden 100 gesunde Blutspender mituntersucht.

Klinische Untersuchung

Die Patienten wurden zwei- bis viermal pro Jahr internistisch untersucht. Hierbei wurde neben der körperlichen Untersuchung auch nach HIV-assoziierten Beschwerden wie Gewichtsverlust, Pilzinfektionen, Fieber, Hautveränderungen gefragt. Außerdem wurden neben den üblichen klinisch-chemischen, mikrobiologischen und immunologischen Parametern (Lymphozytensubpopulationen, zirkulierende Immunkomplexe, Immunglobuline) einige als Tumormarker verwendete Parameter wie Neopterin, β-Mikroglobulin, Thymidinkinase und CA 15-3 mitbestimmt.

Die Patienten wurden nach klinischen Kriterien auf der Grundlage der CDC-Klassifikation [5] sowie der derzeit gültigen AIDS-Definition [6] wie folgt klassifiziert:

Tabelle 1. Stadieneinteilung (modifiziert nach CDC)

	Gruppe	Anzahl (zu Beginn)	Anzahl (am Ende)
Gruppe 1	Asymptomatische HIV-seorpositive Patienten (entsprechend CDC Gruppe II)	108	94
Gruppe 2	Patienten mit LAS (entsprechend CDC Gruppe III)	49	52
Gruppe 3	Patienten mit HIV-bedingten Symptomen (ARC) (CDC Gruppe IV ohne AIDS-Patienten)	25	26
Gruppe 4	Patienten mit AIDS	6	16

N = 188 Beobachtungszeit 195 ± 69 Tage (37–378)
10 Patienten entwickelten AIDS nach 174 ± 78 Tagen

Lymphozytentypisierung

Die peripheren mononukleären Zellen wurden mit Hilfe eines EPICS C®-Flowcytometers (Coulter Inc., Hialeah, USA) und kommerziell erhältlicher monoclonaler Antiseren für die Cluster CD3, CD4, CD8, CD5, CD20, CD57 und CD11b im Vollblut in Einfach- und Doppelfluoreszenztechnik differenziert.

Immunglobuline, zirkulierende Immunkomplexe

Serumimmunglobuline wurden mittels der kinetischen Nephelometrie (ARRAY®, Beckmann Instruments, USA) bestimmt. Die zirkulierenden Immunkomplexe wurden entsprechend einer modifizierten Methode nach KRAPF et. al. [13] durch Polyäthylenglykol gefällt und nach Resolubilisierung die enthaltenden Immunglobuline nephelometrisch bestimmt.

Tumormarker

Die Analyse von beta-2 Mikroglobulin, Thymidinkinase-Aktivität, CA 15-3 und Neopterin erfolgte mit kommerziell erhältlichen Radioimmunoassays [3] (Progen-Sangtec AB, Byk-Mallinkrodt).

Statistische Auswertung

Nach Prüfung auf Normalverteilung mit dem Kolmogorov-Smirnov-Test sowie der Prüfung auf Homogenität der Varianzen mit dem Bartlett-Test wurde mit Hilfe eines varianzanalytischen Modells geprüft, welche Parameter signifikant mit dem klinischen Bild korrelieren. Für Parameter mit geringer Interkorrelation wurde dann mit Hilfe des Fischer-Test's geprüft, wie gut sie den Progress der Erkrankung zum Vollbild AIDS vorhersagen können. Hierzu wurde für jeden Parameter der Median der Ergebnisse der ersten Untersuchung im Untersuchungszeitraum für die Patienten bestimmt, die in diesem Zeitraum das Vollbild AIDS entwickelt haben. Dieser Wert wurde als Grenzwert benutzt. An Hand dieser Daten wurden das relative Risiko sowie die 95% Vertrauensgrenzen berechnet. Zur Beurteilung, welche Parameter den Gesamtverlauf der HIV-Infektion signifikant beschreiben und möglicherweise auch den Progreß in früheren Stadien erkennen lassen, wurden alle untersuchten Parameter schrittweise in ein diskriminanzanalytisches Modell eingebracht. Die Patienten wurden mit Hilfe der ermittelten Diskriminanzfunktion klassifiziert und die berechneten mit den klinisch ermittelten Klassifikationen verglichen. Die Gruppen 1 und 2 wurden hierbei zusammengefaßt, da sie sich nicht signifikant voneinander unterscheiden lassen.

Ergebnisse

Klinische Daten

10 Patienten (5,3%) entwickelten innerhalb 174 ± 78 Tagen nach der ersten Untersuchung das Vollbild AIDS.

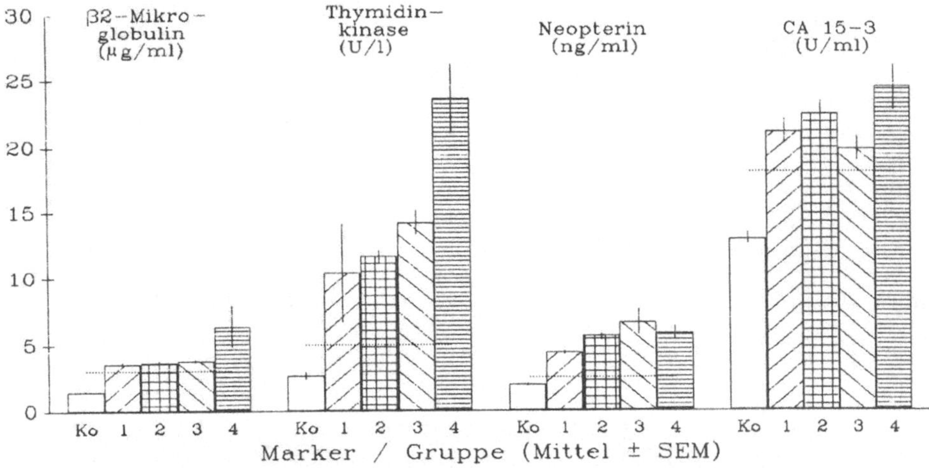

Abb. 1. Korrelation von Tumormarkerspiegeln im Serum zum klinischen Stadium der HIV-Infektion bei Hämophilen. (n = 188)

Verlaufsparamter

Bei 181 vom 1. 1. 1988 bis zum 30. 6. 1989 mehrfach in unserer Ambulanz untersuchten Patienten konnten alle Parameter vollständig erhoben werden. 10 von ihnen entwickelten in diesem Zeitraum das Vollbild AIDS. Die Mittelwerte für die untersuchten Tumormarker Neopterin, β-Mikroglobulin, Thymidinkinase und CA 15-3 in Abhängigkeit vom klinischen Stadium sind in Abb. 1 dargestellt. Die gestrichelte Linie gibt die Obergrenze des Normalbereiches an, definiert als 95% Perzentile der Werte eines Kollektivs von 100 gesunden Blutspendern. Bei der varianzanalytischen Untersuchung korrelierten folgende Parameter signifikant mit dem klinischen Verlauf:

Tabelle 2. Korrelation von Laborparametern mit dem klinischen Stadium (varianzanalytisches Modell)

Parameter	F	df	p
$CD3^+$ prozent.	12.4	3	<0.001
$CD4^+$ prozent.*	35.2	3	<0.001
$CD4^+$ absolut	20.4	3	<0.001
$CD8^+$ prozent.*	6.6	3	<0.001
$CD57^+$ absolut	4.7	3	0.002
IgA	11.9	3	<0.001
β2-Mikroglobulin*	8.7	3	<0.001
Thymidinkinase*	36.3	3	<0.001
Neopterin	9.7	3	<0.001

Die mit * gekennzeichneten Parameter wurden in die Diskrimanzfunktion aufgenommen.

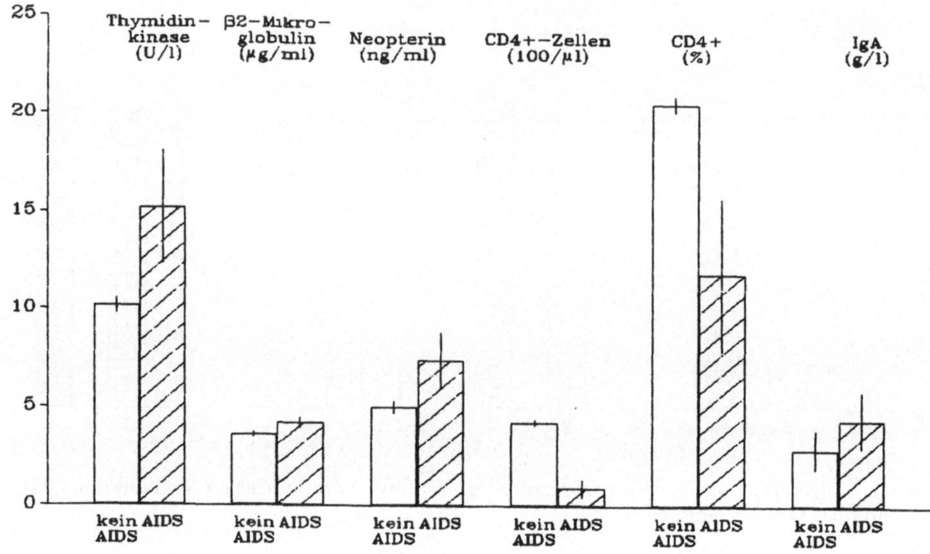

Abb. 2. Verlaufsparameter bei 188 Hämophiliepatienten bei der ersten Untersuchung getrennt nach Patienten, die im Verlauf AIDS entwickelten oder nicht.

In Abb. 2 sind für die wichtigsten Parameter die Mittelwerte der ersten Untersuchung in dem genannten Zeitraum getrennt nach den Patienten, die AIDS entwickelt haben oder nicht, aufgeführt. Alle Parameter unterscheiden sich signifikant zwischen den beiden Gruppen (Mann-Withney-U-Test, $p < 0{,}05$).

Prognostische Relevanz

Um eine Risikoabschätzung vornehmen zu können, wurde für jeden Parameter der Wert berechnet, bei dem die Hälfte der Patienten im Beobachtungszeitraum von 18 Monaten AIDS entwickelt haben und als Grenzwert benutzt. Tabelle 3 zeigt für jeden Parameter, wieviele Patienten mit Werten ober- oder unterhalb dieser Grenzwerte bei der ersten Untersuchung im Beobachtungszeitraum nach welcher Zeit AIDS entwickelt haben.

Aus diesen Daten wurde dann für jeden Parameter das relative Risiko (Odds risk) sowie die 95 % Vertrauensgrenze berechnet. Außerdem wurde die mittlere Zeit bis zum Auftreten von AIDS bzw. die mittlere Beobachtungszeit, falls kein AIDS auftrat, erfaßt. Wie an diesen Zahlen zu sehen ist, ist die absolute Helferzellzahl auch bei unseren Patienten das beste prognostische Kriterium. Für Helferzellzahlen unter 100/μl errechnet sich aus diesen Daten ein relatives Risiko von 24,4. Die Thymidinkinase erweist sich mit 9,6 in dieser Auswertung dem prozentualen Anteil CD4-positiver Zellen (9,9) gleichwertig. 3 Patienten,

Tabelle 3. Prognostische Relevanz von Laborparametern. Relatives Risiko mit 95 % Vertrauensbereich und Signifikanzwahrscheinlichkeit nach Fisher für das Auftreten von AIDS ober- und unterhalb bestimmter Grenzwerte für 6 Laborparameter

Marker	Grenze	N	AIDS	Zeit (Tage ± Std. Abw.)	Relatives Risiko
	<100	13	5 (41.8 %)	172 ± 45	24.4
CD4-Zellen/µl					(4.1–142.3)
	>100	160	4 (2.5 %)	212 ± 80	p<0.0001
	< 12	24	5 (21.7 %)	172 ± 45	9.9
CD4-Zellen %					(1.9 = 53.1)
	> 12	154	4 (2.8 %)	212 ± 45	p = 0.003
	>400	24	4 (16.7 %)	141 ± 43	7.2
IgA mg/dl					(1.2–40.9)
	<400	147	4 (2.7 %)	202 ± 7	p = 0.01
	> 15	21	5 (23.8 %)	150 ± 71	9.6
Thymidinkinase U/ml					(1.9–45.5)
	< 15	158	5 (3.2 %)	198 ± 76	p = 0.002
	> 4	46	4 (8.7)	139 ± 66	2.0
β2-Mikroglob. µg/ml					(0.3–9.6)
	< 4	109	5 (4.6 %)	215 ± 80	n.s.
	> 5	57	5 (8.8 %)	161 ± 67	2.1
Neoptrin ng/ml					(0.4–9.3)
	< 5	112	5 (4.6 %)	187 ± 85	n.s.

die bis zu 7 Monate vor der Entwicklung AIDS-definierender Symptome noch mehr als 300 $CD4^+$-Zellen/µl aufwiesen, hatten zu diesem Zeitpunkt bereits Werte für die Thymidinkinase oberhalb der hier verwendeten Werte. Neopterin und β2-Mikroglobulinspiegel sind auf Grund dieser Daten als frühe Warnparameter schlechter verwendbar. Ein signifikanter Zusammenhang zwischen Werten für diese Parameter oberhalb der angegebenen Grenzen und dem späten Auftreten von AIDS fand sich nicht.

Vergleich der klinischen Gruppierung mit einer Gruppierung anhand von Laborparametern

Zur weiteren Bewertung der Brauchbarkeit der untersuchten Laborparameter wurde versucht, mit Hilfe der Diskriminanzanalyse eine Gruppierung der Patienten anhand der ermittelten Laborparameter vorzunehmen. Diese wurde dann mit der klinisch erhaltenen verglichen. Hierzu wurden die Gruppen 1 und

2 zusammengefaßt, da sie sich klinisch und in Bezug auf Laborparameter nicht signifikant unterschieden.

Folgendes Modell wurde verwendet:

a) Schrittweise Aufnahme aller untersuchten Variablen: Leukozyten, relative Lymphozyten, absolute Lymphozyten, relative Werte für die Lymphozytensubpopulationen ($CD3^+$, $CD4^+$, $CD8^+$, $CD5^+$, $CD20^+$, $CD57^+$), zirkulierende Immunkomplexe, Seriumimmunglobuline, Thymidinkinaseaktivität, β2-Mikroglobulin, Neopterin, CA 15-3
b) Minimierung von Wilk's lambda
c) Maximierung der Gruppenabstände
d) Berechnung nur einer Funktion

Da es sich nicht um eine repräsentative Stichprobe handelte, wurde von gleichen a priori Wahrscheinlichkeiten für die drei Gruppen ausgegangen. In das diskriminanzanalytische Modell wurden fünf Parameter aufgenommen (s. Tabelle 4) und zwar die Relativwerte für CD4- und CD8-positive Zellen, Serum-β2-Mikroglobulinspiegel, Thymidinkinaseaktivität im Serum und absolute Lymphozytenzahl. Diese Parameter erklären zusammen 84 % der Gesamtvarianz. Den größten Anteil an der erklärten Varianz hat der relative Wert für die CD4-positiven Zellen, immerhin 22,8 % der Varianz werden durch die Serum-Thymidinkinaseaktivität erklärt. Die größenordnungsmäßig ähnlich großen Erklärungsanteile für die verschiedenen Parameter bis auf den relativen Wert für die CD8-positiven Zellen zeigen, daß die Bestimmung aller Parameter tatsächlich der Verwendung nur eines Parameters überlegen ist. Daß sich das β2-Mikroglobulin bei dieser Auswertung doch als prognostisch wertvoller Para-

Tabelle 4. Diskriminanzanalytisches Modell zur Charakterisierung des Krankheitsstadiums anhand von Laborparametern

Parameter	Funktions-Koeffizient	Stand. Funktions-Koeffizient	Anteil Gesamtvarianz	P
CD4 rel.	0,086	0,699	31,1 %	<0,001
CD8 rel.	0,007	0,078	3,5 %	<0,001
β2-Mikrogl.	–0,107	–0,329	14,7 %	<0,001
Thymidink.	–0,073	–0,511	22,8 %	<0,001
Lymph.abs.	0,022	0,267	12,1 %	<0,001
Konstante	–1,504			

Klassifizierte Untersuchungen: 454 Erklärte Varianz: 84,2 %
Gesamtes Wilk's lambda: 0,6

Gruppenmittelwerte für die Funktionswerte:

Gruppen 1 und 2: 0,3126
Gruppe 3: –0,648
Gruppe 4: –2,379

Tabelle 5. Vergleich der anhand der Diskriminanzfunktion berechneten Stadien mit den klinisch ermittelten Stadien bei 454 Untersuchungen von HIV-infizierten Hämophiliepatienten

Klinische Gruppe	N	Berechnete Gruppe 1 u. 2	3	4	
1&2	363	269 74,1 %	77 21,2 %	17 4,7 %	
3	63	22 34,9 %	30 47,6 %	11 17,5 %	Gesamt „richtig" → 70,7
4	28	0 0,0 %	6 21,4 %	22 78,6 %	
Gesamt	454	291	113	50	

meter erweist, ist in Abbildung 1 zu erkennen: Offensichtlich steigen die Werte für diesen Parameter beim Übergang zum Vollbild AIDS signifikant an.

Die mit Hilfe der Diskriminanzfunktion für 454 Untersuchungen bei 184 Patienten errechneten Gruppen stimmen in 70,7 % aller Fälle mit der klinischen Gruppierung überein. In 4 Fällen zeigte die Überprüfung, daß durch einen Übertragungsfehler eine falsche klinische Gruppierung zu Grunde gelegt wurde, hier stimmte die errechnete Gruppierung.

In Tabelle 5 sind die Ergebnisse dieser Analyse zusammengefaßt. Erwartungsgemäß ist die Gruppe 3 am schlechtesten ausschließlich mit Hilfe von Laborparametern zu erfassen, sie ist auch von der Definition her die heterogenste. Für die klinische Verlaufsbeurteilung sind besonders jene Patienten interessant, die trotz fehlender Symptome in die Gruppen 3 und 4 eingeordnet wurden. In diese Gruppe gehören z. B. auch die Patienten, die trotz zu Beginn fehlender Symptome und lediglich erhöhter Werte für Thymidinkinase und Neopterin im Beobachtungszeitraum AIDS entwickelten.

Diskussion

Auch diese Untersuchung ergab die überragende prognostische Bedeutung der Anzahl zirkulierender CD4-positiver Zellen. Die Tatsache, daß in diesem Kollektiv jedoch nicht weniger als 8 Patienten z. T. mehr als ein Jahr ohne weitere Maßnahmen mit weniger als 100 $CD4^+$ Zellen/µl symptomfrei sind, während 3 Patienten mit mehr als 400 $CD4^+$ Zellen/µl nach 6 Monaten an AIDS erkrankten, zeigt, daß zusätzliche Parameter für die Risikoabschätzung und damit auch für die Entscheidung, ob und welche prophylaktischen Maßnahmen notwendig sind, von großem praktischen Interesse sind. Die multivariante Analyse ergab eine überraschend gute Vorhersage des klinischen Stadiums mit wenigen Laborparametern,

Wesentliche Unterschiede bei den bisher bekannten Verlaufsparametern zwischen Hämophilen und Angehörigen anderer Risikogruppen konnten wir hier nicht nachweisen. Auffällig ist jedoch, daß das Serumneopterin wie auch das β2-Mikroglobulin weit schlechter als bei anderen Patientengruppen [2, 3] mit dem klinischen Verlauf korrelieren und daß Neopterin keine signifikante prognostische Relevanz bei unseren Patienten hat. Auch Cooper et al. [7] berichteten allerdings über zwar erhöhte Werte für β2-Mikroglobulin bei HIV-infizierten Hämophilen, fanden jedoch nur eine schlechte Korrelation mit dem klinischen Verlauf. Möglicherweise ist die zur Literatur unterschiedliche Relevanz für diese Parameter auf das untersuchte Kollektiv zurückzuführen. Bei unserer ersten Untersuchung an einem kleineren Kollektiv mit geringerem Anteil symptomatischer Patienten hatten auch wir eine signifikante Korrelation für Neopterin und β2-Mikroglobulin mit dem klinischen Stadium bei Hämophilen gefunden [18]. Die Thymidinkinase wurde bisher als diagnostischer und Verlaufsparameter bei Patienten mit lympho- und myeloproliferativen Erkrankungen eingesetzt [9]. Sie ist bei diesen Patienten ein Parameter, der ähnlich gut wie der relative Anteil CD4-positiver Zellen den Progreß zum Vollbild AIDS anzeigt. Die Untersuchung einzelner Verläufe ergab dabei, daß bei 3/10 Patienten die Thymidinkinase zu einem Zeitpunkt anstieg, als die $CD4^+$ Zellen noch deutlich über 300/μl lagen. CD4-Zellzahl, CD8-Zellzahl, absolute Lymphozytenzahlen, Serum-IgA, β2-Mikroglobulin und Thymidinkinaseaktivität sind nach dieser Untersuchung Parameter, deren gemeinsame Beurteilung sehr frühzeitig das Auftreten des Vollbildes AIDS vorhersagen kann. Besonders der mit Hilfe der Diskriminanzanalyse ermittelte Funktionswert erlaubt zusammen mit klinischen Symptomen, Patienten zu definieren, die trotz fehlender Symptome ein hohes Risiko haben zu erkranken. Es erscheint so möglich, besser die Patienten zu erkennen, die z. B. von einer prophylaktischen Behandlung profitieren. Da die Thymidinkinase ein Enzym ist, das im Rahmen der DNS-Synthese dann besonders aktiv ist, wenn eine hoher Nukleotidumsatz erforderlich ist, können die hohen Aktivitäten bei produktiver HIV-Infektion ein Hinweis auf die verstärkte Rekrutierung von z. B. T-Zellen aufgrund verstärkter Zerstörung der CD4-positiven Zellen sein. Dies erklärt auch die Korrelation zwischen absoluter CD4-Zellzahl und Thymidinkinaseaktivität. Da jedoch das Gleichgewicht zwischen Rekrutierung und Zerstörung erst im weiteren Verlauf der HIV zusammenbricht, ist die Thymidinkinaseaktivität deutlich früher erhöht. Dies macht sie zu einem so guten prognostischen Parameter. Darüber hinaus könnte sie zur Erkennung der Patienten dienen, die ein besonders hohes Risiko haben, unter DNA-Polymerasehemmern wie AZT hämatologische Komplikationen zu entwikkeln [22]. Die von Bauer et al. (1989) [3] bei Homosexuellen gefundene Korrelation des CA 15-3, eines Tumormarkers, der beim Mammakarzinom erhöht ist [14], konnten wir in unserer Untersuchung nicht bestätigen. Allerdings fanden wir diesen Marker bereits bei asymptomatischen Patienten signifikant erhöht (Abb. 1). Die Relevanz ist jedoch unklar. Aufgrund der hier vorgestellten Daten erscheint es sinnvoll, in eine prognostisch orientierte Klassifizierung der HIV-Infektion neben den Helferzellzahlen auch Parameter wie die Thymidinkinase und das β2-Mikroglobulin aufzunehmen.

Literatur

1. Allain JP, Laurian Y, Paul DA, Senn D (1986) Serological markers in earlay stages of human immunodeficiency virus infection in haemophiliacs. Lancet ii:1233–1236
2. Andersson RE, Lang W, Greger J, Royce R, Jewell N, Winkelstein W (1988) Beta-2 microglobulin predicts AIDS. IVth International Conference on AIDS Stockholm, abstr. 7793
3. Bauer R, Oehr P, Scholtes H, Kohlhas K, Böhm I, Niedecken HW (1989) Thymidinkinase, CA 15-3 und β2-Mikroglobulin im Serum HIV-inifzierter Patienten. NuCompact 20:78–84
4. Bhalla RB et al. (1983) Abnormally high concentration of beta-2-microglobulin in AIDS patients. Clin Chem 29:1560
5. Centers for Disease Control (1986) Classification system for human T-lymphotropic virus type III/lymphadenopathy-associated virus infections. MMWR 35:334–339
6. Centers for Disease Control (1988) Revision of the Centers for Disease Control surveillance case definition for acuired immunodeficiency syndrome. MMWR 36 (Suppl. no 15):1S–15S
7. Cooper EH, Forbes MH, McVerry BA, Hall L, Howard M, Helbert M (1988) beta-2-microglobulin in the follow up of haemophiliacs with HIV-infection. IVth International Conference on AIDS Stockholm, abstr. 7792
8. Eyster ME, Gail MH, Ballard JO et al. (1987) Natural History of Human Immunodeficiency Virus Infections in Hemophiliacs: Effects of T-Cell Subsets, Platelet Counts, and Age. Ann Intern Med 107:1–6
9. Gronowitz JS, Hagberg H, Källander CFR, Simonsson B (1983) The use of deoxythymidine kinase as a prognostic marker, and in the monitoring of patients with non-Hodgkins lymphoma. BR J Canc 33:5–12
10. Huber Ch, Toppmaier J, Rokos H, Curtius H-Ch (1987) Neopterin heute. DMW 112:107–113
11. Hutterer J, Fuchs D, Eder G, Hausen A, Knapp W, Köller U, Reibenegger G, Werner ER, Wachter H, Stingl G, Wolff K (1987) Neopterin as discriminating and prognostic parameter in healthy homosexuals, ARC and AIDS patients. Wien Klin Wchschr 15:531–535
12. Kamradt T, Niese D, Schneweis KE, Brackmann HH, Kamps BS, van Loo B, Hammerstein U (1989) Natural history of HIV-infection in haemophiliacs: Clinical, immunological, and virological findings. Klin Wchschr 67:1033–1041
13. Krapf F, Denger D, Schedel I et al. (1982) A PEG laser nephelometer technique for detection and characterization of circulating immune complexes in human sera. J Immun Methods 54:107
14. Kufe D, Inghirami G, Abe M, Hayes D, Justiwheeler H, Schlom J (1984) Differential reactivity of a novel monoclonael antibody (DF3) with human malignant versus benign breast tumors. Hybridoma 3:223–232
15. Lefevre JJ, Couronce AM, Lambin P, Fine JM, Doinel Ch, Salmon C (1989) Clinical and biological features in the 12 months preceding onset of AIDS in HIV-infected subjects. JAIDS 2:100–101
16. Melmed RN, Taylor JMG, Detels R, Bozorgmerghri M, Fahey JL (1989) Serum neopterin changes in HIV-infected subjects. Indicator of significant pathology, CD4 T cell changes, and the development of AIDS. JAIDS 2:70–76
17. Menitove JE, Aster RH, Casper JT et al. (1983) T-lymphocyte subpopulations in patients with classic hemophilia treated with cryoprecipitate and lyophilized concentrates. N Engl J Med 308:83–86
18. Niese D, Kamradt TGA, Oehr P, Kamps BS, Brackmann HH (1988) Immunological follow-up in a cohort of HIV-infected hemophiliacs. IVth International Conference on AIDS Stockholm, abstr. 7747

19. Niese D, Kamradt T, Meyka C, Brackmann H, Steinbeck A (1988) Prognostische Relevanz immunologischer Untersuchungsbefunde bei HIV-infizierten Hämophilen in: G Landbeck, R Marx (Hrsg.), 17. Hämophilie Symposium Hamburg 1986, Verhandlungsberichte, Springer Verlag Berlin Heidelberg New York S. 49–55
20. Pichler WJ (1986) Zellulär-immunologische Abklärung bei HIV (LAV/HTLV-II) Infektion. Schweiz Med Wschr 116:1506–1513
21. Ragni MV, Winkelstein A, Kingsley L et al. (1987) 1986 Update of HIV seroprevalence, seroconversion, AIDS incidence, and immunolgic correlates of HIV infection in patients wiht hemophilia A an B. Blood 70:786–790
22. Sabatini S, Fini A, Raise E, Gritti FM (1988) Serum thymidine kinase in the HIV-infection. IVth International conference on AIDS Stockholm, abstr. 7811

Diskussion

MAU (Braunschweig):

Ich habe eine Frage zu Ihrer multivariaten Analyse: Wie hoch ist denn der Anteil, den die anderen Parameter wie Thymidinkinase und beta-2-Mikroglobulin zur allgemeinen Varianz beitragen, d. h. wie hoch ist der Zuwachs an Genauigkeit in der multivariaten Analyse?

NIESE (Bonn):

In der mulitvariaten Analyse ist interessanterweise an oberster Stelle die CD4-Zellzahl, die etwa 40% der Gesamtvarianz ausmachte. Die Thymidinkinase trug immerhin noch zu 25% zur Gesamtvarianz bei, und die anderen Parameter teilten sich den Rest.

LANDBECK (Hamburg):

Haben Sie auch serologische Marker mit einbezogen?

NIESE (Bonn):

Wir haben in unsere Gesamtanalyse serologische Marker einbezogen, konnten aber weder bei p24-Antikörpern noch bei p24-Antigen irgendwelche signifikanten Korrelationen mit dem klinischen Verlauf finden, so daß wir sie in diese Analyse nicht mit einbezogen haben.

ZIMMERMANN (Heidelberg):

Hatten Sie schon Gelegenheit, diese neuen Parameter, beta-2-Mikroglobulin und Thymidinkinase, unter einer Therapie z. B. mit AZT zu bestimmen?

NIESE (Bonn):

Wir hatten erhebliche Probleme, unsere Patienten von dem Sinn dieser Therapie zu überzeugen. Das hat sich im Grunde genommen erst jetzt geändert, so daß ich darüber erst demnächst berichten kann.
Ich kann Ihnen aber aus der Literatur und von einem Bonner Treffen über die Thymidinkinase – das hat eine dänische Arbeitsgruppe berichtet – sagen, daß es unter AZT zu einem signifikanten Anstieg der Thymidinkinase kommt. Das ist auch erklärbar, denn die Thymidinkinase ist ein Enzym, das dann in Aktion

tritt, wenn der DNA-Stoffwechsel sozusagen auf Hochtouren läuft. Normalerweise reichen die üblichen Aktivitäten aus. Erst wenn es an Grenzbereiche kommt, wird dieses Enzym aktiviert. Wahrscheinlich korreliert es auch deshalb gut mit dem Verlauf. Wir wissen ja, daß es beim Fortschreiten der HIV-Infektion zu einem erheblichen Umsatz an Zellen kommt. Die CD4-Zellen sind ja nur das Ende der ganzen Geschichte. Wir wissen, daß in fortgeschrittenem Stadium erhebliche Mengen neu gebildet werden und wieder zugrunde gehen. Vor diesem Hintergrund ist wahrscheinlich dieser Anstieg zu sehen. Deshalb ist er wahrscheinlich auch relativ gut für die prognostische Einschätzung zu gebrauchen, weil dieser Anstieg des Zellumsatzes sehr frühzeitig erfolgt.

BROCKHAUS (Nürnberg):

Haben Sie Erfahrungen mit dem IgE bei polyklonaler Aktivierung? Werden hohe IgA-, IgG- und IgM-Werte gefunden? Wie verhält sich das IgE?

NIESE (Bonn):

Das IgE geht praktisch bei allen Patienten hoch. Wir finden nur keine signifikante Korrelation. Das IgE ist im Mittel bei HIV-Patienten gegenüber einem Normalkollektiv signifikant erhöht.

BROCKHAUS (Nürnberg):

Korreliert das dann auch mit irgendwelchen allergischen Erscheinungen?

NIESE (Bonn):

Nein.

AIDS-Manifestationen bei Hämophilen – Ergebnisse der Bonner Studiengruppe für HIV-Infektion und Hämophilie 1982–1989

S. Ewig, J. v. Kempis, D. Niese, B. van Loo, H.-H. Brackmann (Bonn)

Einleitung

In der 1985 angelegten prospektiven Längsschnittstudie über den Verlauf der HIV-Infektion bei Hämophilie-Patienten, die am Bonner Hämophiliezentrum betreut werden, gilt ein Schwerpunkt der Auswertung der klinischen Daten über Häufigkeit und Präsentation des manifesten AIDS-Stadiums.

Eine erste umfassende Auswertung aus dem Jahre 1988 [1] ergab ebenso wie das Update aus diesem Jahr [2] keine signifikanten Unterschiede des natürlichen Verlaufs der HIV-Infektion bis zum AIDS-Stadium zu anderen Risikogruppen.

An dieser Stelle werden ergänzend zu diesen Daten die AIDS-Fallzahlen und Manifestationen im einzelnen vorgestellt.

Patienten und Methoden

Am Bonner Hämophiliezentrum werden 711 Patienten mit Hämophilie A, B und von Willebrand-Syndrom behandelt. Von diesen 711 Patienten sind 406 seropositiv für HIV, wobei 21 Patienten schon vor Behandlungsbeginn in Bonn seropositiv waren. Daraus ergibt sich eine Serokonversionsrate im Bonner Zentrum von 55 %. Seit 1986 wurden den HIV-Antikörper-positiven Hämophilen regelmäßige klinische und apparative Untersuchungen einschließlich einer immunologischen Untersuchung angeboten. Je nach Ausgangslage wurde den Patienten eine zwei- bis viermalige Vorstellung im Jahr nahegelegt. Dieses Angebot nahmen 331 Patienten wahr.

Verlaufsdaten

Bei der statistischen Auswertung konnten 325 Patienten berücksichtigt werden. Die mittlere Beobachtungszeit belief sich auf 22,2 ± 8,8 Monate.

Wie bereits erwähnt, unterscheiden sich die Progressionszahlen nicht von anderen Risikogruppen: wir konnten von 325 Patienten eine Progredienz in 121 Fällen bzw. 37,3 % der Fälle beobachten. In Tabelle 1 finden sich diese Progressionszahlen aufgeschlüsselt nach Stadien zum Zeitpunkt der Erstuntersuchung. Für die Verlaufsstatistik wurde von der CDC-Klassifikation abgewi-

Tabelle 1. Progredienz der HIV-Infektion bei Hämophilie-Patienten 1985–1989 (Erklärungen im Text)

		Stadium ---------> Verlauf				
Stadium Erstuntersuchung	N	1 CD4>400	2 CD4<400	3 ARC	4 AIDS	verst.
1	202	130	40	13	6	13
2	98	21	45	9	6	17
3	11	–	–	3	2	6
4	14	–	–	–	5	9
Summe	325	151	85	25	19	45

progredient: 121/325 (37,3 %) Beobachtungszeit: 22,2 ± 8,8 Monate

chen: statt der für die Verlaufsbeurteilung irrelevanten CDC-Stadien II und III erfolgte eine Einteilung in Anlehnung an Walter Reed. Stadium 1 und 2 teilt demnach CDC II- und III-Stadien ein, mit CD4-Zellzahlen über bzw. unter 400/µl als Diskriminante zwischen Stadium 1 und 2, Stadium 3 faßt IV-Stadien, die nicht AIDS sind.

AIDS-Inzidenz

Für die im folgenden vorgenommene Darstellung der AIDS-Fälle sei vorangestellt, daß für die Gesamtstatistik auch alle Fälle vor 1986 einbezogen wurden. Der früheste Fall trat 1982 auf. Hingegen wurden für die Auswertung klinischer Daten nur in Bonn behandelte AIDS-Manifestationen berücksichtigt.

In einem Beobachtungszeitraum von 22 Monaten ± 8,8 Monaten entwickelten 59 der 331 Patienten ein Vollbild AIDS bzw. 17,8 %. Dabei wurden 71 AIDS-Manifestationen beobachtet. Zählt man die vor 1986 aufgetretenen AIDS-Fälle hinzu, ergibt sich eine Gesamt-AIDS-Fallzahl von 69 bei 81 Manifestationen bzw. von 17,2 %. Verstorben sind bis heute 48 dieser AIDS-Patienten. Eindrücklich geht aus Abbildung 1 hervor, daß eine deutliche Zunahme der Erkrankungen vorliegt. Von den 17,2 % entfallen 33 Fälle bzw. 8 % des Gesamtkollektivs auf die Zeit nach dem 1. 1. 1988, also knapp die Hälfte!

Die Gesamt-AIDS-Inzidenz liegt zur Zeit im Bereich der in der Literatur berichteten Zahlen: dort findet man bei verschiedenen Risikogruppen in einem Beobachtungszeitraum von 4–7 Jahren eine Inzidenz von 18–40 % [3, 4, 5, 6, 7].

AIDS-Manifestationen

Tabelle 2 gibt Aufschluß über die Manifestationen im einzelnen. An der Spitze der Häufigkeit steht die Pneumocystis-carinii-Pneumonie mit knapp 60 % der

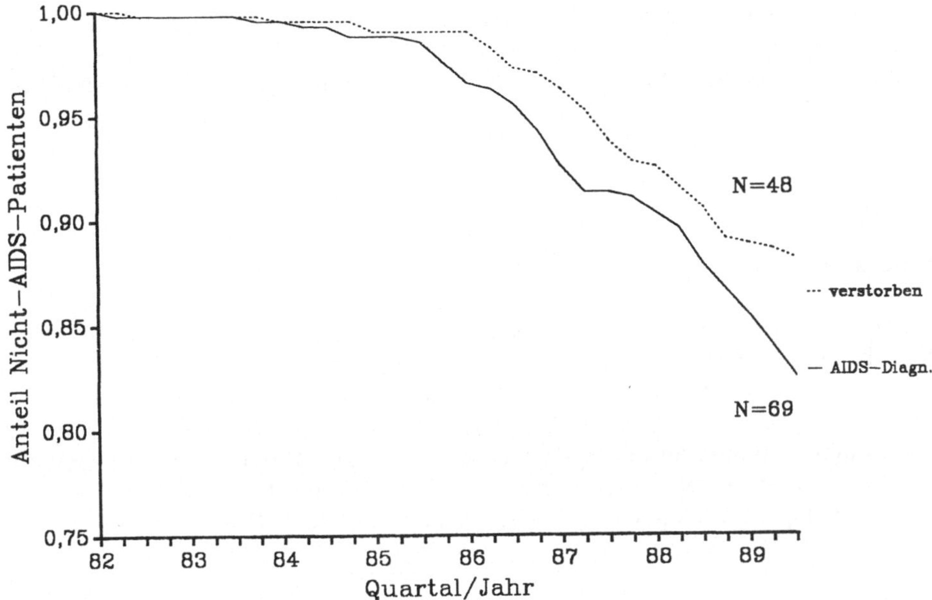

Abb. 1. AIDS bei HIV-infizierten Hämophilen 1982–1989 (n = 406)

Fälle. Mit großem Abstand folgen die beiden häufigsten Manifestationen des ZNS, die HIV-Enzephalopathie sowie die ZNS-Toxoplasmose, die zusammengenommen immerhin auch 27,5 % der Manifestationen ausmachen.

Schon deutlich seltener finden sich die chronische intestinale Kryptosporidiose und Mykobakteriosen. Dabei handelt es sich bei letzteren um zwei Fälle einer Mykobakteriose kansasii sowie um einen Fall einer extrapulmonalen Tuberkulose.

Tabelle 2. AIDS bei HIV-infizierten Hämophiliepatienten – 81 Manifestationen bei 69 Patienten

	Anzahl (n = 81)	Todesursachen (%) (n = 48)
Pneumocystis carinii	41 (59,4 %)	4 (8,3 %)
HIV-Enzephalopathie	13 (18,8 %)	10 (20,8 %)
ZNS-Toxoplasmose	6 (8,7 %)	6 (12,5 %)
Kryptosporidiose	4 (5,8 %)	–
Mykobakteriose	3 (4,3 %)	1 (2,1 %)
CMV-Retinitis	1 (1,5 %)	–
Kryptokokkose	1 (1,5 %)	1 (2,1 %)
Candida-Sepsis	1 (1,5 %)	1 (2,1 %)
Prog. multif. Leukenzeph.	1 (1,5 %)	1 (2,1 %)
Non-Hodgkin Lymphom	4 (5,8 %)	3 (6,3 %)
Kaposi-Sarkom	1 (1,5 %)	–
unbekannt	5 (7,2 %)	21 (43,8 %)

Andere opportunistische Infektionen bleiben auf wenige Einzelfälle beschränkt.

Immerhin entwickelte sich in 4 Fällen ein Non-Hodgkin-Lymphom. Ein Kaposi-Sarkom wurde nur in einem Fall gesehen. Dabei handelt es sich um einen Patienten, der zugleich der Risikogruppe der i.v.-Drogenabhängigen angehörte.

Todesursachen

Unter den aufgeführten Todesursachen fällt zunächst die relativ hohe Zahl nicht bekannter Ursachen auf. Dies erklärt sich zum einen aus nicht in Bonn behandelten Manifestationen sowie zum anderen aus einer relativ geringen Autopsiefrequenz. Unter den bekannten Todesursachen stehen die ZNS-Manifestationen eindeutig an der Spitze. Eine relativ gute Prognose weist hingegen die Pneumocystis-carinii-Pneumonie auf. Von den vier Todesfällen fallen drei auf eine verspätete Diagnosestellung, ein Fall auf ein PCP-Rezidiv.

AIDS-Erstmanifestationen

Abbildung 2 läßt die Häufigkeitsverteilung der AIDS-Erstmanifestationen erkennen. Knapp unterhalb des erwarteten Maßes [8] findet sich die PCP. Dies geht wohl zu Lasten der relativ hohen Häufigkeit einer HIV-Enzephalopathie als Erstmanifestation. Alle übrigen Manifestationen sind als Erstmanifestationen wenigen Ausnahmefällen vorbehalten.

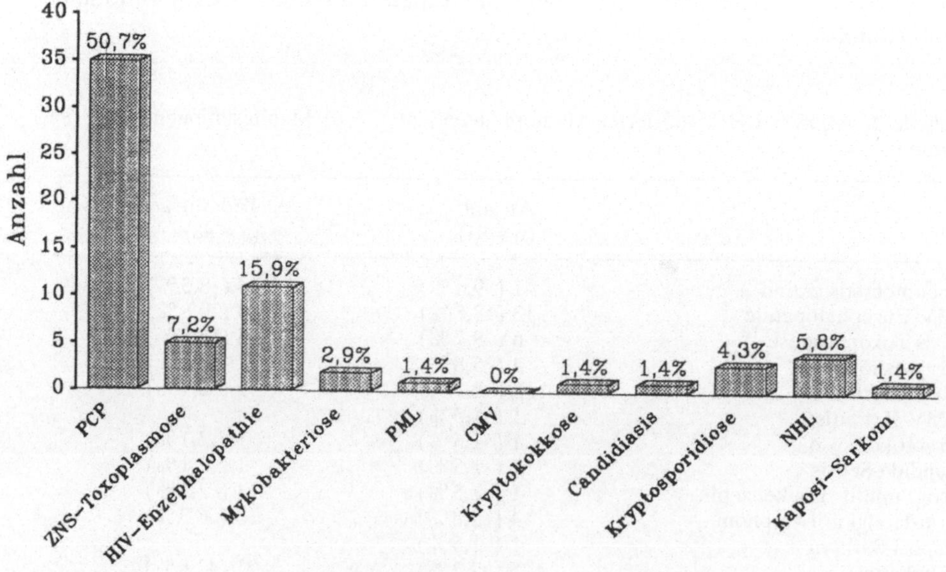

Abb. 2. AIDS-Erstmanifestationen bei HIV-infizierten Hämophilen

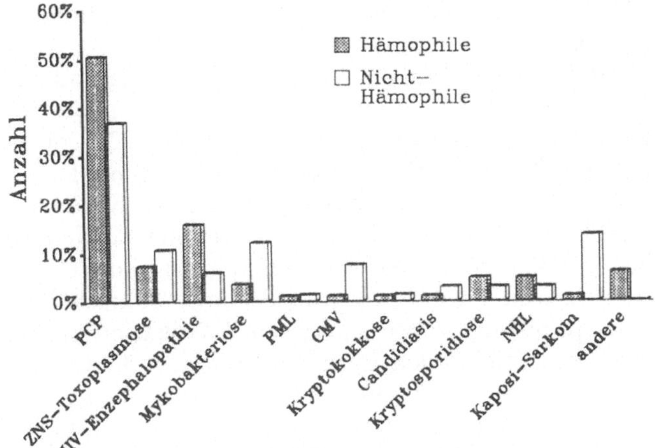

Abb. 3. AIDS-Manifestationen bei HIV-infizierten Hämophilie- und Nicht-Hämophiliepatienten

Vergleich hämophiler und nicht-hämophiler AIDS-Manifestationen in Bonn betreuter Patienten

Als Ergebnis bleibt festzuhalten, daß sich ebensowenig wie in den Progressionszahlen in den AIDS-Fallzahlen wesentliche Unterschiede zu anderen Kohorten bzw. zu anderen Risikogruppen ergeben. Interessant ist ein Vergleich der AIDS-Manifestationen hämophiler Patienten mit denen nicht-hämophiler, in Bonn behandelter Patienten, wie er in Abbildung 3 dargestellt ist – quasi als hausinterne Qualitätskontrolle.

Auf nicht-hämophile Risikogruppen sind in Bonn bisher 38 AIDS-Fälle entfallen. Am augenfälligsten erscheinen ein häufigeres Auftreten einer Mykobakteriose, einer CMV sowie eines Kaposi-Sarkoms auf seiten nicht-hämophiler Risikogruppen bzw. der PCP und HIV-Enzephalopathie auf Seiten der Hämophilen.

Die seltene Entwicklung eines Kaposi-Sarkoms bei Hämophilen ist seit frühem bekannt [9]. Die Häufung der HIV-Enzephalopathien bei unseren Patienten ist von Beginn an deutlich gewesen. Hierfür fehlt bis heute eine befriedigende Erklärung. Die größeren Zahlen für Mykobakteriosen, insbesonders Tuberkulosen und CMV auf seiten der nicht-hämophilen Risikogruppen spiegeln möglicherweise tatsächlich höhere Durchseuchungen bei andersgeartetem sozialem Umfeld wider. Sexuelle Praxis und die Toxizität der i.v.-Drogen sind weitere Faktoren.

Zukünftstendenzen

Die Betrachtung der AIDS-Fallzahlen und -Manifestationen von 1982 bis heute ergibt eine deutliche Zunahme von einem Fall 1982 auf 18 Fälle 1988 bzw. schon wieder 15 Fälle von Januar 1989 bis heute. Demgegenüber zeigt sich in der Anzahl der AIDS-Todesfälle nach einer Spitze von 17 Todesfällen im Jahre

1987 nunmehr eine abnehmende Tendenz mit nur 4 Todesfällen bis zum heutigen Datum.

Zur Zeit leben 21 an AIDS erkrankte Hämophile, weitere 22 liegen unter 100 Helferzellen pro µl und laufen somit ein hohes Risiko, an AIDS zu erkranken. Bei insgesamt wie erwähnt 121, also 37,3 % progredienten Fällen ist in der näheren Zukunft mit einer weiteren Zunahme der Erkrankungen zu rechnen.

Die Wende in der Zahl der Todesfälle verdankt sich noch gründlicherer Aufklärung über Zeitpunkt und Umfang notwendiger Kontrollen sowie der wachsenden Erfahrung in Früherkennung und Therapie der AIDS-Komplikationen. Weiter werden sich in Zukunft wahrscheinlich auch noch die Effekte einer prophylaktischen antiviralen Medikation und einer Prophylaxe opportunistischer Infektionen in günstigeren Überlebenszeiten niederschlagen, möglicherweise auch der Zunahme der Erkrankungszahlen entgegenstehen.

Die wachsende Zahl der Hochrisikopatienten für die Entwicklung von AIDS sowie von manifest AIDS-Erkrankten wird in jedem Fall weiterhin alle Anstrengungen zu einer optimalen Betreuung herausfordern.

Literatur

1. Kamradt T et al. (1989) Natural History of HIV-Infection in Hemophilacs: Clinical, Immunological, and Virological Findings. Klin Wochenschr 67:1033–1041
2. Niese D et al. (1989) HIV-Infection in Hemophiliacs. Abstract, Second Statusseminar Oct 12–14, 1989, BMFT (Text in press)
3. Helm EB et al. (1987) Spontanverlauf der HIV-Infektion. Eine Bilanz 5 Jahre nach den ersten AIDS-Erkrankungen in Frankfurt/Main. AIFO 2:441
4. Goedert et al. (1986) Three-year incidence of AIDS in five cohorts of HTLV-III-infected risk group members. Science 231:992
5. Ward et al. (1987) Risk of human immunodeficiency virusinfection from blood donors who later developed the acquired immune deficiency syndrome. Ann Intern Med 106:61
6. AIDS-Hemophilia French Study Group (1986) Natural history of primary infection with LAV in multitransfused patients. Blood 89–94
7. Eyster et al. (1987) Natural history of human immunodeficiency virus-infection in hemophiliacs: effects on T-cell subsets, platelet-counts, and age. Ann Intern Med 107:1
8. MacFarlane J, Editorial (1985) Pneumocystis carinii pneumonia. Thorax 40:561–570
9. Des Jarlais D et al. (1984) Kaposi's sarcoma among four different AIDS risk groups. N Engl J Med 310:1119

Diskussion

LECHNER (Wien):

Wenn Sie ARC und AIDS zusammenzählen, wie hoch wäre dann die Erkrankungswahrscheinlichkeit im Jahre 1989 in Ihrer Kohorte?

EWIG (Bonn):

Dann kämen wir auf 69 AIDS- und 34 ARC-Fälle.

LECHNER (Wien):

Das wären dann um die 30% herum und entspricht dem, was wir gefunden haben.

Therapie HIV-infizierter hämophiler Kinder und Jugendlicher mit polyvalenten intravenös applizierten Immunglobulinen (IVIG)

N. Wagner, R. Bialek, H. Radinger, M. Becker, H.-H. Brackmann
(Bonn)

Die Behandlung von prä- oder perinatal HIV-infizierten Kindern und erwachsenen AIDS-Patienten mit intravenös applizierten Immunglobulinen (IVIG) gilt als wirksam. Arbeiten von Calvelli und Rubinstein aus New York sowie Brunkhorst, Schedel und Deicher aus Hannover beispielsweise belegen eine geringere Rate an bakteriellen und viralen Infektionen, eine erniedrigte Letalität und eine Erholung von T-Zell Funktionen unter der Behandlung mit Immunglobulinen. Daher werden die meisten symptomatischen pränatal HIV-infizierten Kleinkinder in der BRD mit IVIG behandelt.

Das Ziel dieser Studie ist, die Wirksamkeit der Applikation von IVIG in frühen Stadien der HIV-Infektion hämophiler Kinder und Jugendlicher zu überprüfen.

Hierzu wurden 38 hämophile Patienten im Alter zwischen 6 und 19 Jahren (Median: 15 Jahre) zwischen Juni und November 1988 in die Studie aufgenommen (Tabelle 1). Als Einschlußkriterien wurden ein Lymphadenopathiesyndrom (LAS) und/oder eine Immundefizienz, definiert durch einen Anteil der Helferzellen an den Lymphozyten von unter 35%, festgelegt. Zu Beginn der Studie war kein Patient an AIDS erkrankt. Zur Auswertung wurden matched pairs gebildet, die Paare stimmten in Bezug auf das Lebensalter und das Stadium der HIV-Infektion überein. Ein Patient jeden Paares erhielt 0,4 g/kg IG (Venimmun[R], Behring) an fünf aufeinanderfolgenden Tagen gefolgt von 0,3 g/kg IVIG in 14tägigen Abständen. Für die vorliegende Auswertung 6 Monate nach Beginn der Studie konnten 13 Paare berücksichtig werden, da für diese Paare die erforderlichen Daten vorlagen. Zur Analyse des Verlaufs der HIV-Infektion wurde die auf der Tabelle wiedergegebene modifizierte Klassifi-

Tabelle 1

Patienten:	n = 38 Patienten	*Alter:* 6–19 (Median: 15) Jahre
Einschlußkriterien:	LAS oder relative Helferzellzahl < 36%	
Studiendesign:	offen kontrolliert, zur Auswertung matched pairs (nach Stadium und Alter zugeteilt), 19 Pat. IVIG, 19 Pat. Kontrollgruppe	
IVIG-Applikation:	initial 0,4 g/kg an 4 aufeinanderfolgenden Tagen, dann 0,3 g/kg alle 14 Tage	

Tabelle 2. Hauptzielvariablen der Auswertung: Stadieneinteilung, Helferzellzahl, Infektionen

Zur Verlaufsbeobachtung der HIV-Infektion wurde die folgende modifizierte Klassifikation nach Brodt/Helm erstellt:

Stadium	
1b:	HIV-Infektion, keine Symptome
2a:	HIV-Infektion, LAS, Helferzellzahl über 25 % und über 350 µl
2b:	HIV-Infektion, schwerer Immundefekt mit einer Helferzellzahl unter 25 % oder unter 350 µl
3:	AIDS

kation nach Brodt/Helm erstellt (Tabelle 2). Diese Modifikation beinhaltet zusätzlich die relative Helferzellzahl als Kriterium, da diese sich als frühzeitig aussagefähiger Parameter gezeigt hat. Hauptzielvariablen der Auswertung waren die Änderung der Stadieneinteilung, die Zahl und Art von Infektionen sowie die Helferzellzahl. Die Patienten wurden in dreimonatigen Abständen untersucht.

Bei jeweils einem Patienten der Behandlungsgruppe und der Kontrollgruppe wurde wegen eines zunehmenden Immundefektes die Behandlung mit Zidovudin aufgenommen.

Ergebnisse

In beiden Gruppen traten Änderungen der Stadienzuordnung auf. Entsprechend der modifizierten Brodt/Helm-Klassifikation verbesserte sich 1 Patient in der Behandlungsgruppe, während sich 2 Patienten verschlechterten. In der Kontrollgruppe verbesserte sich und verschlechterte sich jeweils 1 Patient. Ein signifikanter Unterschied zwischen den beiden Gruppen ergab sich nicht. Während der Beobachtungszeit traten in beiden Gruppen banale Infekte auf. Die relative Helferzellzahl (Anteil der CD4-positiven Zellen an den Lymphozyten) sank in der Behandlungsgruppe um durchschnittlich 10,6 % (range: –44 % bis +44 %). In der Kontrollgruppe blieb sie nahezu stabil (durchschn.: +1,7 %, range: –68 % bis +54 %). Ebenfalls hier fand sich kein signifikanter Unterschied zwischen beiden Gruppen (Abb. 1). Wie auf der Abb. 2 dargestellt, ergab sich bei der Auswertung der absoluten Helferzellzahlen ebenfalls eine Verminderung in der Behandlungsgruppe (um 26,7 %) jedoch ohne statistische Signifikanz gegenüber der Kontrollgruppe.

Die Gesamtleukozytenzahl sank in der Behandlungsgruppe deutlicher ab als in der Kontrollgruppe, auch hier ergab sich keine statistische Signifikanz (in der Kontrollgruppe von 5600 auf 4900 [Median] und in der Behandlungsgruppe von 5900 auf 4100 [Median]) (Abb. 3).

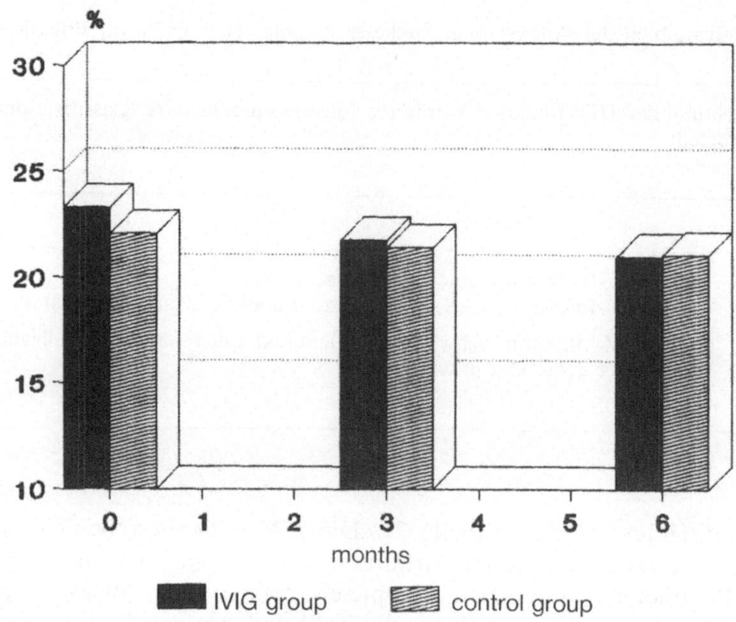

Abb. 1. Prozentualer Anteil der Helferzellen an den Lyphozyten (Median) im Verlauf von 6 Monaten. Behandlungsgruppe gegen Kontrollgruppe.

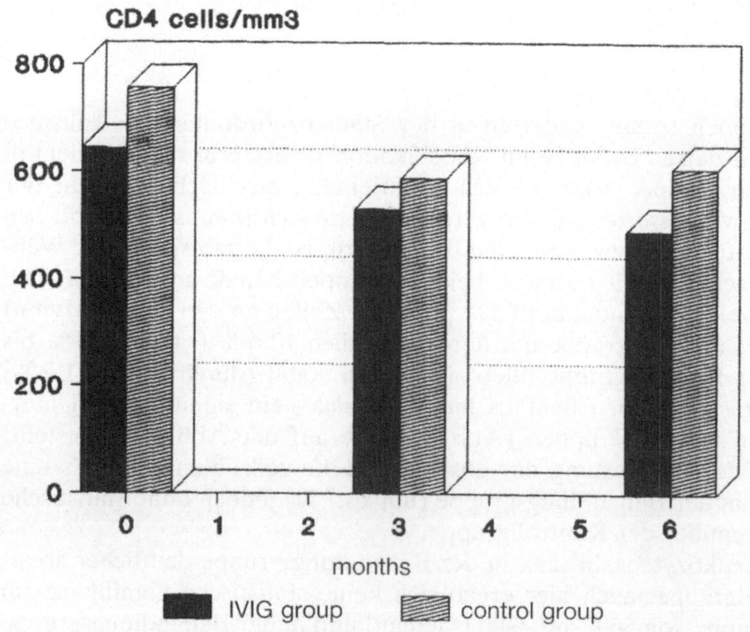

Abb. 2. Absolute Helferzellzahl (Median) im Verlauf von 6 Monaten.

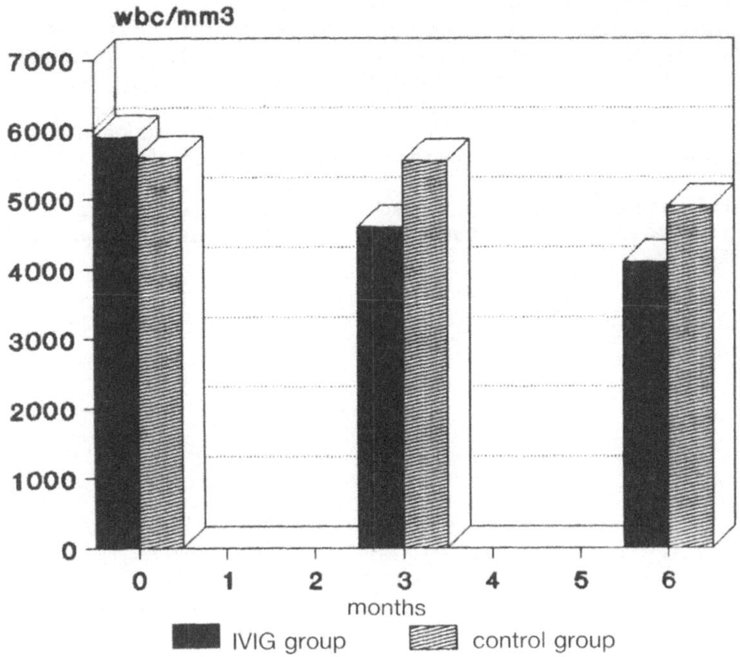

Abb. 3. Leukozytenzahl (Median) im Verlauf von 6 Monaten.

Zusammenfassung

Als Schlußfolgerung ergibt sich erstens, daß die Applikation von IG bei hämophilen Kindern und Jugendlichen innerhalb von 6 Monaten den Verlauf der HIV-Infektion in frühen Stadien nicht beeinflußt.

Zweitens besteht kein Unterschied in der Infektionsrate zwischen der Behandlungsgruppe und der Kontrollgruppe.

Drittens ist die absolute und die relative Helferzellzahl nicht signifikant unterschiedlich während der Beobachtungszeit von 6 Monaten.

Viertens resultiert die Notwendigkeit einer längeren Beobachtungszeit. Dies ergibt sich aus der Tatsache, daß die Latenzzeit der HIV-Infektion bis zum Auftreten von AIDS bis zu 10 Jahre und mehr beträgt, daher sind 6 Monate Beobachtungszeitraum für eine Beurteilung der Wirksamkeit von IG insbesondere in früheren Infektionsstadien nicht ausreichend. Die Ergebnisse der Auswertung nach einer Laufzeit der Studie von 12 Monaten werden Anfang 1990 vorliegen.

Mit Unterstützung des Bundesministeriums für Arbeit.

Literatur

Calvelli TA, Rubinstein A (1986) Intravenous gamma globulin in infant acquired immunodeficiency syndrome. Ped Inf Dis 5:207–210

Gupta A, Novick BE, Rubinstein A (1986) Restoration of T-cell function in children with AIDS following intravenous gamma globulin treatment. Am J Dis Child 140:143–146

Brunkhorst U, Willers W, Knocke KW, Gerdelmann R, Schedel I (1987) Intravenöse Immunglobulintherapie bei Patienten mit symptomatischer HIV-1 Infektion (AIDS und AIDS-Related-Complex). Klin Wochenschr 65 (Suppl. IX):60

Ochs HD (1987) Intravenous Immunoglobulin in the treatment and prevention of acute infections in pediatric acquired immunodeficiency syndrome patients. Ped Inf Dis 6:509–511

Schaad UB, Gianella-Borradori A, Perret B, Imbach P, Morrell A (1988) Intravenous immune globulin in symptomatic paediatric human immunodeficiency virus infection. Eur J Pediatr 147:300–303

Diskussion

NIESSNER (Wiener Neustadt):

Können Sie etwas über die Vorstellung sagen, warum die Immunglobulintherapie einen positiven Effekt haben soll, nachdem ja bekannt ist, daß hohe Immunglobulinwerte bei diesen Patienten gefunden werden?

WAGNER (Bonn):

Die Verabfolgung von Immunglobulinen beruht auf Erfahrungen, die bei Säuglingen und Kleinkindern insbesondere von RUBINSTEIN in New York gemacht worden sind. Es konnte nachgewiesen werden, daß vor allem die Zahl an bakteriellen und viralen Infekten reduziert wird.

SEIFRIED (Ulm):

In der von Ihnen zitierten Studie konnte gezeigt werden, daß vor allem sehr junge Kinder von der Immunglobulintherapie profitieren. Haben Sie Ihre Patienten nach Altersgruppen aufgeschlüsselt?

WAGNER (Bonn):

Wir haben Kinder im Alter von 6–19 Jahren behandelt, wobei das Durchschnittsalter bei 15 Jahren liegt. Das ist ein Altersbereich weit oberhalb der Gruppe der Säuglinge und Kleinkinder, die in den USA-Studien behandelt worden sind. Unsere Patienten haben wir bisher nicht nach Altersgruppen aufgeschlüsselt. Wie ich eingangs sagte, haben wir aber bei der Auswertung matched pairs gebildet, die nach Alter eingeteilt wurden. Wenn sich Unterschiede ergeben sollten, können diese zu einem späteren Zeitpunkt herausgearbeitet werden. Die Laufzeit der Studie ist auf 2 Jahre angelegt.

LANDBECK (Hamburg):

Der Nutzen der Immunglobulintherapie im Säuglings- und Kleinkindesalter wird auf den nur in dieser Altersgruppe vorhandenen B-Zell-Defekt zurückgeführt. Halten Sie es für sinnvoll, Ihre Studie weiter fortzusetzen?

WAGNER (Bonn):

Ich denke ja. Nach unseren Erfahrungen ist das Präparat sehr gut verträglich. Wir haben nur in wenigen Einzelfällen einen kurzfristigen Fieberanstieg nach

Gabe des Immunglobulins beobachtet. Nach einer Verlaufszeit von 6 Monaten ist bei der langen Latenzzeit von AIDS nicht davon auszugehen, daß nach 6 Monaten ein signifikanter Anstieg erwartet werden kann.

N.N. (München):

Kann man das Konzept dieser Triggerfunktion eigentlich noch aufrechterhalten, wenn man sieht – wie wir in München beobachtet haben – daß die Lymphozyten und so auch die Helferzellzahl durch die Immunglobulingabe weiter abnehmen?

Wagner (Bonn):

Es reicht mir nicht aus, nach 6 Monaten Laufzeit der Studie festzustellen, daß kein eindeutiger oder ein eindeutiger Effekt auf das Immunsystem vorliegt. Ich könnte mich Ihrer Bemerkung anschließen, daß die Helferzellzahl und die Stimulierbarkeit der Lymphozyten im Laufe der Infektion trotz Immunglobulinsubstitution bei dem Patientenkollektiv wahrscheinlich weiter abnehmen wird. Zum anderen weiß man inzwischen, daß sowohl Herpes-Viren als auch EBV und Zytomegalie eine Triggerfunktion für die HIV-Infektion besitzen. Auch haben wir häufiger bakterielle Infektionen bei unseren Patienten gesehen, als sie vielleicht im Erwachsenenkollektiv auftreten. Wenn sich diese Infektionen durch die Immunglobulingabe reduzieren ließen, wäre es sicherlich auch günstig.

Alpha-2a-Interferon-Therapie bei asymptomatisch HIV-infizierten Hämophilie A-Patienten

H. Pohlmann, W. Schramm, L. Gürtler, G. Rietmüller (München)

Einleitung

Der virustatische Effekt des Interferons ist seit langem bekannt. Daß auch das HIV-Virus durch Interferon in der Replikation inhibiert wird, konnte 1985 von Ho in vitro nachgewiesen werden. Auch konnte gezeigt werden, daß Alpha-Interferon zu Regressionen des Kaposi-Sarkoms bei HIV-Infizierten führt. In einigen Studien wurde dabei auch eine positive Beeinflussung der immunologischen Situation der HIV-Infizierten beobachtet.

Aus diesem Grunde entschlossen wir uns Ende 1986 den Einfluß von Alpha-2a-Interferon auf den klinischen Verlauf und den Immunstatus von asymptomatisch HIV-infizierten Hämophilen zu untersuchen.

Patienten und Methoden

Die Patienten-Rekrutierung begann im Januar 1987 und wurde im Juli 1987 beendet. 43 Patienten wurden in die Studie aufgenommen (Abb. 1). 25 in die beiden Behandlungsgruppen, 13 in die Kontrollgruppe und 5 in die Compassionate Case Extemption Gruppe. Die mit Interferon behandelten Patienten wurden randomisiert zwei Dosisgruppen zugeteilt (Tabelle 1).

Die Kontrollgruppe bestand aus 13 Patienten die sich nicht behandelten, aber in den geplanten Intervallen zu den Kontrolluntersuchungen kamen.

Kontrolluntersuchungen fanden während der 12wöchigen Therapiephase alle 4 Wochen statt, dann alle 3 Monate.

An immunologischen und virologischen Parametern wurde der Verlauf der CD4- und CD8-Zellen sowie der Doppelmarker Leu2a/Leu7 (CD8/CD57) durchflußzytometrisch erfaßt, zudem das p24-Antigen qualitativ.

Tabelle 1

niedrige Dosis: (n = 12)	0,3 × 10^6 i. E. Alpha-2a-Interferon 3 × / Woche über 12 Wochen s.c.
hohe Dosis: (n = 13)	3 × 10^6 i. E. Alpha-2a-Interferon 3 × / Woche über 12 Wochen s.c.

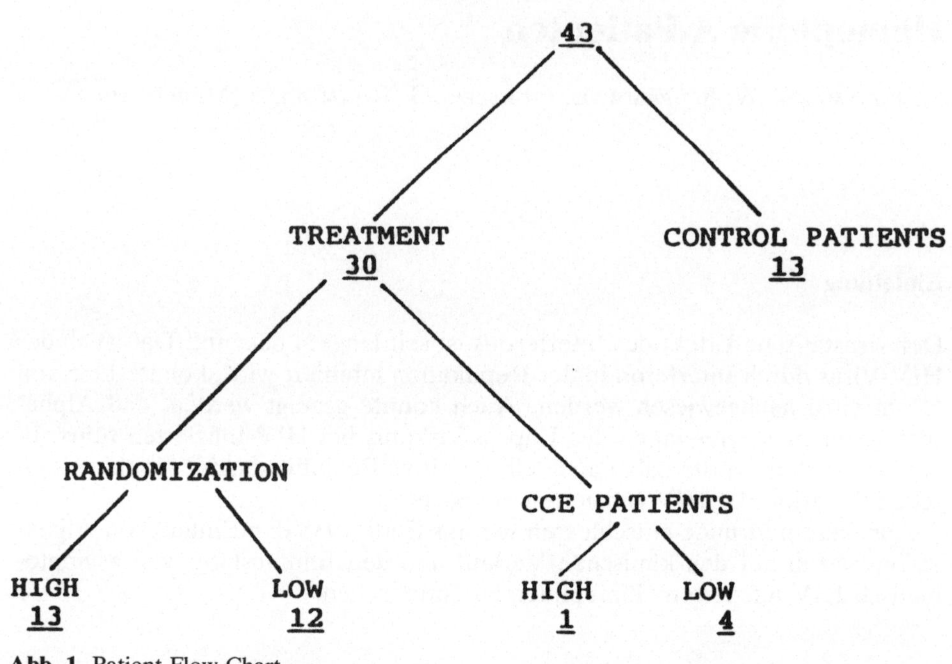

Abb. 1. Patient Flow Chart

Ergebnisse

Zwischen den drei Studiengruppen ergaben sich keine signifikanten klinischen oder immunologischen Unterschiede. Tabelle 2 zeigt einige der Patientencharakteristika.

Klinische Progredienz

14 Patienten zeigten ein Fortschreiten der Erkrankung nach 18 Monaten Beobachtungszeit. 4 Patienten der niedrig dosierten Gruppe, 5 aus der Gruppe mit der hohen Dosis und 5 aus der Kontrollgruppe (Tabelle 3).

Die CD4-Werte unterschieden sich nicht signifikant während des Studienverlaufs gemessen an den Ausgangswerten.

Abb. 2 zeigt den Verlauf der CD4-Werte.

Bei den CD8-Werten gab es ebenfalls keinen signifikanten Unterschied zwischen den Gruppen.

Die p24-Antigen Messungen waren nur bei 3 Patienten (zwei aus der niedrig dosierten Gruppe, einer aus der Kontrollgruppe) inkonstant positiv und konnten so nicht zur Bewertung des Therapieeffektes herangezogen werden.

Tabelle 2

	niedrige Dosis	hohe Dosis	Kontrollen
Alter (Jahre)			
Mittel + sd	31,8 + 11,9	35,9 + 13,3	27,6 + 6,9
Median	28,5	28,3	24,0
Faktor VIII-Verbrauch i. E. im Studienjahr			
Median	49250	60000	59500
Faktor VIII-Verbrauch i. E. Vorstudienjahr			
Median	67000	65000	60000
Monate seit HIV-Infektion z. T. geschätzt			
Mittel + sd	43,2 + 16,7	44,6 + 19,9	44,3 + 15,2
Median	35,8	41,0	46,0
CD4 bei Studienbeginn			
Mittel + sd	261 + 135	359 + 157	262 + 138
Median	242	293	227

Tabelle 3. Klinische Progredienz

	LAS	ARC	AIDS	Andere Erkrankung
niedrige Dosis	2 Monat 6 15	1 Monat 6	0	1 Fieber/Hautausschlag Monat 6
hohe Dosis	3 Monat 12	1 Monat 6	1 * Monat 1	0
Kontrollgruppe	1	3 Monat 12 13 15	0	1 rezidi. Aphten rezidi. Bronchitis Monat 7

30 der 37 Studienpatienten hatten positive Anti-HBs-Titer, 33 Patienten zeigten Reaktionen im Anti-HBc-Test. Wir testeten auch auf Hepatitis C Antikörper, nur zwei der Studienpatienten zeigten hier keine Reaktion.

Bei den Transaminasen ergab sich im Monat 15, bezogen auf die Ausgangswerte, ein signifikant niedrigerer Wert.

Abb. 3 gibt den Transaminasenverlauf wieder.

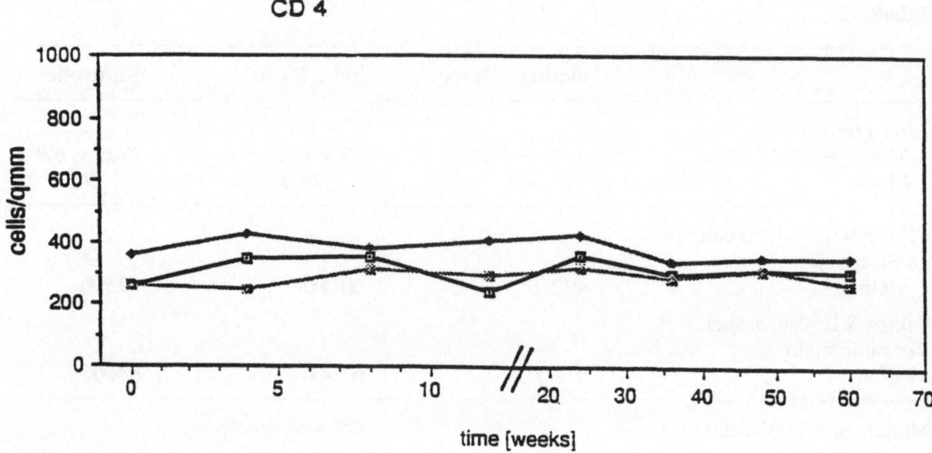

Abb. 2

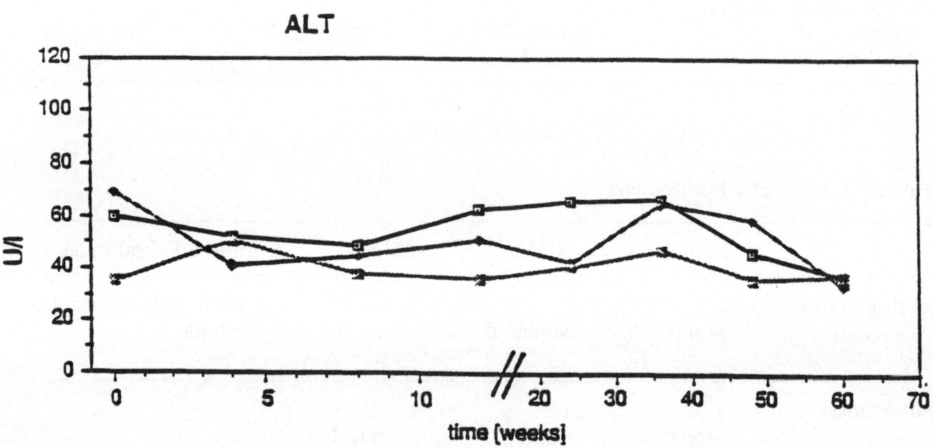

Abb. 3

Nebenwirkungen

Bei den Laborparametern wie Leukozyten, Thrombozyten, Hämoglobin sowie Kreatinin Harnstoff oder Blutzucker ergaben sich keine signifikanten Veränderungen, auch auffällige Abfälle wurden nicht beobachtet.

Bei den klinisch zu beobachtenden Nebenwirkungen fanden sich nur leichte, allenfalls moderate Nebeneffekte der Medikation. Alle waren reversibel, nicht immer waren sie eindeutig der Studienmedikation zuzuordnen.

Den Erwartungen entsprechend fanden sich in der niedrig dosierten Gruppe deutlich seltener Nebenwirkungen, hier berichteten 4 Patienten unerwünschte Wirkungen.

Tabelle 4. Nebenwirkungen

Art	niedrige Dosis n = 16	hohe Dosis n = 14
Müdigkeit	2	6
Grippegefühl	0	5
Kopfschmerz	1	2
Mundtrockenheit	1	0
Übelkeit	0	2
Schwitzen	0	1
Haarausfall	0	1
Erektionsstörung	0	1
Depressivität	0	1

In der „Hochdosis"-Gruppe fanden sich bei 10 Patienten unerwünschte Wirkungen.

Am häufigsten waren Müdigkeit und Grippegefühl. Im einzelnen sind die Nebenwirkungen in Tabelle 4 aufgelistet.

Diskussion

Aus den präsentierten Daten ergibt sich kein eindeutiger Vorteil für die Interferon behandelte Gruppe. Allerdings entwickelten nur 2 von 25 behandelten Patienten gegenüber 3 von 13 nichtbehandelten ein ARC.

Bei den Transaminasen fand sich die signifikante Besserung der Transaminasen nach 15 Monaten, 12 Monate nach Ende des Behandlungszeitraums. Ob dies ein Interferon Effekt ist muß dahingestellt bleiben, in den meisten Studien zeigte sich bisher ein früher Abfall der Transminasen nach Aufnahme der Interferon Therapie z. B. nach 4–8 Wochen. Man könnte spekulieren, daß sich Hämophile (zudem HIV-Infizierte) hier anders verhalten, da sie sicher häufig Virus exponiert waren. Allerdings ist auch bekannt, daß die Transaminasen bei chronischen Hepatitiden stark fluktuieren.

Erklärungen für den nicht eindeutigen Ausfall unserer Studien können vielerlei sein. So werden in den meisten Studien bei HIV-Infizierten oder bei der chronischen Hepatitis höhere Dosierungen verwendet (17 Mill. – 50 Mill. i. E.), auch sind die Therapiezeiträume oft länger. Zudem ist die Zahl unserer Patienten klein, insbesondere wenn man bedenkt, daß bei den Kaposi-Studien meist nur 30–40 % der Patienten Responder waren.

Uns scheinen insbesondere Kombinationstherapien (z. B. Zidovudine + alpha-Interferon) der weiteren Evaluierung wert, insbesondere weil von Medikamenten mit verschiedenen Ansatzpunkten im Replikationszyklus des HIV-Virus ein additiver Effekt erwartet werden kann, so daß möglicherweise niedrigere Dosen, und damit weniger Nebenwirkungen erreicht werden können.

Dies könnte dann die Therapie von asymptomatisch Infizierten erleichtern.

Diskussion

SEIFRIED (Ulm):

Wenn ich es richtig verstanden haben, ist Ihre Kontrollgruppe gar keine echte, sondern eine parallel laufende Gruppe nicht behandelter Patienten, die dann natürlich nicht als Kontrollgruppe Ihrer Studienpatienten herangezogen werden darf.

POHLMANN (München):

Es ist richtig, daß die Patienten der Kontrollgruppe nicht mit randomisiert worden sind. Es waren Patienten, die in gleichen Abständen zu Kontrolluntersuchungen kamen. Es ergaben sich keine signifikanten Unterschiede zwischen den drei Gruppen. Aber es ist richtig: Die Kontrollgruppe wurde nicht mit randomisiert.

Die Langzeitbehandlung mit Immunoglobulinen bei HIV-Antikörper-positiven Hämophilie-patienten mit schwerer Thrombopenie

H.-H. Brackmann, B. van Loo, D. Niese, S. Ewig, U. Hammerstein
(Bonn)

Das Auftreten einer schweren Thrombopenie bei HIV-Antikörper-positiven Patienten ist eine nicht selten beobachtete Komplikation der HIV-Infektion. Bei Hämophilie-Patienten erhöht sich dadurch das Blutungsrisiko. Da eine Cortisontherapie sowie die evtl. Milzextirpation einen negativen Einfluß auf die HIV-Infektion nehmen können, wurde von uns zur Behandlung der schweren Thrombopenie die kontinuierliche Gabe von IgG vorgezogen. Hierbei wurde die evtl. gleichzeitige Möglichkeit einer Immunmodulation nicht ausgeschlossen. Bei der hier vorliegenden Arbeit handelt es sich um eine Ergänzung unserer bereits im letzten Jahr anläßlich des 19. Hämophilie-Symposions vorgetragenen diesbezüglichen Ergebnisse, die im entsprechenden Band (19. Hamburger Hämophilie-Symposion, Springer Verlag) veröffentlicht wurden.

Patienten

Es handelt sich um 13 Hämophilie-Patienten. Davon hatten 12 Patienten eine Hämophilie A und 1 Patient eine schwere Verlaufsform der Hämophilie B. Von den 12 Hämophilie A Patienten hatten 11 Patienten eine schwere und 1 Patient eine leichte Verlaufsform.

Das Alter der Patienten betrug im Durchschnitt 29 Jahre (16–62 Jahre).

Beobachtungszeitraum

Der Beobachtungszeitraum betrug im Durchschnitt 24 Monate (10 Monate bis 3 Jahre).

Dosierungsschema

Zur Aufnahme in die kontinuierliche IgG-Therapie gelangten nur Patienten deren Thrombopenie so ausgeprägt war, daß hieraus zusätzliche Blutungsereignisse resultierten. Grundsätzlich waren bei diesen Patienten die Thrombozyten unter 30000, häufiger auch unter 10000 gesunken. Nach zunächst klassischer IgG-Therapie über 5 Tage mit 0,4 Gramm pro kg/Körpergewicht wurde die kontinuierliche IgG-Therapie mit 0,2 Gramm pro kg/Körpergewicht einmal pro

Woche durchgeführt. Bei Anstieg der Thrombozyten auf über 100000 wurde diese Dosierung auf alle 14 Tage reduziert. Sofern die Thrombozyten nicht erneut deutlich sanken, wurde die Dosierung auf alle 3 Wochen, später alle 4 Wochen verlängert, um schließlich ganz beendet zu werden. Je nach Erfolg dieses therapeutischen Vorgehens können 2 Therapiegruppen unterschieden werden:

1. Bei der Therapiegruppe Nr. 1 handelt es sich um jene Patienten, die mit der o. g. Therapie grundsätzlich zurecht gekommen sind, ohne daß eine Erhöhung der Dosierung erforderlich gewesen wäre.
2. Bei der Therapiegruppe Nr. 2 handelt es sich um jene Patienten, bei denen die Dosierung zunächst auf 0,3 Gramm pro kg/Körpergewicht zweimal pro Woche erhöht wurde. Sollten unter dieser Therapie die Thrombozyten auf über 100000 angestiegen sein, wurde die Therapie auf 0,4 Gramm pro kg/Körpergewicht pro Woche reduziert und im weiteren Verlauf, wie bei der Therapiegruppe Nr. 1 langsam über alle 14 Tage auf ein 3–4wöchiges Therapieschema verzögert.

Ergebnis

Therapiegruppe 1

In dieser Therapiegruppe befanden sich 8 Patienten (Tabelle 1a, b). Hinsichtlich des Behandlungszeitraumes, des Therapieergebnisses, dem derzeitigen Vorgehen in Bezug auf die Immunglobulintherapie, des letzten Thrombozytenergebnisses sowie des derzeitgen HIV-Status dieser Patienten kann folgendes festgestellt werden.

1. Bei 2 Patienten (Be. J. und W. R.) konnte nach 28 bzw. 15 Monaten die Therapie abgesetzt werden. Die letzten gemessenen Thrombozytenwerte betrugen 158000 bzw. 148000. Bei dem Patienten Be. J. gab es keine Veränderungen hinsichtlich seines HIV-Status, während bei dem Patienten W. R. eine PCP während der Therapie mit Immunglobulin auftrat.
2. Bei 2 Patienten (Bi. J. und O. O.) war nach einem Zeitraum von 24 bzw. 16 Monaten eine Normalisierung der Thrombozytenwerte erreicht, so daß wir unsere Therapie hätten abbrechen können. Allerdings befinden sich diese beiden jugendlichen Patienten in der z. Zt. in der Kinderklinik der Universität Bonn durchgeführten Immunglobulinstudie und erhalten aus diesem Grunde alle 2 Wochen 0,2 Gramm/kg Körpergewicht Immunglobulin. Hinsichtlich des HIV-Status zeigt sich bei dem Patienten Bi. J. ein unauffälliger Verlauf, während bei dem Patienten O. O. in dem in Frage kommenden Zeitraum eine Verminderung der Helferzellen eingetreten war.
3. Zwei Patienten K. R. und N. G.) befinden sich nach einem Zeitraum von 23 bzw. 11 Monaten in der Phase der Reduzierung der Therapie, wobei bei dem Patienten (K. R. z. Zt. die Dosierung reduziert werden konnte. Während bei dem Patienten K. R. die Thrombozyten leicht gegenüber früheren Befunden auf 93000 zurückgegangen sind, ist bei dem Patienten N. G. der

Tabelle 1a. Thrombopenie bei HIV-AK
Langzeitbehandlung mit IgG
Therapieergebnis. Therapiegruppe I, n = 8

Pat. Init.	Alter Jahre	Zeitraum Monate	Therapieergebnis
Be. J.	34	28	abgesetzt
W. R.	27	15	abgesetzt
Bi. J.	16	36	Studie
O. O.	14	18	Studie
K. R.	21	23	ausschleichen
N. G.	45	11	ausschleichen
E. M.	22	17	unverändert
B. A.	18	14	unverändert

Tabelle 1b. Thrombopenie bei HIV-AK
Langzeitbehandlung mit IgG
Therapieergebnis. Therapiegruppe I, n = 8

Pat. Init.	Therapie z. Zeit	Letzte PLT	HIV-Status T4	CDC
Be. J.	keine	158000	↓ ≈	II ≈
W. R.	keine	148000	↓↓ ≈	↓ IV C1
Bi. J.	0,2 g/2 Wo	168000	oB ≈	II ≈
O. O.	0,2 g/3 Wo	196000	↓	III ≈
K. R.	0,2 g/3 Wo	93000	↓ ≈	II ≈
N. G.	0,2 g/4 Wo	152000	↓ ≈	III ≈
E. M.	0,2 g/1 Wo	44000	↓ ≈	II ≈
B. A.	0,2 g/2 Wo	32000	↓ ≈	III ≈

Thrombozytenwert im Normbereich geblieben. Bei beiden Patienten gab es keine Veränderungen in ihrem HIV-Status.

4. Bei 2 Patienten (E. M. und B. A.) konnte unter dieser Therapie keine wesentliche Verbesserung erreicht werden, wobei bei dem Patienten E. M. unter dem Versuch, die Therapie nach einem Anstieg der Thrombozyten auf Werte über 100000 eine Reduzierung der Immunglobulin-Therapie auf alle 2 Wochen zu verändern, zu einem erneuten Abfall der Thrombozyten geführt hatte, weswegen z. Zt. wiederum eine erneute Therapie 1 × wöchentlich durchgeführt wird. Hierunter waren die Thrombozyten mit 44000 gemessen. Bei ihm hat sich keine Veränderung des HIV-Status gezeigt. Bei dem Patienten B. A. handelt es sich um einen Jugendlichen, der z. Zt. im Rahmen der oben bereits angegebenen Immunglobulinstudie der Kinderklinik in Bonn beteiligt ist und daher mit der in dieser Studie üblichen Dosierung von 0,2 g/kg Körpergewicht alle 2 Wochen therapiert wird. Da hierunter die Thrombozyten nicht besonders angestiegen waren, aber zumindest die Blutungsanfälligkeit deutlich zurückging, wurde auf eine Veränderung der Therapie (höhere Dosierung) derzeit verzichtet. Sein HIV-Zustand hatte sich in dem in Frage kommenden Zeitraum nicht verändert.

Therapiegruppe 2

Bei dieser Therapiegruppe handelt es sich um 5 Patienten (Tabelle 2a, b).

1. Bei 2 Patienten B. T. und L. H. hatte nach einem Zeitraum von 30 bzw. 27 Monaten eine Konstanz der Thrombozytenergebnisse dazu geführt, daß wir die Therapie inzwischen auf alle 4 Wochen reduzieren konnten. Bei dem Patienten B. T. war in dem in Frage kommenden Zeitraum sowohl die Helferzellen deutlich gefallen als auch eine orale Candidiasis aufgetreten. Das letzte Thrombozytenergebnis betrug 145000. Bei dem Patienten L. H. war der HIV-Status unverändert geblieben. Das letzte Thrombozytenergebnis betrug 128000.
2. Bei dem Patienten K. E. konnten wir nach 23 Monaten die Therapie auf 0,3 g 1 ×/Woche reduzieren. Die letzten Thrombozytenwerte betrugen 112000. Bei dem Patienten waren sowohl die Helferzellen deutlich gefallen als auch ein HIV-Wasting-Syndrome aufgetreten.
3. Bei dem Patienten P. K. konnten nach 20 Monaten unter der Therapie von 0,3 g 1 ×/Woche die Thrombozyten zwischen 50000 und 70000 gehalten werden. Bei dem Patienten haben sich in diesem Zeitraum die Helferzellen verschlechtert.
4. Bei dem Patienten R. D. konnte nach 30 Monaten die Therapie auf 0,3 g/kg Körpergewicht 1 ×/Woche reduziert werden. Hierunter blieb der Patient mit seinen Thrombozytenwerten zwischen 70000 und 90000. Sein HIV-Zustand hat sich in diesem Zeitraum nicht verändert.

Fassen wir diese Ergebnisse zusammen, so ist festzuhalten, daß bei 2 Patienten die Therapie so erfolgreich war, daß seit Monaten keine weitere Immunglo-

Tabelle 2a. Thrombopenie bei HIV-AK
Langzeitbehandlung mit IgG
Therapieergebnis. Therapiegruppe II, n = 5

Pat. Init.	Alter Jahre	Zeitraum Monate	Therapieergebnis
B. T.	22	30	ausschleichen
L. H.	62	27	verbessert
K. E.	37	23	verbessert
P. K.	39	23	verbessert
R. D.	18	34	verbessert

Tabelle 2b. Thrombopenie bei HIV-AK
Langzeitbehandlung mit IgG
Therapieergebnis. Therapiegruppe II, n = 5

Pat. Init.	Therapie z. Zeit	Letzte PLT	HIV-Status T4	CDC
B. T.	0,2 g/4 Wo	145 000	↓	IV C2
L. H.	0,3 g/4 Wo	128 000	↓	II ≈
K. E.	0,3 g/1 Wo	112 000	↓	IV A
P. K.	0,3 g/1 Wo	53 000	↓	III ≈
R. D.	0,3 g/1 Wo	83 000	↓	III ≈

1 Pat. 3/1988 AIDS †

bulintherapie erforderlich war, ohne daß sich die Thrombozytenzahlen erneut verschlechtert hätten.

Bei 2 Patienten konnten die Thrombozyten auf Werte um 150 000 und darüber angehoben werden. Dennoch wird bei diesen beiden Patienten z. Zt. noch eine Immunglobulintherapie durchgeführt, da sie sich an einer Immunglobulinstudie, die durch die Universitäts-Kinderklinik Bonn durchgeführt wird, beteiligen.

Bei 3 Patienten konnte inzwischen die Immunglobulintherapie ausgeschlichen werden.

Bei 4 Patienten hatten sich die Thrombozytenwerte eindeutig gebessert und eine Reduzierung der sonst üblichen Immunglobulintherapie erreicht werden.

Bei 2 Patienten war eine wesentliche Verbesserung der Thrombozyten nicht zu erreichen. Allerdings handelt es sich bei einem dieser Patienten um einen Jugendlichen, der ebenfalls im Rahmen der Immunglobulinstudie der Kinderklinik Bonn beteiligt ist und man aus diesem Grund und der Tatsache, daß gravierende Blutungsereignisse nicht auftraten, auf eine Erhöhung der Immunglobulintherapie verzichtet hatte.

Im Hinblick auf den HIV-Status dieser Patienten entwickelten während des Zeitraumes der Immunglobulintherapie 2 Patienten AIDS (einmal eine PCP und einmal eine orale Hairy-Leukoplakia).

Ein Patient entwickelte ARC (HIV-Wasting-Syndrome). Bei zwei weiteren Patienten hatten sich die Helferzellen während des Zeitraumes der Immunglobulintherapie eindeutig verschlechtert.

Somit konnte im Hinblick auf den prozentualen Anteil der AIDS oder ARC-Erkrankungen kein Unterschied zu den anderen Hämophilen ohne Thrombopenie und Immunglobulin-Therapie festgestellt werden.

Allerdings zeigte sich, daß in jener Patientengruppe, die hinsichtlich der Dauertherapie mit Immunglobulinen höherer und meistens häufigerer Dosierungen bedurfte, sich der HIV-Status als auch die Helferzellen prozentual häufiger verschlechterten als in jener Gruppe, die mit einer niedrigeren Dosierung von Immunglobulinen zurechtkam.

Nebenwirkungen

Nebenwirkungen, die mit der Immunglobulintherapie in Zusammenhang gebracht werden konnten, wurden nicht festgestellt.

Diskussion

Mit der von uns gewählten Dauertherapie mit Immunglobulinen bei Vorliegen einer schweren Thrombopenie konnte grundsätzlich gezeigt werden, daß bei längerer Anwendung dieser Therapie von z.T. 2–3 Jahren durch Anstieg der Thrombozyten eine eindeutige Verbesserung der Thrombopenie zu erreichen ist. Hierbei konnte bei 9 Patienten ein sehr gutes Ergebnis erzielt werden, das entweder zu einer Beendigung der Therapie oder zu einer drastischen Reduzierung der Dauertherapie geführt hatte. Grundsätzlich haben jene Patienten, die auf die ursprüngliche Dauertherapie von 0,2 g/kg Körpergewicht 1 ×/Woche nicht angesprochen hatten, was zur Folge hatte, daß die Dosierung erhöht wurde, einen längeren Behandlungszeitraum gebraucht, um eine Besserung der Thrombozytenergebnisse zu zeigen. Bei Patienten, bei denen die Thrombozyten nicht über 100000 angestiegen waren und man dennoch eine Reduzierung der Therapie versucht hatte, kam es zu einem raschen Abfall der Thrombozyten, so daß grundsätzlich nach einigen Wochen bereits wieder mit einer höheren Dosierung der Thrombozytensturz aufgefangen werden mußte. Bei einem

Patienten war der Thrombozytenanstieg nur auf über 30000 Thrombozyten gelungen. Allerdings handelt es sich hierbei um einen Jugendlichen, der im Rahmen der Immunglobulinstudie in der Universitäts-Kinderklinik in Bonn 0,2 g/kg Körpergewicht Immunglobulin alle 2 Wochen erhielt. Da unter diesem leichten Anstieg der Thrombozyten gravierende Blutungsereignisse nicht gesehen wurden, hatte man von einer Erhöhung der Therapie abgesehen, um das Ergebnis der Studie hierdurch nicht zu beeinflussen. Allerdings zeigte sich hier, daß mit dieser Dosierung ein entscheidender Einfluß auf die Thrombozyten nicht genommen werden konnte. Unter Berücksichtigung des Gesamtergebnisses muß daher festgehalten werden, daß die Dauerbehandlung mit Immunglobulinen durchaus in der Lage ist, eine schwere Thrombopenie zu beherrschen und in Einzelfällen sogar zu kurieren. Dagegen hat die Immunglobulintherapie offensichtlich keinen positiven Einfluß auf den HIV-Status und der Acquirierung von AIDS bzw. ARC prozentual keine Unterschiede zu jenen infizierten Hämophilen ergeben, die keine Thrombopenie und daher keine Immunglobulintherapie erhalten hatten. Ob die prozentual höhere Anzahl von AIDS- bzw. ARC-Patienten sowie die Reduzierung der Helferzellen bei jener Patientengruppe, die wegen des schlechten Thrombozytenanstieges eine höhere und meistens häufigere Dosierung von Immunglobulinen erhielten im Gegensatz zur Patientengruppe, die mit einer niedrigeren Immunglobulintherapie zurecht kamen mit der Immunglobulintherapie in direktem Zusammenhang steht, kann unseres Erachtens nach wegen der kleinen Fallzahl nicht beantwortet werden.

Trotz der kontinuierlichen Anwendung von Immunglobulin über einen langen Zeitraum, z. T. über mehrere Jahre, konnten keine Nebenwirkungen, wie insbesondere allergische Reaktionen, festgestellt werden. Bis auf eine Ausnahme wurde ausschließlich das Immunglobulin Endobulin der Firma Immuno verwendet.

Diskussion

KUSE (Hamburg):

Wie waren die Ausgangswerte Ihrer Patienten und hatten diese eine thrombozytopenische Blutungsneigung?

BRACKMANN (Bonn):

Sie waren alle hämorrhagisch. Die Ausgangswerte lagen um 20000 oder darunter.

KUSE (Hamburg):

Muß man die Thrombozyten unbedingt auf über 100000 bringen oder reicht es auch aus, wenn sie bei 60–80000 liegen und der Patient nicht blutet? Offenbar haben Sie auch eine Splenektomie erwogen.

BRACKMANN (Bonn):

Die Splenektomie ist bei einem HIV-positiven Patienten ein Problem. Wir haben sie nicht weiter erwogen. Wir haben nur in der Anfangsphase der Therapie Thrombozytenwerte über 100000 angestrebt und sind bald wieder in der Dosierung zurückgegangen. Man konnte immer wieder sehen, daß die Thrombozyten dann deutlich abfielen. Erst wenn die Werte über 100000 stabil waren, haben wir die Therapie reduziert. Dann blieb bei dem größten Teil der Patienten die Situation insgesamt stabil.

FRAU SCHARRER (Frankfurt):

Haben Sie bei diesen langen Verläufen keine andere Therapie gebraucht?

BRACKMANN (Bonn):

Ein Patient hatte unter der Behandlung eine PCP entwickelt und bekam anschließend natürlich AZT.

FRAU SCHARRER (Frankfurt):

Haben Sie bei diesen lange dauernden Therapien Immunglobulinspiegel bestimmt?

BRACKMANN (Bonn):

Diese wurden ständig gemessen. Es ergab sich kein Unterschied zu anderen HIV-positiven Patienten.

BROCKHAUS (Nürnberg):

Die HIV-assoziierte Thrombozytopenie ist doch eine Indikation für AZT. Wenn Sie dieses nicht gegeben haben, ist meine Frage, warum nicht?

BRACKMANN (Bonn):

Die Patienten bekommen jetzt alle eine AZT-Therapie als prophylaktische Maßnahme, und ich hoffe, daß sich in der nächsten Zeit die Immunglobulintherapie erübrigen wird.

N.N. (München):

Wenn die ursprünglich hochdosierte Gabe von Immunglobulinen über 5 Tage fehlschlägt, wenn Sie also keinen Anstieg der Thrombozyten haben, was ist dann Ihr Konzept?

BRACKMANN (Bonn):

Das haben wir nicht erlebt.

2. *Hepatitis C (Hepatitis Non A/Non B)*

Diskussionsleitung:

F. DEINHARDT (München)
W. SCHRAMM (München)

Diagnostik und Epidemiologie der Hepatitis C-Virus-Infektion

M. Roggendorf (München)

Seit 15 Jahren sind neben der Hepatitis A und der Hepatitis B weitere durch Viren übertragene Hepatitiden bekannt, die in Unkenntnis des Erregers mit dem Namen Nicht-A-Nicht-B-Hepatitis (HNANB) bezeichnet werden. Das gehäufte Auftreten *einer* Form der HNANB nach Bluttransfusionen machte eine parenterale Übertragung wahrscheinlich (HNANB-P) [6]. Neben dieser parenteral, durch Blut oder Blutprodukte, übertragenen HNANB-P ist inzwischen auch der Erreger einer wahrscheinlich fäkal-oral übertragenen Hepatitis Nicht-A-Nicht-B (HNANB-E) charakterisiert worden, die zuerst in Indien und später in der UdSSR beschrieben worden ist [1]. Es handelt sich dabei wahrscheinlich um ein Calizivirus [11], für das der Name HEV vorgeschlagen wurde und das hier nicht näher erläutert werden soll. Die neue Einteilung der Virushepatitiden und ihrer Erreger ist in Tabelle 1 zusammengestellt.

Die klinischen und laborchemischen Charakteristika der HNANB-P sind nicht eindeutig von der Hepatitis A oder der Hepatitis B verschieden. Deshalb erfolgte die Diagnose immer durch den serologischen Ausschluß einer Hepatitis A, Hepatitis B oder sogenannter Begleithepatitiden, z. B. durch Herpes simplex Virus, Zytomegalievirus, Epstein-Barr-Virus sowie Hepatitiden anderer (autoimmuner, toxischer) Ätiologie. Inwieweit ein oder mehrere Erreger für die HNANB-P verantwortlich sind, ist bisher nicht geklärt. Auffallend ist, daß die HNANB-P bei ca. 50% der Erkrankten in eine chronische Verlaufsform übergeht. Die langjährigen Bemühungen, den oder die Erreger dieser HNANB-P mit klassischen virologischen Methoden zu charakterisieren, sind vor allem deshalb fehlgeschlagen, weil einerseits das Virus nicht in Zellen vermehrbar ist, andererseits ein direkter Erregernachweis in der virämischen

Tabelle 1. Neue Einteilung der Virushepatitiden

Krankheitsbezeichnung	Virus (Virusfamilie)	Frühere Bezeichnung
Hepatitis A	HAV (Picornavirus)	
Hepatitis B	HBV (Hepadnavirus)	
Hepatitis C	HCV (Flavivirus)	Posttransfusions/Sporadische NANB Hepatitis
Hepatitis D	HDV („Viroid"ähnliche RNA)	Delta Hepatitis
Hepatitis E	HEV (Calizivirus)	Enterale NANB Hepatitis

Phase im Plasma nicht möglich war, weil die Virustiter im Serum nur 10^3 bis 10^4, in seltenen Fällen 10^6 Partikel/ml, betrugen. Eine solche Virusmenge ist sogar mit den üblichen hochempfindlichen Radioimmunoassays (RIA) und dem ELISA nicht nachweisbar. Beim Hepatitis B Virus z. B. sind im Plasma $\geq 10^{10}$ Partikel/ml vorhanden.

Gentechnologische Charakterisierung des HCV

Die gentechnologischen Verfahren waren die einzige Möglichkeit, das Problem der HNANB-P anzugehen. Dieser Weg ist von einer Arbeitsgruppe bei der Firma Chiron in den USA unter der Leitung von M. Houghton eingeschlagen worden [3] (siehe Schema, Abb. 1). Der Firma Chiron standen mehrere Liter ausgewählter hochtitriger Schimpansen-Plasmen aus experimentellen Infektionsstudien von D. Bradley vom Centre for Disease Control, Atlanta USA, zur Verfügung. Die Nukleinsäure des unbekannten Virus wurde nach Anreicherung durch Pelletierung aus dem Plasma extrahiert. Unter der Annahme, daß das HNANB-P Virus eine RNA als Genom besitzt, wurde die extrahierte genomische RNA mit der reversen Transkriptase in eine komplementäre, sogenannte c-DNA umgeschrieben. Diese c-DNA wurde in Bakteriophagen (λ gt 11-Expressionssystem) kloniert. Dieses Vektorsystem ermöglicht die Expression von Proteinen, die von einer c-DNA kodiert werden. Mehrere Millionen solcher Klone wurden mit Seren aus der Rekonvaleszenzphase von Patienten mit chronischer HNANB inkubiert, um solche Klone zu finden, die virale Proteine exprimieren und mit den HNANB-Antikörpern reagieren. In der Tat ist es M. Houghton und seiner Arbeitsgruppe gelungen, derartige Klone zu identifizieren und weiter zu charakterisieren. Mit Hilfe dieses ersten Fragments (Klon 5-1-1) des Genoms konnten durch „primer extension" weitere Fragmente und schließlich das gesamte Genom des bis dahin unbekannten HNANB Virus kloniert und sequenziert werden. Weitere Experimente mit den so gewonnenen Klonen zeigten, daß die virale RNA nur in RNA-Extrakten aus infiziertem Lebergewebe, aber nicht in Kontrollebern nachweisbar war. Das

---

Gewinnung von infektiösem Plasma durch experimentelle Infektion von Schimpansen
↓
Virusanreicherung durch Ultrazentrifugation
↓
Extraktion der viralen Nucleinsäure
↓
Reverse Transkription zur Gewinnung einer c-DNA
↓
Klonierung der c-DNA λgT11 Phagen
↓
Identifizierung von Klonen, die Virusproteine exprimieren
↓
Sequenzierung der viralen c-DNA

Abb. 1. Schema der gentechnologischen Identifizierung des HCV

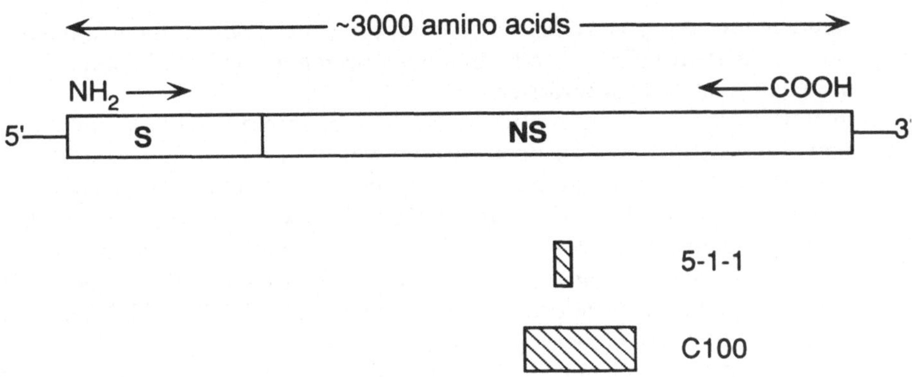

Abb. 2. Genorganisation des HCV

Genom dieses neuen Virus hat eine Länge von ca. 10000 Nukleotiden, es hat eine Plusstrangpolarität und einen durchgehenden, offenen Leserahmen (open reading frame, ORF), d. h. es wird ein Polyprotein von der Messenger-RNA synthetisiert, das anschließend durch spezifische Proteasen in Struktur- und Nichtstrukturproteine gespalten wird (Abb. 2). Diese Charakteristika des viralen Genoms, die durch Filtrationsversuche bestimmte Virusgröße von ca. 50 bis 70 nm und der Nachweis einer lipidlöslichen Virushülle ließen die Autoren dieses neue Virus in die Familie der Flaviviridae einordnen. Das neue Virus wurde als Hepatitis C-Virus bezeichnet.

Entwicklung eines Testes zum Antikörpernachweis

Sobald die ersten c-DNA Klone des HCV vorhanden waren, wurde von Chiron begonnen, einen Test (RIA und ELISA) zum Nachweis von spezifischen Antikörpern gegen HCV aufzubauen [10]. Zu diesem Zweck wurde ein Teil des ORF des HCV mit der Superoxiddismutase als Fusionsprotein von 527 Aminosäuren in Hefezellen exprimiert. Dieses Proteinstück (C-100) des HCV stammt aus dem Genombereich NS3 bis NS4, d. h. die Antikörper sind nicht gegen ein Virusstrukturprotein, sondern gegen einen Teil der Nichtstrukturproteine gerichtet, das für die Replikation notwendig ist und wahrscheinlich eine Proteaseaktivität besitzt (Abb. 2). Das Fusionsprotein wurde aus den Hefezellen extrahiert, gereinigt und als Antigen für Westernblotts und einen RIA bzw. ELISA eingesetzt. Mit diesem Antikörper-Detektionssystem sind Antikörper in der Regel erst sehr spät nach einer Posttransfusionshepatitis (zwischen dem 3. und 6. Monat nach Erkrankung) nachweisbar.

Bei all diesen Testen, die zur Nicht-A-nicht-B-Hepatitis in den letzten Jahren entwickelt worden sind – über 50 Tests sind publiziert worden, die alle falsch-positive Ergebnisse gebracht haben – ist man natürlich sehr kritisch gegenüber einem neuen Test. Der 51. Test sollte nun wirklich gut sein? Wir haben zusammen mit U. Hopf Rheumafaktor-positive und Anti-HCV-positive Seren untersucht und konnten zeigen, daß da keine Korrelation besteht.

Das heißt, Seren, die positiv für Rheumafaktor waren, waren nicht unbedingt auch positiv für Anti-HCV. Man kann davon ausgehen, daß der Rheumafaktor in dem neuen Test nicht interferiert.

Zum Verlauf der Antikörper-Bildung nach einer Infektion sollen einige Fälle aus einer Studie von U. Sugg demonstriert werden [17]. In dieser Studie zur posttransfusionellen Hepatitis sind 417 Patienten nach Herzoperationen prospektiv untersucht worden. Von diesen Patienten wurden alle verabreichten Blutkonserven getestet. 16 von den Patienten entwickelten eine akute Hepatitis, einer eine Hepatitis B und 15 eine Nicht-A-nicht-B-Hepatitis. Von diesen 15 Patienten entwickelten allerdings nur sieben Anti-HCV im Zeitraum von zehn Monaten nach der Gabe von Bluttransfusionen.

Bei einem Patienten stiegen die Transaminasen im zweiten Monat nach der Operation an und sanken dann wieder ab (Abb. 3). Antikörper wurden im sechsten Monat nachgewiesen. Das ist ein Verlauf, wie wir ihn klassischerweise erwarten, daß also erst die Transaminasen ansteigen und dann die Antikörper nachgewiesen werden. Auch bei diesem Patienten hier sind Antikörper relativ spät nachweisbar. Beim nächsten Patienten (Abb. 4) zeigt sich der Transaminasenanstieg gleichzeitig mit dem Anstieg der Antikörper. Das ist ein sehr ungewöhnlicher Verlauf einer Nicht-A-nicht-B-Hepatitis. Die Abbildung 5 zeigt das Beispiel eines Patienten, bei dem initial ein hoher Titer mit Anti-HCV nachgewiesen worden ist. Dann kommt es zum Abfall, während die Transaminasen ansteigen, und danach kommt es zu einem Anstieg der Transaminasen. In

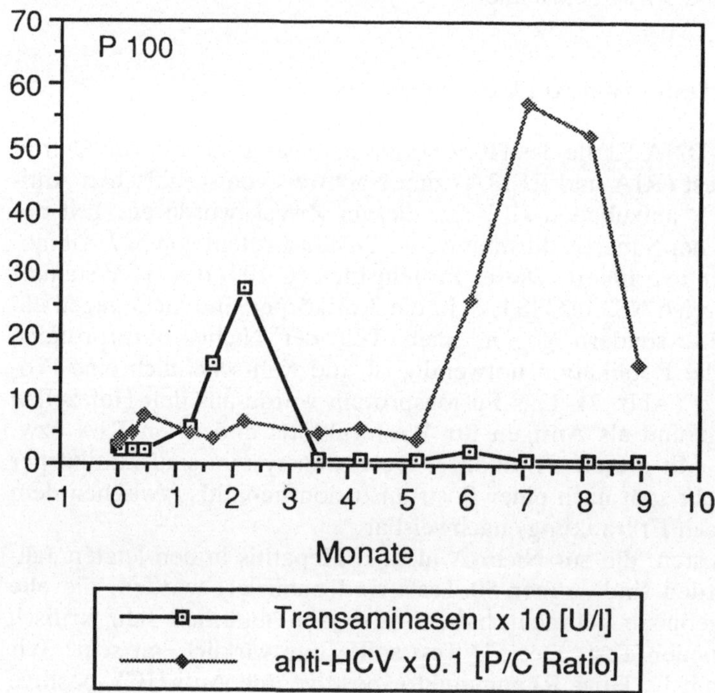

Abb. 3. Schema einer Serokonversion nach einer Posttransfusionshepatitis

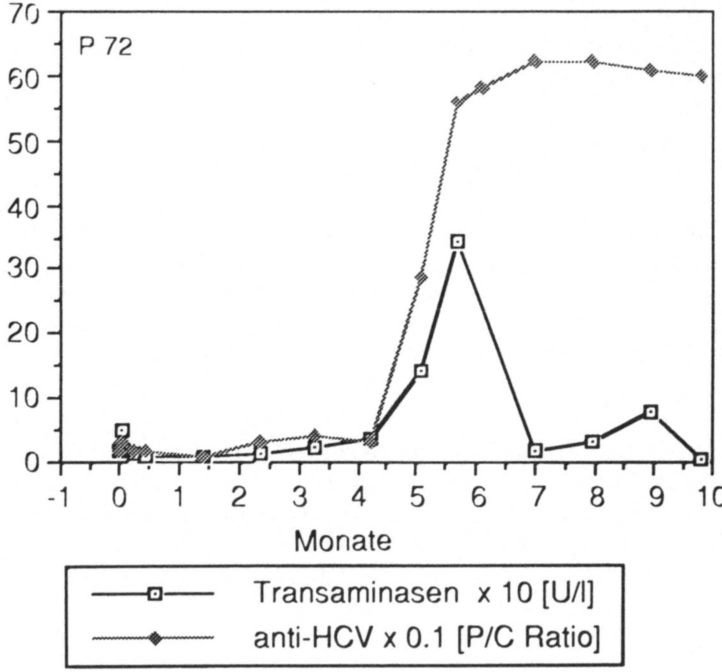

Abb. 4. Schema einer Posttransfusionshepatitis mit spätem Transaminasenanstieg

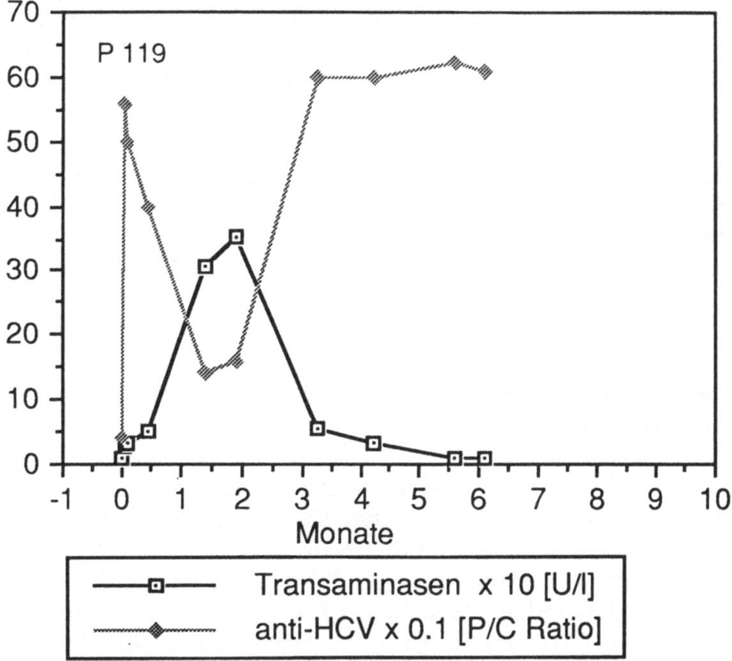

Abb. 5. Schema einer Posttransfusionshepatitis mit transformatierten Antikörpern (Anti-HCV) und später Serokonversion

diesem Fall hat der Patient wahrscheinlich eine Konserve erhalten, die Anti-HCV-positiv war. Die Antikörper sinken wieder ab und später kommt es zur eigenen Immunantwort.

Persistenz von Anti-HCV nach einer Infektion

Zur Frage der Persistenz der Antikörper nach einer akuten selbstlimitierten Infektion oder nach einer chronischen Infektion möchte ich die Ergebnisse einer Studie aus der DDR vorstellen, die wir zusammen mit S. Dittmann und J. Dürkopp in Ostberlin durchführten (S. Dittmann, M. Roggendorf, J. Dürkopp, M. Wiese, B. Lorbeer, F. Renger und F. Deinhardt, Manuskript in Vorbereitung). Vor zehn Jahren kam es in der DDR zu einem Ausbruch von HNANB bei ca. 2000 Wöchnerinnen, die nach der Geburt mit Anti-D zur Prophylaxe der Rhesusinkompatibilität behandelt worden sind. Dieses Immunglobulin war mit HCV kontaminiert. 216 dieser Frauen sind näher untersucht worden: 38 % wiesen eine Ausheilung der HNANB auf; bei 53 % trat ein chronischer Verlauf auf, bei 8 % der Patientinnen waren keine Daten erhältlich. Von diesen Patienten wurden einige Seren von 1979 bis 1988/89 auf Anti-HCV untersucht. Sechs bis neun Monate nach Erkrankungsbeginn – das war 1979 – waren in der Gruppe derer, die später ausgeheilten und die chronisch wurden, über 92 % Anti-HCV-positiv. Neun bis zehn Jahre nach Erkrankungsbeginn waren in der Gruppe der ausgeheilten Patienten nur noch 15 % Antikörper-positiv. In der Gruppe derjeniger, die chronisch verliefen, waren es 80 %. Das heißt, nach einem akuten Verlauf ohne Chronizität verschwinden die Antikörper wieder. Nur zwei von den Patienten mit Ausheilung, von denen wir die Serenpaare hatten, blieben nach 10 Jahren positiv. In der Gruppe der Patienten, die chronisch geworden sind, zeigt ein Teil der Patientinnen überhaupt keine Schwankungen in der Antikörper-Konzentration. Bei einer zweiten Gruppe sind die Antikörper weniger geworden, und einige haben sogar Antikörer verloren, obwohl sie eine chronische Nicht-A-nicht-B-Hepatitis aufwiesen. Aus dieser Studie kann geschlossen werden, daß die Antikörper gegen das Nicht-Strukturprotein nach der akuten ausgeheilten Form wieder relativ schnell verschwinden.

Epidemiologische Untersuchungen zur Häufigkeit von HCV in der PTH und sporadischer HNANB

Welches sind nun die epidemiologischen und klinischen Erkenntnisse, die dieses neue Virus wirklich als den Erreger der parenteralen Hepatitis Non-A, Non-B Erkrankungen identifizieren? Mit dem von Chiron entwickelten und von der Firma Ortho Diagnostic Systems übernommenen Test, der das identische Antigen enthält, können bei 70–92 % der Patienten mit einer Posttransfusionshepatitis (PTH) in Europa, Japan und USA Antikörper gegen HCV nachgewiesen werden [1, 7, 14, 15, 18]. Ebenfalls wurden bei sporadischer HNANB bei etwa 58–79 % [7, 8] der Patienten, die an einer chronischen

Verlaufsform litten, Antikörper mit diesem neuen Test nachgewiesen. Neueste Untersuchungen von Bruix et al. und Colombo et al. [2, 4] zeigen, daß Patienten mit einem primären Leberzellkarzinom (HCC) eine hohe Durchseuchung mit HCV aufweisen. Es ist nicht wahrscheinlich, daß das HCV das HCC direkt induziert, sondern daß eine Zirrhose auf dem Boden einer chronischen HCV-Infektion die Ursache für die Entstehung des HCC darstellt.

Häufigkeit der HCV-Infektion bei Blutspendern und Risikogruppen

Bei Blutspendern, die als potentielle Überträger des Virus in Frage kommen, sind je nach Region 0–1,5% Anti-HCV-positiv [5, 9, 17]. Diese Prävalenz bei Blutspendern kommt wahrscheinlich der Häufigkeit dieses Virus in der „Normalbevölkerung" nahe. Bei Risikogruppen, die häufig eine klinische HNANB haben (Hämophiliepatienten, Drogenabhängige, Dialysepatienten), wurden hohe Antikörperprävalenzen nachgewiesen. Bei Hämophiliepatienten lag die Prävalenz bei 60–90% [7, 13, 14, 16], bei Drogenabhängigen bei 50–70% [7, 14, 15]. Für Homosexuelle, die häufig mit HIV und HBV infiziert werden, ebenso bei Hämodialysepatienten (Prävalenz 1–20%) gibt es noch kein einheitliches Bild über die Prävalenz dieses neuen Virus. In der BRD schwankt die Prävalenz von Anti-HCV je nach Dialysezentrum zwischen 2% und 34%. Bei Patienten mit einer chronischen Verlaufsform der Hepatitis zeigen 90% hohe Anti-HCV Titer (10^{-3} - 10^{-4}). Die Aussagekraft des neuen Anti-HCV-Tests für klinische Fragen ist eingeschränkt, da die Antikörper erst drei bis vier Monate nach Erkrankungsbeginn nachweisbar werden und da Antikörper gegen HCV bei Patienten, die keinen chronischen Verlauf zeigen, nach wenigen Jahren nicht mehr nachweisbar sind.

Klinische Bedeutung des neuen Tests

Diagnostisch ist dieser neue Test schon jetzt sehr hilfreich und kann in vielen Fällen den Verdacht auf eine HNANB-P erhärten. Man könnte die derzeitige diagnostische Aussage dieses Tests am besten damit vergleichen, als würde für die Hepatitis B-Serologie als einziger Marker das Anti-HBe zur Verfügung stehen. Weitere Tests, die Antikörper gegen Virusstrukturproteine, z.B. das Capsid oder neutralisierende Antikörper gegen die Hülle nachweisen, sind notwendig, um die Pathogenese und Epidemiologie der HCV-Infektion genau zu verstehen. Der Anti-HCV Test sollte schon jetzt in das Screening von Blutkonserven einbezogen werden, auch wenn noch nicht bekannt ist, wie viele der Anti-HCV positiven Konserven wirklich infektiös sind, um die Zahl der posttransfusionellen Hepatitiden zu senken, die bei 50% der Infizierten in einen chronischen Verlauf mit all ihren Folgen (z.B. chronisch aktive Hepatitis, Zirrhose etc.) übergeht.

Literatur

1. Bradley D, Maynard JE (1986) Etiology and Natural History of Post-Transfusion and Enterically-Transmitted Non-A, Non-B Hepatitis. Seminars in Liver Disease 6:56
2. Bruix J, Barrera JM, Calvet X et al. (1989) Prevalence of Antibodies to Hepatitis C Virus in Spanish Patients with Hepatocellular Carcinoma And Hepatic Cirrhosis. Lancet ii:1004
3. Choo Q-L, Kuo G, Weiner AJ, Overby LR, Bradley DW, Houghton M (1989) Isolation of a cDNA clone derived from a blood-borne non-A, non-B viral hepatitis genome. Science 244:359
4. Colombo M, Kuo G, Choo Q-L et al. (1989) Prevalence of Antibodies to Hepatitis C Virus in Italian Patients with Hepatocellular Carcinoma. Lancet ii:1006
5. Contreras M, Barbara JAJ (1989) Screening For Hepatitis C Virus Antibody. Lancet ii:505
6. Dienstag JL: Non-A, non-B hepatitis. I. Recognition, epidemiology and clinical features. Gastroenterology 85:439–462
7. Esteban JI, Viladomiu L, Gonzalez A et al. (1989) Hepatitis C virus antibodies among risk groups in Spain. Lancet ii:294
8. Hopf U, Möller B, Küther D, Stemerowicz R, Lobeck H, Lüdtke-Handjery A, Walter E, Blum HE, Roggendorf M, Deinhardt F (1990) Long-Term Follow-Up of Posttransfusion and Sporadic Chronic Hepatitis Non-A, Non-B and Frequency of Circulating Antibodies to Hepatitis C Virus (HCV). J of Hepatology. 10:69
9. Janot C, Courroucé AM, Maniez M (1989) Antibodies to Hepatitis C Virus in French Blood Donors. Lancet ii:796
10. Kuo G, Choo Q-L, Alter HJ, Gitnick GL, Redeker AG, Purcell RH, Miyamura T, Dienstag JL, Alter MJ, Stevens CE, Tegtmeier GE, Bonino F, Colombo M, Lee WS, Kuo C, Berger K, Shuster JR, Overby LR, Bradley DW, Houghton M (1989) An assay for circulating antibodies to a major etiologic virus of human non-A, non-B Hepatitis. Science 244:362
11. Krawczynski K, Bradley DW (1989) Enterically Transmitted Non-A, Non-B Hepatitis: Identification of Virus-Associated Antigen in Experimentally Infected Cnomolgus Macaques. The Journal of Infectious Diseases 159:1642
12. Kühnl P, Seidl S, Stangel W, Beyer J, Sibrowski W, Flik J (1989) Antibody to Hepatitis C Virus in German Blood Donors. The Lancet ii:324
13. Ludlam CA, Chapman D, Cohen B, Litton PA (1989) Antibodies to hepatitis C virus in haemophilia. Lancet ii:560
14. Mortimer PP, Cohen BJ, Litton PA, Vandervelde EM, Bassendine MF, Brind AM, Hambling MH (1989) Hepatitis C Virus Antibody. Lancet ii:798
15. Roggendorf M, Deinhardt F, Rasshofer R et al. (1989) Antibodies to hepatitis C virus. Lancet ii:324
16. Schramm W, Roggendorf M, Rommel F, Kammerer R, Pohlmann H, Raßhofer R, Gürtler L, Deinhardt F (1989) Prevalence of antibodies to hepatitis C virus (HCV) in haemophiliacs. Blut 59:390
17. Sugg U, Deinhardt F, Rasshofer R, Roggendorf M (1990) Prospective Study of Anti-HCV in Posttransfusion Hepatitis in West Germany. Proceedings International Symposiums on Hepatitis
18. Sirchia G, Bellobuono A, Giovanetti A, Marconi M (1989) Antibodies to Hepatitis C Virus in Italian Blood Donors. Lancet ii:797
19. Van der Poel CL, Lelie PN, Choo Q-L, Reesink HW, Leentvaar-Kyupers A, Huo G, Houghton M (1989) Anti-Hepatitis C Antibodies and Non-A, Non-B Post-Transfusion Hepatitis in The Netherlands. Lancet ii:297

HCV-Infektion als Ursache der Hepatitis Non A/Non B bei Hämophilen

W. SCHRAMM, M. ROGGENDORF, F. ROMMEL, R. KAMMERER, F. DEINHARDT
(München)

Hepatitis NANB

Hepatitis Non A/Non B (NANB) wird, wie Hepatitis B und HIV sexuell, von der Mutter auf das Kind oder parenteral übertragen. Hämophile sind daher auf Grund der häufigen Gabe von Faktorkonzentraten dem Erreger der Hepatitis NANB ausgesetzt. Vor dem Auftreten der HIV-Infektion stellte sie das größte Problem der Hämophiliebehandlung dar, da sie zwar im Akutstadium oft nicht diagnostiziert wird, aber bei ca. 50% der Patienten einen chronischen Verlauf zeigt (ALTER et al., 1988 und DIENSTAG, 1983), der bei 20% in Leberzirrhose übergeht. Inwieweit Hepatitis NANB das hepatozelluläre Karzinom begünstigt, ist noch unklar.

Das Risiko einer Hepatitis B oder HIV-Infektion konnte durch ein „Screening" der Blutspender stark reduziert werden, da der die Krankheit auslösende Virus (HBV und HIV) bekannt ist.

Die Durchseuchung von Hämophilen mit Hepatitis NANB muß nach klinischen Beobachtungen als sehr hoch angesehen werden, konnte aber bisher mangels eines Testes nicht genau untersucht werden.

HCV als Erreger der Hepatitis NANB

CHOO et al. (1989) gelang es kürzlich einen Virus zu charakterisieren, der vermutlich zumindestens einer der Auslöser der NANB-Hepatitis ist. Sie nannten ihn Hepatitis C-Virus (HCV). Sie etablierten ein ELISA Test-System, das 75% der Seren von Patienten mit chronischer Posttransfusionshepatitis und 61% der Seren von Patienten mit chronischer sporadischer Hepatitis NANB als Anti-HCV-positiv erkannte (ROGGENDORF 1989 und KUO 1989). Mittlerweile wurde von verschiedenen Autoren die Prävalenz für Anti-HCV bei Patienten mit Hepatitis NANB beschrieben (Tabelle 1), die im Mittel 43% betrug. Man kann daher davon ausgehen, daß HCV zumindestens einer der Erreger der Hepatitis NANB ist.

Ein Screening der Blutspender nach Anti-HCV ergab, daß zwischen 0.2% und 3.8% der Blutspender Anti-HCV-positiv sind (Tabelle 2). Zusammen mit den klinischen Beobachtungen läßt diese Zahl vermuten, daß ein erheblicher Teil der Hämophilen mit HCV infiziert wurde.

Tabelle 1. Prävalenz von Anti-HCV bei Patienten mit HNANB (Daten aus dem Proceeding 1st International Meeting on Hepatitis C Virus, Rom)

Ort	Autor	n	Anti-HCV-pos.
Amsterdam	van der Poel	9	6 (67%)
Barcelona	Barrera-Sala	42	37 (88%)
Italien	Pastore	46	32 (79%)
Wien	Hofman	78	35 (45%)
USA	Kuo	83	51 (61%)
Berlin	Hopf	86	65 (75%)
München	Roggendorf	121	91 (75%)
Padua	Bortolotti	129	50 (39%)
Zürich	Burckhardt	156	11 (7%)
Wien	Hofman	167	16 (10%)
Frankfurt	Kühnl	202	91 (45%)
Summe		*1119*	*485 (43%)*

Tabelle 2. Prävalenz von Anti-HCV bei Blutspendern (Daten aus dem Proceeding 1st International Meeting on Hepatitis C Virus, Rom)

Ort	Autor	n	Anti-HCV-pos.
Paris	Fretz	104	3 (2,8%)
Neapel	Gallo	273	4 (1,5%)
Padua	Aneloni	366	3 (0,8%)
Turin	Caviglia	420	16 (3,8%)
Finnland	Ebeling	428	1 (0,2%)
Italien	Patore	436	6 (1,4%)
Padua	Charamonte	505	5 (0,9%)
Brescia	Cadeo	576	3 (0,5%)
Zürich	Burckhard	884	3 (0,3%)
Kopenhagen	Wantzin	1204	5 (0.4%)
Norddeutschland	Kühnl	3123	18 (0,4%)
Amsterdam	van der Poel	5117	37 (0,7%)
Summe		*13436*	*104 (0,8%)*

Wir untersuchten 211 Patienten mit Gerinnungsstörungen mit diesem ELISA Test-System auf die Prävalenz für HCV.

Patienten und Methoden

Alle untersuchten Patienten standen unter Substitutionstherapie mit Faktorkonzentraten und wurden von unserem Hämophiliezentrum betreut. 85% der 211 Patienten leiden an Hämophilie A, 11% an Hämophilie B und 3% am von

Willebrand-Jürgens-Syndrom. Obwohl 78% unter einer schweren Hämophilie (Faktorrestaktivität ≤2%) litten, lag der Faktorverbrauch nur bei 13% über 100000 Einheiten pro Jahr. Die Mehrheit der Patienten (52%) substituierte 20–100000 Einheiten pro Jahr und 35% kamen mit weniger als 20000 Einheiten pro Jahr aus. Nur 6% der Patienten war jünger als 15 Jahre, 48% waren zwischen 15 und 35 Jahre alt und 46% älter als 35 Jahre. 72% der untersuchten Seren wurden nach dem 1. 1. 1987 abgenommen.

Die Antikörper gegen das HCV-Polypeptid wurden mit einem ELISA System getestet, das Ortho Diagnostic Systems freundlicherweise zur Verfügung stellte.

Die Prävalenzen der einzelnen Untergruppen wurden mit einem erweiterten χ^2-Test, der gegen die unterschiedlich großen Stichprobenumfänge korrigiert wurde, verglichen. Bei $p<0.05$ wurde von einem signifikanten Unterschied gesprochen.

Prävalenz für Anti-HCV bei Patienten mit Gerinnungsstörungen

Untersuchungen verschiedener Autoren an Hämophilen ergaben Prävalenzen für Anti-HCV zwischen 48% und 94% (Tabelle 3). Leider wurde in den meisten Untersuchungen das Patientenkollektiv nicht genauer spezifiziert, was vermutlich auch die relativ großen Schwankungen erklärt. Die Prävalenz für Anti-HCV in unserem Patientenkollektiv lag bei mit 80% über dem Durchschnitt der anderen Untersuchungen (Tabelle 4).

Die Prävalenz für Anti-HCV in unserem Patientenkollektiv hing unter anderem vom Alter und dem Schweregrad der Krankheit ab. Patienten unter 15 Jahren oder mit einer milden Form der Hämophilie (Faktorrestaktivität >2%) zeigen eine signifikant niedrigere Prävalenz für Anti-HCV als andere Patienten, während sich hinsichtlich des Faktorverbrauchs pro Jahr keine signifikanten Unterschiede ergaben (Tabelle 4). Diese Unterschiede legen nahe, daß die

Tabelle 3. Prävalenz von Anti-HCV bei Hämophilen (Daten aus dem Proceeding 1st International Meeting on Hepatitis C Virus, Rom)

Ort	Autor	n	Anti-HCV-pos.
Zürich	MEILI	26	23 (88%)
München	KÖHLER	27	13 (48%)
Frankfurt	SCHARRER	32	30 (94%)
Zürich	BURCKHARDT	35	27 (77%)
Bonn	BRACKMANN	95	52 (55%)
Spanien	ESTEBAN	97	62 (64%)
Finnland	EBELING	139	73 (53%)
Mailand	MANNUCCI	236	133 (82%)
Amsterdam	VAN DER POEL	316	244 (77%)
Frankreich	NOEL	400	264 (66%)
Summe		*1403*	*924 (66%)*

Tabelle 4. Prävalenz für Anti-HCV bei 211 Patienten mit Gerinnungsstörungen

	n	Anti-HCV +	%
alle Patienten	211	169	80
Alter [Jahre]			
< 15 Jahre	12	6	50
15–35 Jahre	102	81	79
> 35 Jahre	97	82	85
Schweregrad (Faktorrestakt.)			
≤ 2%	166	141	85
> 2%	45	28	62
Faktorverbrauch [U/Jahr]			
< 20000	73	51	70
20–50000	57	45	79
> 50000	76	69	91

Häufigkeit der Substitution eines Patienten während seines gesamten Lebens für die HCV-Infektion eine Rolle spielt, da mit steigender Häufigkeit die Chance wächst eine mit HCV-infizierte Charge zu substituieren (SCHRAMM et al. 1989). Die niedrigeren Prävalenzen für Anti-HCV bei anderen Autoren (Tabelle 3) könnten auf ein jüngeres Patientenkollektiv oder auf einen höheren Anteil an Patienten mit milder Hämophilie zurückzuführen sein.

Mit einer Prävalenz von 80% spielt die HCV-Infektion in unserem Patientenkollektiv die größte Rolle unter den Viruserkrankungen. Sie ist signifikant höher als die Prävalenz für Anti-HBc (72%) und Anti-HIV (44%). Auch bei schwerer Hämophilie (Faktorrestaktivität ≤2%) ist die Prävalenz von HCV gegenüber HBV und HIV erhöht (Abb. 1). Bei milder Hämophilie (Faktorrestaktivität >2%) beträgt der Anteil der Anti-HCV-positiven Patienten noch 72%, während nur 42% Anti-HBV und sogar nur noch 4% Anti-HIV-positiv sind (Abb. 1). Die deutlich niedrigere HIV-Infektionsrate ist erklärbar, da dieser Virus im Gegensatz zu HBV und HCV erst seit ein paar Jahren existiert. Der Unterschied zwischen der Prävalenz für Anti-HBc und Anti-HCV könnte auf das Fehlen eines Spenderscreenings für Anti-HCV zurückzuführen sein, während es seit 15 Jahren ein Screening für Anti-HBc gibt.

Virusinaktivierungsverfahren können die Gefahr einer Virusinfektion durch Faktorkonzentrate deutlich verringern. 43 von unseren 211 Patienten wurden seit 1980 überwiegend mit virusinaktivierten Präparaten behandelt. In dieser Patientengruppe waren mit 60% gegenüber 80% im Normalkollektiv signifikant weniger Patienten Anti-HCV-positiv.

Transaminasenerhöhungen in unserem Patientenkollektiv sind eher auf eine HCV- als HBV-Infektion zurückzuführen, da prozentual etwa gleich viel Anti-

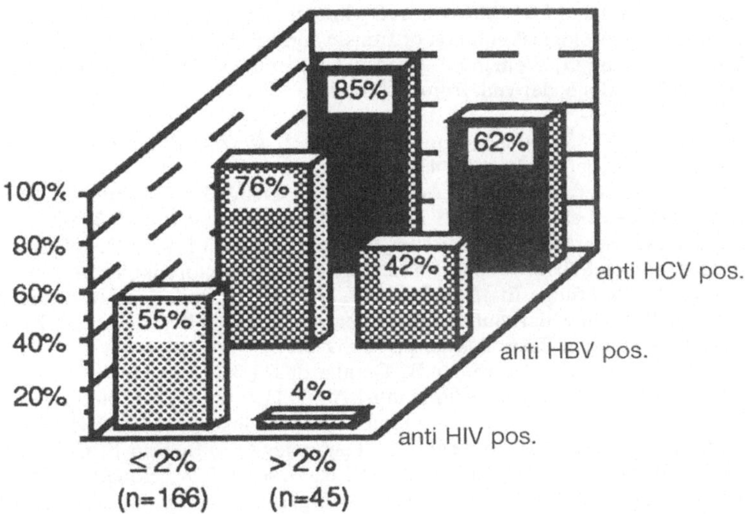

Abb. 1. Vergleich der Infektionsrate von HIV, HBV und HCV in Abhängigkeit von der Schwere der Hämophilie (Faktorrestaktivität)

Tabelle 5. Transaminasen (ALT) und HCV- bzw. HBV-Infektion bei Patienten mit congen. Gerinnungsstörungen

ALT [U/l]	< 60	60–100	> 100
Anti-HCV + (n = 168)	78 %	13 %	10 %
Anti-HCV – (n = 42)	95 %	5 %	0 %
Anti-HBc + (n = 143)	79 %	13 %	8 %
Anti-HBc – (n = 63)	86 %	6 %	8 %

HBc-positive, wie Anti-HBc-negative Patienten Transminasenerhöhungen zeigen (Tabelle 5). Anti-HCV-positive Patienten zeigen mit 10 % signifikant häufiger Transaminasen über 100 U/l, während mit 78 % signifikant weniger Patienten im Normbereich liegen (Tabelle 5).

Literatur

1. Abstracts aus 1st international meeting on hepatitis C virus, Rome september 14 and 15 1989, Ortho Diagnostic Systems
2. Aach RD, Szmuness W, Mosley JW, Hollinger FB, Kahn RA, Stevens CE, Edwards VM, Werch J (1981) Serum alanine aminotransferase of donors in relation to the risk of non-A, non-B hepatitis in recipients. N Engl J Med 304:989–994

3. Alter HJ, Holland PV, Morrow AG, Purcell RH, Feinstone SM, Moritsugu Y (1975) Clinical and serological analysis of transfusion-associated hepatitis. Lancet II:838–841
4. Choo Q-L, Kuo G, Weiner AJ, Overby LR, Bradley DW, Houghton M (1989) Isolation of a cDNA clone derived from a blood-borne non-A, non-B viral hepatitis genome. Science 244:359–361
5. Dienstag JL (1983) Non-A, non-B hepatitis. I. Recongnition, epidemiology and clinical features. Gastroenterology 85:439–462
6. Gürtler LG, Wernicke D, Eberle J, Zulek G, Deinhardt F, Schramm W (1984) Increase in prevalence of anti-HTLV III in hemophiliacs. Lancet I:1275–1276
7. Gürtler LG, Schramm W, Weissner J, Krauss-Dietz B (1986) Ungeklärte HIV-Serokonversionen nach Substitution mit hitzeinaktivierten Faktorenkonzentraten – Probleme der Kausalitätsabklärung. In: Landbeck G, Schimpf K (eds.) 3. Rundtischgespräch über aktuelle Probleme der Substitutionstherapie Hämophiler. Springer Berlin Heidelberg New York London Paris Tokyo, pp 51–59
8. Gürtler LG, Eberle J, Lorbeer B, Deinhardt F (1987) Sensitivity and specifity of commercial ELISA kits for screening anti-LAV/HTLV II. J Virol Methods 15:11–23
9. Kuo G, Choo Q-L, Alter HJ, Gitnick GL, Redeker AG, Purcell RH, Miyamura T, Dienstag JL, Alter MJ, Stevens CE, Tegtmeier GE, Bonino F, Colombo M, Lee WS, Kuo C, Berger K, Shuster JR, Overby LR, Bradley DW, Houghton M (1989) An assay for circulating antibodies to a major etiologic virus of human non-A, non-B hepatitis. Science 244:362–364
10. Roggendorf M, Deinhardt F, Rasshofer R, Eberle J, Hopf U, Möller B, Zachoval R, Pape G, Schramm W, Rommel F (1989) Antibodies to hepatitis C virus (anti-HCV). Lancet (in press)
11. Schramm W, Roggendorf M, Rommel F, Kammmerer R, Pohlmann H, Raßhofer R, Gürtler LG, Deinhardt F (1989) Prevalence of antibodies to hepatitis C virus (HCV) in haemophiliacs. Blut 59:390–392
12. Stehr-Green JK, Holman RC, Jason JS, Evatt BL (1988) Haemophilia-associated AIDS in the United States, 1981 to September 1987. Am J Public Health 78:439–442

Diskussion

DEINHARDT (München):

Gibt es zunächst Fragen zu dem Test und zu der Diagnostik, die hauptsächlich an Herrn Roggendorf zu richten wären?

SCHIMPF (Heidelberg):

Im Zusammenhang mit dem Zitat der Arbeit von Herrn SUGG sprechen Sie von einem möglicherweise noch zu empfindlichen Anti-HCV-Test. Kann man das so sagen, oder muß man jetzt auch von einer Non-A/Non-B/Non-C-Hepatitis sprechen?

ROGGENDORF (München):

Man muß davon ausgehen, daß bei einem Teil derer, die keine Serokonversion zeigten, ein anderer Erreger eine Rolle spielt. Von ALTER und von BREDE gibt es persönliche Mitteilungen, aus denen hervorgeht, daß 10% der posttransfusionellen Hepatitiden eben nicht auf dieses HCV, sondern auf einen anderen Erreger zurückzuführen sind. Es konnte sogar im Schimpansenversuch gezeigt werden, daß mit einem infektiösen Agens eine Nicht-A/Nicht-B-Hepatitis auszulösen ist, die zu keiner Anti-HCV-Serokonversion führt. Es wird also wohl noch einen anderen Erreger geben, doch sollte dieser kaum mehr als 10% der NANB-Hepatitis ausmachen.
In der Studie von Herrn SUGG sind 50% negativ geblieben. Aber es gibt auch nur einen Test, der vielleicht noch sehr unzureichend ist. Wenn wir die ganze Palette von Antikörpern gegen verschiedene Strukturproteine haben, kommen wir vielleicht auf einen höheren Prozentsatz wie auch zu klareren Daten.

BEESER (Freiburg):

Könnte man sagen, daß in der Studie von Herrn SUGG, in der nur drei Patienten durch eine Konserve infiziert worden sind, das klinische Umfeld, also Station, Krankenhauspersonal und andere Patienten, bei der Infektion eine Rolle spielen?

ROGGENDORF (München):

Das muß man aus diesen Daten schließen. Die Ursache ist schon beim Personal oder in dem Umfeld zu sehen, das dort vorhanden war. Ich kann ein

Beispiel nennen: Bei uns läuft gerade eine Studie über die Häufigkeit von Anti-HCV bei Dialysepatienten. Im Durchschnitt haben wir Zahlen von 5,4% gefunden. In einem dieser Zentren lag die Durchseuchungsrate aber bei 35%. Wenn also in einer Einheit eine Infektionsquelle vorhanden ist, dann kann sich das sehr leicht ausbreiten.

DEINHARDT (München):

Ich möchte noch hinzufügen, daß wir bei all diesen retrospektiven Studien darauf angewiesen sind, die Daten aus der Krankengeschichte herauszuholen. Die Krankenakten sind aber keine Bibeln, das haben wir bitter lernen müssen. Wenn z. B. in der Krankengeschichte steht, daß außer den angegebenen Bluttransfusionen nichts injiziert worden sei und dann aber einen Tag nach der Operation hohe Anti-HCV-Titer festgestellt werden, die vorher nicht vorhanden waren, und man nachweisen kann, daß keine Serumverwechslung vorliegt, weil die hohen Titer nicht nur an dem einen Tag, sondern auch noch am 2. und 3. Tag vorhanden waren, dann muß in der Krankenakte etwas fehlen.

SCHRAMM (München):

Zur Infektion nach Bluttransfusionen möchte ich die Untersuchungen einer holländischen Arbeitsgruppe anführen. Es konnte gezeigt werden, daß es Infektionen gibt, bei denen die infizierten Konserven dann auch tatsächlich gefunden worden sind. Es gibt aber auch sehr wohl Patienten, die vom selben Spender Blut erhalten haben und dennoch nicht infiziert worden sind. Das könnte womöglich ein Mengenproblem oder auf das individuelle Ansprechen des einzelnen Patienten auf die Konserve zurückzuführen sein, und das können wir heute noch gar nicht richtig beurteilen.

ROGGENDORF (München):

Ein Kommentar dazu: Wir können heute nicht sagen, welche Konserve oder welches Blut infektiös ist. Wir können nur feststellen, daß Antikörper vorhanden sind, vielleicht Antikörper in einem hohen Titer. Aber wir können bisher in keinem Fall sagen, daß diese Konserve infektiös und diese nicht infektiös ist. Wir haben auch Hinweise darauf, daß Konserven Anti-HCV-positiv sind und keine Infektionen gesetzt haben.

DEINHARDT (München):

Das ist richtig, doch wollen Sie sicher nicht so verstanden sein, daß das ganze Testen auf Anti-HCV keinen Sinn hat. Eine Blutkonserve, die Anti-HCV-positiv ist, hat doch – das kann man heute wohl sagen – eine höhere Chance HCV zu übertragen als eine Anti-HCV-negative. Die sich daraus ergebende Frage, ob alle Blutkonserven auf Anti-HCV getestet werden müssen oder nicht, würde eine längere Diskussion erfordern, auf die wir uns jetzt nicht einlassen können.

BIALEK (Bonn):

Ich habe eine Frage zur ursprünglichen Technik, mit der dieser Test überhaupt etabliert worden ist. Sie haben gesagt, daß aus dem Affenserum eine Substanz pelletiert wurde, wobei nicht klar ist, ob das Virus oder DNA war. Warum hat man nicht mit dem Elektronenmikroskop versucht, herauszubringen, worum es sich handelt, wenn es ein Virus gewesen ist? Wie sicher kann man eigentlich sein, was da untersucht worden ist?
Eine weitere Frage: Bei wievielen Patienten mit posttransfusioneller Hepatitis ließ sich nachverfolgen, daß die Transfusion auch positiv gewesen ist, daß also die Wahrscheinlichkeit auf diesem Wege infiziert worden zu sein, sehr groß ist?

ROGGENDORF (München):

Zum ersten zur Charakterisierung des Virus: Die Plasmen, die als Ausgangsmaterial für diese Viruscharakterisierung verwendet worden sind, sind Plasmen von Schimpansen, die experimentell mit NANB-Virus infiziert worden waren. Von den Plasmen wußte man: Wenn man das Plasma nimmt und auf andere Schimpansen überträgt, sind mindestens 10^6 oder 10^7 Partikel darin gewesen. Nun hat man aus diesen Plasmen mit Ultrazentrifugation das Virus, das man vermutete, sedimentiert, die RNA extrahiert und dann natürlich wieder Rückexperimente gemacht. Man hat die klonierte DNA genommen und nachgeschaut bei Schimpansen, die infiziert waren und die nicht infiziert waren, wo man ein Signal findet. Man hat immer nur ein Signal in Schimpansenlebern gefunden, die infiziert waren und nie in Schimpansenlebern, die nicht infiziert waren. Von daher ist es, glaube ich, schon gut belegt, daß es sich hier um ein infektiöses Agens oder um ein infektiöses Genom handelt, das nur bei infizierten Tieren oder auch beim Menschen angetroffen wird.
Der zweite Punkt war die Häufigkeit: Wie oft kann man zurückverfolgen, daß nach einer Transfusion wirklich eine Konserve involviert war? Das habe ich eben aufgezeigt, daß das häufig nicht der Fall ist, daß häufig Patienten eine NANB-Hepatitis nach Transfusion entwickeln, wo keine Konserve involviert war. Da muß man eben annehmen, daß es das Umfeld gewesen ist, das die Infektion übertragen hat.

BIALEK (Bonn):

Noch etwas zur Frage mit den 1000 und 2000 Seren, die Sie von Leuten untersucht haben, die absolut nie Zeichen einer Hepatitis gehabt haben: Wieviele sind davon gegen diese Struktur positiv?

ROGGENDORF (München):

Das kann man ungefähr aufgrund der Daten bei Blutspendern kalkulieren. Diese ergaben, daß in der Bundesrepublik 0,4% Anti-HCV-positiv sind, und das kann man vielleicht auch im Groben auf die Allgemeinbevölkerung übertragen. In der Allgemeinbevölkerung haben vielleicht 0,4–1% diese Antikörper. Die Trägerrate in der Bevölkerung liegt also maximal bei 1%.

BIALEK (Bonn):

Hatten die positiven Patienten Transaminasenerhöhungen oder Zeichen der Hepatitis?

ROGGENDORF (München):

Das ist bislang noch nicht eindeutig genug untersucht worden.

DEINHARDT (München):

Zur Elektronenmikroskopie möchte ich sagen, daß jeder, der jemals versucht hat, im Pellet von einem Serum nach Viren zu suchen, weiß, wie außerordentlich schwierig das ist. Nur wenn ganz hohe Viruskonzentrationen vorhanden sind, oder eine Immunelektronenmikroskopie durchgeführt werden kann, hat man Aussicht etwas zu finden.

KUSE (Hamburg):

Herr Schramm, Sie haben gezeigt, daß Hämophile, die mit hitzeinaktivierten Präparaten behandelt wurden, zu 60% HCV-positiv sind. Ist das richtig?

SCHRAMM (München):

Unser Patientenkollektiv besteht überwiegend aus Patienten, die älter als 14 Jahre sind und entsprechend auch mit nicht-virusinaktivierten Konzentraten behandelt worden waren.

KÖSTERING (Göttingen):

Könnte man nicht mit zurückgestellten Seren der letzten 5–7 Jahre eine Studie bei Kindern machen, die alle gegen Hepatitis B geimpft worden sind und ausschließlich optimal inaktivierte Konzentrate erhalten haben? Glauben Sie, daß dieser Test dann nicht positiv ausfällt?

SCHRAMM (München):

Ich bin überzeugt, daß in den nächsten Monaten, wenn die überall noch vorhandenen zurückgestellten Proben untersucht sind, eine Fülle von Daten kommen wird. Erst dann wird eine zureichende Beurteilung der Hepatitissicherheit von Konzentraten möglich sein. Bislang kann ich nur sagen, daß wir Serokonversionen bei trockeninaktivierten Präparaten gefunden haben. Bei den wenigen Patienten, die ausschließlich mit optimal inaktivierten Konzentraten behandelt worden sind, haben wir ausschließlich negative Ergebnisse gefunden.

SEIFRIED (Ulm):

Welche Konsequenzen ergeben sich aus Ihren Daten, da etwa bei 50% der Patienten mit normalen Transaminasen ein positiver Test gefunden wurde?

Auch möchte ich Herrn Prof. Schimpf fragen, ob geplant ist, Nachuntersuchungen zur HCV-Infektion bei den Virgin-Studien durchzuführen?

Schramm (München):

Man muß den Eindruck zur Kenntnis nehmen, daß bei einer HCV-Infektion ein hoher Prozentsatz der Patienten normale Transaminasen hat. Umgekehrt haben die 5%, die HCV-negativ sind, auch Transaminasenerhöhungen.

Roggendorf (München):

Man darf nicht sagen, daß Anti-HCV-positiv chronisch infiziert bedeutet. Es gibt sicher Patienten, die eine Infektion durchgemacht und noch Antikörper haben. Man muß dann titrieren und die Konzentration bestimmen, doch das steht noch aus. Aus den Studien von Ost-Berlin wissen wir, daß bei Patienten mit chronischer Erkrankung schon initial höhere Antikörperkonzentrationen gefunden werden als bei jenen, die ausgeheilt sind. Wir müssen also titrieren, um besser differenzieren zu können.

Schimpf (Heidelberg):

Ich bin noch an zwei prospektiven Virussicherheits-Studien beteiligt, deren Ergebnisse noch nicht veröffentlicht sind. Von der einen weiß ich schon, daß alle Patienten Anti-HCV-negativ geblieben sind. Bei der anderen laufen diese Untersuchungen noch. Das stimmt also mit dem überein, was Herr Schramm sagte.
Die Daten von Herrn Schramm bestätigen im übrigen die frühere Ansicht. Glaubte man zunächst aus dieser Infektionsmisere bei Hämophilen herauszukommen, wenn man unbezahlte freiwillige Spender favorisiert und nur Einzel- oder Zweispenderplasmen benutzt, so sieht man jetzt, daß auch bei Transaminasenkontrollen Anti-HCV-positive Personen nicht erfaßt werden. Das Hepatitisproblem ist damit also nicht gelöst. Das wirft natürlich die Frage auf, ob man nicht bei jedem Blutspender auch das Anti-HCV bestimmen müßte.

Deinhardt (München):

Aufgrund der bisher vorliegenden Daten stimme ich Ihnen zu, doch möchte ich die Ergebnisse einer Diskussion nicht vorwegnehmen, die in den nächsten Wochen zwischen den Blutspendediensten, dem Bundesgesundheitsamt und der Deutschen Vereinigung zur Bekämpfung der Viruskrankheiten stattfinden wird. Man könnte hierüber sehr lange diskutieren. Es gibt Gründe dafür, daß erst Studien durchgeführt werden sollten, bevor man alle Blutspender untersucht oder von morgen an alle Blutspender untersucht werden sollten. Die Frage darüber hinaus ist, ob man zusätzlich auf Anti-HBc untersuchen sollte, was von Amerikanern auch heute noch bei dem Anti-HCV-Test empfohlen wird, um damit außerdem auch HIV-Risikopersonen auszuschließen. Zu diesem Fragenkomplex werden wir auf unserem nächsten Symposion sehr viel mehr Daten haben.

SCHIMPF (Heidelberg):

Dazu fällt mir eine Publikation von Herrn SUGG ein, in der gezeigt wurde, daß ein Ausschluß Anti-HBc-positiver Spender auch das Risiko einer Hepatitis NANB-Infektion mindert.

DEINHARDT (München):

In der Studie von Herrn SUGG wären ungefähr 40 % Hepatitis NANB-Infektionen mit dem Anti-HBc-Test verhindert worden. Dies ist die gleich Studie und es sind die gleichen Seren, die Herr Roggendorf erwähnt hat. Herr Sugg hebt alles auf, und diese Fälle sind so gut dokumentiert, daß uns das, was wir jetzt gefunden haben, sehr überrascht hat. Wir müssen mehr Daten haben, um das weiter zu verfolgen. Aber es ist die gleiche Studie.

KREUZ (Frankfurt):

Ich möchte kurz unsere Ergebnisse von Virgin-Patienten darlegen, die seit 1980 ausschließlich mit Faktor VIII-HS-Präparaten behandelt worden sind. Die Seren wurden von Herrn Roggendorf untersucht. Alle unsere 32 Patienten sind HCV-Antikörper-negativ. Zwei weitere Patienten, die ausschließlich Beta-Propiolacton-inaktivierte Präparate erhalten haben, sind ebenfalls negativ.

Untersuchungen bei Blutspendern für Patienten mit und ohne nachfolgender Non A/Non B-Posttransfusionshepatitis

H.-J. Siemens (Lübeck)

Zusammenfassung

Es wurden die Blutspender von 50 Patienten mit und 20 Patienten ohne nachgewiesener Non-A-Non-B-Posttransfusionshepatitis (NANB) nachuntersucht, um Kriterien für das Risiko einer Übertragung des HBC-Virus zu finden. Im Kollektiv der Non-A-Non-B-Hepatitis-Patienten fanden sich deutlich mehr Spender, die schon einmal in einem solchen Kollektiv aufgefallen waren. Die Anzahl der Konserven absolut sowie die Anzahl der leicht erhöhten SGPT-Werte bei der Spende war im NANB-Kollektiv höher als in der Kontrolle. Auch fanden sich mehr Spender mit HBV-Antikörpernachweis sowie mehr Neuspender in der NANB-Gruppe. Relativ geringe Unterschiede ergaben sich bei vorübergehend erhöhten Transaminasenwerten. Auch über einen längeren Beobachtungszeitraum gab es bei Transaminasenerhöhungen über die Norm keine Unterschiede. Bei ca. 7% der untersuchten Spender (entsprechend 1% der Gesamtspenderzahl) fanden sich 2 und bei weiteren 8% mehr als zwei auffällige Befundkombinationen, so daß diese vorerst bis zum Vorliegen eines geeigneten HBC-Antigen-Nachweises vom Spenden ausgeschlossen werden sollten.

Einleitung

Das Risiko nach einer Bluttransfusion an einer Posttransfusionshepatitis (PTH) zu erkranken, ist je nach der geographischen Lage sehr verschieden. Mit die niedrigste Inzidenz wird aus der Schweiz berichtet mit weniger als 0,1%, mit die höchsten Zahlen der westlichen Welt stammen aus den USA mit ca. 10% im Mittel. In Nordeuropa sollen ca. 3 bis 5% aller Patienten nach Transfusionen eine Hepatitis entwickeln [1, 2].

Nach Einführung des regelmäßigen HBS-Antigen-Screenings in den Blutbanken ging die Rate der HBV-Infektionen stark zurück. Dafür gehören jetzt ca. 80 bis 90% der PTH zur Gruppe der Non-A-Non-B-Hepatitis (NANB-H).

Bis heute stehen aber noch keine serologischen Marker für diese Hepatitisform zur Verfügung, so daß man nach wie vor auf Ersatzmarker angewiesen ist. Dazu gehören insbesondere die SGPT und der HBV-Antikörperstatus des Spenders.

Andere Risikofaktoren, die vor allem aus außereuropäischen Ländern bekannt sind, spielen in Deutschland nur eine untergeordnete Rolle [3]: kommerzielles Spenden mit einer hohen PTH-Rate bei den Empfängern ist wenig üblich. Eine Auswahl nach groben, subjektiven Kriterien bezüglich des sozioökonomischen Umfeldes findet schon bei der Spenderrekrutierung statt. Da vor allem in den USA eine höhere Korrelation zwischen niedrigem sozialen Niveau und kommerziellen Spenderstatus auf der einen Seite und dem Nachweis von HBV-Antikörpern auf der anderen Seite besteht, wurden bei uns zwar HBV-Antikörper nachgewiesen, aber nicht weiter beachtet. Auch werden Konserven mit erhöhten Transaminasenwerten in der Regel nicht transfundiert. Die Schwierigkeit besteht aber darin, aus normalerweise unauffälligen Spendern diejenigen herauszufiltern, deren Konserve für eine PTH die Ursache sein könnte.

Es wurde daher versucht, aus den vorhandenen und neu erhobenen Daten der Spender Kriterien zu finden, die wenigstens im Nachhinein die weitere Übertragung einer PTH bei anderen Patienten verhindern könnten. Natürlich muß man sich dabei im Klaren sein, daß es auch gerade im Krankenhaus noch weitere Quellen für die Infektion mit einer Hepatitis gibt.

Methodik

Patienten

Es wurden die Spenderkollektive von 50 Patienten, die in einem Zeitraum von 18 Monaten meist aus der chirurgischen Klinik des Universitätsklinikums Eppendorf wegen einer Posstransfusions-Hepatitis (PTH) gemeldet wurden, nachuntersucht. Bei den 50 Patienten handelte es sich ausschließlich um solche, bei denen im Zusammenhang mit einer Operation Blutkonserven (Erythrozytenkonzentrate und Vollblut) transfundiert worden waren und die dann in der Folgezeit an einer Non-A-Non-B-Hepatitis (NANB-H) manifest mit klinischer Aufnahme und Behandlungspflichtigkeit erkrankten. Die Patienten mit PTH durch eine HBV-Infektion sowie eine HAV-Infektion wurden hier nicht berücksichtigt. Als Kontrollgruppe wurden 20 Patienten aus dem gleichen Zeitraum mit ähnlichen Operationen wahllos ausgesucht und deren Spenderkollektive auf gleiche Weise nachuntersucht.

Spender

Die Spender und ihre Konserven entsprachen mindestens bis zum Zeitpunkt ihrer Spende für die betroffenen PTH-Patienten den üblichen Kriterien, die für Bluttransfusionsdienste gelten. Von vornherein ausgeschlossen waren Personen von offensichtlichen Risikogruppen, wie z. B. Alkoholiker, ehemalige Drogenabhängige, Kranke aller Art sowie Patienten mit akuten Infektionen.

Alle Spender waren vor der ersten Spende ausführlich ärztlich untersucht sowie entsprechende Laboruntersuchungen einschließlich Röntgen-Thorax-Aufnahmen durchgeführt worden. Routinemäßig wurden bei jeder Spende (Männer alle 8 Wochen, Frauen max. alle 12 Wochen) bestimmt: HBS-Antigen, SGPT, TPHA, Hämoglobin und Leukozytenzahl. Bei Erstuntersuchungen, später alle zwei Jahre bei regelmäßigen Nachuntersuchungen sowie bei dem Erscheinen des Spenders in einem Hepatitis-Kollektiv wurden zusätzlich bestimmt HBs- und HBc-Antikörper, SGOT, Gesamtbilirubin, Blutbild mit Differential-Blutbild und CMV-Titer.

Eine HIV-Testung war damals noch nicht bekannt. Bei allen Spendern wurde angestrebt, diese möglichst für viele Jahre als Dauerspender (im Gegensatz zu Gelegenheitsspendern) zu gewinnen. Dem Spender wurde dabei auch als Anreiz eine sogenannte Aufwandsentschädigung gezahlt, die aber nicht als Entlohnung im Sinne des kommerziellen Spenders angesehen werden soll.

Hepatitis-Kollektiv

Dazu zählte jeder Spender, der an Hand der Kreuzungsprotokolle für einen bestimmten Patienten (Empfänger), der später an einer NANB-PTH erkrankt war, gespendet hatte (s. Abb. 1). Von jedem Spender wurde dann ein umfangreiches Untersuchungsprogramm durchgeführt (s. Tabelle 1) mit dem Ziel, bestimmte Hinweise für eine vorausgegangene, inapperante Erkrankung mit oder ohne Hinweis auf eine Hepatitis zu erhalten. Neben der ausführlichen und spezifischen Anamnese, z. B. auch mit der Frage nach einem Auslandsaufenthalt, und der körperlichen Untersuchung wurde an Hand der Spenderakte ermittelt. Neben Spendenzahl und dem HBV-Antikörperstatus wurde insbesondere der Transaminasenverlauf mindestens 6 Monate vor und 12 Monate nach der verdächtigen Spende ermittelt. Auch andere Auffälligkeiten aus der Akte wurden vermerkt, wie z. B. die internistische Abklärung von kurzzeitigen Leukozytosen, Bilirubinerhöhungen, auffällige Entzündungsparameter u. a.

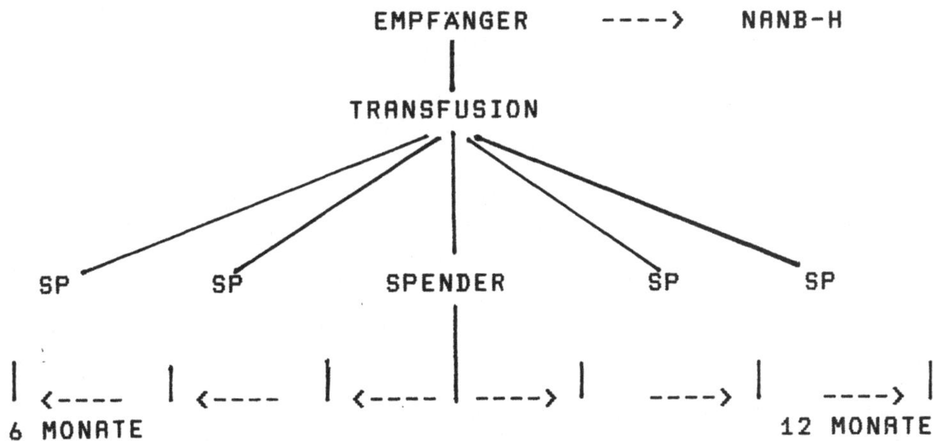

Abb. 1. Ausgehend von dem Empfänger mit einer später aufgetretenen NANB-Hepatitis wurden sämtliche Spender, wie beschrieben, nachuntersucht. Dabei wurden, soweit vorhanden, die Daten der entsprechenden Spenden 6 Monate vor und 12 Monate nach der verdächtigen Spende (gekennzeichnet durch senkrechte Striche) herangezogen. Beispielhaft ist dies lediglich für einen Spender dargestellt.

Tabelle 1. Untersuchungsprogramm

- Klinische Nachuntersuchung
  Anamnese, z. B. Gelbsucht
  Körperliche Untersuchung
  Spezielle Fragen: Krankheitsgefühl vor/nach der Spende
  - Hepatitis-Kontakt
  - Tätowierung/Akupunktur
  - Verdauungsbeschwerden
  - Vor der Spende: OP, Injektion, Zahnarzt
  - Beruf: Krankenpfleger, (Zahn)Arzt
  - C2-Abusus/Fettleber
- Spendenzahl, Neuspender
- Anti-Hbc, Anti-Hbs-Nachweis
- Transaminasen vor/nach/bei der Spende
- Andere Laborauffälligkeiten: Leukozyten ↑, BSG ↑, Bilirubin ↑ (M. Meulengracht)
- Hepatitis-Kollektiv

Ergebnisse

Es konnten zwischen Januar 1982 und Juni 1983 von insgesamt 50 Patienten mit NANB-PTH die Spenderkollektive nachuntersucht werden (Tabelle 2). Als Kontrolle wurden 20 Fälle aus dem gleichen Zeitraum untersucht. Bei der NANB-Gruppe konnten von 683 Spendern 585 ausgewertet werden. Die restlichen Blutkonserven stammten von anderen Blutspendediensten (vornehmlich dem DRK-Lütjensee, aber auch vom AK Eilbek), die auf entsprechende Nach-

Tabelle 2

	NANB		Kontrolle		
	absolut	Rel. %	absolut	Rel. %	Faktor
Patientenzahl	50		20		2,5
Spender	683		163		–
auswertbar	585	100	163	100	–
Kons./Pat.	13,6		8,15		1,7**
– Hepatitis-Koll.	72	12	2	1,2	10*
– transfundierte Kons. > 22 U/l PT	17	2,9	2	1,2	2,4*
– Pos. HBV-AK-Nachweis	55	9,4	10	6,1	1,5**
– Neuspender (< 5 Spenden)	52	8,9	11	6,7	1,3***
– erhöhte Transaminasen vorher	85	14,5	20	12,2	1,2
– andere Auffälligkeiten	50	8,5	17	10,4	0,8
– max. PT im Beob.-Zeitraum > 22 U/l	30	5,1	12	7,4	0,7

* $p < 0{,}001$
** $p < 0{,}01$
*** $p < 0{,}05$

fragen keine Auffälligkeiten bei ihren Spendern mitteilten. Bei der Kontrollgruppe konnten alle Spender nachuntersucht werden.

Ein deutlicher Unterschied zeigte sich in der Anzahl der Konserven pro Patient: 13,6 gegenüber 8,15 Konserven bei Kontrolle ($p < 0{,}01$).

10mal mehr Spender im NANB-Kollektiv waren schon mindestens einmal (72 Spender) in einem Hepatitis-Kollektiv aufgefallen, davon 8 Spender sogar schon zweimal und 3 Spender gar dreimal in einem Zeitraum von max. 5 Jahren. Der Anteil der Altspender mit z. T. mehr als 100 Spenden war dabei nicht signifikant verschieden, im Gegenteil war die Rate der Neuspender mit weniger als 5 Spenden deutlich höher im NANB-Kollektiv.

2,4mal häufiger wurden im NANB-Kollektiv Konserven transfundiert, bei denen ein Transaminasenwert (SGPT) von >22, aber <35 U/l gemessen wurden.

Ein positiver Antikörpernachweis (Anti-HBc und/oder Anti-HBs) fand sich noch 1,5mal häufiger im NANB-Kollektiv. Das HBS-Antigen konnte bei keinem dieser Spender vorher oder nachher nachgewiesen werden.

Keine signifikanten Unterschiede erbrachte die Analyse des Transaminasenverlaufs, also z. B. der kurzzeitige Anstieg von einem niedrigen individuellen Normwert. Auch waren insbesondere im Beobachtungszeitraum von 6 Monaten vor und 12 Monaten nach der bewußten Spende leichte erhöhte SPGT-Werte nicht häufiger als in der Kontrolle.

Auch Auffälligkeiten bei Laborergebnissen oder in der Anamnese erbrachten keine signifikanten Hinweise in die eine oder andere Richtung. Bei ca. 15% aller Spender fanden sich zwei oder mehr auffällige Faktoren auf einmal, wovon knapp die Hälfte (ca. 8%) sowohl mindestens zweimal in einem Hepatitis-Kollektiv auftauchten und mehrfach erhöhte Transaminasen hatten und/oder HBV-Antikörper positiv waren.

Diskussion

Trotz guter Spenderauswahl und aufwendigem Konservenscreening durch eine Vielzahl von teuren Labortests stellt die PTH für den transfundierenden Arzt nach wie vor ein ernstes Problem dar [4].

Die Hepatitis B- und A-Infektion spielen dabei praktisch keine Rolle mehr. Ganz im Vordergrund steht die NANB-Hepatitis, für die bis heute keine direkten Nachweismethoden für die Praxis existieren [5].

Ob von den indirekten Markern, insbesondere die nur gering erhöhten SGPT-Werte einen Hinweis auf eine NANB-Infektiosität geben, ist zumindestens nicht unumstritten [1].

Die HBV-Antikörper werden nur selten bisher von einigen Blutbanken bestimmt. Konsequenzen werden aber in der Regel nicht gezogen, zumal auch die Ergebnisse bei PTH-Studien wenig überzeugend oder widersprüchlich sind [6, 7, 8].

Bei der alleinigen Betrachtung der Labordaten der Konserven für einen PTH-Patienten könnte man daher auf den Gedanken kommen, daß eine Übertragung von HBC-Viren durch Blutspender fast völlig auszuschließen ist.

Betrachtet man aber die Kombination von Daten, Transaminasenverläufen, HBV-Antikörpernachweis, Auftauchen in Hepatitis-Kollektiven u. a. Besonderheiten, so läßt sich der Schluß ziehen, daß Spender mit gehäuften Risikofaktoren vorerst vom Spenden auszuschließen sind. Ob der laborchemisch direkte Nachweis einer HBC-Infektion die Häufigkeit der PTH bei operierten und transfundierten Patienten ändern wird, bleibt aber noch abzuwarten.

Literatur

1. Meier P, Huber M, Schmidt M (1987) SGPT-Bestimmung als Routine Screening bei Blutspendern? Schweiz med Wschr 117:1130–1133
2. Reesink HW, van der Poel CL (1989) Blood transfusion and hepatitis: still a threat? Blut 58:1–6
3. Hollinger FB, Alter HJ, Holland PV, Aach RD (1981) Non-A, Non-B posttransfusion hepatitis in the U. S. in Gerety RI, Non-A, Non-B hepatitis. Academic Press, New York, S. 49–70
4. Judmaier G (1988) Epidemiologie, Klinik und Prognose der Virushepatitis A, B und Non-A-Non-B. Acta Med Austriaca S 37:1–31
5. Polesky HF, Hanson MR (1989) Transfusion-associated Hepatitis C Virus (non-A, non-B) infection. Arch Pathol Lab Med 113:232–235
6. Hoyos M, Sarrion JV et al. (1989) Prospective assessment of donor blood screening for antibody to hepatitis B core antigen as a means of preventing posttransfusion non-A, non-B hepatitis. Hepatology 9:449–451
7. Sugg U, Schenzle D, Hess G (1988) Antibodies to hepatitis B core antigen in blood donors screened for ALT level and hepatitis non-A, non-B in recipients. Transfusion 28:386–388
8. Gillon I, Hussey AJ et al. (1988) Posttransfusion non-A, non-B hepatitis: Significance of raised ALT and anti-HBc in blood donors. Vox Sang 54:148–153

Diskussion

DEINHARDT (München):

Würden Sie mit Ihrer letzten Bemerkung sagen, daß man auch auf den Anti-HBc-Test jetzt noch nicht verzichten sollte?

SIEMENS (Lübeck):

Das würde ich, weil Anti-HBc- und Anti-HBs-Teste oft durchgeführt werden, ohne daß daraus Konsequenzen gezogen werden.

DEINHARDT (München):

Die Zahl derer, die positiv sind, ist nicht so hoch, daß sie das Blutspendewesen zusammenbrechen lassen würden?

SIEMENS (Lübeck):

Nein. Ich sagte: Wenn man das einigermaßen streng auswertet, dann fallen ungefähr 1% aller Spender heraus.

NIESSNER (Wiener Neustadt):

Was sagen Sie zum jetzigen Zeitpunkt dem Spender, wenn er normale Transaminasen hat, aber Anti-HCV-positiv ist?

SIEMENS (Lübeck):

Die HCV-Testung ist im Blutspendedienst noch nicht routinemäßig eingeführt.

DEINHARDT (München):

Ich glaube, daß die Antwort auf Ihre Frage wäre: Wenn ich herausfinde, daß jemand Anti-HCV-positiv ist und dabei normale Transaminasen hat, würde ich ihm sagen: Sie haben irgendwann einmal eine HCV durchgemacht, Ihre Leberwerte sind sonst normal. Man sollte dies nach einem halben Jahr noch einmal nachkontrollieren, aber Sie sind höchstwahrscheinlich immun.

NIESSNER (Wiener Neustadt):

Aber er fragt letzten Endes, warum er ausgeschlossen werden soll.

DEINHARDT (München):

Weil wir zur Zeit noch nicht wissen, ob es in diesem Fall Virusträger gibt, die sonst unauffällig sind, wie man auch andere Viren mit sich herumtragen kann, ohne daß sie einem schaden.

Anti-Hepatitis C-Antikörper bei Hämophilen

E. O. MEILI, E. BÜTLER, J. J. BURCKHARDT (Zürich, Bern)

Im Rahmen der Evaluation eines neuen Testsystems zur Bestimmung von Antikörpern gegen Hepatitis C-Virus (HCV) (Ortho HCV Antibody ELISA Test) wurden 26 Hämophile, die vor 1986 mit nicht-vireninaktivierten Gerinnungspräparaten behandelt worden waren, untersucht.

Bei 23 Hämophilen konnten Antikörper gegen HCV nachgewiesen werden, drei zeigten keine Antikörper.

10 der 23 Antikörperträger haben in ihrer Anamnese eine klinisch manifeste Hepatitis Non-A-Non-B (HNANB). Umgekehrt ließen sich bei allen Hämophilen dieses Kollektivs, die in ihrer Anamnese eine klinisch manifeste HNANB haben, Anti-HCV-Antikörper nachweisen.

13 der 23 Antikörperträger haben permanent erhöhte ALT-Spiegel (höher als zweifacher oberer Normwert). Alle Hämophilen dieses Kollektivs mit permanent erhöhten ALT-Spiegeln sind Anti-HCV-Antikörperträger. Darunter sind auch zwei Hämophile, die an einer Blutprodukte-assoziierten Leberzirrhose leiden.

Bei drei Hämophilen, die alle 1982 eine klinisch manifeste, schwere HNANB durchgemacht haben, wurden Seren aus den Jahren 1984, 1986 und 1989 untersucht. Alle zeigten in den drei Seren eine unverändert stark positive Testreaktion.

Zwei der drei Hämophilen mit negativem Testresultat hatten zur Substitutionstherapie lediglich geringe Mengen eines niedriggepoolten Kryopräzipitates erhalten. Beim dritten handelt es sich um einen mit hochgepoolten Präparaten substituierten Hämophilie A-Patienten mit Hemmkörpern, bei dem möglicherweise wegen seiner bereits fortgeschrittenen HIV-Infektion keine Anti-HCV-Antikörper mehr nachweisbar sind.

Diese vorläufigen Resultate zeigen eine gute Korrelation zwischen den klinischen Beobachtungen und dem Anti-HCV-Antikörperstatus der untersuchten Hämophilen.

Vorläufige Ergebnisse der Anti-HCV-Testung von Patienten mit Blutgerinnungsstörungen

W. Mondorf, P. Kühnl, S. Seidl, E. Aygören, F. Störkel, I. Scharrer
(Frankfurt, Hamburg)

Im Zuge der Übertragung von Blut und Blutprodukten kam es in den vergangenen Jahren immer wieder zur Entwicklung von Hepatitiden, die serologisch nicht als Hepatitis A, B oder D identifiziert werden konnten. Im Zusammenhang mit diesen als Non-A-Non-B bezeichneten Hepatitiden konnte ein Virus gefunden werden, das nach Entwicklung eines spezifischen Antikörpertests zu dieser Erkrankung eine hohe Korrelation zeigte. Dieser, als Hepatitis-C-Virus benannte Erreger, scheint für einen Großteil der Non-A-Non-B-Hepatitiden verantwortlich zu sein [1, 3, 11].

Im Sommer 1989 begannen wir eine systematische Untersuchung auf Antikörper gegen Hepatitis C bei Patienten mit Blutgerinnungsstörungen, die in der Vergangenheit mehrfach mit Plasmaprodukten behandelt wurden.

Mit einem von Ortho Diagnostic System und Chiron Laboratories entwickelten ELISAs konnten wir bislang 60 Patienten auf Antikörper gegen Hepatitis C (Anti-HCV) untersuchen (Abb. 1). Während sich im Blutspende- oder Normalkollektiv eine Prävalenz mit 0,5–1 % ergab, konnten in unserem Kollektiv bei 51 von 60 Patienten (85 %) Antikörper gegen Hepatitis C gefunden werden. Nur 9 Patienten sind Anti-HCV negativ.

Dieses Kollektiv der Anti-HCV-negativen Patienten setzt sich wie folgt zusammen (Tabelle 1): Drei Patienten hatten eine schwere, zwei eine milde und einer eine Subhämophilie sowie ein Patient mit Zustand nach massiver Faktor VIII-Therapie wegen Hemmkörpern. Je ein Patient hatte ein mildes und ein schweres von Willebrand-Syndrom.

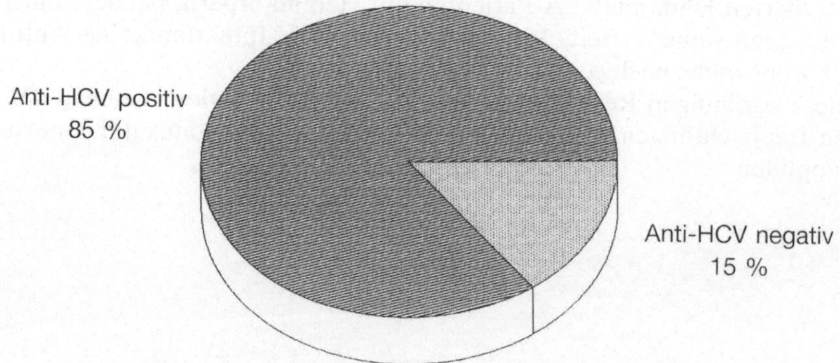

Abb. 1. Anteil Anti-HCV-positiver und -negativer Patienten mit Blutgerinnungsstörungen (n = 60)

Tabelle 1. HIV- und Hepatitis-Serologie, sowie Transaminasen, alkalische Phosphatase und Diagnose Anti-HCV-negativer Patienten mit Blutgerinnungsstörungen

Init	Anti-HIV	Anti-HBs	Anti-HBc	GOT	GPT	gGT	AP	Dg.
H. K.	+	+	+	17	17	30	116	sHA
H. B.	+	+	+	15	34	13	13	sHA
H. G.	+	+	+	13	8	11	93	sHA
D. H.	–	–	–	7	9	10	72	mHA
A. Z.	–	+	+	9	13	13	78	mHA
R. B.	–	+	–	10	13	8	91	sbHA
B. S.	–	+	+	10	10	11	65	ZnHK
W. G.	–	–	–	12	6	17	115	mvWS
M	–	+	–	7	11	12	96	svWS

sHA = schwere Hämophilie A, mHA = milde Hämophilie A
sbHA = Subhämophilie A, ZnHK = Z. n. Hemmkörperhämophilie
mvWS = mildes von Willebrand-Syndrom
svWS = schweres von Willebrand-Syndrom

Gleichzeitig mit der Abnahme der Hepatitis-Serologie erfolgte eine Untersuchung der Transaminasen und der alkalischen Phosphatase. Bis auf jeweils einen grenzwertig erhöhten Gamma-GT und GPT-Wert, liegen alle Transaminasen und die alkalische Phosphatase der Anti-HCV negativen Patienten im Normbereich. Anti-HBc ist fünf mal positiv und vier mal negativ. Anti-HIV-positiv sind alle drei Patienten mit schwerer Hämophilie A.

Von den Anti-HCV-positiven Patienten haben 26 eine schwere, 10 eine mittelschwere und 11 eine milde Hämophilie (Tabelle 2). In dieser Gruppe befinden sich weiterhin eine Konduktorin einer Hämophilie A und drei Patienten mit schwerem von Willebrand-Syndrom.

Tabelle 2. Diagnosen Anti-HCV-positiver Patienten

Diagnose	n
Schwere Hämophilie (F.VIII/IX < 1%)	26
Mittelschwere Hämophilie (F.VIII/IX 1–5%)	10
Milde Hämophilie (F.VIII/IX 5–15%)	11
Koduktorin einer Hämophilie A	1
Schweres von Willebrand-Syndrom	3

84% dieser Anti-HCV-positiven Patienten sind Anti-HBs- und 71% Anti-HBc-positiv (Abb. 2). Daraus läßt sich folgern, daß mindestens 60% aller untersuchten Patienten sowohl eine Hepatitis B als auch eine Hepatitis C durchgemacht haben. Bei 55% der Anti-HCV-positiven Patienten sind zusätzlich Antikörper gegen HIV nachweisbar.

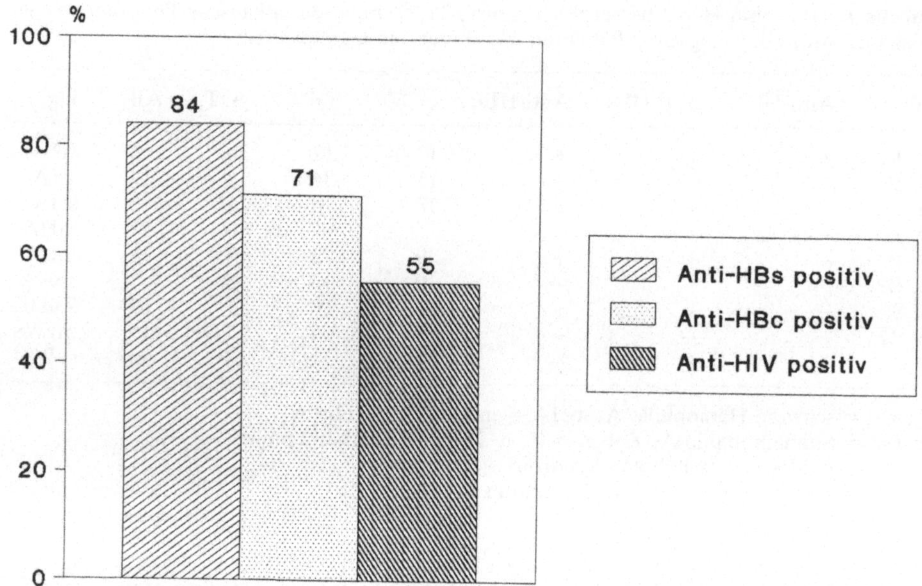

Abb. 2. Positiver Anti-HBs-, -HBc- und -HIV-Test bei Anti-HCV-positiven Patienten mit Blutgerinnungsstörungen (n = 51)

Auf Abbildung 3 sind die Serum-GPT Werte aller Anti-HCV positiven Patienten in der Reihenfolge der Untersuchung zu sehen. Der GPT-Wert liegt mit 54 U/l im Durchschnitt deutlich über dem Normalwert von 23 U/l.

Zur Quantifizierung wurden anhand der GPT drei Bereiche A, B und C definiert: Bereich A enthält Normalwerte bis 23 U/l, Bereich B grenzwertig bis auf das 2,5-fache erhöhte Werte und Bereich C deutlich über das 2,5-fache erhöhte Werte.

Nur 6 Anti-HCV-positive Patienten (12%) gehören zum Bereich A und haben eine normale GPT. Demgegenüber gehören 11 Patienten (22%) zum Bereich C mit deutlich erhöhten GPT-Werten. Die Mehrzahl der Patienten (66%) weisen eine grenzwertig erhöhte GPT auf.

Ähnlich verhält es sich mit der GOT (Abb. 4): Sie liegt im Mittel mit 31 U/l knapp über dem oberem Normwert von 18 U/l. 30% der Patienten weisen eine normale und nur 16% eine stark erhöhte GOT auf. Auch hier gehören die Mehrzahl der Patienten zum Bereich B mit grenzwertig erhöhten GOT-Werten. Bezüglich der Serum-Gamma-GT Werte weisen über die Hälfte der Anti-HCV-positiven Patienten Normalwerte bis 28 U/l auf (Abb. 5). Andererseits haben 28% dieser Patienten deutlich über das 2,5-fache der Norm erhöhte Werte. Nur 20% weisen eine grenzwertig erhöhte Gamma-GT auf. Der Mittelwert der Gamma-GT liegt wie bei den anderen Transaminasen im grenzwertig erhöhten Bereich.

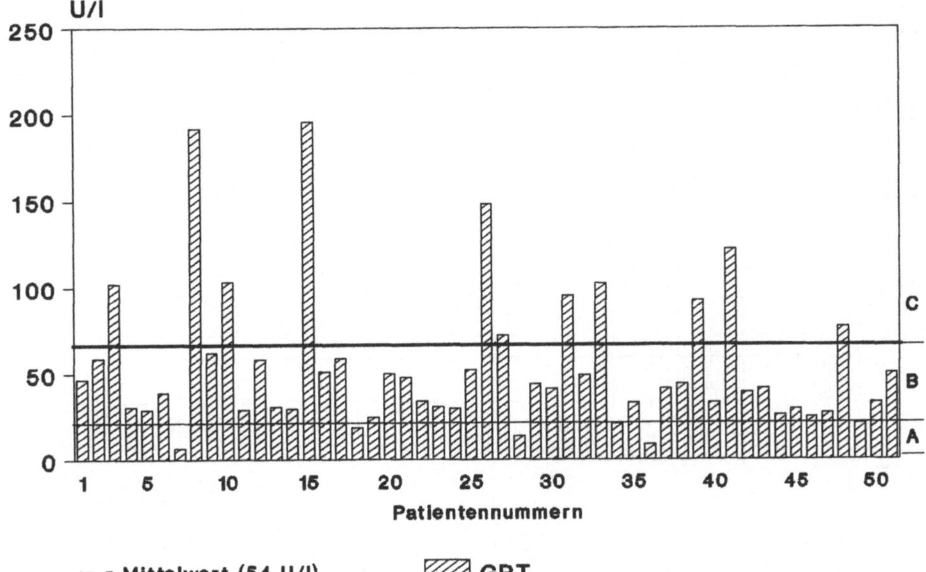

Abb. 3. Serum GPT bei Anti-HCV-positiven Patienten

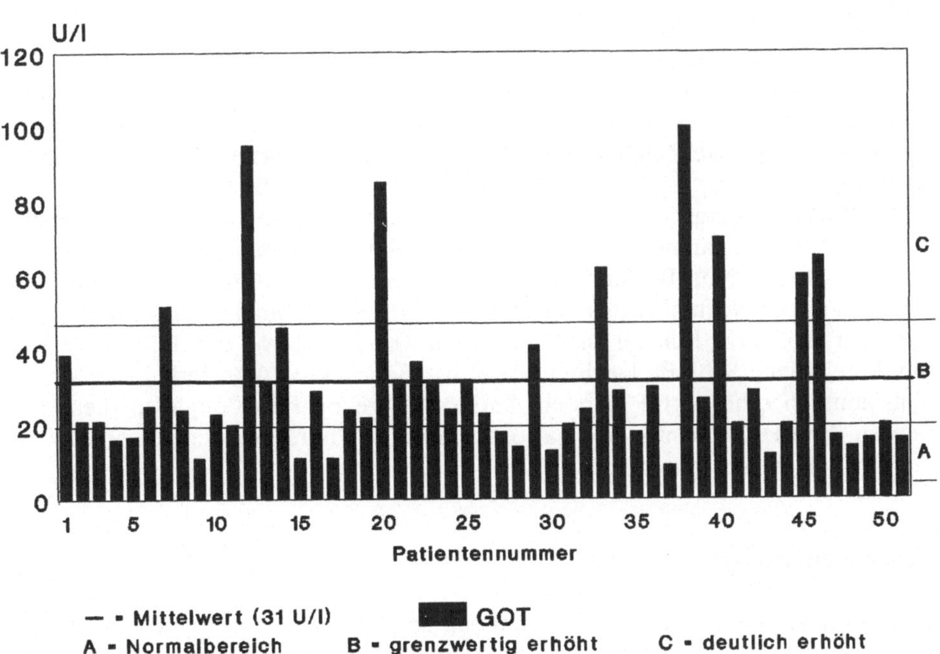

Abb. 4. Serum GOT bei Anti-HCV-positiven Patienten

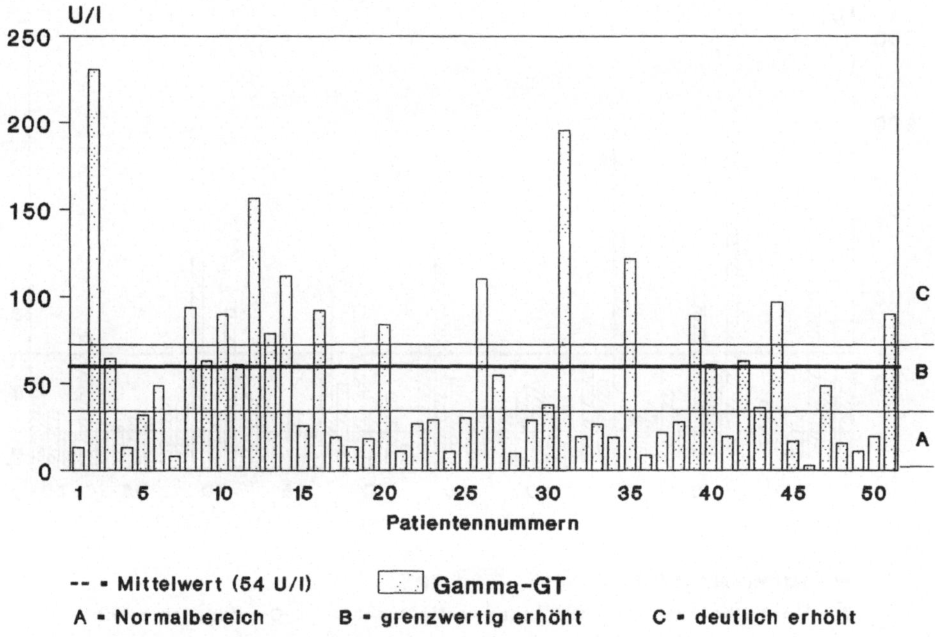

Abb. 5. Serum Gamma-GT bei Anti-HCV-positiven Patienten

Die alkalische Phosphatase liegt bei allen Patienten im Normbereich.

Der klinische Befund war bei allen untersuchten Patienten bezüglich einer Leberfunktionsstörung unauffällig. Lediglich palpatorisch oder sonographisch zeigten sich teilweise Zeichen einer beginnenden oder fortgeschrittenen Leberzirrhose.

Zur Entscheidungsfindung, ob eine Non-A-Non-B-Hepatitis durchgemacht wurde, bediente man sich bislang der sogenannten Surrogat-Tests [1]. Danach war eine Non-A-Non-B-Hepatitis unwahrscheinlich, wenn die GPT unter dem 2,5-fachem des Normalwertes lag und/oder der Anti-HBc-Test negativ war. In unserem Kollektiv führten diese Surrogat-Tests in 16% der Fälle zu einer falsch negativen Schlußfolgerung (Abb. 6). Bei diesen 16% finden sich weder eine deutlich erhöhte GPT, noch Antikörper gegen HBc, obgleich diese Patienten Anti-HCV-positiv sind, also mit großer Wahrscheinlichkeit eine Non-A-Non-B-Hepatitis durchmachten.

Zusammenfassung

In Übereinstimmung mit den Ergebnissen anderer Arbeitsgruppen [2–10] kam es infolge der Verabreichung von Plasmaprodukten bei Patienten mit hämorrhagischen Diathesen zu einer sehr hohen Übertragungsrate von Hepatitis C.

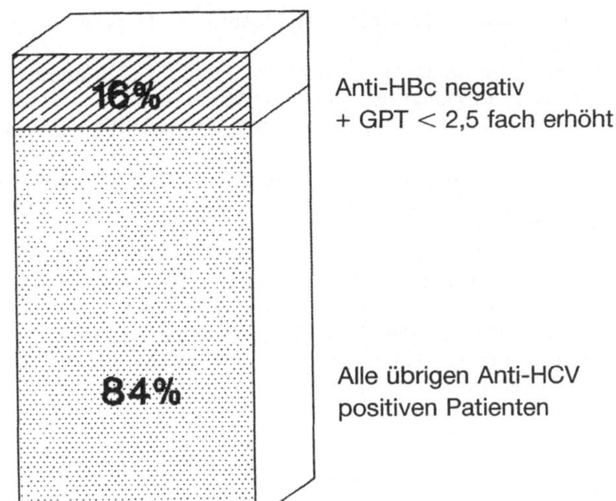

Abb. 6. Anteil Anti-HCV-positiver Patienten mit negativem Anti-HBc-Test und weniger als 2,5-fach erhöhter GPT (= Surrogat-Test)

Da in anderen Arbeitsgruppen bereits ein spontanes Verschwinden von Anti-HCV belegt wurde [6], ist anzunehmen, daß noch mehr Patienten als die hier dokumentierten 85 % eine Non-A-Non-B-Hepatitis durchmachten.

Weiterhin konnte gezeigt werden, daß selbst die Kombination negativer Surrogat-Tests wie GPT und Anti-HBc eine durchgemachte Non-A-Non-B-Hepatitis nicht ausschließen können [1].

Literatur

1. Aneloni V, Vicarioto M, Doris R, Chiramonte M, Ongaro G, Naccarato R (1989) Relationship between Surrogate Tests for Prevention of NANB Post-Transfusion Hepatitis and Anti-HCV. 1st International Meeting on Hepatitis C Virus. Rome – September 14 and 15, 1989
2. Esteran JI, Viladomiu L, Gonzales A, Roget A, Genesca J, Esteban B, Lopez-Talavera JC, Hernandez JM, Vargas V, Buti M (1989) Hepatitis C Virus Antibodies among Risk Groups in Spain. Lancet 294–296
3. Kühnl P, Sibrowski W, Laufs R, Stangel W, Müller R, Seidl S (1989) HCV-Antibodies in NANBH-Patients and HIV Risk Groups. 1st International Meeting on Hepatitis C Virus. Rome – September 14 and 15, 1989
4. Maisonneuve P, Guerois C, Noel C, Verroust F, Laurian Y (1989) Anti-HCV Antibodies in French Hemophiliac only Substituted with Factor-VIII SD Concentrates. 1st International Meeting on Hepatitis C Virus. Rome – September 14 and 15, 1989
5. Mannucci PM, Schimpf K, Brettler DB, Colombo M, Lechner K, Lusher J, Roberts H (1989) Hepatitis C Virus is not Transmitted by High-Purity, Pasteurized Factor VIII Concentrate. 1st International Meeting on Hepatitis C Virus. Rome – September 14 and 15, 1989
6. Noel L, Verroust F, Maisoneuve P, Geurois C, Laurian Y (1989) Antibodies to Hepatitis C Virus in 400 French Patients with Hemophilia. 1st International Meeting on Hepatitis C Virus. Rome – September 14 and 15, 1989
7. Rommel F, Schramm W, Roggendorf M, Kammerer R, Pohlmann H, Rabhofer R, Gürtler L, Deinhardt F (1989) Prevelance of Antibodies to Hepatitis C Virus (HCV) in

Hemophiliacs. 1st International Meeting on Hepatitis C Virus. Rome – September 14 and 15, 1989

8. Rumi MG, Colombo M. Gringeri A, Tradati FC, Mannucci PM (1989) High Prevalence of Antibody to Hepatitis C Virus in Multitransfused Hemophiliacs with Normal Aminotransferases. 1st International Meeting on Hepatitis C Virus. Rome – September 14 and 15, 1989
9. Schramm W, Roggendorf M, Rommel F, Kammerer R, Pohlmann R, Raßhofer R, Gürtler L, Deinhardt F (1989) Prevalence of Antibodies to Hepatitis C Virus (HCV) in Haemophiliacs. Blut 59:390–392
10. Skidmore J, Pasi KJ, Mawson SJ, Williams MD, Hill FGH (1989) Use of Anti-HCV Assay in Assessing the Safety of Clotting Factor Concentrates. 1st International Meeting on Hepatitis C Virus. Rome – September 14 and 15, 1989
11. Van der Poel, Lelie PN, Choo Q-L, Reesink HW, Leentvaar-Kuypers A, Kuo G (1989) Anti-Hepatitis C Antibodies and Non-A-Non-B Post-Transfusion Hepatitis in the Netherlands. Lancet 297–298

Erste Hepatitis C-Antikörper-Untersuchungen – Untersuchungsergebnisse bei Hämophiliepatienten des Bonner Hämophilie-Zentrums

H.-H. Brackmann, A. Gerritzen, B. van Loo, U. Hammerstein (Bonn)

Seit kurzem steht ein noch nicht zugelassener Test zur Untersuchung auf vorhandene Hepatitis C-Antikörper (Non-A-Non-B-Hepatitis) der Firma Ortho in beschränktem Umfang zur Verfügung. Wir haben eine begrenzte Menge dieses Testmaterials auf Hepatitis C-Antikörper zur Verfügung gestellt bekommen und damit einen Teil unserer Hämophiliepatienten auf evtl. vorhandene Hepatitis C-Antikörper untersucht.

Methodik

Bei dem Testkit der Firma Ortho handelt es sich um einen ELISA-Test mit gentechnologisch hergestelltem Antigen, welches auf der Platte in der Festphase gebunden ist.

Patienten

Mit dem in begrenztem Umfang zur Verfügung stehenden ELISA-Test auf Hepatitis C-Antikörper konnten bisher 409 Hämophilie A- und B-Patienten als auch Patienten mit einem von Willebrand-Jürgens-Syndrom untersucht werden. Davon waren 71 Patienten sogenannte Virgin-Patienten. Somit konnten etwa 60% unseres Patientenkollektivs untersucht werden.

Ergebnisse

Von 338 nicht Virgin-Patienten mit Hämophilie A und B und von Willebrand-Syndrom zeigten 112 einen positiven Hepatitis C-Antikörper (63%), 112 waren negativ (31%), bei 14 Patienten war das Ergebnis fraglich (4%) (Tabelle 1). Bei den 71 Virgin-Patienten konnten keine Hepatitis C-Antikörper festgestellt werden (Tabelle 2). Hierunter befanden sich 52 Hämophilie A-Patienten, 16 Hämophilie B-Patienten, 2 Patienten mit einem von Willebrand-Syndrom und 1 Konduktorin der Hämophilie A.

Unter den 52 Hämophilie A-Patienten waren 15 Patienten mit einer leichten, 9 Patienten mit einer mittelschweren und 28 mit einer schweren Hämophilie A. Von den 16 Hämophilie B-Patienten waren 4 Patienten mit einer leichten,

Tabelle 1. Hepatitis C-Antikörper. Hämophilie A + B, vWJ (ohne Virgin-Patienten)

Patienten	Hepatitis C AK –	+	?	Summe
Total	112 (33%)	212 (63%)	14 (4%)	338 (100%)

Tabelle 2. Hepatitis C-Antikörper. Hämophilie A + B, vWJ. Nur Virgin-Patienten; Alle sind HCV-AK negativ

Diagnose	Schweregrad leicht	mittel	schwer	Summe
Hämophil. A	15	9	28	52
Hämophil. B	4	4	8	16
VWJ	1	1	–	2
Kondukt. A	1	–	–	1
Total	21	14	36	71

4 Patienten mit einer mittelschweren und 8 Patienten mit einer schweren Verlaufsform der Hämophilie B. Von den Patienten mit einem von Willebrand-Syndron leidet 1 Patient an einer leichten und 1 Patient an einer mittelschweren Verlaufsform.

Von den 71 Virgin-Patienten waren 41 Patienten, die ausschließlich das Faktor VIII-Konzentrat der Firma Behring (Haemate HS) verwendet hatten. Ein Patient hatte das Faktor VIII-Konzentrat der Firma Tropon (Koate HS) verwendet. 8 Patienten hatten ausschließlich das Faktor VIII-Konzentrat der Firma Octa-Pharma (Octa V.I.) verwendet und 4 Patienten hatten 2 verschiedene dieser Produkte verwendet (Tabelle 3).

Von den Virgin-Patienten mit einer Hämophilie B hatten 13 ausschließlich das Faktor IX-Konzentrat der Firma Biotest (Prothrombinkomplex) verwendet und 1 Patient den aktivierten Prothrombinkomplex der Firma Immuno (Feiba) verwendet. 2 Patienten verwendeten 2 verschiedene Faktor IX-Konzentrate (Biotest und Immuno) (Tabelle 4).

Unter den 338 nicht Virgin-Patienten befanden sich 299 mit einer Hämophilie A (Tabelle 5). Von diesen hatten 183 Patienten positive Hepatitis C-Antikörper (61%), 103 Patienten (35%) keine Hepatitis C-Antikörper und bei 13 Patienten (4%) war das Ergebnis fraglich. Differenziert man die Hämophilie A in ihre einzelnen Schweregrade, ist festzustellen, daß bei der leichten Verlaufsform von den 10 Patienten 6 positive Hepatitis C-Antikörper (60%) und 4

Tabelle 3. Hepatitis C-Antikörper. Serokonversionen in Abhängigkeit vom Gerinnungskonzentrat

Faktor VIII-Konzentrate			
Firma	Produkt	Virgin Pat. n =	Serokonv.
Behring	Hämate HS	41	0
Tropon	Koate HS	1	0
Octaph.	octa V.I.	8	0
2 versch. Produkte		4	0

Tabelle 4. Hepatitis C-Antikörper. Serokonversionen in Abhängigkeit vom Gerinnungskonzentrat

Faktor IX-Konzentrate			
Firma	Produkt	Virgin Pat. n =	Serokonv.
Biotest	PPSB	13	0
Immuno	FEIBA	1	0
2 verschiedene Produkte		2	0

Tabelle 5. Hepatitis C-Antikörper. Hämophilie A-Patienten (ohne Virgin-Patienten)

Schweregrad	Hepatitis C-AK –	+	?	Summe
leicht	4 (40%)	6 (60%)	0	10
mittel	11 (44%)	12 (48%)	2 (8%)	25
schwer	88 (33%)	165 (63%)	11 (4%)	264
Total	103 (35%)	183 (61%)	13 (4%)	299

Tabelle 6. Hepatitis C-Antikörper + HIV-Antikörper. Hämophilie A-Patienten (ohne Virgin-Patienten)

Schweregrad	Hepatitis C-AK –	+	?	Summe
leicht HIV-AK %	4 (0%)	6 (0%)	0	10 (0%)
mittel HIV-AK %	11 (18%)	12 (50%)	2 (50%)	25 (36%)
schwer HIV-AK %	88 (82%)	165 (68%)	11 (82%)	264 (73%)
Total HIV-AK %	103 (72%)	183 (65%)	13 (77%)	299 (68%)

Die in Klammern angegebenen Prozentzahlen beziehen sich auf den Anteil der Patienten mit HIV-Antikörpern

keine Antikörper (40%) nachweisbar hatten. Von den 25 Patienten mit einer mittelschweren Verlaufsform der Hämophilie A zeigten 12 (48%) positive Antikörper und 11 (44%) negative Antikörper, bei 2 Patienten (8%) war das Ergebnis fraglich. Von den 264 Patienten mit der schweren Verlaufsform der Hämophilie A zeigten 165 (63%) positive Antikörper, 88 (33%) waren negativ und bei 11 Patienten (4%) war das Ergebnis fraglich. Wenn wir zu dem Ergebnis der Hepatitis C-Antikörper-Untersuchung der Hämophilie A-Patienten (nicht Virgin-Patienten) die zusätzliche Untersuchung auf HIV-Antikörper betrachten, so ist – wie aus der Tabelle 6 hervorgeht – festzustellen, daß von dem Gesamtkollektiv dieser 299 Hämophilie A-Patienten 183 positive Hepatitis C-Antikörper hatten. Von diesen zeigten 65% positive HIV-Antikörper.

Bei HCV-negativen Patienten waren 72% mit positivem HIV-Antikörper-Befund und bei den 13 Patienten mit einem fraglich positiven Ergebnis hinsichtlich der Hepatitis C-Untersuchung waren 77% HIV-Antikörper-positiv. Vergleichen wir nun diese Ergebnisse in Bezug auf den Schweregrad der Hämophilie, so ist festzustellen, daß bei den 10 Patienten mit einer leichten Verlaufsform der Hämophilie A keine HIV-Antikörper festgestellt wurden. Von den 25 Patienten mit einer mittelschweren Verlaufsform der Hämophilie A waren 12 HCV-Antikörper-positiv, 50% von diesen hatten zusätzliche HIV-Antikörper. 13% der 11 Patienten, die HCV-Antikörper-negativ waren, waren HIV-Antikörper-positiv und 50% der 2 Patienten, deren HCV-Antikörper-Ergebnis fraglich war, waren HIV-Antikörper-positiv. Bei den 264 Patienten mit einer schweren Verlaufsform der Hämophilie A waren von den 165 Patienten, die HCV-Antikörper-positiv waren, 63% mit HIV-Antikörpern. Von den 88 Patienten, die HCV-Antikörper-negativ waren, waren 52% HIV-Antikörper-positiv. Von den 11 Patienten, bei denen ein fraglich positiver HCV-Antikörper-Befund festgestellt wurde, zeigten 52% einen positiven HIV-Antikörper-Befund.

Tabelle 7. Hepatitis C-Antikörper. Hämophilie B-Patienten (ohne Virgin-Patienten)

Schweregrad	Hepatitis C-AK –	+	?	Summe
leicht	–	1	–	1
mittel	1 (33 %)	2 (67 %)	–	3
schwer	6 (23 %)	19 (73 %)	1 (4 %)	26
Total	7 (23 %)	22 (73 %)	1 (3 %)	30 (100 %)

Bei der Hepatitis C-Antikörper-Untersuchung der 30 Hämophilie B-Patienten zeigten 22 Patienten (73 %) einen positiven HCV-Antikörper-Befund. Bei 7 Patienten (23 %) waren keine Antikörper und bei einem Patienten (3 %) ein fraglicher Antikörper-Befund nachgewiesen worden (Tabelle 7).

Differenzieren wir auch die Hämophilie B-Patienten in ihre verschiedenen Schweregrade, so ist festzustellen, daß der einzige Patient mit einer leichten Verlaufsform der Hämophilie B einen positiven Hepatitis C-Antikörper-Befund hatte. Bei den 3 Patienten mit einer mittelschweren Verlaufsform der Hämophilie B zeigten 2 Patienten (67 %) einen positiven Hepatitis C-Antikörperbefund und 1 Patient (35 %) einen negativen Befund. Von den 26 Patienten mit einer schweren Verlaufsform der Hämophilie B zeigten 19 (73 %) einen positiven Hepatitis C-Antikörper-Befund, 6 Patienten (23 %) einen negativen und 1 Patient (4 %) einen fraglichen Hepatitis C-Antikörper-Befund. Untersuchen wir diese Patienten zusätzlich auf ihren HIV-Antikörper-Befund (Tabelle 8), so ist festzustellen, daß von 30 Hämophilie-B-Patienten 57 % einen positiven HIV-Antikörper-Befund hatten. Wenn wir die Ergebnisse auf die einzelnen Schweregrade differenzieren, so zeigt der eine Patient mit der leichten Verlaufsform zwar einen positiven Hepatitis C-Antikörper-Befund, dagegen keinen Antikörper für den HIV-Virus. Das gleiche gilt für die 3 mittelschweren Hämophilie B-Patienten, bei denen ebenfalls kein positiver HIV-Antikörper nachgewiesen wurde. Von den 26 Hämophilie B-Patienten mit einer schweren Verlaufsform waren bei den 19 Patienten mit positivem Hepatitis C-Antikörper-Befund 58 % mit einen positiven HIV-Antikörper-Befund. Bei den 6 Patienten mit einem negativen Hepatitis C-Antikörper-Befund wurde bei 83 % ein positiver HIV-Antikörper und bei dem 1 Patienten mit einem fraglichen HCV-Antikörper-Befund ebenfalls ein positiver HIV-Antikörper festgestellt.

Von den 8 Patienten mit einem von Willebrand-Syndrom wurde bei 6 Patienten ein positiver Hepatitis C-Antikörper festgestellt (Tabelle 9 u. 10). 17 % dieser Patienten hatten gleichzeitig einen positiven HIV-Antikörper. Bei 2 Patienten wurde ein negativer Hepatitis C-Antikörper-Befund festgestellt und bei diesen beiden Patienten konnte ebenfalls kein HIV-Antikörper nachgewiesen werden.

Tabelle 8. Hepatitis C-Antikörper + HIV-Antikörper. Hämophilie B-Patienten (ohne Virgin-Patienten)

Schweregrad	Hepatitis C-AK –	+	?	Summe
leicht	–	1	–	1
HIV-AK %		(0%)		(0%)
mittel	1	2	–	3
HIV-AK %	(0%)	(0%)		(0%)
schwer	6	19	1	26
HIV-AK %	(83%)	(58%)	(100%)	(65%)
Total	7	22	1	30
HIV-AK %	(71%)	(50%)	(100%)	(57%)

Die in Klammern angegebenen Prozentzahlen beziehen sich auf den Anteil der Patienten mit HIV-Antikörpern

Tabelle 9. Hepatitis C-Antikörper. Konduktorin + vWJ-Patienten (ohne Virgin-Patienten)

Diagnose	Hepatitis C-AK –	+	?	Summe
Konduktorin Hämophilie A	–	1	–	1
VWJ	2	6	–	8
Total	2	7	–	9

Tabelle 10. Hepatitis C-Antikörper + HIV-Antikörper. Konduktorin + vWJ-Patienten (ohne Virgin-Patienten)

Diagnose	Hepatitis C-AK –	+	?	Summe
Konduktorin Hämophilie A	–	1	–	1
HIV-AK %		(100%)		(100%)
VWJ	2	6	–	8
HIV-AK %	(0%)	(17%)		(17%)
Total	2	7	–	9
HIV-AK %	(0%)	(29%)		(20%)

Die in Klammern angegebenen Prozentzahlen beziehen sich auf den Anteil der Patienten mit HIV-Antikörpern

Bei einer Konduktorin der Hämophilie A wurde ein positiver Hepatitis C-Antikörper-Befund festgestellt. Bei dieser Patientin ist zusätzlich ein positiver HIV-Antikörper bekannt. Diese Patientin hatte am 01. 01. 1979 notfallmäßig einmalig 2000 Einheiten eines nicht virusaktivierten Faktor VIII-Konzentrates erhalten.

Diskussion

Unsere bisher vorläufigen Ergebnisse hinsichtlich der Hepatitis C-Antikörper-Unteruchung unserer Hämophilie-Patienten läßt derzeit keine Diskussion auf die tatsächliche Durchseuchung unseres Patientenkollektivs mit Hepatitis C zu, da mehr als 40% unserer Patienten mangels ausreichendem Testmaterial bisher noch nicht auf Hepatitis C-Antikörper untersucht werden konnten.

Erst wenn die Gesamtzahl unserer Patienten untersucht, kontrolliert und die bisher negativen Patienten durch eingefrorenes Plasma im Verlauf von mehreren zurückliegenden Jahren getestet wurden, läßt sich ein abschließendes Ergebnis über unser Patientenkollektiv sagen. Darüber hinaus wird neben der HIV-Antikörper-Untersuchung auch der Zustand der Patienten hinsichtlich der Hepatitis-B-Serologie verglichen werden müssen.

Ganz entscheidend ist allerdings die Tatsache, daß alle bisher untersuchten Virgin-Patienten keine Hepatitis C-Antikörper entwickelten. Dies spricht für die Sicherheit der derzeit virusinaktivierten Produkte.

Diskussion

WENZEL (Homburg/Saar):

Mich würde interessieren, ob bei dem Versuch, Korrelationen zwischen erhöhten Transaminasen und positivem Anti-HCV zu finden, auch zusätzliche klinische Daten mit eingegangen sind?

MEILI (Zürich):

Ich kann zum Verlauf der Transaminasen soviel sagen, daß sie permanent erhöht sind, und zwar zwischen dem zwei- und dreifachen Wert.

MONDORF (Frankfurt):

Unsere Patienten mit stark erhöhten Transaminasen hatten diese schon über längere Zeit. Mit einem Ikterus klinisch auffällig geworden sind keine Patienten.

BRACKMANN (Bonn):

Wir können hierzu noch keine Angaben machen und wollen die Ergebnisse von über 40 % der Patienten abwarten, die noch zu untersuchen sind.

ROGGENDORF (München):

Ich habe eine Frage an Herrn Brackmann. Wie erklären Sie den Unterschied zwischen Ihrer Prävalenz von 60 % und der von Herrn Schramm von 80 %. Ist das Kollektiv oder die Therapie anders gewesen? Das ist immerhin ein Unterschied von 20 %.

BRACKMANN (Bonn):

Ich wage noch kein Urteil, da noch 40 % unserer Patienten zu untersuchen sind, von denen wir bisher kein Material haben.

GÜRTLER (München):

Hat einer untersucht, ob es Haushaltsinfektionen bei HCV-Positiven gibt?

ROGGENDORF (München):

Es gibt eine Studie aus Italien über 20 Hämophile, die Anti-HCV-positiv waren. Da ist die Frage gewesen, wieviele der Sexualpartner infiziert worden sind. Gefunden wurde eine Frau, die Anti-HCV-positiv war.

DEINHARDT (München):

Jedenfalls war das ein Sexualpartner. Ob die Übertragung sexuell war, ist eine andere Frage.

WINTERGERST (München):

Ich habe eine Frage an Frau Meili. Bei wievielen Ihrer Anti-HBs-positiven Patienten konnte HBs-Antigen oder HBe-Antigen nachgewiesen werden?

MEILI (Zürich):

HBs-Antigen hatte lediglich ein Patient und dieser war auch HBe-Antigen positiv.

Anti-HCV-Bestimmung in pädiatrischem Patientengut

K. Köhler-Vajta, L. Gürtler (Grünwald, München)

Zweck unserer Studie war die Ermittlung der Hepatitis C-Antikörper-Häufigkeit bei Kindern und Jugendlichen mit Hämophilie A und B und von Willebrand-Jürgens-Syndrom. Verglichen wurden unterschiedlich behandelte Patientengruppen (vorbehandelt mit „small-pool"-Präparaten bzw. mit nicht inaktivierten Präparaten und „virgin"-Patienten).

Patienten

Untersucht wurden Kinder und Jugendliche
1. 20 Patienten mit Hämophilie A
2. 2 Patienten mit Hämophilie B
3. 5 Patienten mit von Willebrand-Jürgens-Syndrom

Die Ergebnisse sind in der folgenden Tabelle zusammengefaßt:

Patienten mit von Willebrand-Jürgens-Syndrom, die keine nicht inaktivierten „large-pool"-Präparate erhielten, zeigen weder HIV- noch HCV-Serokonversion. Die mit nicht inaktivierten Präparaten vorbehandelte Hämophilie A-

Patienten	gesamt	HIV pos./neg.	HCV pos./neg.	
Willebrand-Jürgens-Syndrom	5	–/5	–/5	
Hämophilie A 1. „virgin" (nur inaktivierte Präparate)	7	–/7	1/6	
2. mit „small pool" Präp. vorbehandelt	1	–/1	–/1	
			HIV	
3. mit nicht inaktivierten Präp. vorbehandelt	12	7/5	pos. 5/2	neg. 5/–
Hämophilie B 3. mit nicht inaktivierten Präp. vorbehandelt	2	1/1	1/–	1/–
Gesamt	27	8/19	13/14	

Patientengruppe weist eine hohe Durchseuchungsrate mit HIV auf (71%). Die Häufigkeit der Antikörper für HCV in dieser Gruppe liegt bei 83%. Auch HIV-negative Patienten sind zu 100% mit HCV durchseucht.

Patienten, die ausschließlich mit inaktivierten Präparaten behandelt wurden, blieben HIV-negativ. Bis auf einen Fall mit HCV-Antikörpern, konnte keine Hepatitis C nachgewiesen werden. Dieser Fall wurde bis 1984 zurückverfolgt. Er hatte schon zu dieser Zeit HCV-Antikörper. Außerdem ist bei ihm eine über zwei Jahre anhaltende leichte bis mittlere Transaminasenerhöhung bekannt. Klinische Zeichen einer Hepatitis konnten zu keiner Zeit festgestellt werden.

Diskussion

Das positive Ergebnis bei 1 von 7 ausschließlich mit inaktiviertem Präparat behandelten Kind wirft auch die Frage einer evtl. möglichen anderen Infektionsquelle (z.B. nosokomiale Inf.) auf. Kombinierte HCV- und HIV-Infektion mit evtl. Verschwinden des HCV-Antikörpers bei Progression der Immunschwäche benötigt weitere Längsschnittuntersuchungen.

3. Parvovirus-Infektion

Diskussionsleitung:

M. Roggendorf (München)
E. Wenzel (Homburg/Saar)

Parvovirus B19-Infektion

T. F. Schwarz (München)

Einleitung

Das humane Parvovirus B19 wurde 1975 zufällig beim Screening von Blutkonserven auf das Oberflächenantigen des Hepatitis B-Virus in Plasmen gesunder Blutspender entdeckt [1]. Aufgrund seiner physikalisch-chemischen Eigenschaften ließ es sich der Familie der Parvoviridae zuordnen. Bis zum Anfang der 80er Jahre allerdings konnte dieses Virus mit keiner klinischen Symptomatik assoziert werden.

Virologie

B19 weist elektronenmikroskopisch eine Größe von ca. 20 nm auf. Die Partikel haben eine ikosahedrale Symmetrie. Neben kompletten Viruspartikeln zeigen sich auch „leere" Kapside, die keine DNA enthalten. Die Dichte in CsCl beträgt 1,36–1,40 g/ml. Das Virusgenom besteht aus einzelsträngiger DNA von 5,4 kb. In jedes Viruspartikel wird jeweils nur ein DNA-Strang von entweder Plus- oder Minusorientierung verpackt. B19 ist ein autonomes Parvovirus, d. h. es benötigt zur Replikation kein Helfervirus. Das Kapsid besteht aus zwei Polypeptiden mit Molekulargewichten von 83 kd (VP1) und 58 kd (VP2). Zusätzlich lassen sich drei Nicht-Strukturproteine von 71, 63 und 52 kd nachweisen. Untersuchungen von verschiedenen weltweit gefundenen B19-Isolaten zeigen, daß sich die verschiedenen Isolate zum Teil im Restriktionsenzymmuster unterscheiden [2]. Diese Unterschiede korrelieren allerdings nicht mit dem klinischen Spektrum der B19-Infektion. Bisher konnte keine permanente Zelllinie gefunden werden, in der sich B19 vermehren läßt. Ebensowenig gelang es bisher, für B19 ein Versuchstiermodell zu etablieren. Allerdings läßt sich B19 in primären Knochenmarkszellen unter Anwesenheit von Erythropoietin vermehren [3]. So konnte der Replikationsmechanismus von B19 geklärt und gezeigt werden, daß Zellen der Erythropoese Zielzellen dieser Infektion sind. Inzwischen gelang die Inokulation von B19 in fetalen erythropoetischen Zellen [4] und Erythroblasten eines Patienten mit chronisch myeloischer Leukämie [5].

Epidemiologie

Antikörper gegen das B19 Virus (Anti-B19) sind in Seren von Blutspendern und Patienten aus verschiedenen geographischen Regionen nachgewiesen worden [6, 7, 8]. In seroepidemiologischen Studien konnte gezeigt werden, daß die Prävalenz von Anti-B19 mit dem Alter zunimmt und in manchen Regionen im höheren Lebensalter bis über 80% ansteigt [7, 8]. In der Bundesrepublik ließen sich Antikörper gegen B19 bei Blutspendern in 40% nachweisen [9].

B19 wird durch Tröpfcheninfektion übertragen [10]. Infektionen treten nicht selten als Kleinraumepidemien in Kindergärten oder Schulen auf. Über größere B19-Epidemien wurde in der Vergangenheit berichtet [11]. Die B19-Infektion weist eine saisonale Häufung von Dezember bis Juli/August auf [12]. Der Kontagionsindex beträgt etwa 30–60%. Eine klinische Symptomatik läßt sich etwa bei 20% der Infizierten beobachten [13].

Klinisches Spektrum

B19 ist der Erreger des Erythema infectiosum (Ringelröteln) [10]. Bei den Ringelröteln (Abb. 1) handelt es sich um eine Infektionserkrankung, die durch Exanthem, Arthralgie/Arthritis, Lymphknotenschwellung und grippaler Symptomatik charakterisiert ist. Eine B19-Infektion in der Schwangerschaft kann zum Hydrops fetalis mit resultierendem intrauterinen Fruchttod führen [14]. Fetale Komplikationen können im Gegensatz zu anderen viralen Infektionen in jedem Stadium der Schwangerschaft auftreten [14]. Bei Patienten mit chro-

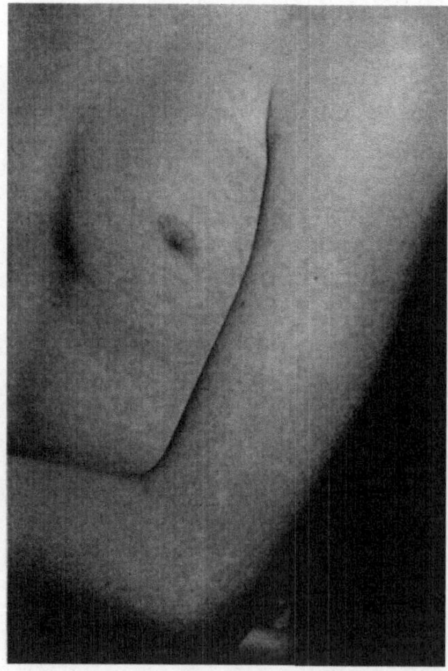

Abb. 1. Typisches Exanthem der Ringelröteln mit gyriertem Exanthem der Armstreckseiten

nisch-hämolytischer Anämie, wie z.B. Sichelzellanämie, Thalassämie, Sphärozytose kann die B19-Infektion eine aplastische Krise verursachen [10, 15, 16, 17]. Die B19-Infektion kann auch mit der Purpura Schönlein-Henoch assoziert sein [18]. Ferner wurde die B19-Infektion als Kasuistik bei verschiedenen Erkrankungen wie Coxitis [19], Pseudoappendizitis [20], Enteritis [6], juveniler chronischer Polyarthritis [21] und brachialer Plexusneuropathie [22] nachgewiesen. B19 kann bei Patienten mit hereditären oder erworbenen Immundefizienzsyndromen zu einer chronischen Aplasie führen. Diese chronischen B19-Infektionen wurden bisher bei Patienten mit Nezelof-Syndrom [23], akuter lymphozytärer Leukäme [24, 25], „Collodion baby Syndrom“ [26], Erythroaplasie [27] und AIDS [27] beobachtet.

Diagnostik der B19-Infektion

Nach Infektion mit B19 kommt es nach etwa drei Tagen zur Virämie, die etwa bis zum 10. Tag p.i. dauert [28]. Vom 10. Tag p.i. bis etwa 3–5 Monate kann Anti-B19 IgM nachgewiesen werden [28, 29]. Anti-B19 IgG tritt zu Beginn der 3. Woche p.i. [28] auf und persistiert wahrscheinlich zeitlebens [29, 30].

Die Diagnostik der B19-Infektion erfolgt durch Nachweis von B19-spezifischen Antikörpern mittels Enzymimmuno- (ELISA) [29], Radioimmunoassay (RIA) oder Gegenstromelektrophorese [31]. Mangels ausreichender Verfügbarkeit von B19-Virus sind diese Testmöglichkeiten allerdings derzeit nur in wenigen Laboratorien möglich. Das Antigen für Anti-B19 Bestimmungen wurde bisher aus Plasma oder Serum von Patienten, die sich gerade im virämischen Stadium der B19-Infektion befanden, gewonnen. Erfolgversprechend für die B19-Antikörperdiagnostik sind „leere“ B19-Viruskapside, die nach Transfektion von B19-DNA in das Genom von Chinese Ovary Hamster (CHO)-Zellen und anschließender Expression gewonnen werden können [32]. Als weiteres neues diagnostisches Testsystem steht ein ELISA zur Verfügung (Manuskript in Vorbereitung), bei dem B19-spezifische Oligopeptide als Antigen eingesetzt werden.

Der Virusnachweis kann durch Nukleinsäurehybrisierung [29] erfolgen und für die Bestimmung von B19-Antigen wurden ELISA/RIA etabliert [29, 30]. Allerdings sind diese Antigennachweise nur bei Verdacht auf Kontakt zu an Ringelröteln Erkrankten, nach Gabe von B19-kontaminiertem Blut oder Plasma oder zum Ausschluß einer chronischen Infektion sinnvoll. Als weitere B19-DNA-Nachweismethode kann die Polymerase Chain Reaction (PCR) durchgeführt werden [33], die allerdings in der Infektionsdiagnostik gegenüber den bereits erwähnten Testsystemen keine Vorteile aufweist.

Übertragung durch Blut und Plasmaprodukte

Das B19-Virus kann auch parenteral durch Transfusion von B19-viruspositivem Blut oder Plasma übertragen werden [1, 6, 14, 29, 30, 31]. Dies setzt voraus, daß sich der Spender zum Zeitpunkt der Blutspende im virämischen Stadium der B19-Infektion befindet. Bei der Übertragung von B19 durch Blutkonserven handelt es sich um ein seltenes Ereignis. In eigenen Untersuchungen fanden wir bei 20000 getesteten nur zwei B19-viruspositive Blutkonserven. Problematisch ist jedoch, daß eine dieser Blutkonserven in ein Fresh Frozen Plasma, ein Erythrozyten- und ein Thrombozytenkonzentrat verarbeitet wurde und dies bei seronegativen Empfängern zu einer B19-Infektion hätte führen können. In einer Untersuchung in Frankreich wurde bei etwa 25000 getesteten Blutkonserven eine Inzidenz von 0,03 % gefunden [31].

B19 kann auch durch Plasmapräparate übertragen werden [34, 35, 36]. Insbesondere konnte gezeigt werden, daß nach Gabe von Gerinnungspräparaten eine B19-Infektion auftrat. Trotz Hitzebehandlung kann es zur Übertragung von B19 kommen [36]. Offensichtlich wird B19 durch Hitze, unabhängig davon, welches Verfahren angewendet wurde, oder durch organische Lösungsmittel nicht oder nicht ausreichend inaktiviert. Parvoviren sind als sehr hitzestabil bekannt (Tabelle 1). Da es derzeit kein biologisches System gibt, läßt sich der Inaktivierungserfolg der verschiedenen Verfahren nicht testen.

Folgende Fragen stellen sich in diesem Zusammenhang:

1. Sollten die Einzelplasmaspenden auf B19-Antigen getestet werden?
2. Welche infektiöse Dosis ist notwendig, um im Empfänger eine Infektion zu verursachen?
3. Welche Bedeutung hat die Übertragung von B19 in Plasmapräparaten für Hämophile und Schwangere?
4. Sollte die Möglichkeit der Übertragung von B19 in die Aufklärungspflicht mit einbezogen werden?

Tabelle 1. Hitzestabilität verschiedener tierischer Parvoviren

	Temperatur	Zeit
Aleutian Disease Virus	56 C	30 Min.
Bovine Parvovirus	56 C	8 Std.
Lu III	75 C	1 Std.
Kilham Rat Virus	80 C	2 Std.
Canine Parvovirus	60 C	1 Std.

Zu 1.:

Die Kontamination eines Plasmapools durch eine B19-viruspositive Plasmaspende läßt sich durch Screening der Einzelspende vermeiden. Allerdings steht kein kommerzieller Antigentest zur Verfügung. Eine weitere Möglichkeit wäre, die Dauerspender auf Anti-B19 IgG zu testen. Spender, die bereits Anti-B19 IgG positiv sind, können kein B19-Virus mehr übertragen. Somit müßten nach B19-Statuserhebung nur Anti-B19 IgG negative Dauerspender weiterhin und neue Spender vor Verwendung des Plasma auf Anti-B19 IgG getestet werden. Für eine routinemäßige Testung steht kein kommerzieller Test zur Verfügung, allerdings ist in den nächsten Jahren mit der Einführung von Testen zu rechnen.

Zu 2.:
Ungeklärt ist die Frage, welche infektiöse Dosis notwendig ist, um im Empfänger eine Infektion zu verursachen. Da neben der wahrscheinlichen Viruskontamination des Plasmapools auch B19-Antikörper vorhanden sind, diese wahrscheinlich an das B19-Virus binden, ist ungeklärt, ob diese Antigen-Antikörper-Komplexe für Infektionen im Empfänger verantwortlich sind oder ob noch freies Virus im Überschuß vorhanden ist. Außerdem ist nicht bekannt, ob jeder seronegativer Patient nach Gabe der gleichen Charge eines Gerinnungspräparates serokonvertiert. Offensichtlich ist die Serokonversion u. a. auch von der Menge des applizierten Präparates und der Immunitätslage des Patienten abhängig. Grundsätzlich kann nicht ausgeschlossen werden, ob, zumindest in einigen Fällen, die Serokonversion durch Applikation eines teilweise oder teilinaktivierten Plasmapools, der wie ein Totimpfstoff wirkt, hervorgerufen wurde. Dies würde zumindest erklären, warum eine klinische B19-Symptomatik in bisher nur wenigen Fällen berichtet worden ist.

Zu 3.:
Verschiedene Studien belegen, daß Patienten mit Hämophilie signifikant höher mit B19 durchseucht sind als entsprechende Kontrollgruppen [34, 35]. In einer eigenen Untersuchung fanden wir bei HIV-positiven Hämophilie-Patienten (n = 36; Durchschnittsalter = 30,8 Jahre) bei 88,9% Anti-B19 IgG. Von den meisten Patienten waren mehrere Seren verfügbar, die zum Teil unterschiedlich hohe Anti-B19 IgG und zum Teil wiederholt geringe Anti-B19 IgM Konzentrationen aufwiesen, was darauf hinweist, daß zu verschiedenen Zeitpunkten eine Boosterung erfolgt war. Ob diese Boosterung durch die Gabe eines Gerinnungspräparates bedingt war, kann nicht belegt werden. Bei keinem dieser HIV-positiven Hämophilen entwickelte sich eine chronische B19-Infektion. Auch bei Serumproben von 250 untersuchten Hämophilie-Patienten ließ sich keine chronische B19-Infektion nachweisen. Aus diesen Gründen läßt sich folgern, daß die wiederholte B19-Exposition bei HIV-negativen als auch HIV-positiven Hämophilen nach bisherigen Beobachtungen nicht zu einer chronischen B19-Infektion führt.

Die Gabe eines Plasmapräparates in der Schwangerschaft kann bei seronegativen Schwangeren eine B19-Infektion verursachen, die zum Hydrops fetalis mit intrauterinem Fruchttod führen kann. Bisher gibt es keine Beobachtungen für diesen Infektionsweg, so daß das Risiko als sehr gering anzusehen ist. Allerdings sollte bei seronegativen Schwangeren bei entsprechender klinischer Notwendigkeit eher eine Einzelplasmaspende eines Anti-B19-IgG-positiven Spenders verordnet werden, um so die Übertragung von B19-Virus ausschließen zu können. Eine Übertragung von B19 durch einen Anti-B19-IgG-positiven Plasmaspender gilt als höchst unwahrscheinlich.

Zu 4.:
Über die derzeit nicht auszuschließende Möglichkeit der Übertragung von B19 durch Gerinnungspräparate sollte der Patient informiert werden. Dies ist insbesondere notwendig, da davon auszugehen ist, daß die mögliche, wenn auch seltene Infektiösität dieser Präparate (B19-Virus) durch Inaktivierungsverfah-

Tabelle 2. Klinisches Spektrum der B19-Infektion

Erythema infectiosum
Aplastische Krise
Hydrops fetalis
Purpura Schönlein-Henoch

ren in naher Zukunft nur schwer reduziert werden kann und zum anderen ein Screening von Einzelspenden mangels Verfügbarkeit von kommerziellen Testsystemen derzeit nicht durchgeführt werden kann.

Ziel der weiteren Forschungsarbeiten sollte die rasche Entwicklung von breit anwendbaren Testsystemen zum Antikörper- bzw. Antigennachweis sein. Ferner sollten die Hämophiliezentren gezielt auf das klinische Spektrum der B19-Infektion achten (Tabelle 2), um so den Stellenwert dieser Infektion bei diesen Patienten in der Zukunft besser einschätzen zu können. Die Entwicklung einer B19-Vakzine halten wir für diese Patienten für notwendig.

Literatur

1. Cossart YE, Cant B, Field AM, Widdows D (1975) Parvovirus-like particles in human sera. Lancet ii:72–73
2. Mori J, Beattie P, Melton DW, Cohen BJ, Clewley JP (1987) Structure and mapping of the DNA of human parvovirus B19. J gen Virol 68:2797–2806
3. Ozawa K, Kurtzman G, Young N (1986) Replication of the B19 parvovirus in human bone marrow cell cultures. Science 233:883–886
4. Yaegashi N, Shiraishi H, Takeshita T, Nakamura M, Yajima A, Sugamura K (1989) Propagation of human parvovirus B19 in primary culture of erythroid lineage cells derived from fetal liver. J Virol 63:2422–2426
5. Takahashi T, Ozawa K, Mitani K, Miyazono K, Asano S, Takaku F (1989) B19 parvovirus replicates in erythroid leukemic cells in vitro. J Inf Dis 160:548–549
6. Schwarz TF, Roggendorf M, Deinhardt F (1987) Häufigkeit der Parvovirus B19-Infektionen – Seroepidemiologische Untersuchungen. Dtsch Med Wochenschr 112:1526–1531
7. Cohen BJ, Buckley MM (1988) The prevalence of antibody to human parvovirus B19 in England and Wales. J Med Microbiol 25:151–153
8. Schwarz TF, Gürtler LG, Zoulek G, Deinhardt F, Roggendorf M (1989) Seroprevalence of human parvovirus B19 infection in Sao Tomé and Principe, Malawi and Mascarene Islands. Zbl Bakt 271:231–236
9. Schwarz TF, Roggendorf M, Deinhardt F (1987) Human parvovirus B19 infections in the UK 1984–86. Lancet i:738–739
10. Anderson MJ, Pattison JR (1984) The human Parvovirus: Brief review. Arch Virol 82:137–148
11. Werner GH (1958) Erythema infectiosum. Klin Wschr 36:49–55
12. Schwarz TF, Jäger G, Schlipköter UA, Wiersbitzky S, Tiller FW, Hottenträger B, Deinhardt F, Roggendorf M (1990) Parvovirus B19 Infektionen in Deutschland 1987–88. Öff Gesundh-Wes 52:53–57
13. Schwarz TF, Roggendorf M, Deinhardt F (1987) Parvovirus B19-Infektionen – Ausbruch in einer medizinisch-technischen Lehranstalt. Dtsch Med Woschenschr 112:1190
14. Center for Disease Control (1989) Risk associated with human parvovirus B19 infection. Morb Mort Weekly Rep 38:81–97

15. Serjeant GH, Mason R, Topley JM, Serjeant BE (1981) Outbreak of aplastic crisis in sickle cell anaemia associated with parvovirus-like agent. Lancet ii:595–597
16. Kelleher JF, Luban NLC, Mortimer PP, Kamimura T (1983) Human serum parvovirus: A specific cause of aplastic crisis in children with hereditary spherocytosis. J Pediatrics 102:720–722
17. Schwarz TF, Roggendorf M, Janka-Schaub G (1988) Aplastic crisis caused by parvovirus B19. Eur J Clin Microbiol Infect Dis 7:87–88
18. Wiersbitzky S, Schwarz TF, Schröder C, Bruns R, Jäger G, Ladstätter L (1989) Vaskuläre Purpura und andere Gefäß- und Kreislaufalterationen bei Kindern mit akuter Parvovirus B19-Infektion. Kinderärztl Prax 57:193–197
19. Aussedat R, Fesser P, Pourel J (1987) Coxite aigue de l'adolescent, manifestation unique d'une infection par le parvovirus B19. La Presse Med 16:1978
20. Morinet F, Monsuez JJ, Roger R, Perol Y (1987) Parvovirus B19 associated with pseudoappendicitis. Lancet ii:1466
21. Schwarz TF, Roggendorf M, Suschke H, Deinhardt F (1987) Human parvovirus B19 infection and juvenile chronic polyarthritis. Infection 15:264–265
22. Walsh KJ, Armstrong RD, Turner AM (1988) Brachial plexus neuropathy associated with human parvovirus infection. Br Med J 296:896
23. Kurtzman GJ, Ozawa K, Cohen BJ, Hanson G, Oseas R, Young NS (1987) Chronic bone marrow failure due to persistent B19 parvovirus infection. N Engl J Med 317:287–294
24. Kurtzman GJ, Cohen B, Meyers P, Amunullah A, Young NS (1988) Persistent B19 parvovirus infection as a cause of severe chronic anaemia in children with acute lymphocytic leukaemia. Lancet ii:1159–1162
25. Coulombel L, Morinet F, Mielot F, Tchernia G (1989) Parvovirus infection, leukaemia, and immunodeficiency. Lancet i:101–102
26. Davidson JE, Gibson B, Gibson A, Evans TJ (1989) Parvovirus infection, leukaemia and immunodeficiency. Lancet i:102
27. Kurtzman G, Frickhofen N, Kimball J, Jenkins DW, Nienhuis AW, Young NS (1989) Pure red-cell aplasia of 10 years' duration due to persistent parvovirus B19 infection and its cure with immunoglobulin therapy. N Engl J Med 321:519–523
28. Anderson MJ, Higgins PG, Davis LR, Willman JS, Jones SE, Kidd JM, Pattison JR, Tyrrell DAJ (1985) Experimental parvoviral infection in humans. J Inf Dis 152:257–265
29. Schwarz TF, Roggendorf M, Deinhardt F (1988) Human parvovirus B19: ELISA and immunoblot assays. J Virol Methods 20:155–168
30. Cohen BJ, Mortimer PP, Pereira MS (1983) Diagnostic assays with monoclonal antibodies for the human serum parvovirus-like virus (SPLV) J Hyg Camb 91:113–130
31. Courouce AM, Beaulieu MJ, Boucharcteau F, Lenel ML, Le Marec N (1985) Viraemia with human parvovirus. Lancet i:1218
32. Kajigaya S, Shimada T, Fujita S, Young NS (1989) A genetically engineered cell line that produces empty capsids of B19 (human) parvovirus. Proc Natl Acad Sci USA 86:7601–7605
33. Salimans MMM, Holsappel S, van de Rijke FM, Jiwa NM, Raap AK, Weiland HT (1989) Rapid detection of human parvovirus B19 DNA by dot-hybridization and the polymerase chain reaction. J Virol Methods 23:19–28
34. Mortimer PP, Luban NLC, Kelleher JF (1983) Transmission of serum parvovirus-like virus by clotting-factor concentrates. Lancet ii:482–484
35. Bartolomei Corsi O, Azzi A, Morfini M, Fauci R, Rossi Ferrini P (1988) Human parvovirus infection in haemophiliacs first infused with treated clotting factor concentrates. J Med Virol 25:165–170
36. Lyon DJ, Chapman CS, Martin C, Brown KE, Clewley JP, Flower AJE, Mitchell VE (1989) Symptomatic parvovirus B19 infection and heat-treated factor IX concentrate. Lancet i:1085
37. Johnson B (1984) Parvovirus Proteins: In: Berns KJ (Hrsg.) The parvoviruses. New York London, Plenum Press, 1984, S. 259–295
38. Siegl G: Biology and pathogenicity of autonomous parvoviruses. In: Berns KJ (Hrsg.) The parvoviruses. New York, Plenum Press, 1984, S. 297–362

Diskussion

GÖBEL (Düsseldorf):

Es gibt im frühen Kindesalter die akute Erythroblastophthise. Das ist eine schwere Anämie, die bei Kindern im Alter von 2 bis 3 Jahren nach einem vorangegangenen Infekt mit grippeartiger Symptomatik auftritt. Gibt es Untersuchungen darüber, ob dabei das Parvovirus eine Rolle spielt?

SCHWARZ (München):

Ich hatte vor zwei Jahren eine Reihe von Seren zu diesen Erkrankungen bekommen und konnte in keinem Fall den Zusammenhang zwischen einer akuten Infektion und dem Krankheitsbild feststellen. Das scheint wohl keine Manifestationsform zu sein.

POLLMANN (Münster):

Wie können Sie sich erklären, daß wir bei Hämophilen so selten Ringelröteln sehen?

SCHWARZ (München):

Zum einen könnte sicherlich die Infektionsdosis eine Rolle spielen. Wir wissen nicht, wieviel Virus notwendig ist, um dieses Vollbild der Erkrankung zu bewirken.
Das Zweite ist: Nicht jeder reagiert gleich mit dem Immunsystem.
Das Dritte ist eine rein spekulative Sache. Wir wissen natürlich auch nicht, ob nicht möglicherweise ein Teil der Serokonversionen auf ein teilweise inaktiviertes Antigen zurückführbar ist, das vielleicht noch zur Produktion von Antikörpern ausreichen könnte. Aber das ist alles Spekulation.
Zu der Frage, warum Sie es nicht sehen: Bei den Erwachsenen sieht man die Ringelröteln sehr selten, weil sie einfach anders aussehen. Im „Lancet" ist vor einigen Wochen eine Kasuistik beschrieben worden, bei der eine symptomatische B 19-Infektion mit Erythema infectiosum bei einem hitzeinaktivierten Präparat gesehen worden ist. Das gibt es anscheinend also auch im Vollbild.
Mir liegt aber am Herzen, daß Sie verstärkt auf Arthralgien achten; denn das ist die Form bei Erwachsenen, die wir immer wieder hören und sehen.

Schimpf (Heidelberg):

Wir alle wissen aus unserer Erfahrung, besonders von früher, daß Patienten einen Tag nachdem sie wegen einer Gelenkblutung substituiert worden waren, an anderen Gelenken Beschwerden bekommen haben. Ist dieser Zusammenhang möglich, oder haben Sie vielleicht sogar mit Herrn Schramm schon klinisch und serologisch gemeinsam so etwas untersucht?

Schwarz (München):

Wir haben mit der Blutbank München, einem Blutspendedienst, die Möglichkeit gehabt, Seren von Patienten, bei denen innerhalb der ersten vier Tage Transfusionszwischenfälle auftraten, zu untersuchen, um nachzuschauen, ob da möglicherweise eine Assoziation mit B 19 vorliegt. Alle diese Seren, die wir bisher untersucht haben – es gab inzwischen 1500 Transfusionszwischenfälle bzw. das, was von den Kliniken als Transfusionszwischenfall gemeldet wurde –, waren B 19-Antigen-negativ. Ich glaube also nicht, daß nach Gabe eines Plasmapräparates am nächsten Tag schon eine Beschwerdesymptomatik auftritt.

Wenzel (Homburg/Saar):

Sie haben klare Angaben über Schwierigkeiten der Virusinaktivierung gemacht, aber dabei handelt es sich doch um andere B 19-Typen. Es sind tierpathogene Typen. Ist das zu vertreten?
Weiterhin möchte ich zu diesem infektiösen Agens bezüglich Plasmafraktionierung und Inaktivierung fragen, ob diese Viren dabei vorgeschädigt werden. Gibt es experimentelle Befunde, daß die Übertragung mit Faktor VIII-Konzentraten eine geringere Infektiosität hat, als wenn man Frischblut übertragen würde?

Schwarz (München):

Zunächst zur ersten Frage: Es gibt kein biologisches Modell. Die Infektionen von semipermanenten Zellen sind zwar alle wunderschön, vom Experimentellen her, sie eignen sich aber nicht dazu, wirklich Inaktivierungsversuche zu machen, weil die Systeme als solche schon sehr anfällig sind. Wenn man eine permanente Zellinie hat, dann könnte man sicherlich demonstrieren, wie die Inaktivierungen funktionieren.
Das Zweite: Es gibt gerade bei B 19 eine Reihe von völlig ungeklärten Problemen. Das eine sind die Antigen-Antikörper-Komplexe. Wenn wir davon ausgehen, daß etwa 40% der Normalbevölkerung bzw. Blutspender Antikörperpositiv sind, und wir machen einen Plasmapool, dann sind in diesem sicherlich auch entsprechende Antikörpermengen drin. Auch haben wir sicherlich ein oder zwei Plasmen dabei, die Antigen-positiv sind. Wir finden bei Patienten in der Virämie Partikelzahlen von 10^9 bis 10^{12}. Das sind sehr hohe Antigenkonzentrationen. Wir wissen nicht, ob Antikörper im Pool neutralsierend wirken. Ein anderes Problem ist, daß B 19 eine massive Aggregationseigenschaft aufweist. Wenn Sie B 19 im Plasma stehenlassen, dann sehen Sie später riesige

Aggregate. Eine Hitzeinaktivierung mag sicherlich die außenstehenden Viren treffen, aber mittendrin ist es kälter.

DEINHARDT (München):

Herr Wenzel, zu Ihrer Frage bezüglich der Inaktivierung: Es ist völlig klar, daß die Resultate nicht unbedingt von einem tierischen Virus auf ein menschliches übertragen werden können. Auf der anderen Seite: Wenn Sie sich Virusgruppen, wie z. B. die Herpes-Viren vom Tierreich oder vom Menschen ansehen, dann haben diese alle ähnliche Inaktivierungscharakteristika, die durch ihren biochemischen Aufbau bedingt sind. Das gleiche dürfte für andere Virusfamilien gelten, so daß es unwahrscheinlich wäre, wenn hier ein Virus vorliegen würde, welches sich in seiner Inaktivierungskinetik vollkommen unterscheiden würde. Das ist aber nur ein Analogieschluß.

WENZEL (Homburg/Saar):

Ich habe dazu noch eine Nachfrage: Bei der Herstellung von Hyperimmunantiseren, z. B. gegen Hepatitis B, ist in vitro versucht worden, B 19 zu inaktivieren. Hat man bei der Anwendung dieser Präparate eine Übertragung festgestellt? Hyperimmunantiseren gegen Hepatitis B sind ja sehr viel verwendet worden und die sind alle standardisiert.

DEINHARDT (München):

Sie meinen jetzt nicht B 19, sondern andere Parvoviren, die als Modellviren benutzt worden sind.

WENZEL (Homburg/Saar):

Natürlich die tierischen. Wissen Sie etwas darüber, ob nach diesen Präparaten eine B 19-Infektion stattgefunden hat?

DEINHARDT (München):

Sie fragen also, ob nach Gabe von Hyperimmunglobulinen gehäuft B 19-Infektionen aufgetreten sind. Klinisch sicherlich nicht, denn das hätte man gesehen. Diagnostisch ist mir nicht bekannt, daß irgend jemand ein Kollektiv speziell untersucht hat, welches Immunglobuline oder Hyperimmunglobuline bekommen hat.

SCHWARZ (München):

Es wäre wohl aufgefallen, wenn die Gabe von Immunglobulinen eine B 19-Infektion auslösen würde. Bei der großen Zahl von Immunglobulinanwendungen in der Bundesrepublik wäre das sicherlich bekannt geworden. Ich glaube nicht, daß dadurch eine Übertragung möglich ist.

WENZEL (Homburg/Saar):

Dann würde man schließen können, daß der hier gewählte Inaktivierungsweg ausreicht, um B 19 zu inaktivieren.

SCHWARZ (München):

Oder sagen wir so: Die Präparation von Immunglobulinen reinigt B 19 sozusagen auf die andere Seite, so daß das Immunglobulin nachher frei ist von B 19.

NIESSNER (Wiener Neustadt):
Gibt es Berichte über Thrombozytopenien nach B 19-Infektionen?

SCHWARZ (München):

Die Thombozytopenie ist nicht unbekannt, wobei die Infektion wohl eine sehr frühe hämatopoetische Zelle getroffen haben muß. Wir wissen jedoch nicht, welche Zelle eigentlich wirklich im Knochenmark infiziert wird. Bekannt ist nur, daß die Erythropoese inhibiert wird. Aber sollte eine sehr frühe Stammzelle infiziert werden, kann das auch zu einer Thrombozytopenie führen.

LECHNER (Wien):

Bei der sog. postinfektiösen kindlichen Thrombozytopenie haben wir, soviel ich weiß, bei 5% IgM-Antikörper gegen Parvovirus gefunden. Damit ist deutlich, daß die Infektion alle Stammzellen betrifft. Nur wirkt sie sich erst in einer erythropoetischen aus. Die Infektion mit Parvovirus kann also in Einzelfällen eine vorübergehende Panzytopenie hervorrufen. Aber in der Erythropoese ist es sicherlich am ausgeprägtesten, wenn diese sehr stark stimuliert ist.

BEESER (Freiburg):

Herr Schwarz, Sie sagten, daß uns noch kein Testsystem zur Verfügung steht. Wir können also noch keine Spende selektionieren und keine Plasmen auswählen. Wir haben also auf jeden Fall in einem Pool das Kollektiv, das im Durchschnitt der Spender vorhanden ist. Besteht die Möglichkeit, daß mit den bisher zur Verfügung stehenden Virusinaktivierungsverfahren eine Übertragung verhindert wird?

SCHWARZ (München):

Das ist eine sehr schwierige Frage. Sicher gilt auch hier, wie bei anderen Testviren, z. B. das HCV, daß dieselbe Charge nicht bei jedem Seronegativen eine Infektion bewirkt. Es scheinen dabei auch noch andere Faktoren eine Rolle zu spielen. Derzeit kann keiner sagen, daß Plasmagerinnungspräparate durch irgendein Verfahren ganz sicher inaktivierbar sind.

EIBL (Wien):

Ich vermisse in der Diskussion den Hinweis darauf, daß dieses Virus immerhin bei 50% der Bevölkerung schon einmal vorgekommen ist. Wenn wir auf das Genom des Virus gingen, dann würden wir das wahrscheinlich bei 75% finden. So fragt es sich, was wir bei Hämophilen überhaupt sehen. Ist es die allogene Immunsuppression, die zu einer Aktivierung des Virus führt mit nachfolgender Antikörperbildung oder ist es wirklich eine neue Infektion? Das alles ist unbekannt.

ROGGENDORF (München):

Bisher ist in keinem Modell wirklich gut gezeigt worden, daß es eine chronische Infektion gibt. Auch ist eine Integration bisher nicht gezeigt worden, so daß man mit Ausnahme der beiden im „New England Journal of Medicine" veröffentlichten Fälle davon ausgehen kann, daß es bei einer großen Zahl von Patienten nicht zu einer chronischen Infektion oder Integration gekommen ist. Bei Tierviren ist das gut untersucht worden. In keinem Fall konnte bisher nachgewiesen werden, daß eine Integration stattgefunden hatte, so daß das Virus wieder aus dem Genom herauskommen und dann als Neuinfektion imponieren würde. Wenn der Patient nicht schon von vornherein einen Immundefekt aufweist, halte ich eine chronische Infektion bei Erstinfektion für unwahrscheinlich.

DEINHARDT (München):

Die Erkenntnis der B 19-Infektion und ihre Häufigkeit ist sicher sehr interessant, und wir werden sicherlich noch verschiedene Krankheitsbilder kennenlernen, die durch B 19 ausgelöst werden. Die B 19-Infektion ist in der Schwangerschaft zweifellos eine Gefährdung für das sich entwickelnde Kind. Ansonsten sind unsere Daten derzeit nicht so zu interpretieren, daß wir morgen alle Blutspender auf B 19 untersuchen müssen. Wenn eine Schwangere Blutpräparate benötigt, sollte man spezielle Vorsichtsmaßnahmen ergreifen, und das ist im Augenblick wohl das, was wir mit nach Hause nehmen können. Auch sollten wir weitere Studien durchführen, um zu klären, ob B 19-Antikörper bei Hämophilen durch Immunisierung oder gehäufte Infektionen ausgelöst und geboostert werden.

ROGGENDORF (München):

Viele Fragen werden dann gelöst werden können, wenn allgemein ein Test zur Verfügung steht, mit dem in großem Umfang Untersuchungen durchgeführt werden können, mit denen vor allem auch Transfusionsproblemen gerade bei Schwangeren durch ein Vorscreening begegnet werden kann.

II. Molekulargenetik der Hämophilie und des von Willebrand-Syndrom

Diskussionsleitung:

I. Scharrer (Frankfurt)
K. Lechner (Wien)

Molekulargenetische Analysen der Hämophilie A und B

B. Zoll, O. Knobloch, A. Hilker (Göttingen)

Zusammenfassung

Die Hämophilie A und B sind häufige genetisch bedingte Erkrankungen. Sie kommen bei 1–2 auf 10000 Neugeborenen vor. Aufgrund der X-chromosomal rezessiven Vererbung sind in der Regel nur Knaben von der Erkrankung manifest betroffen. Mädchen können Anlageträgerinnen des veränderten Gens sein. Seit Einführung molekulargenetischer Untersuchungsmethoden sind die Carrier- und die Pränataldiagnostik in den meisten Familien mit hoher Sicherheit möglich. Eine neue Technik, die PCR-Methode (Polymerase-Chain-Reaction), wurde erfolgreich eingeführt und ermöglicht das Erstellen der Diagnose in wenigen Tagen.

Wir berichten über das Prinzip der molekularen Techniken und ihre Einsatzmöglichkeiten anhand von Fallbeispielen.

Genetische Grundlagen

Die Hämophilien, X-chromosomal rezessiv vererbte Erkrankungen des Blutgerinnungssystems, beruhen auf Veränderungen von Genen, die auf dem langen Arm des X-Chromosoms lokalisiert sind [6, 10]. Die Inzidenz beträgt für die europäische Bevölkerung ca. 1 bis 2 : 10000 männliche Neugeborene. Ca. 15% der Erkrankungen sind auf Neumutationen zurückzuführen, d. h. die Familienanamnese in diesen Familien ist hinsichtlich der Hämophilie leer.

Der Krankheitsverlauf ist unterschiedlich und variiert von der relativ leichten Form mit Restaktivitäten des gerinnungsaktiven Proteins von > 5% bis zu schweren Formen mit einer Restaktivität von < 1% und Antikörperbildung auf das transfundierte Gerinnungsprotein. Die Mutationsrate bei Hämophilie A beträgt $4{,}1–5{,}7 \times 10^{-5}$, bei Hämophilie B $0{,}2–0{,}3 \times 10^{-5}$.

Aufgrund der X-chromosomal rezessiven Vererbung erkranken in der Regel nur Knaben an der Hämophilie, während Mädchen Anlageträgerinnen der Erkrankung sein können. Alle Töchter von an Hämophilie Erkrankten sind obligate Konduktorinnen. Die heterozygoten Trägerinnen des veränderten Gens haben ein Risiko von 50%, an Hämophilie erkrankte Söhne zu bekommen. Die Diagnose der manifest Erkrankten bereitet keine Probleme. Der Nachweis des Carrierstatus gestaltet sich jedoch nicht immer zufriedenstellend. Neben der Stammbauminformation werden die Gerinnungsanalysen potentieller Konduktorinnen zur Ermittlung des Trägerinnenstatus und damit für die Berechnung des Erkrankungsrisikos von Kindern herangezogen.

In der frühen Embryonalentwicklung wird bei weiblichen Feten eines der X-Chromosomen inaktiviert. Dies führt dazu, daß bei Konduktorinnen statistisch 50% der X-Chromosomen mit dem unveränderten und 50% der X-Chromosomen mit dem veränderten Gen in ihrer Funktion ausgeschaltet werden. Das bedeutet, daß Anlageträgerinnen der Hämophilie im Mittel nur die Hälfte der normalen Gerinnungsaktivität besitzen. Werden jedoch überproportional häufig die veränderten X-Chromosomen inaktiviert, so wird bei diesen Patientinnen eine normale Gerinnungsaktivität gemessen. Ein Normalbefund in der Gerinnungsanalyse läßt daher den Ausschluß des Konduktorinnenstatus nicht mit Sicherheit zu. Zudem ist die Gerinnungsphysiologie in der Schwangerschaft verändert und kann zu diesem Zeitpunkt nicht für die Untersuchung auf Überträgerschaft herangezogen werden.

Die Einführung molekulargenetischer Methoden hat hinsichtlich der Konduktorinnendiagnostik große Fortschritte gebracht. Die Gene für Faktor VIII und Faktor IX wurden auf dem langen Arm des X-Chromosoms – Bande Xq28 bzw. Xq27 – lokalisiert [13, 35] (Abb. 1).

Die Genprodukte sind Proteine, die im Zusammenwirken mit weiteren Faktoren für die Blutgerinnung verantwortlich sind. Das Gen, das den Blutgerin-

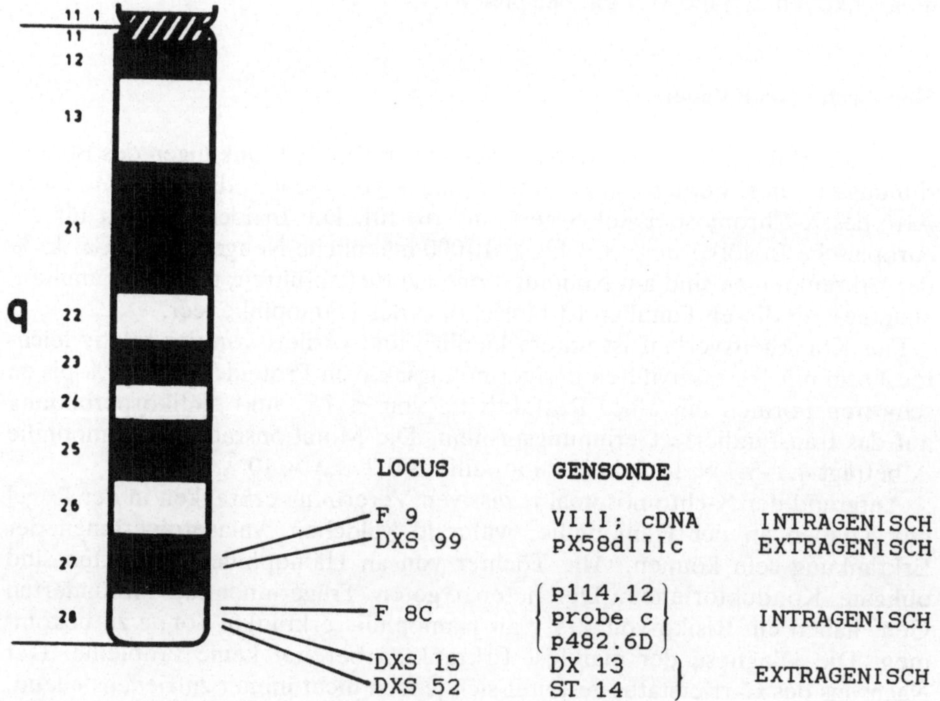

Abb. 1. Schematische Darstellung von Genloci auf dem langen Arm des X-Chromosoms, Bande Xq27 und Xq28, und die in der Diagnostik verwendeten Gensonden

nungsfaktor IX kodiert, wurde vollständig sequenziert [1, 9, 46], von dem Gen für den Gerinnungsfaktor VIII sind die kodierenden Sequenzen bekannt. Das F8-Gen ist mit 186 kb extrem groß. Es enthält 26 Exons von zusammen 9 kb Länge und 25 nicht kodierende Introns [17, 42, 45]. Es kodiert 2351 Aminosäuren. Das F9-Gen ist mit einer Länge von 33,5 kb erheblich kleiner, seine insgesamt 8 Exons haben eine Länge von 2,8 kb und werden durch 7 Introns miteinander verbunden. Es kodiert ein Protein aus 415 AS.

Nach Klonieren kodierender Sequenzen und intragenischer Exon- und Intronbereiche wurden Gensonden etabliert [9, 17, 18, 19, 27, 40], mit denen molekulargenetische Untersuchungen in entsprechenden Risikofamilien vorgenommen werden können. Diese führen häufig zum sicheren Nachweis bzw. zum Ausschluß des Carrierstatus [3, 15, 30, 32]. Eine pränatale Diagnostik kann bei familiär schwer verlaufender Erkrankung (Restaktivität < 1%) auf Wunsch in den meisten Familien angeboten werden [2].

Molekulargenetische Diagnostik

Bei der Diagnostik geht es nun darum, mit Hilfe genetischer Marker das X-Chromosom, welches das veränderte Gen trägt, über die Generationen einer Familie zu verfolgen. Dabei bedient man sich des Nachweises sogenannter RFLPs (Restriktionsfragmentlängenpolymorphismen). Bei den RFLPs handelt es sich um genetische Varianten, die durch Veränderungen im Genom, z. B. durch Punktmutationen, Deletionen oder Insertionen [5, 14, 22, 43] entstehen. Nach dem Spalten der DNA mit Restriktionsenzymen und dem Auftrennen der Fragmente mit Hilfe einer Gelelektrophorese sind diese nachweisbar. Der Nachweis geschieht durch Hybridisierung der zum Einzelstrang denaturierten Probanden-DNA mit einem radioaktiv markierten, klonierten DNA-Segment [38]. Das klonierte DNA-Segment, die DNA-Sonde, kann einen Teil des Gens, aber auch einen in unmittelbarer Nähe außerhalb des Gens lokalisierten DNA-Abschnitt darstellen. Diese RFLPs selbst haben keinen Krankheitswert. Sie dienen nur zur Markierung eines bestimmten Gens.

Für die Untersuchung der Hämophilien stehen uns mehrere intragenische, im Gen gelegene, und extragenische, in der Nähe der Gene für Hämophilie A und B lokalisierte, Gensonden zur Verfügung, die nach der Spaltung der DNA mit Restriktionsenzymen im Gen oder in der Nähe des Gens gelegene RFLPs nachweisen (s. Tabellen 1 und 2) [7, 15, 18, 19, 21, 22, 29, 39, 43, 44, 49]. Mit Hilfe intragenischer Sonden gelingt es in etwa 70% der für eine molekulargenetische Analyse geeigneten Familien, das krankmachende Gen nachzuweisen (Abb. 2). Weitere 20–25% der Familien sind für außerhalb der Gene lokalisierte RFLPs informativ. Wegen der möglichen Rekombination zwischen dem Gen und dem extragenisch gelegenen DNA-Abschnitt ist allerdings in diesen Familien nur eine Wahrscheinlichkeitsprognose möglich, die für jede Meiose etwa 95% für Hämophilie A und 99% für Hämophilie B beträgt.

Nicht in allen Familien ist die gewünschte Diagnose möglich. Da die Analyse indirekt den Gendefekt nachweist, muß in der Regel ein Erkrankter oder ein nicht erkrankter, naher männlicher Verwandter als sog. Referenzperson für die

Tabelle 1. Restriktionsfragmentlängenpolymorphismen (RFLPs) im Bereich des Gens für Faktor VIII

Autoren		Restriktions-enzym	Sonde	Allele S.blot (kb)	Allele PCR (bp)	Häufigkeiten (in Kl.: PIC)	
(A) intragenisch							
Gitschier et al.	1985	Bcl I	p114.12	1,2/0,9	142/99+43	0,29/0,71	(41%)
Antonarakis et al.	1985	Bgl I	probe C	20,0/5,0	–/–	0,15/0,85	(25%)
Wion et al.	1986	Xba I*	p482.6	6,2/1,4	–/–	0,46/0,55	(49%)
Youssouffian et al.	1987	MspI	p625.3	7,5/4,3	–/–	0,68/0,32	(43%)
Taylor et al.	1989	Bst XI	p482.6	2,4/1,6/ 0-Bande	–/–	0,48/0,45/ 0,07	(56%)
(B) extragenisch							
Harper et al.	1984	Bgl II	DX 13 (DXS15)	5,8/2,8	–/–	0,50/0,50	(50%)
Oberlé et al.	1985	Taq I	St 14 (DXS52)	multi-allelisch	–/–	–/–	

* Nur nach einer weiteren Spaltung mit Kpn zugänglich

Tabelle 2. Restriktionsfragmentlängenpolymorphismen (RFLPs) im Bereich des Gens für Faktor IX

Autoren		Restriktions-enzym	Sonde	Allele S.blot (kb)	Allele PCR (bp)	Häufigkeiten (in Kl.: PIC)	
(A) intragenisch							
Gianelli et al.	1984	Taq I	VIII	1,8/1,3	200/125+75	0,68/0,32	(43%)
Winship et al.	1984	Xmn I	VIII	11,5/6,5	150/100+50	0,72/0,28	(40%)
Winship et al.	1985	Dde I	XIII	1,7/1,75	381/331*	0,76/0,24	(36%)
Camerino et al.	1985	Msp I	cDNA	5,8/2,4	–/–	0,20/0,80	(32%)
Hay et al.	1986	Bam HI	VIII	25,0/23,0	–/–	0,94/0,06	(11%)
(B) extragenisch							
Mulligan et al.	1987	Sst I	pX58dIIIc (DXS99)	8,8/5,9	–/–	0,57/0,43	(50%)
Winship et al.	1989	Hha I	**		230/150+80	0,70/0,30	(42%)

* Insertionspolymorphismus ** Nur als PCR beschrieben

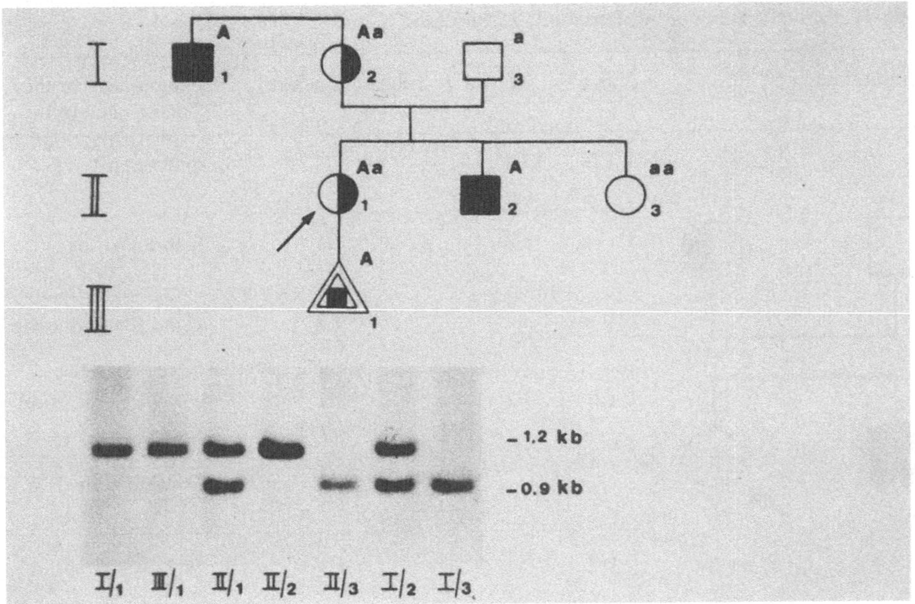

Abb. 2. Pränataldiagnose einer Hämophilie A. Nach Spaltung mit dem Restriktionsenzym Bcl I und Hybridisierung mit der intragenischen F8-Sonde werden Fragmente der Länge 1,2 kb = Allel A und 0,9 kb = Allel a auf dem Southern-Blot-Autoradiogramm sichtbar. Die Hämophilie A segregiert mit dem Allel A (I,1 und II,2). Aufgrund der Stammbaumsituation ist I,2 obligate Anlageträgerin des veränderten Gens. Nach der Segregationsanalyse ist II,1 ebenfalls Anlageträgerin. Sie hat das mit der Hämophilie A segregierende Allel an ihren männlichen Feten vererbt. Er wird an der Hämophilie A erkranken. Die Schwester der Ratsuchenden, II,3, ist nicht Konduktorin der Hämophilie A

Untersuchung zur Verfügung stehen. Dies schränkt die Möglichkeiten der Analyse ein. Außerdem läßt sich mit Hilfe genetischer Marker nicht immer eine Unterscheidung zwischen dem mutierten und dem Normalallel treffen (Tabelle 3). In einigen Fällen gelingt die Diagnose über die Rekonstruktion der mit der Erkrankung segregierenden Allele bzw. über die sogenannte Ausschlußdiagnostik bei Nachweis des nicht mit der Hämophilie segregierenden Allels.

DNA-Amplifikation mit Hilfe der PCR-Methode

Seit einiger Zeit steht eine neue Methode, die Polymerase-Chain-Reaction (PCR), für die Diagnostik zur Verfügung [12, 34, 36, 37]. Sie ermöglicht nach Voruntersuchung der Familie eine Analyse innerhalb von 24 Stunden [26, 41]. Bei dieser Methode werden bekannte DNA-Sequenzen selektiv vermehrt (Abb. 3).

Tabelle 3. Allelverteilung bei familiärer Hämophilie

Stammbaum	Vater	Mutter	Sohn	Tochter	Diagnostik für die Tochter ist/ergibt:
	1 (2)	1/1	1	1/1 (1/2)	uniformativ
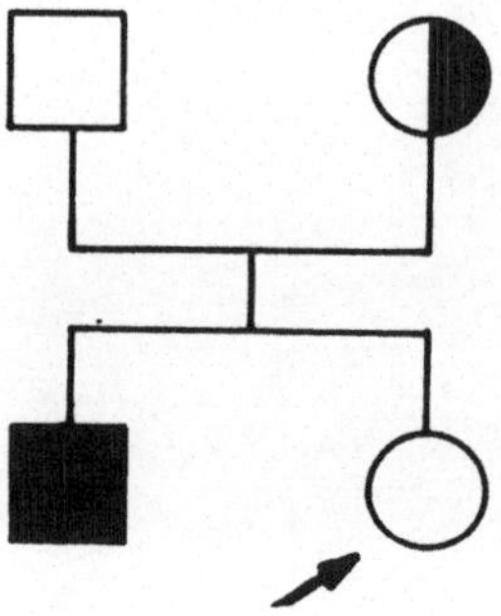	1 (2)	1/2	1	1/1 (1/2)	Konduktorin
				1/2 (2/2)	keine Konduktorin
	1 (2)	1/2	2	1/1 (1/2)	keine Konduktorin
				1/2 (2/2)	Konduktorin
	1 (2)	2/2	2	1/2 (2/2)	uniformativ

Für einen 200–300 bp langen DNA-Abschnitt, der einen RFLP enthält, werden komplementär zum 3′ und 5′ Ende eines Abschnitts Oligonukleotide synthetisiert und unter Zugabe einer hitzestabilen Taq-Polymerase, Nukleotiden und von ca 500 ng Probanden-DNA wird der entsprechende DNA-Abschnitt in 30–40 Zyklen amplifiziert. Nach Verdauung der amplifizierten DNA mit dem den RFLP nachweisenden Enzym wird der Gesamtansatz auf eine Agarose- oder Polyacrylamidgel aufgetragen und im elektrischen Feld nach Fragmentgröße aufgetrennt. Durch die extreme Anreicherung des Zielfragmentes läßt sich dieses durch Anfärben – ohne radioaktive Markierung – im Gel sichtbar machen. Je nachdem, ob die Schnittstelle im Amplifikat vorhanden ist oder nicht, bleibt dieses entweder unverändert oder wird in zwei kleinere Fragmente gespalten, wobei die Addition der zwei kleinen Fragmente die Länge des großen ergibt.

Im Faktor VIII- und Faktor IX-Gen sind mehrere RFLPs bekannt, die mit Hilfe der PCR-Methode routinemäßig nachgewiesen werden (Abb. 4).

Gendefekte

Die Hämophilien verlaufen klinisch interfamiliär heterogen, intrafamiliär homogen. Die Erkrankungen werden – wie oben beschrieben – in schwere, mittelschwere und leichte Verlaufsformen unterteilt. In der theoretischen Diskussion wurden molekular unterschiedliche Defekte für die einzelnen Krankheitsbilder angenommen. Es wurde weiterhin diskutiert, daß der molekulare Defekt bei der sog. Hemmkörperhämophilie ausgedehnt ist und besonders

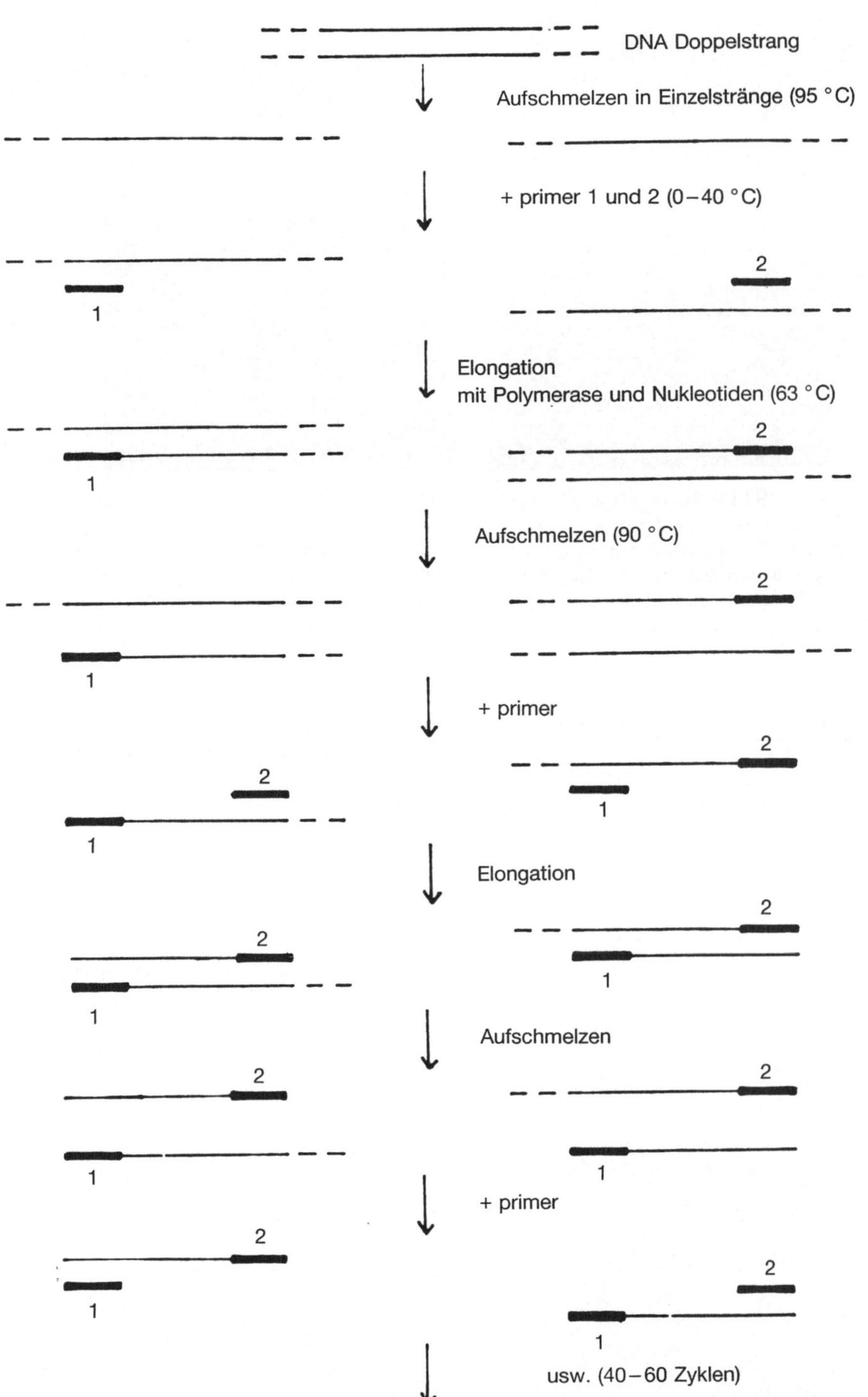

Abb. 3. Schematische Darstellung der DNA-Amplifizierung. Die Oligonukleotide sind durch Balken, nicht definierte Enden von DNA-Fragmenten sind mit gestrichelten Linien gekennzeichnet

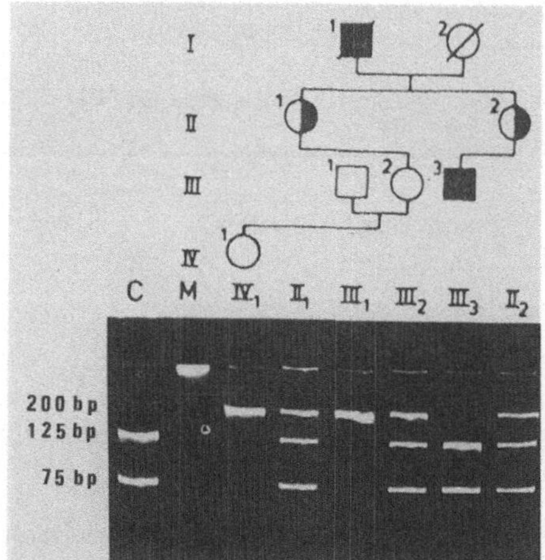

Abb. 4a. Taq I-RFLP-Segregationsanalyse. Das PCR-Amplifikat enthält den intragenischen RFLP. Allel 1 stellt ein DNA-Fragment von 200 bp dar. Bei Allel 2 ist dieses Fragment in zwei kleinere von 125 und 75 bp gespalten. Für die Ratsuchende IV/1 kann der Konduktorinnenstatus ausgeschlossen werden, da sie von ihrer Mutter nicht das Allel 2, mit dem die Krankheit segregiert (Betroffener III,3), geerbt hat

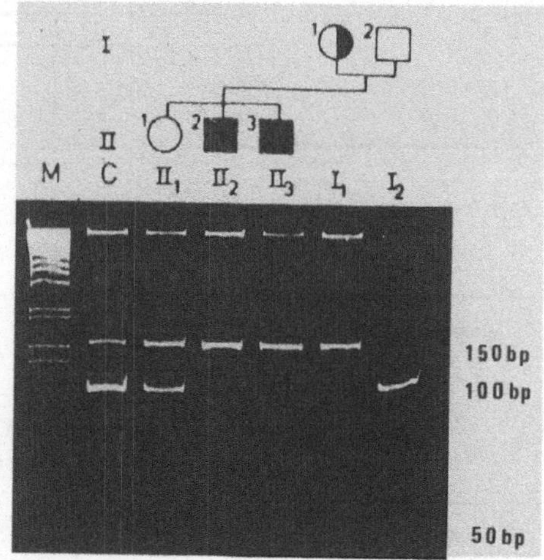

Abb. 4b. Xmn I-RFLP-Segregationsanalyse. Das PCR-Amplifikat enthält den intragenischen RFLP. Allel 1 stellt ein DNA-Fragment von 150 bp dar. Bei Allel 2 ist dieses Fragment in zwei kleinere von 100 und 50 bp gespalten. Da sich die Mutter I,1 der Ratsuchenden II,2 als homozygot für Allel 1 erweist, kann keine volle Informativität im Stammbaum erreicht werden. Bei einer zukünftigen Pränataldiagnostik wird ein männlicher Fet jedoch nicht betroffen sein, falls er das Allel 2 von seinem Großvater I,2 geerbt hat

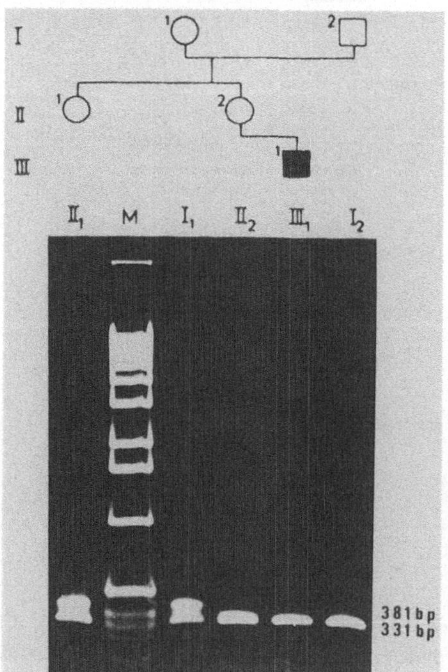

Abb. 4c. Dde I-RFLP-Segregationsanalyse eines sporadischen Falls. Der Dde I-RFLP stellt einen Insertionspolymorphismus (Vorhandensein oder Nichtvorhandensein einer 50 bp großen Insertion) dar mit Banden von 331 und 381 bp Länge. Da die Krankheit mit dem Allel 2 (331 bp) segregiert, kann die Ratsuchende sowohl unter der Annahme eines familiären als auch eines durch Neumutation bedingten Falles als Konduktorin ausgeschlossen werden, denn sie hat von ihrer Mutter Allel 1 (381 bp) geerbt. Wenn der Betroffene das Allel 2 vom Großvater geerbt hat, muß eine Neumutation stattgefunden haben, da der Großvater I,2 gesund ist. In welcher Generation und bei welcher Person sich die Neumutation ereignet hat, kann bei dieser Untersuchung jedoch nicht festgestellt werden

wichtige Teile des Gens umfaßt. Eine Umsetzung in Protein findet nicht statt, das transfundierte Protein wird als „fremd“ erkannt, worauf als Reaktion Antikörper gegen das Fremdeiweiß gebildet werden [16].

Sowohl bei Patienten mit Hämophilie A als auch bei solchen mit Hämophilie B wurden unterschiedliche Mutationen, Punktmutationen, Deletionen und Insertionen [4, 8, 11, 14, 20, 23, 24, 25, 28, 33, 47, 48, 50] nachgewiesen, die zu verschiedenen klinischen Verlaufsformen führen. Es konnten bisher keine konstanten, dem klinischen Bild zuzuordnenden Gendefekte nachgewiesen werden. Diese Untersuchungen erfolgten jedoch an einzelnen Probanden mit Hilfe der Southern-blotting-Methode [38]. Eine Sequenzierung des Defektbereichs erfolgt erst in neuerer Zeit.

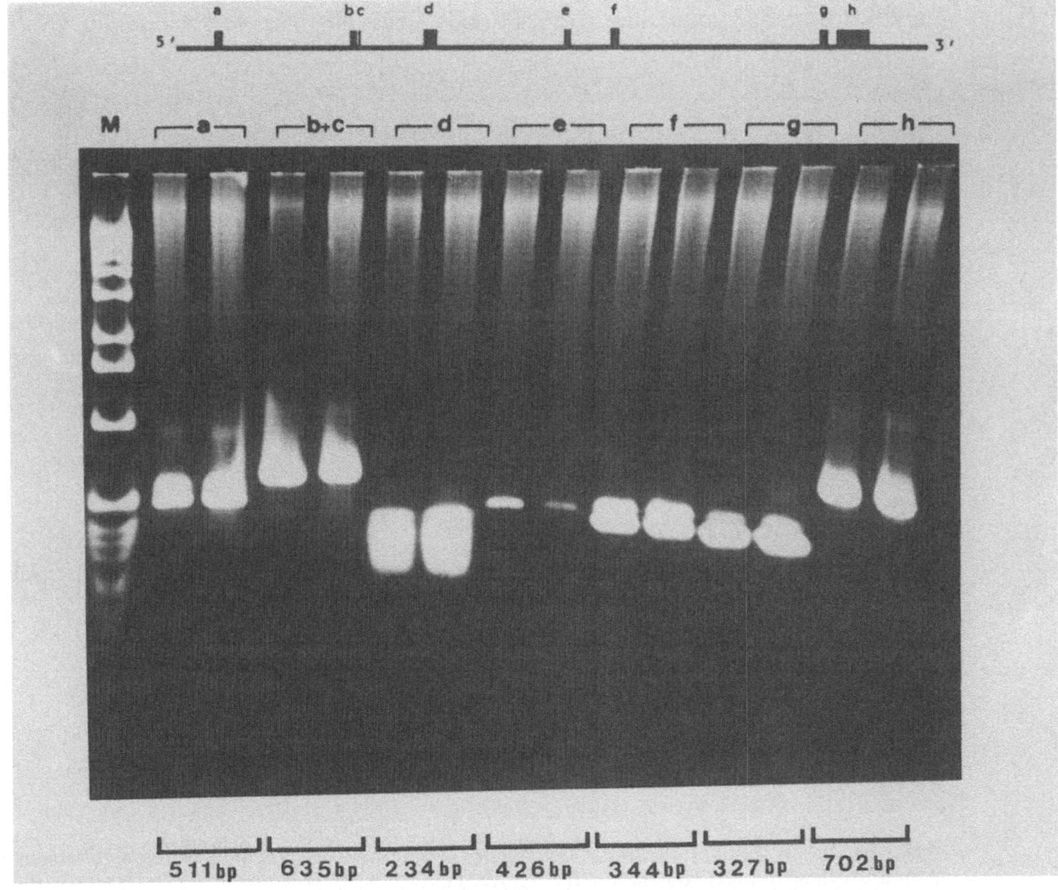

Abb. 5. Amplifikation der Exons mit angrenzenden Intronbereichen des Faktor IX-Gens aus Kontroll-DNA einer gesunden männlichen Person. Eine schematische Darstellung des Gens für Faktor IX ist oberhalb des Bildes wiedergegeben. Das Bild zeigt die Ethidiumbromid-gefärbten Amplifikationsprodukte nach Elektrophorese im 1,2% Agarosegel (jeweils 2 Parallelen). Nicht in allen Fällen stimmt die Fragmentgröße mit der Länge des Exons überein. Die benachbarten Exons b und c werden als ein Fragment amplifiziert. Der transkribierte Anteil des Exons h ist nicht in ganzer Länge amplifiziert, das Produkt enthält jedoch alle translatierten Sequenzen. M = Molmassenstandard (kb Ladder, BRL)

Es ist nun möglich, alle funktionellen Bereiche des Faktor IX-Gens mit kurzen Abschnitten der flankierenden Intronsequenzen zu amplifizieren (Abb. 5). Im Falle einer Deletion beobachtet man ein Fehlen des Amplifikationsprodukts (Abb. 6) bzw. bei kleineren Deletionen ein kürzeres Fragment. Über die direkte Sequenzierung des amplifizierten DNA-Abschnittes können die Genveränderungen charakterisiert werden [41]. Mit Hilfe der PCR-Methode lassen sich Screeninguntersuchungen auf Gendefekte im Faktor IX-Gen durchführen, um sog. Hot Spot-Mutationen erkennen zu können. Weiterhin läßt sich die Methode für die Diagnostik nutzen, indem über die Amplifikation der kodierenden Sequenzen und die Sequenzierung des Amplifikats die Mutation direkt nachgewiesen wird. Die verbleibende diagnostische Unsicherheit bei der Anwendung extragenischer DNA-Sonden wird damit eliminiert. Weiterhin ist zu erwarten, daß man durch die Charakterisierung der verschiedenen Gen-

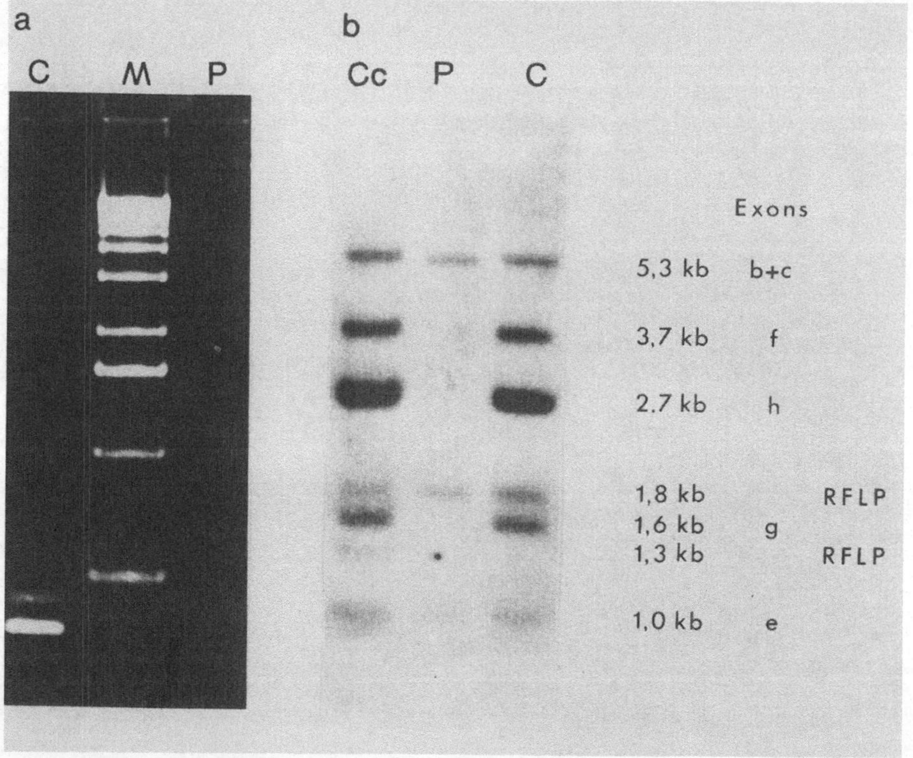

Abb. 6a, b. a) Deletionsnachweis bei einem Hämophilie B-Patienten durch Fehlen des Amplifikationsprodukts von Exon g im Agarosegel (1,2%) C = Kontrolle; M = Molmassenstandard (kb Ladder, BRL) P = Patient. **b)** Nähere Charakterisierung der Deletion aus a). Hierzu wurde mit Taq I gespaltene genomische DNA nach elektrophoretischer Auftrennung und Southern blotting gegen eine 32 P-markierte cDNA hybridisiert. Diese cDNA-Gensonde weist auch den Taq I-RFLP in der Nähe von Exon d nach. Die 1,8 und 1,3 kb-Banden auf dem Autoradiogramm bei einer heterozygoten weiblichen Kontrolle (Cc) zeigen die polymorphen Allele. Der Patient (P) trägt das große Allel (1,8 kb-Bande). Im Gegensatz zu einem hemizygoten Mann mit ebenfalls großem Allel (C), fehlen dem Patienten jedoch die drei Exons f, g und h (Banden von 3,7; 1,6 und 2,7 kb)

defekte Aufschluß über den Zusammenhang zwischen Gendefekt und klinischem Erscheinungsbild erhält.

Dieselbe Untersuchungsmethode ist wegen der Größe des F8-Gens derzeit noch nicht durchführbar. Weitere Entwicklungen werden jedoch auch bei dieser bedeutenden Erkrankung zur sicheren Diagnostik beitragen.

Die Arbeit wird vom BMFT unter der Projektnummer 9360190 finanziell gefördert.

Literatur

1. Anson DS, Choo KH, Rees DJG, Giannelli F, Gould K, Huddleston JA, Brownlee GG (1984) The gene structure of human anti-haemophilic factor IX. EMBO J 3:1053–1060
2. Antonarakis SE, Copeland KL, Carpenter RJ jr, Hoyer LW, Toole JJ, Carta CA, Caskey CT, Kazazian HH jr (1985a) Prenatal diagnosis of haemophilia A by factor VIII gene analysis. Lancet i:1407–1409
3. Antonarakis SE, Waber PG, Kittur SD, Patel AS, Kazazian HH jr, Mellis MA, Counts RB, Stamatoyannopoulos G, Bowie EJW, Fass DN, Pittman DD, Wozney JM, Toole JJ (1985b) Hemophilia A-Detection of molecular defects and of carriers by DNA analysis. N Engl J Med 313:842–848
4. Bardoni B, Sampietro M, Romano M, Crapanzano M, Mannucci PM, Camerino G (1988) Characterization of a partial deletion of the factor VIII gene in a haemophiliac with inhibitor. Hum Genet 79:86–88
5. Bernardi F, Legnani C, Volinia S, Patracchini P, Rodorigo G, DeRosa V, Marchetti G (1988) A Hind IIIRFLP and a gene lesion in the coagulation factor VIII gene. Hum Genet 78:359–362
6. Boyd, Y, Buckle VJ, Munro EA, Choo KH, Migeon BR, Craig IW (1984) Assignment of the haemophilia B (factor IX) locus to the q 26-qter region of the X chromosome. Ann Hum Genet 48:145–152
7. Camerino G, Oberle I, Drayna D, Mandel JL (1985) A new MspI restriction fragment length polymorphism in the haemophilia B locus. Hum Genet 71:79–81
8. Chen SH, Thompson AR, Zhang M, Scott CR (1989) Three point mutations in the factor IX gens of five hemophilia B patients. J Clin Invest 84:113–118
9. Choo KH, Gould KG, Rees DJG, Brownlee GG (1982) Molecular cloning of the gene for human anti-haemophilic factor IX. Nature 299:178–180
10. Drayna D, White R (1985) The genetic linkage map of the human X chromosome. Science 230:753–758
11. Driscoll MC, Bouhassira E, Aledort LM (1989) A Codon 338 nonsense mutation in the factor IX gene in unrelated haemophilia B patients: Factor IX 338/New York. Blood 74:737–742
12. Erlich HA, Gelfand DH, Saiki RK (1988) Specific DNA amplification. Nature 331:461–463
13. Filippi G, Mannucci PM, Coppola R, Farris A, Rinaldi A, Siniscalco M (1984) Studies on haemophilia A in Sardinia bearing on the problems of multiple allelism, carrier detection and differential mutation rate in the two sexes. Am J Hum Genet 36:44–71
14. Giannelli F, Choo KH, Rees DJG, Boyd Y, Rizza CR, Brownlee GG (1983) Gene deletions in patients with haemophilia B and anti-factor IX antibodies. Nature 303:181–182
15. Giannelli F, Choo KH, Winship PR, Rizza CR, Anson DS, Rees DJG, Ferrari N, Brownlee GG (1984) Characterisation and use of an intragenic polymorphic marker for detection of carriers of haemophilia B (factor IX deficiency). Lancet i:239–241
16. Giddings JC (1988) Molecular genetics and immunoanalysis in blood coagulation. Ellis Horwood Ltd. Chichester, England
17. Gitschier J, Wood WI, Goralka TM, Wion KL, Chen EY, Eaton DH, Vehar GA, Capon DJ, Lawn RM (1984) Characterization of the human factor VIII gene. Nature 312:326–329

18. Gitschier J, Drayna D, Tuddenham EGD, White RL, Lawn RM (1985) Genetic mapping and diagnosis of haemophilia A achieved through a Bcl I polymorphism in the factor VIII gene. Nature 314:738–740
19. Gitschier J, Wood WI, Tuddenham EGD, Shuman MA, Goralka TM, Chen EY, Lawn RM (1985)Detection and sequence of mutations in the factor VIII gene of haemophiliacs. Nature 315:427–430
20. Gitschier J, Wood WI, Shuman MA, Lawn RM (1986) Identification of a missense mutation in the factor VIII gene of a mild haemophiliac. Science 232:1415–1416
21. Harper K, Winter RM, Pembrey ME, Hartley D, Davies KE, Tuddenham EGD (1984) A clinically useful DNA probe closely linked to haemophilia A. Lancet ii:6–8
22. Hay CW, Robertson KA, Young SL, Thompson AR, Growe GH, MacGillivray RTA (1986) Use of a BamHI polymorphism in the factor IX gene for the determination of haemophilie B carrier status. Blood 67:1508–1511
23. Higuchi M, Kochhan L, Schwaab R, Egli H, Brackmann HH, Horst J, Olek K (1989) Molecular Defects in haemophilia A: Identifikation and characterization of mutations in the factor VIII gene and family analysis. Blood 74:1045–1051
24. Kazazian HH jr, Wong C, Youssoufian H, Scott AF, Phillips DG, Antonarakis SE (1988) Haemophilia A resulting from de novo insertion of L1 sequences represents a novel mechanism for mutation in man. Nature 332:164–166
25. Koeberl DD, Bottema CDK, Buerstedde J-M, Sommer SS (1989) Functionally important regions of the factor IX gene have a low rate of polymorphism and a high rate of mutation in dinucleotide CpG. Am J Hum Gen 45:448–457
26. Kogan SC, Doherty M, Gitschier J (1987) An improved method for prenatal diagnosis of genetic diseases by analysis of amplified DNA sequences. N Engl J Med 317:985–990
27. Kurachi K, Davie EW (1982) Isolation and characterization of a cDNA coding for human factor IX. Proc Natl Acad Sci 79:6461–6464
28. Ludwig M, Schwaab R, Eigel A, Horst J, Egli H, Brackmann HH, Olek K (1989) Identification of a single nucleotide C-to-T transition and five different deletions in patients with severe haemophilia B. Am J Hum Gen 45:115–122
29. Mulligan L, Holden JJA, White BN (1987) A DNA marker closely linked to the factor IX (haemophilia B) gene. Hum Genet 75:381–383
30. Oberlé I, Camerino G, Heilig R, Grunebaum L, Cazenave JP, Crapanzano C, Mannucci PM, Mandel JL (1985a) Genetic screening for haemophilia A (classic haemophilia) with a polymorphic DNA probe. N Engl J Med 312:682–686
31. Oberlé I, Drayna D, Camerino G, White R, Mandel JL (1985b) The telomeric region of the human X chromosome long arm: Presence of a highly polymorphic DNA marker and analysis of recombination frequency. Proc Natl Acad Sci 82:2824–2828
32. Peake IR, Furlong BL, Bloom AL (1984) Carrier detection by direct gene analysis in a family with haemophilia B (factor IX deficiency). Lancet i:242–243
33. Poort SR, Briet E, Bertina RM, Reitsma PH (1989) A dutch pedigree with mild haemophilia B with a missense mutation in the first EGF domain (factor IX [Oud en Nieuw Gastel]). Nucl Acids Res 17:5869
34. Reiß J, Neufeldt U, Wieland K, Zoll B (1989) Diagnosis of haemophilia B using the polymerase chain reaction. Blut 59:1–6
35. Quirk S, Chou WG, Polakowska R, Zain SB, Young FE, Doherty RA (1985) More precise localization of the human factor IX gene by in situ hybridization. Cytogenet Cell Genet 39:121–124
36. Saiki RK, Bugawan TL, Horn GT, Mullis KB, Erlich HA (1986) Analysis of enzymatically amplified β-globin and HLA-DQα DNA with allele-specific oligonucleotide probes. Nature 324:163–166
37. Scharf SJ, Horn GT, Erlich HA (1986) Direct cloning and sequence analysis of enzymatically amplified genomic sequences. Science 233:1076–1078
38. Southern EM (1975) Detection of specific sequences among DNA fragments separated by gel electrophoresis. J Mol Biol 98:503–517
39. Taylor SAM, Bridge PJ, Lillicrap DP (1989) A BstXI polymorphism detected by the factor VIII genomic probe p.482.6 (F8C). Nucl Acid Res 17:6426

40. Toole JJ, Knopf JL, Wozney JM, Sultzman LA, Buecker JL, Pittmann DD, Kaufmann RJ, Brown E, Shoemaker C, Orr EC, Amphlett GW, Foster BW, Coe ML, Knutson GJ, Fass DN, Hewick RM (1984) Molecular cloning of a cDNA encoding human antihaemophilic factor. Nature 312:342–347
41. Tsang TC, Bentley DR, Mıbashan RS, Giannelli F (1988) A factor IX mutation, verified by direct genomic sequencing, causes haemophilia B by a novel mechanism. EMBO J 7:3009–3015
42. Vehar GA, Keyt B, Eaton D, Rodriguez H, O'Brian DP, Rotblat F, Oppermann H, Keck R, Wood WI, Harkins RN, Tuddenham EGD, Lawn RM, Capon DJ (1984) Structure of human factor VIII. Nature 312:337–342
43. Winship PR, Anson DS, Rizza CR, Brownlee GG (1984) Carrier detection in haemophilia B using two further restriction fragment length polymorphismus. Nucl Acids Res 12:8861–8872
44. Wion KL, Tuddenham EGD, Lawn RM (1986) A new polymorphism in the factor VIII gene for prenatal diagnosis of haemophilia A. Nucl Acids Res 14:4535–4542
45. Wood WI, Capon DJ, Simonsen CC, Eaton DL, Gitschier J, Keyt B, Seeburg PH, Smith DH, Hollingshead P, Wion KL, Delwart E, Tuddenham EGD, Vehar GA, Lawn RM (1984) Expression of active human factor VIII from recombinant DNA clones. Nature 312:330–337
46. Yoshitake S, Schach BG, Foster DC, Davie EW, Kurachi K (1985) Nucleotide sequence of the gene for human factor IX (antihaemophilic factor B). Biochemistry 24:3736–3750
47. Youssoufian H, Kazazian HH jr, Phillips DG, Aronis S, Tsiftis G, Brown VA, Antonarakis SE (1986) Recurrent mutations in haemophilia A give evidence for CpG mutation hotspots. Nature 324:380–382
48. Youssoufian H, Antonarakis SE, Aronis S, Tsiftis G, Phillips DG, Kazazian HH jr (1987a) Characterization of five partial deletions of the factor VIII gene. Proc Natl Acad Sci 84:3772–3776
49. Youusoufian H, Phillips DG, Kazazian HH, Antonarakis SE (1987b) MspI polymorphism in the 3′ flanking region of the human factor VIII gene. Nucl Acad Res 15:631
50. Youssoufian H, Wong C, Aronis S, Platokoukis H, Kazazian HH jr, Antonarakis SE (1988) Moderately severe haemophilia A resulting from Glu Gly substitution in exon 7 of the factor VIII gene. Am J Hum Genet 42:867–871

Diskussion

GÜRTLER (München):

Wie oft gelingt Ihnen der Versuch, über die Polymerasekettenreaktion zu analysieren, ob eine Hämophilie A, eine Hämophilie B oder ein Konduktorinnenstatus vorliegt?

FRAU ZOLL (Göttingen):

Die Technik ist derzeit noch störanfällig. Wir haben einige Polymorphismen sicher in der Hand. Der Bcl-Polymorphismus und der Tag-Polymorphismus bieten keine Probleme, so daß wir in etwa 50% der Fälle Aussagen treffen können.

ELLER (Würzburg):

Halten Sie es nach dem Gesagten für möglich, daß eine Konduktorin der Hämophilie B eine Restaktivität von nur 12% hat?

FRAU ZOLL (Göttingen):

Ja. Das würde ich für möglich halten, nämlich dann, wenn überproportional häufig die sog. gesunden X-Chromosomen inaktiviert werden. Dann hat sie überwiegend veränderte Gene zur Verfügung, und dann kann sie sogar die Symptomatik der Bluterkrankheit bieten. Genauso können Sie Blutersymptome bei Patientinnen mit X-0 finden oder mit Translokationen in diesem Genbereich.

WATZKE (Wien):

Sie haben festgestellt, daß PCR sehr anfällig ist für Fehler. Das ist ein Befund, den wir bestätigen können. Es ist deshalb eigentlich nicht gut möglich, die PCR zu verwenden, um Deletionen festzustellen. Ich glaube, daß der Southern Blot noch immer die Wahl ist, um zum Beispiel ein Chain-Rearrangement festzustellen, während man mit negativen PCR-Amplifizierungen viele falsch-positive Befunde erheben würde.

FRAU ZOLL (Göttingen):

Das ist richtig. Solange das in dieser Forschungsphase ist, muß man diese Untersuchungen immer parallel laufen lassen. Das bietet einen Vorteil, wenn man eine Deletion nachweisen kann. Dann ist das ein positiver Nachweis. Wir verwenden auch eine Reihe von Kontrollen, die wir nebeneinander laufen lassen, um unsere Methode zu überprüfen.

WATZKE (Wien):

Wie können Sie falsch-positive Befunde bei den Restriktionsfragmentlängen-Polymorphismen ausschließen, da hier ja sehr leicht Kontaminierungen möglich sind? Wenn Sie im Labor immer dieselben Enzyme verwenden, wird das wahrscheinlich vorkommen.

FRAU ZOLL (Göttingen):

Wir nehmen auch da immer Kontrollen, von denen wir genau wissen, wie sie aussehen. Dann kann man an der Bandenbreite, an der Bandenschärfe auch beurteilen, ob das möglicherweise ein Artefakt ist oder nicht. Das ist sicherlich eine Gefahr, die allgemein bekannt ist. Wir haben bislang kein Problem damit gehabt. Wir sind uns dessen durchaus bewußt, daß die PCR sicherlich eine Methode ist, die ihre Fehlerquellen hat.

KÖSTERING (Göttingen):

Bei der Zottenpunktion haben Sie 1 – 3 % Komplikationen, also Fehlgeburten. Warten Sie erst das Geschlecht des Feten ab, oder führen Sie diese Untersuchung generell durch?

FRAU ZOLL (Göttingen):

Wir sind mit der Chorionzottenbiopsie sehr zurückhaltend, wenn wir den Konduktorinnenstatus der Mutter nicht kennen. Wenn wir ausschließen können, daß sie Konduktorin ist, wäre der Eingriff vergeblich gewesen. Andererseits haben wir die Analyse sehr viel lieber aus Chorionzottenmaterial, weil man mehr Material zur Verfügung hat und zum anderen deshalb, weil die Diagnostik mit einem Zeitfaktor belastet ist. Mit der Chorionzottenbiopsie erhält man ein Ergebnis in der 12. oder 13. Schwangerschaftswoche. Aus Amnionzellen ist dieses erst in der 20. oder 22. Woche möglich. Das ist sicher problematisch. Aber ich möchte auch sagen, daß man die pränatale Diagnostik sowieso auf die Fälle mit schwerer Verlaufsform beschränkt. Bei leichtem und mittelschwerem Verlauf sollte man sich also sehr überlegen, ob man überhaupt eine pränatale Diagnostik für vertretbar hält.

FRAU MANNHALTER (Wien):

Wie gehen Sie vor, wenn Sie von einer Familie kontaktiert werden, die vorher nicht ausdiagnostiziert worden ist und die Frau in der 10. Schwangerschaftswoche eine pränatale Diagnose gemacht haben möchte?

FRAU ZOLL (Göttingen):

Wir machen die pränatale Diagnostik grundsätzlich nur im Rahmen einer eingehenden genetischen Beratung. Wenn diese Patientin hoch alteriert ist und sagt, sie könne einfach nicht bis zur 20. Woche warten und würde das Risiko eines Abortes in Kauf nehmen, dann würden wir uns wohl nicht entgegenstellen. Die psychische Belastung ist sehr groß und ein Abort in der 20. Schwangerschaftswoche ein schwerwiegenderer Eingriff.

LECHNER (Wien):

Wir sollten auf einem der nächsten Symposien den Implikationen, die sich aus dieser Diagnostik ergeben, mehr Zeit widmen. Je besser diese Methoden werden, je größer wird das Problem, die Grenze zu erkennen, bis zu der man vom medizinischen Standpunkt her überhaupt eine Interruption befürworten kann. Sie haben schon selbst gesagt, daß Sie diese Diagnostik bei leichten und mittelschweren Hämophilien nicht machen würden. Für eine Einzelperson kann es sehr schwer sein, dieses zu unterscheiden. Deshalb wäre es gut, wenn ein Gremium wie dieses Empfehlungen abgeben würde, an die man sich nicht halten muß, an die man sich aber halten und auf die man sich beziehen kann.

FRAU ZOLL (Göttingen):

Die Ethikkommission in Göttingen hat entschieden, daß wir im Rahmen unseres Forschungsprojektes bei leichter und mittelschwerer Hämophilie pränatal nicht diagnostizieren dürfen. Es hat sich also bereits ein Gremium mit dieser Frage beschäftigt.

Molekulargenetische Untersuchungen beim von Willebrand-Syndrom

C. Mannhalter, S. Parzer, P. A. Kyrle (Wien)

Einleitung

Der von Willebrand-Faktor ist ein multimeres Glykoprotein, welches in der Hämostase zwei wichtige Funktionen erfüllt. Einerseits wird er zur Anlagerung der Plättchen an geschädigtes Endothel benötigt, andererseits bindet er sich an Gerinnungsfaktor VIII und stabilisiert diesen in der Zirkulation [1, 2]. Die Rezeptoren des von Willebrand-Faktors an der Plättchenoberfläche sind bekannt – es handelt sich dabei um die Plättchenglykoproteine Ib und IIb/IIIa [3, 4].

Der vWF findet sich in den Weibel-Palade Körperchen der Endothelzellen, in den alpha-Granula der Plättchen, im Plasma in einer Konzentration von 10 µg/ml und im subendothelialen Bindegewebe [5].

Die Synthese des vWF ist ein sehr komplexer Vorgang (Abb. 1). Der vWF wird in Endothelzellen und Megakaryozyten von einer ca. 9 kb großen mRNA translatiert [6]. Das primäre Translationsprodukt besteht aus 2813 Aminosäuren und setzt sich zusammen aus einem Signalpeptid (22 Aminosäuren), einem Propeptid (741 Aminosäuren, ca. 100 kDalton) und dem reifen vWF (2050 Aminosäuren, ca. 250 kDalton). Das Propeptid ist identisch mit dem von Willebrand Antigen II (vWAg II), dessen Funktion man derzeit noch nicht genau kennt [7, 8, 9, 10].

Nach Abspaltung des Signalpeptids kommt es zur Glykolisierung und anschließend zur Dimerisierung des Pro-vWF [11]. Die Dimeren polymerisieren weiter zu einer Reihe von unterschiedlichen Oligo- und Multimeren, die für die normale hämostatische Funktion des vWF essentiell sind. Die Polymerisation ist mit der Abspaltung des Propeptids verbunden. Die Größe der Oligomeren im Plasma reicht von 500 kDalton bis zu über 10000 kDalton [12]. Es ist leicht vorstellbar, daß bei einem derart komplexen Biosynthesevorgang bei verschiedenen Schritten Defekte auftreten können, sowohl innerhalb des vW Gens selbst als auch innerhalb anderer Gene, die für die Biosynthese des vWF erforderlich sind. Dies macht verständlich, daß eine Reihe unterschiedlicher Phänotypen der Erkrankung des von Willebrand-Syndroms existieren.

Das von Willebrand-Syndrom ist eine meistens hereditäre hämorrhagische Diathese, die durch einen quantitativen und/oder qualitativen Defekt des von Willebrand-Faktors bedingt ist. Im Falle des quantitativen Defekts (Typ I) finden wir eine proportionale Verminderung aller Multimeren. Im Falle des qualitativen Defekts (Typ II) fehlen die größeren Multimeren. Bei der schwe-

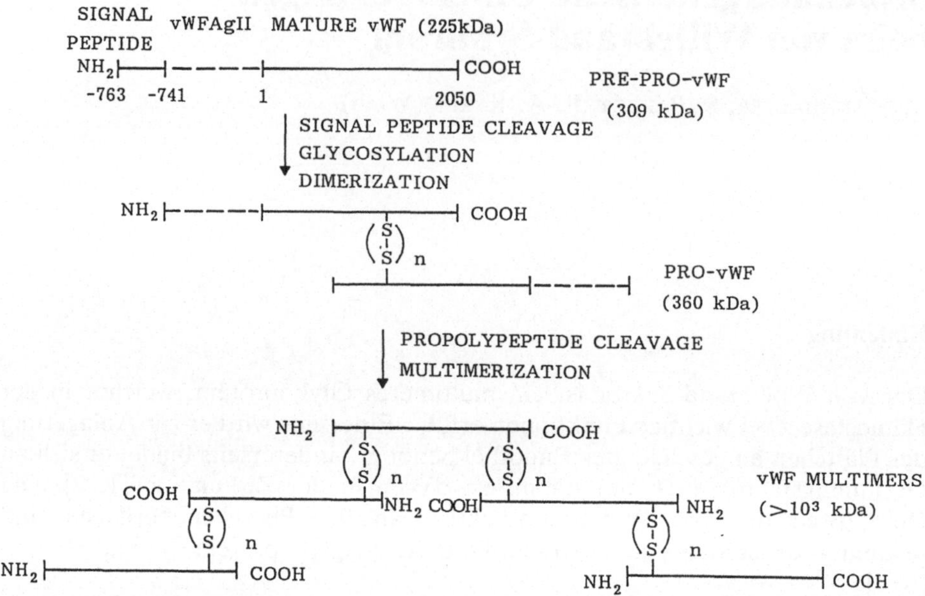

Abb. 1. Multimerisation des von Willebrand-Faktors. Das primäre Translationsprodukt (pre-pro-vWF) ist 225 kDalton groß und besteht aus dem Signalpeptid, von Aminosäure (AS)-763 bis AS-741, dem pro-Peptid oder vW Antigen II von AS-741 bis AS+1 und dem reifen vWF von AS+1 bis AS+2050. Nach Abspaltung des Signalpeptids und Glykosylierung erfolgt die Dimerisierung zum 360 kDalton pro-vWF. Die Multimerisierung zum reifen vWF ist verbunden mit der Abspaltung des pro-Peptids

ren Form des vWF (Typ III) fehlen sowohl Antigen als auch Aktivität im Plasma der Patienten vollständig [13, 14].

Das vWS ist die häufigste angeborene hämorrhagische Diathese des Menschen. Die Prävalenz beträgt, wenn man alle Schweregrade berücksichtigt, ca. 1 aus 125 Personen [15]. Klinisch signifikante Formen findet man mit einer Prävalenz von 1 aus 8000 Personen [5]. Das schwere vWS, bei dem im Plasma kein Antigen nachgewiesen werden kann, ist mit einer Häufigkeit von ~0.5 auf 1 Million selten. Die Vererbung des vWS ist in den meisten Fällen autosomal dominant, Ausnahmen sind der Typ III und der Typ IIc.

Diagnose des vW Syndroms

Die Diagnose des vWS war bis vor kurzem auf phänotypische Parameter wie Blutungszeit, Plättchen-Adhäsion, F VIII:R Antigen, Ristocetin-Cofaktor-Aktivität, F VIII:C-Aktivität und Multimerenmuster angewiesen. Aber alle phänotypischen Parameter sind von äußeren Einflüssen abhängig, und es ist daher sehr schwierig, Träger des vW-Defekts korrekt zu erfassen. Im Gegensatz dazu sind genotypische Untersuchungen unabhängig von äußeren Einflüssen und können unter Verwendung von DNA, die aus kernhaltigen Zellen (z.B. auch Trophoblasten) isoliert werden kann, durchgeführt werden.

Charakterisierung des von Willebrand-Gens

Im Jahr 1985 gelang es vier unabhängigen Forschungsgruppen, die cDNA des vWF zu klonieren [6, 16, 17, 18]. Mit Hilfe von geeigneten Gensonden konnte das vW-Gen an der Spitze des kurzen Arms des humanen Chromosoms 12 lokalisiert werden. Zusätzlich zum vW-Gen hat die Hybridisierung mit komplementären Gensonden der vWF cDNA homologe Sequenzen im Chromosom 22 aufgedeckt. Diesen Sequenzen fehlen zwar essentielle Teile des Gens, weshalb es zu keiner Protein-Synthese kommen kann, sie interferieren allerdings mit der genetischen Analyse im Southern Blot und verursachen Schwierigkeiten bei der Identifizierung von Restriktionsfragmentlängenpolymorphismen (RFLP). Es ist sehr wichtig, daß man sich der Existenz des Pseudogens bewußt ist und für diagnostische Zwecke Gensonden einsetzt, die selektiv nur mit dem vW-Gen hybridisieren.

Das von Willebrand-Gen besteht aus 52 Exons unterbrochen von 51 Introns. Das gesamte Gen ist über 150 kb groß, und seine Gensequenz ist mittlerweile bekannt. Hier soll angemerkt werden, daß innerhalb des vW-Gens repetitive Sequenzen identifiziert werden konnten (VNTR-variable number of tandem repeats), die für die Verfolgung der Vererbung des vW-Gens herangezogen werden können.

Trotz intensiver Untersuchungen des von Willebrand-Gens ist es bisher nur in wenigen Fällen gelungen, die Ursache des vWS auf der Ebene der Genstruktur zu erklären. Zum Beispiel wiesen die Southern Blot-Analysen der DNA bei 28 von 30 untersuchten Patienten mit schwerem vWS (Typ III) Hybridisierungsmuster auf, die sich nicht von normalen Kontrollen unterschieden, d.h. bei diesen Patienten waren keine großen Deletionen im Gen nachweisbar [18]. Im Gegensatz dazu waren bei 3 von 6 Patienten mit Inhibitor partielle Deletionen des vW-Gens die Ursache der Erkrankung [19].

Es scheint demnach beim vWS, im Gegensatz zur Hämophilie, ein gewisser Zusammenhang zwischen einer partiellen Deletion des vW-Gens und der Prädisposition zur Ausbildung eines Inhibitors als Folge der Substitutionstherapie zu bestehen.

Wir konnten bisher neun Patienten mit Typ III vWS ohne Inhibitor mit Southern Blot-Analyse untersuchen und haben bei keinem dieser Patienten eine Deletion im vW-Gen als Ursache der phänotypischen Abnormalität identifiziert.

Man kann daher zusammenfassen, daß zur Zeit ein direkter Nachweis des genetischen Defekts beim von Willebrand-Syndrom nicht möglich ist.

Allerdings wurden innerhalb des vW-Gens eine Reihe von Restriktionsfragmentlängen-Polymorphismen (RFLP) identifiziert, die zum Studium der Vererbung der Erkrankung herangezogen werden können. Im vW-Gen wurden RFLPs für Bgl II [20], Bam HI [21], Xba I [22, 23], Taq I [24, 25], Sac I [26],

Tabelle 1. Restriktionsfragmentlängenpolymorphismen des humanen von Willebrand-Gens

Enzym	(Referenz)	Allel-Größe (kb)	Allel-Häufigkeit in %	Heterozygosität in %
Bam HI	[21]	7.2	82	38
		7.8	18	
Bgl II	[20]	7.4	31	46
		9.0	69	
Eco RI	[28, 29]	5.3+1.7	13	34
		7.0	87	
Rsa I	[27]	1.0	22	41
		0.66	78	
Sac I	[26]	14.2	62	48
		10.5+3.7	28	
Taq I	[24]	3.3	51	50
		2.6	49	
Taq I	[24]	4.5	95	22
		2.3	5	
Taq I	[25]	2.2	22	41
		1.0	78	
Taq I	[25]	1.8	14	35
		0.7	86	
Xba I	[20, 23]	6.9	87	34
		5.2	13	

Rsa I [27] und Eco RI [28, 29] entdeckt. Die meisten dieser RFLPs sind im 3′ Bereich des vW-Gens lokalisiert und werden codominant mit dem vW-Gen segregiert. Die Heterozygositätsraten variieren zwischen 22% und 50% (Tabelle 1).

Anwendung der RFLPs zur Segregationsanalyse bei 2 Familien mit Typ I vWS

Wie in Tabelle 2 dargestellt, wurde bei Vater und Tochter der Familie 1 eine Verminderung des F VIII R:Ag und der F VIII:RCF (Ristocetin Cofaktor) Aktivität nachgewiesen. Durch Multimerenanalyse konnte der Defekt als Typ I vWS klassifiziert werden (Abb. 2). In dieser Familie war es möglich, durch Einsatz verschiedener RFLPs das mit dem Defekt assoziierte Allel (A*) beim Vater und bei der Tochter zu identifizieren (Abb. 3).

Tabelle 2. Phänotypische Parameter der Familie 1

	Vater	*Mutter*	*Tochter*	*Sohn*
F VIII:C	215%	224%	62%	370%
F VIII R:Ag	44%	174%	29%	300%
F VIII:RCF	68%	148%	15%	252%

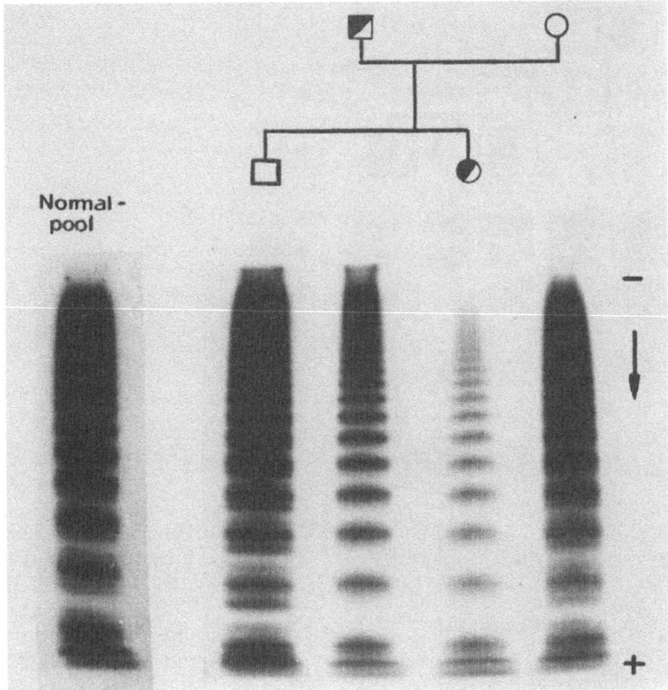

Abb. 2. Multimerenanalyse auf einem SDS-Agarosegel. Aliquote von SDS-behandelten Plasmen der Mitglieder von Familie 1 und einer Normalplasmakontrolle wurden auf einem SDS-Agarosegel elektrophoretisch getrennt. Nach Inkubation mit ^{125}I-anti vWF IgG wurden die multimeren vWF Banden durch Autoradiographie sichtbar gemacht

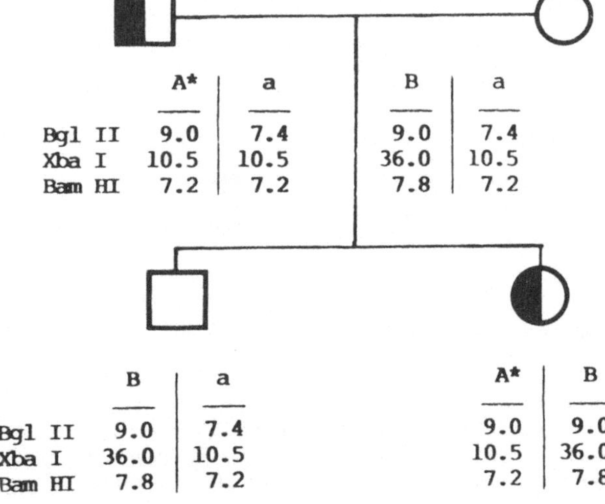

Abb. 3. Segregationsanalyse des von Willebrand-Defekts mit Hilfe von Restriktionsfragmentlängenpolymorphismen (Familie 1). Die Ergebnisse der Restriktionsenzyme Bgl II, Xba I und Bam HI sind dargestellt. Das mit A* bezeichnete Allel kennzeichnet das defekte von Willebrand-Gen und wurde vom Vater an die Tochter vererbt

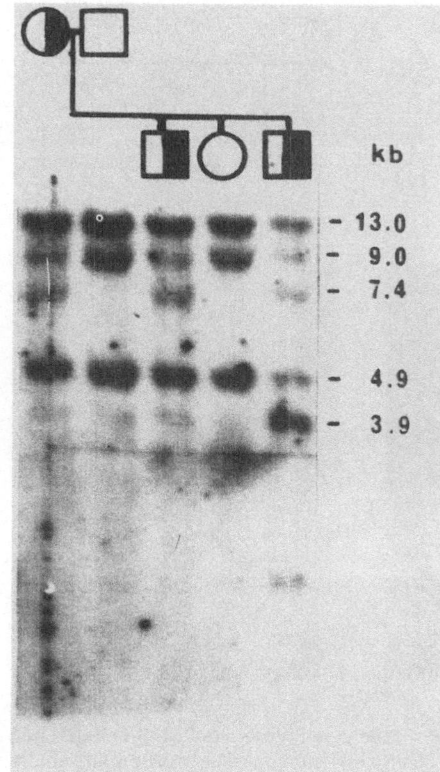

Abb. 4. RFLP-Analyse mit dem Restriktionsenzym Bgl II und der Gensonde pvWF 1100 (Familie 2). Das System Bgl II/pvWF 1100 detektiert fixe Banden bei 13.0, 4.9 und 3.9 kb, sowie variable Banden bei 9.0 und 7.4 kb. Beide Söhne und ihre Mutter sind heterozygot für 9.0 und 7.4, Vater und Tochter sind homozygot für 9.0 kb. Das 7.4 kb Allel, das von der Mutter an beide Söhne vererbt wurde, charakterisiert das defekte von Willebrand-Gen

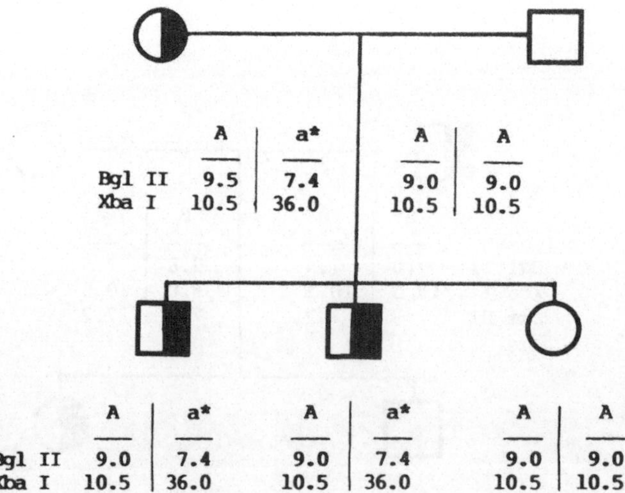

Abb. 5. Segregationsanalyse des von Willebrand-Defekts mit Hilfe von Restriktionsfragmentlängenpolymorphismen (Familie 2). Dargestellt sind die Ergebnisse mit den Restriktionsenzymen Bgl II und Xba I. Das A* bezeichnete Allel kennzeichnet das defekte von Willebrand-Gen und wurde von der Mutter an beide Söhne vererbt

Bei einer zweiten Familie, die uns von Frau Prof. Scharrer zugeschickt wurde, handelte es sich um eine fünfköpfige Familie (Eltern und 3 Kinder, 2 Söhne und 1 Tochter). Die Mutter ist Trägerin des vW-Defekts (Typ I), und beide Söhne haben den Defekt von ihr geerbt, wie aufgrund des vW-Antigen, der RCF-Aktivität und der Multimerenanalyse festgestellt werden konnte. Bei der Tochter war eine Diagnoseerstellung schwierig, da der RCF an verschiedenen Untersuchungstagen unterschiedliche Werte ergab. Die genotypische Untersuchung zeigte, daß beide Söhne von ihrer Mutter das Allel A* geerbt haben, wohingegen die Tochter das Allel A ererbte. Geht man davon aus, daß Mutter und Söhne Träger eines defekten vW-Gens (charakterisiert durch Allel A*) sind, dann kann man aus der Segregationsanalyse ableiten, daß die Tochter von der Mutter das intakte vW-Gen (charakterisiert durch Allel A) erbte und daher keine Trägerin des vWS ist (Abb. 4, 5).

Zusammenfassend möchte ich auf die Grenzen der RFLP-Analyse hinweisen.

1. Bei der Untersuchung handelt es sich um den Nachweis der Vererbung von Allelen. Um innerhalb einer Familie ein Allel zum defekten bzw. intakten Gen zuordnen zu können, müssen kranke und gesunde Familienmitglieder untersucht werden.
2. Die Eltern der zu diagnostizierenden Personen müssen für den genetischen Marker heterozygot sein, um das defekte und das intakte Gen differenzieren und seine Vererbung verfolgen zu können.
3. Die Vaterschaft muß gesichert sein.
4. Bei Familien mit sporadischen Fällen der Erkrankung ist die Methode nur begrenzt verwendbar.

Mit der RFLP-Analyse kann man nur die Segregation des Gens verfolgen, erhält aber über den eigentlichen DNA Defekt keine Informationen. Mit Hilfe einer neuen DNA-Technik, der Polymerasekettenreaktion (PCR) ist in Zukunft neben einer schnellen Diagnose eventuell auch die Charakterisierung von Mutationen zu erwarten. Die Methode verwendet flankierende Oligonukleotidprimer, um gezielt bestimmte kurze DNA-Segmente mindestens 10^6fach zu amplifizieren [30]. Die amplifizierte DNA kann z.B. zur raschen Entdekkung von Veränderungen in der Nukleotidbasensequenz herangezogen werden (z. B. Punktmutation).

Vor kurzem gelang es, im Intron 40 des vW-Gens repetitive Sequenzen (VNTR) zu identifizieren. Durch spezifische Oligonukleotidprimer für diese variablen Regionen konnten bisher 9 unterschiedliche Allele identifiziert werden. Die Heterozygosität in der Bevölkerung ist hoch. Bei Verwendung dieser variablen Regionen zur Segregationsanalyse des vW-Gens ist eine Diagnose in ca. 75% aller Familien zu erwarten. Da Crossovers innerhalb eines Gens während der Meiose sehr unwahrscheinlich sind, beträgt die Aussagesicherheit für diesen intragenischen Polymorphismus mindestens 99%.

Zusammenfassung

Innerhalb der letzten 4 Jahre konnten wesentliche Erkenntnisse der Molekularbiologie des vWF gewonnen werden, die eine verbesserte Diagnose und ein verfeinertes Verständnis der Pathophysiologie des vWS für die nahe Zukunft erwarten lassen.

Anerkennung. Die molekulargenetischen Untersuchungen des vW-Gens wurden mit Hilfe der Gensonde p vWF 1100, welche uns freundlicherweise von Dr. H. Pannekoek zur Verfügung gestellt wurde, und mit Probe vW 8, die uns großzügigerweise von Dr. D. Lynch überlassen wurde, durchgeführt.

Literatur

1. Steel HV, Sakariassen KS, DeGroot PHG, Van Mourik JA, Sixma JJ (1985) Von Willebrand factor in the vessel wall mediated platelet adherence. Blood 65:85–90
2. Weiss HJ, Sussman IJ, Hoyer LW (1977) Stabilization of the factor VIII in plasma by the von Willebrand factor. J Clin Invest 60:390–394
3. Federici AB, Bader R, Pagani S, Colibretti ML, De Marco L, Manucci PM (1989) Binding of von Willebrand factor to glycoproteins Ib and IIb/IIIa complex: affinity is related to multimeric size. Brit J Haematol 73:93–99
4. Ruggeri ZM, De Marco L, Gatti L, Bader R, Montgomery RR (1983) Platelets have more than one binding site for von Willebrand factor. J Clin Invest 72:1–12
5. Holmberg L, Nilsson IM (1985) Von Willebrand disease. Clin Haematol 14:461–488
6. Shelton-Inloes BB, Titani K, Sadler JE (1986) cDNA sequences for human von Willebrand factor reveal five types of repeated domains and five possible protein sequence polymorphisms. Biochem 25:3164–3170
7. Bonthron DT, Orr EC, Mitsock LM, Ginsburg D, Handin RI, Orkin SH (1986) Nucleotide sequence of pre-pro-von Willebrand factor cDNA. Nucleic Acids Res 14:7125–7127
8. Fay DJ, Kawai Y, Wagner DD, Ginsburg D, Bonthron D, Ohlsson-Wilhelm BM, Chavin SI, Abraham GN, Handin RI, Orkin SH, Montgomery RR, Marder VJ (1986) Propolypeptide of von Willebrand factor circulates in blood and is identical to von Willebrand antigen II. Science 232:995–998
9. Sadler JE, Shelton-Inloes BB, Sorace JM, Harlan JM, Titani K, Davie EW (1985) Cloning and characterization of two cDNAs coding for human von Willebrand factor. Proc Natl Acad Sci USA 82:6394–6398
10. Wagner DD, Marder VJ (1983) Biosynthesis of von Willebrand protein by human endothelial cells. Identification of a large precursor polypeptide chain. J Biol Chem 258:2065–2067
11. Wagner DD, Mayadas T, Marder VJ (1986) Initial glycosylation and acidic pH in the Golgi apparatus are required for multimerization of von Willebrand factor. J Cell Biol 102:1320–1324
12. Van Mourik JA, Bouma BN, La Bruyere WT, De Graf S, Mochtar IA (1974) Factor VIII, a series of homologous oligomers and a complex of two proteins. Thromb Res 4:155–164
13. Ruggeri ZM (1987) Classification of von Willebrand disease. In: Thrombosis and Haemostasis. Verstrate M, Vermylen J, Lijnen HR, Arnout J (Eds.) Leuven: International Society on Thrombosis and Haemostasis, Leuven University Press, pp 419–445
14. Ruggeri ZM, Zimmerman TS (1987) Von Willebrand factor and von Willebrand disease. Blood 69:895–904
15. Rodeghiero F, Castaman G, Dini E (1987) Epidemiological investigation of the prevalence of von Willebrand's disease. Blood 69:454–459

16. Verweij CL, De Vries CJM, Distel B, Van Zonneveld AJ, Van Kessel AG, Van Mourik JA, Pannekoek H (1985) Construction of cDNA coding for human von Willebrand factor using antibody probes for colony screening and mapping of the chromosomal gene. Nucleic Acids Res 13:4699–4717
17. Lynch DC, Zimmerman TS, Collins CJ, Brown M, Morin MJ, Ling EH, Livingston DM (1985) Molecular cloning of cDNA for human von Willebrand factor: authentication by a new method. Cell 41:49–56
18. Ginsburg D, Handin RI, Bonthron DT, Donlon TA, Bruns GAP, Latt SA, Orkin SH (1985) Human von Willebrand factor (vWF): isolation of complimentary DNA (cDNA) clones and chromosome localization. Science 228:1401–1406
19. Ngo KY, Lynch D, Gitschier J, Ciaverella N, Ruggeri ZM, Zimmerman TS (1986) Gene deletion in four patients from the same kindred with severe von Willebrand disease and anti-von Willebrand factor antibodies. Blood 68 (Suppl. I):339a
20. Verweij CL, Hofker M, Quadt R, Briet E, Pannekoek H (1985) RFLPfor a human von Willebrand factor (vWF) cDNA clone, pvWF 1100. Nucleic Acids Res 13:8289
21. Nishino K, Lynch DC (1986) A polymorphism of the human von Willebrand factor (vWF) gene with Bam HI. Nucleic Acids Res 14:4697
22. Quadt R, Verweij CL, De Vries CJM, Briet E, Pannekoek H (1986) A polymorphic Xba I site within the human von Willebrand factor (vWF) gene identified by a vWF cDNA clone. Nucleic Acids Res 14:7139
23. Lavergne JM, Bahnak BR, Verweij CL, Pannekoek K, Meyer D (1987) A second Xba I polymorphic site within the human von Willebrand factor (vWF) gene. Nucleic Acids Res 15:9099
24. Bernardi F, Marchetti G, Bertagnolo V, Faggioli L, del Senno L (1987) Two Taq I RFLPs in the human von Willebrand factor gene. Nucleid Acids Res 15:1347
25. Marchetti G, Sacchi E, Patracchini P, Randi AM, Sampietro M, Bernardi F (1989) Two additional Taq I RFLPs in von Willebrand factor gene (vWF) and pseudogene. Nucleic Acids Res 17:3329
26. Konkle BA, Kim S, Iannuzzi MC, Alani R, Collins FS, Ginsburg D (1987) Sac I RFLP in the human von Willebrand factor gene. Nucleic Acids Res 15:6766
27. Iannuzzi MC, Konkle BA, Ginsburg D, Collins FS (1987) Rsa I RFLP in the human von Willebrand factor gene. Nucleic Acids Res 15:5909
28. Ewerhardt B, Ludwig M, Schwaab R, Schneppenheim R, Olek K (1989) An Eco RI polymorphism in the human von Willebrand factor (vWF) gene. Nucleic Acids Res 17:540
29. Lindstedt M, Anvret M (1989) An Eco RI polymorphism of the human von Willebrand factor cDNA (vWF). Nucleic Acids Res 17:2882
30. Saiki RK, Gelfand DH, Stoffel S, Scharf SJ, Higuchi R, Horn GT, Mullis KB, Erlich HA (1988) Primer-directed enzymatic amplification of DNA with a thermostable DNA polymerase. Science 239:487–494

Diskussion

GÜRTLER (München):

Wie groß ist der Zeit- und Kostenaufwand der pränatalen Diagnostik?

FRAU MANNHALTER (Wien):

Wenn wir gezielt unter einem gewissen zeitlichen Druck eine pränatale Diagnostik durchführen, dauert das eine Woche. Wenn wir etwa 4–5 RFLP-Systeme für eine fünfköpfige Familie ansetzen – was im Durchschnitt erforderlich ist –, benötigen wir etwa 12000 Shilling, also nicht ganz 2000 DM.

LECHNER (Wien):

Was vorher für die Hämophilie gesagt wurde, nämlich die Frage, welche Konsequenzen eine solche Diagnostik hat, gilt für das von Willebrand-Syndrom natürlich in wesentlich höherem Maße. Die schweren von Willebrand-Fälle sind sehr selten. Die Majorität sind leichte bis mittelschwere Fälle, bei denen man sich sehr fragen muß, ob die Interruption einer Schwangerschaft überhaupt medizinisch vertretbar ist. Es ist immer gut, wenn man weiß, daß eine Person das von Willebrand-Syndrom hat. Das ist immer eine wichtige Information, aber die praktischen Konsequenzen sind in diesen Fällen wahrscheinlich relativ klein.

FRAU MEILI (Zürich):

Es ist wichtig, daß bei diesen Untersuchungen die Indikationsstellung sehr bald klar wird. Auch wenn ich an unsere Patienten mit sehr schwerem Typ 3 denke, sind diese eigentlich doch weniger schwer betroffen als beispielsweise ein Patient mit mittelschwerer Hämophilie A. So ist es wichtig, sich alsbald Gedanken über die pränatale Diagnostik zu machen.

SUTOR (Freiburg):

Wie sind die Patienten mit von Willebrand-Syndrom von den Aaland-Inseln einzuordnen?

FRAU SCHARRER (Frankfurt):

Nach den Untersuchungen der schwedischen Gruppe um NILSSON kommen alle drei Typen vor mit einer Häufung des Typ 1.

N.N.:

Welchen Stellenwert hat die Multimerendiagnostik in der Alltagsroutine? Können Sie etwas zur Spezifität und Sensibilität sagen?

Frau Mannhalter (Wien):

Mit der Autoradiographie ist die Sensitivität sicher sehr hoch. Jede Nachweisreaktion, die Sie unter Anwendung radioaktiver Isotope machen, ist natürlich sehr empfindlich. Zumindest von meiner Warte der Betrachtung dient die Multimerenanalyse der eindeutigen Klarstellung, ob es sich um einen Typ 1, Typ 2 oder um einen Typ 3 handelt. Daher hat sie für mich einen sehr hohen Stellenwert, speziell in Kombination mit den molekulargenetischen Untersuchungen.

Niessner (Wiener Neustadt):

Der Typ 1 ist der klinisch wesentlich relevantere. Wenn Sie zu der klaren Aussage kommen, daß dieser Defekt vorliegt, so können Sie aber, wenn ich richtig folgen konnte, überhaupt nichts bezüglich des Schweregrades sagen. Konkret gesprochen, kann es in derselben Typ 1-Familie ohne weiteres so sein, daß der Defekt klinisch nicht relevant wäre. Ich will also darauf hinaus, daß gerade beim Typ 1, der der häufigste ist, eine derart starke klinische Variationsbreite besteht, daß hier derzeit keine Konsequenzen zur pränatalen Diagnostik gegeben sind.

Frau Scharrer (Frankfurt):

Ich glaube, eine Stellungnahme ist noch zu früh, denn wir haben noch keine systematischen Untersuchungen darüber, wie häufig die Eltern oder ein Elternteil schwer betroffen ist und die Kinder gleichartig oder andersartig. Wir haben auch noch keine Erklärung dafür, warum im Laufe des Lebens die Blutungsneigung schwankt und auch die einzelnen diagnostischen Testergebnisse schwanken. Ich denke, da fehlen noch systematische Untersuchungen.

Mondorf (Frankfurt):

In der Diagnostik wäre es vielleicht wichtig, bei den Ehepartnern der betroffenen Patienten auch eine von Willebrand-Diagnostik zu machen, obgleich sie vielleicht asymptomatisch sind, weil wir oft gesehen haben, daß dann, wenn beide Ehepartner ein mildes von Willebrand-Syndrom haben, Kinder ein schweres entwickeln können.

Frau Mannhalter (Wien):

Sie haben völlig recht, wenn man davon ausgeht, daß das von Willebrand-Syndrom eine derartig häufig vorkommende Erkrankung ist.
Ich möchte hier noch eine Anmerkung anführen. Bei dem Meeting des Subkomitees in Tokio ist deutlich geworden, daß die Klassifikation des von Willebrand-Syndroms in Typ 1, Typ 2 und Typ 3 wieder überdacht werden muß. Der

Typ 3 hat nach sämtlichen bisherigen Testmethoden kein Antigen und keinen von Willebrand-Faktor. Die molekulargenetischen Untersuchungen zeigen jetzt jedoch, daß zwei unterschiedliche Typ 1-Elternpaare sozusagen zusammengekommen sind und der Typ 3 ein doppelt heterozygoter ist, oder es kann ein Typ 1 und ein Typ 2 zum Typ 3 führen. Die molekulargenetischen Untersuchungen zeigen also, daß Typ 3 nicht gleich Typ 3 ist.

Rekombinante Faktor VIII-Konzentrate

I. Scharrer (Frankfurt)

Nach den tragischen Rückschlägen in der Hämophilietherapie durch Hepatitis und AIDS, wurde durch die Herstellung des rekombinanten F. VIII wieder Licht auf das Spektrum der therapeutischen Möglichkeiten der Hämophilie geworfen. Die Entwicklung des rekombinanten F. VIII könnte ein Höhepunkt in der Geschichte der Hämophilietherapie bedeuten. Gegenüber den aus Plasma gewonnenen Konzentraten, werden folgende Vorteile erwartet: Hohe Reinheit, Infektionssicherheit, niedrige Kosten und ein unbegrenzter Vorrat.

Rekombinanter F. VIII sollte möglichst dem menschlichen F. VIII entsprechen (Abb. 1). An der leichten Kette des F. VIII wird der von Willebrand-Faktor gebunden. Die Peptide mit den Molekulargewichten um 90000 und 80000 sind notwendig für die Aktivierung des F. VIII:C.

Auf dem steinigen Weg der Entwicklung bis hin zum Endprodukt des rekombinanten F. VIII ergaben sich mehrere Hürden für gentechnologische Verfahren, die zu überwinden waren, wie die niedrige Plasmankonzentration von F. VIII:C, die schwierige Reinigung des Moleküls, die extreme Größe des Proteins und der lange Zeit unbekannte Syntheseort des F. VIII:C.

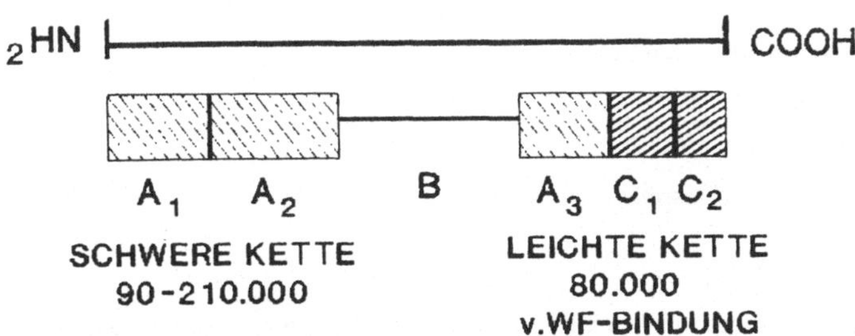

- Synthese in Hepatozyten
- 90000 und 80000 Peptide sind notwendig für Aktivität des F. VIII:C
- Aktivierung des F. VIII:C durch Thrombin oder F. Xa
- Inaktivierung des F. VIII:C durch Thrombin oder aPC

Abb. 1. Menschlicher F. VIII:C

Erst 1984 war es mehreren amerikanischen Arbeitsgruppen gelungen, das vollständige, etwa 186000 Basenpaare umfassene F. VIII-Gen zu isolieren, zu klonieren und zu sequenzieren [Vehar et al. 1984, Gitchier et al. 1984, Wood et al. 1984, Toole et al. 1984].

Das außergewöhnlich große Gen setzt sich aus 26 Exons unterschiedlicher Länge (69 bis maximal 3106 Basenpaaren) zusammen. Aus der Sequenz der m-RNA bzw. der DNA konnte auf die vollständige Aminosäurenfolge des F. VIII geschlossen werden, der sich aus 2351 bzw. 2332 Aminosäuren zusammensetzt, mit einem Molekulargewicht von 267039.

In der Polypeptidkette sind anteilig etwa 35% der Sequenz homolog zu Coeruloplasmin.

Nach Einbringen der F. VIII-DNA in Hamsterzellen als Expressionssystem, konnte F. VIII nach Kopräzipitation, Selektion, Sekretion, Isolation und Reinigung hergestellt werden (Tabelle 1 [High et al. 1988]).

Die Expressionssysteme für rekombinante Gerinnungsfaktoren sind verschieden, wie aus Tabelle 2 zu ersehen ist. F. VIII:C läßt sich nur in Animalzellen entweder in dem Ovar des chinesischen Hamsters oder in der Baby-Hamster-Niere exprimieren.

Die F. VIII-produzierenden Zellen unterliegen strengen Sicherheitsbestimmungen. Sie werden auf DNA-Tumorgenizität, DNA-Transformation sowie bakterielle und virale Verunreinigungen regelmäßig untersucht (Tabelle 3). Diese Tabelle wurde uns freundlicherweise von U. Klein, Firma BAYER zur Verfügung gestellt.

Der rekombinante F. VIII wird mehrfach mit verschiedenen Methoden intensiv gereinigt (Tabelle 4). Die Tabelle 4 wurde uns dankenswerterweise von U. Klein, Firma BAYER zur Verfügung gestellt.

Der rekombinante F. VIII besteht aus den 80 kD und 90 kD Peptiden. Es ist ein hochgereinigtes Glykoprotein. Es enthält keinen von Willebrand-Faktor.

Tabelle 5 zeigt schematisch die einzelnen Schritte bei der Herstellung des rekombinanten F. VIII: Aminosäurensequenz, Nucleotidsequenz, Einschleusung in die Wirtszelle, Ausschleusung und Reinigung.

Tabelle 1. Präparation und Reinigung des rekombinanten F. VIII

Plasmide	
	Calciumphosphat – Kopräzipitation
CHO-Zelle	
	↓
	Methothrexat – Selektion zur Isolierung der plasmidetragenden Zellen
	↓
	Sekretion des biol. aktiven F. VIII in das Medium
	↓
	Isolierung des F. VIII mit Hilfe monoklon. AK

Tabelle 2. Expressionssysteme für rekombinante Gerinnungsproteine

	E.coli	Hefe	Animalzellen
Größe	+	++	+++
Proteine	XIII, T-PA	XIII, T-PA	VIII:C, IX AT III, T-PA, XIII
Expressionsraten	+ + +	+ +	+
Sekretion	− − −	+ −	+ + +
Proteinfaltung	− − −	+ −	+ + +
Glykosilierung	− − −	− − − (+ + +)	+ + +

Tabelle 3. Sicherheitsunterlagen der r F. VIII produzierenden Zellen (U. KLEIN/BAYER)

- DNA Tumorgenicity
- DNA Transformation
- Microbial Contamination
- Virus and Retrovirus Tests

Tabelle 4. Reinigung d. r F. VIII (U. KLEIN/BAYER)

- High Specific Activity (Achievable by Combination of Methods, e.g. Immuno Affinity Chromatography)
- Low Impurity Concentrations (Cellular Proteins, Cellular DNA, Mouse IgG)
- Clearance and Inactivation of Potential (Very Unlikely) Non-Human Viruses

Bei der Charakterisierung zeigten sich keine Unterschiede zwischen dem aus Plasma hergestellten F. VIII und dem rekombinierten F. VIII in der Thrombinaktivierung, der Inaktivierung durch aktiviertes Protein C, in dem Epitope-Mapping, in der Proteinsequenz-Analyse, im Peptid-Mapping, im Kohlenhydratgehalt und im elektrophoretischen Bild.

Abbildung 2 zeigt die Synthese, Aktivierung und Inaktivierung des F. VIII:C, modifiziert nach WHITE 1989.

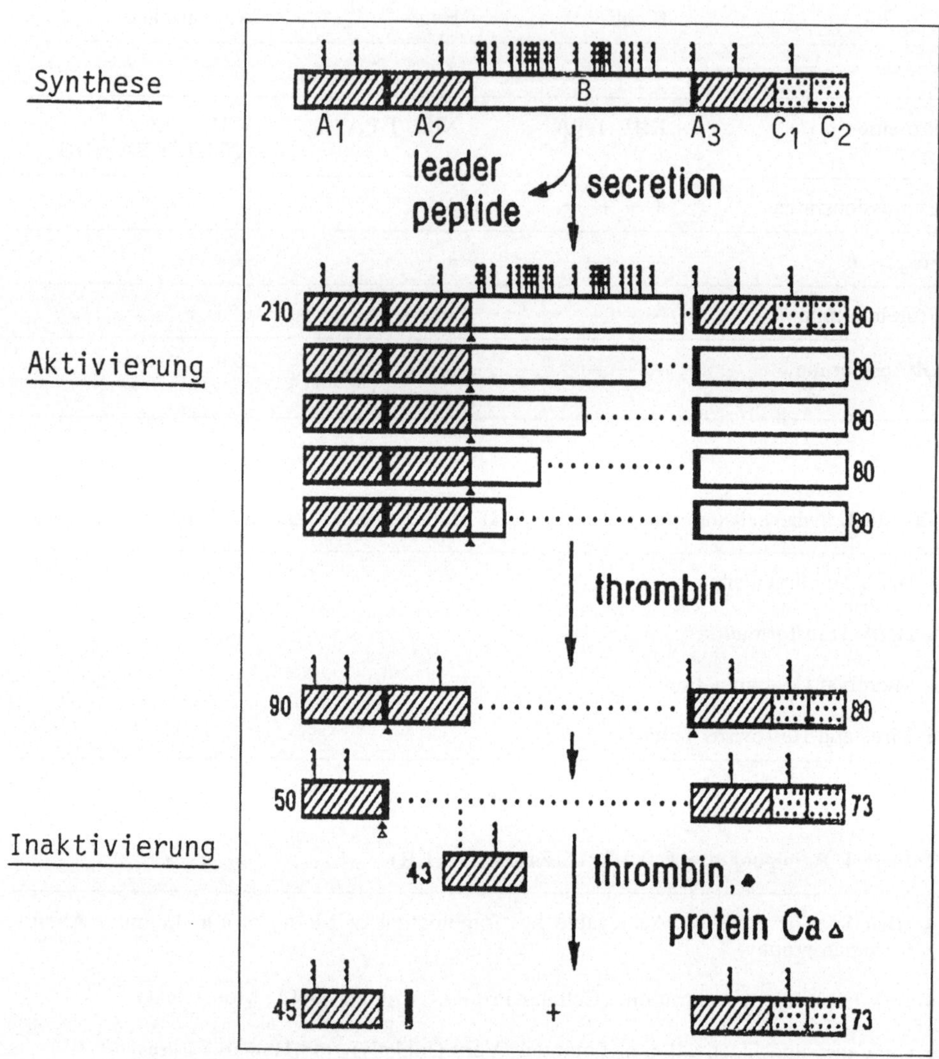

Abb. 2. Aktivierung und Inaktivierung des F. VIII:C

Die F. Xa-Bildung (Abb. 3) sowie die Inaktivierung durch aktiviertes Protein C (Abb. 4), verhielten sich bei beiden Präparaten annähernd gleichartig. Abb. 2 und 3 wurden uns freundlicherweise von U. Klein, Firma BAYER zur Verfügung gestellt.

Diese vielversprechenden in vitro Ergebnisse, führten zu ersten in vivo Recovery-Untersuchungen, die nach Gomperts et al. 1989 und Morfini et al. 1989 vergleichbare Resultate erbrachten (Tabelle 6).

Tabelle 5. Schema der Herstellung des r F. VIII

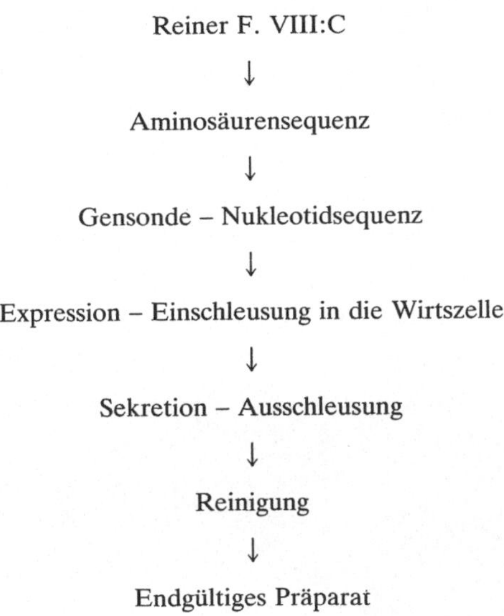

Reiner F. VIII:C

↓

Aminosäurensequenz

↓

Gensonde – Nukleotidsequenz

↓

Expression – Einschleusung in die Wirtszelle

↓

Sekretion – Ausschleusung

↓

Reinigung

↓

Endgültiges Präparat

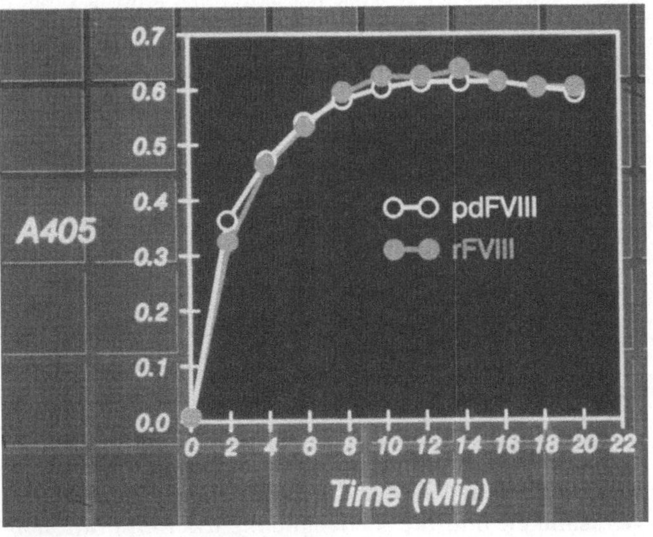

Abb. 3. Vergleich der F. Xa Bildung von r F. VIII und pd F. VIII

Tabelle 6. Pharmakokinetische Untersuchungen mit r F. VIII (MORFINI et al. 1989)

Recovery:	Höher (od. gleich)	~ 100%
Halbwertszeit:	Länger (od. gleich)	~ 14 Std.
Clearance:	(ml/Std./kg)	– niedriger
Pharmakokinetik des r. F. VIII (7 Patienten nach 3 Monaten) (GOMPERTS et al. 1989)		
Recovery:	210.4 ± 32.0%	
Halbwertszeit:	13.0 ± 4.3 Std.	

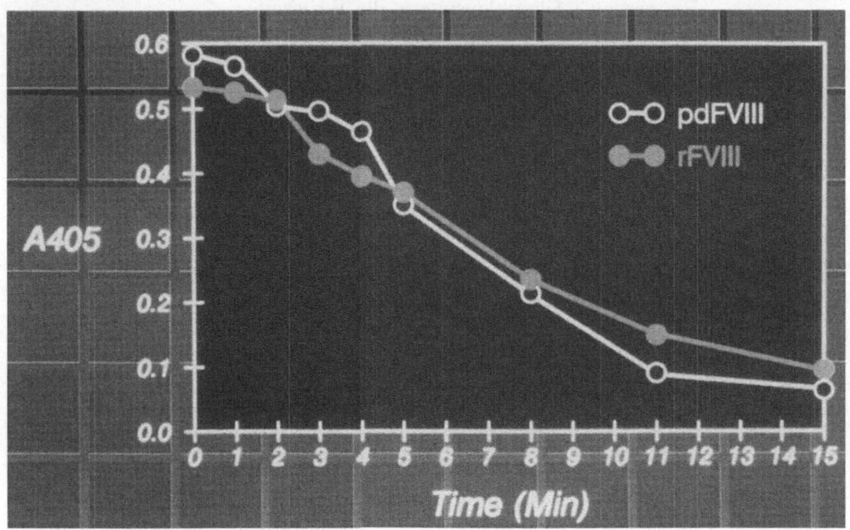

Abb. 4. Vergleich der Wirkung des aktivierten Proteins C auf die F. Xa Bildung durch r F. VIII u. pd F. VIII

Im März und Juli 1987 wurden in Chapal Hill die ersten Patienten behandelt (Tabelle 7 [WHITE et al. 1989]).

Die Patienten berichteten eine gute Verträglichkeit und hämostatische Wirksamkeit.

Die von den Firmen BAXTER und BAYER begonnenen und sehr aufwendigen Studien, sind in 4 Phasen unterteilt (Tabelle 8).

Für den einzelnen Patienten dauern sie 18 Monate. Die an den Studien beteiligten deutschen Zentren, Bonn und Frankfurt, berichten in diesem Band von ihren Erfahrungen [AYGÖREN et al., BRACKMANN et al.].

Nach Prüfung der Recovery in der 1. Phase erfolgt die kontrollierte Heim-Selbstbehandlung in der 2. Phase. In der 3. Phase werden die hämostatische Wirksamkeit und die Verträglichkeit bei Operationen und anderen gravierenden Blutungen berichtet und geprüft. Die Phase 4 umschließt Patienten, die

Tabelle 7. Erstbehandlung mit r F. VIII

	Pat. Nr. 1	Pat. Nr. 2
Beginn	27. 03. 87	25. 07. 87
Alter	40 Jahre	19 Jahre
Restaktivität	< 1%	< 1%
Arthropathie	Grad III/IV	Grad II/III
HIV AK	positiv	positiv
	WR Stad. III	WR Stad. IV
Hepatitisserol.	HBs-AK pos.	HBs-AG pos.

WITHE et al. N. Engl. J. Med. 320:166–70, 1989

Tabelle 8. Klinische Studien mit r F. VIII

Phase 1 –	Verträglichkeit, in vivo Halbwertszeit und recovery bei nicht blutenden Hämophilie A Patienten
Phase 2 –	Hämostatische Wirksamkeit bei blutenden Patienten, sowie recovery und Halbwertszeit, kontrollierte Heimselbstbehandlung
Phase 3 –	Wirksamkeit bei chirurgischen Eingriffen und bei gravierenden Blutungen
Phase 4 –	Verträglichkeit und Wirksamkeit bei bisher nicht behandelten Patienten (PUP-Studie)

vorher nicht behandelt waren, sogenannte PUPs (previously untreated patients).

Bis zum 25. Oktober 1989 waren 127 Patienten mit rekombinanten F. VIII behandelt worden (Tabelle 9). Davon sind 69 HIV-Antikörper positiv und 58 HIV-Antikörper negativ. 21 Patienten waren zu diesem Zeitpunkt länger als ein Jahr in den beiden Studien. An Nebenwirkungen wurden berichtet: 4 Inhibitoren (3 low responder und 1 high responder). Dreimal traten erhöhte Transaminasen, allerdings im Rahmen einer chronisch-aktiven Hepatitis auf.

Tabelle 9. Stand der weltweiten Behandlung mit r F. VIII im Oktober 1989

	Baxter	Cutter
Zahl der Patienten	54	73 (71)
HIV-AK positiv	40	29
HIV-AK negativ	14	44
Zahl der Pat. länger als 1 Jahr unter rek. F. VIII	12	9
Menge der Infusionen	> 1900	> 821
Nebenwirkungen	2	9
Beginn der Studie	27. 03. 87	08. 06. 88

11 sehr milde Reaktionen, wie gerötete Injektionsstelle, Mundtrockenheit und leichte Hypotonie, bei mehr als 3000 Infusionen wurden berichtet.

Die gefürchteten Nebenwirkungen der Plasmapräparate, insbesondere Infektionen durch die Erreger der Hepatitis B, C und Delta, sowie durch HIV-I, HIV-II, CMV, EBV, Parvoviren sowie die vermutete Immunsuppression und Hämolyse entfallen bei den rekombinanten Präparaten, so daß zu hoffen und zu wünschen ist, daß zukünftig noch mehrere Patienten von diesem vermutlichen Fortschritt in der Hämophilietherapie profitieren können.

Literatur

Gitschier J, Wood WI, Goralka TM, Wion KL, Chen EY, Eaton DH, Vehar GA, Capon DJ, Lawn RM (1984) Characterization of the human factor VIII gene. Nature 312:326–330

Gomperts E, White G, Mannucci PM, Roberts H, Courter S, Lee M (1989) Recombinant factor VIII clinical trial: lack of inhibitory response and surgical efficacy. Abstr. No 547, Thromb Haemostas 62 (1):181

High KA, White GC, McMillan CW, Macik BG, Roberts HR (1988) In vivo characteristics of r DNA factor VIII: the impact for the future in haemophilia care. In: Biotechnology in blood transfusion. Smit Sibinga CT, Das PC, Overby LR (Eds.) Kluwer Academic publishers 223–230

Morfini M, Messori A, Longo G, White GC, Gomperts E, Mannucci PM (1989) Pharmacokinetics of recombinant F. VIII compared with monoclonal antibody purified, plasma-derived F. VIII. Abstr. No 598, Thromb Haemostas 62 (1):198

Toole JJ, Knopf JL, Wozney JM, Sultzman LA, Buecker JL, Pittmann DD, Kaufman RJ, Brown E, Shoemaker C, Orr EC, Amphlett GW, Foster B, Coe ML, Knutson GJ, Fass DN, Hewick RM (1964) Molecular cloning of DNA encoding human antihaemophilic factor. Natur 312:342–347

Vehar GA, Keyt B, Eaton D, Ridriguez H, O'Brian DP, Rotblat F, Opperman H, Keck R, Wood WI, Harkins TN, Tuddenham EGD, Lawn RM, Capon DJ (1984) Structure of human factor VIII. Nature 312:337–342

White GC, McMillan GW, Kingdon GS, Shoemaker GB (1989) Use of recombinant antihemophilic factor in the treatment of two patients with classic haemophilia. NEJM 320,3:166–170

Wood WI, Capon DJ, Simonsen CC, Eaton DL, Gitschier J, Keyt B, Seeburg PH, Smith DH, Hollingshead P, Wion KL, Delwart E, Tuddenham EGD, Vehar GA, Lawn RM (1984) Expression of active human factor VIII from recombinant DNA clones. Nature 312:330–337

Diskussion

WENZEL (Homburg/Saar):

Da wir es bei diesem Präparat mit Wachstumshormonen aus animalischen Zellen zu tun haben, stellt sich die Frage der Infektionssicherheit. Bei Wachstumshormonen haben wir eine Komplikation durch Slow-Virus-Verunreinigung gehabt. Wie hoch ist die Gefahr hier, und welche Schritte sind eingeschaltet worden, um das zu erkennen?

FRAU SCHARRER (Frankfurt):

Es sind strenge Sicherheitsmaßnahmen für diese Hamsterzellen, die den Faktor VIII produzieren, vorgenommen worden. Zwischenfälle sind bisher nicht berichtet worden.

SCHRAMM (München):

Auf Ihrem letzten Dia haben Sie alle potentiellen Nebenwirkungen durchgestrichen, wie allergische Reaktionen oder auch Immunsuppression. Kann man das bei 3000 Injektionen wirklich schon sagen? Ich glaube, daß die Untersuchungen noch nicht ausreichen.

FRAU SCHARRER (Frankfurt):

Sicherlich war das letzte Dia etwas provokativ. Es ist recht unwahrscheinlich, daß es durch Faktor VIII-Präparate zu einer Immunsuppression kommen kann. Das Verhalten der T4-Zellen ist bei diesen Patienten geprüft worden, und zwar sowohl bei HIV-negativen als auch bei -positiven Patienten. Bei positiven Patienten hat man keine Besserung der T4-Zellzahlen beobachtet, wie auch nicht zu erwarten war. Bei den negativen hat man keine Verschlechterung gesehen. Vielleicht ist es jetzt noch zu früh, eine verläßliche Antwort zu geben.

BEESER (Freiburg):

Mit der Frage der Viruskontamination des Präparates hat Herr Wenzel eine wichtige Frage angeschnitten. Wir müssen davon ausgehen, daß Viren im Kulturmaterial tatsächlich vorhanden sein können. Die Firmen, die diese Präparate herstellen, haben entsprechende Vorkehrungen getroffen in dem sie eine Virusinaktivierung des Präparates vorsehen.

Das zweite sind allergische Reaktionen oder auch andere Nebenwirkungen. Auch bei den rekombinanten Präparaten ist eine Immunabsorption erforderlich, d.h. es wird ein monoklonaler Antikörper einer anderen Spezies gebraucht. Das bedeutet aber auch, daß eine Immunisierung oder Sensibilisierung stattfinden kann.

FRAU SCHARRER (Frankfurt):

Bisher sind bei den Patienten keine Mäuse-Antikörper nachgewiesen worden.

SUTOR (Freiburg):

Welchen Einfluß haben diese Präparate auf die Thrombozytenfunktion?

FRAU SCHARRER (Frankfurt):

Auf allen Symposien der Studienteilnehmer ist bisher nicht über Thrombozytenfunktionsstörungen oder auch vermehrte Blutungshäufigkeit berichtet worden.

GÜRTLER (München):

Ergänzend zur Anmerkung von Herrn Beeser möchte ich folgendes sagen: Bei der Herstellung von rekombinantem Material zu therapeutischen Zwekken ist sowohl eine anschließende Reinigung wesentlich – es muß auch frei sein von Begleitproteinen – als auch eine Inaktivierung notwendig, um potentielle infektiöse Agentien wirklich auszuschließen. Die Inaktivierung dürfte auch dann wieder zur Denaturierung und entsprechend antigenisch aktivem Material führen, so daß Langzeituntersuchungen erforderlich sind. Wenn man bislang erst ein Jahr überblickt, ist diese Problematik noch nicht zureichend zu übersehen.

FRAU SCHARRER (Frankfurt):

Das ist zutreffend. Ich möchte auch darauf hinweisen, daß bisher etwa bei 4% der Patienten Hemmkörper aufgetreten sind. Das entspricht der üblichen Häufigkeitsverteilung von 5–15%. Es konnte auch nicht erwartet werden, daß unter rekombinanten Präparaten keine Hemmkörper auftreten.

DEUTSCH (Wien):

Ich habe noch große Bedenken: Wenn auch auf RNA und DNA geprüft wird, sind diese Tests wahrscheinlich noch keineswegs ausreichend empfindlich, um sicher sein zu können, daß keine Verunreinigung vorliegt. Die Aussagen beziehen sich nur auf die Nachweisbarkeitsgrenze.

FRAU SCHARRER (Frankfurt):

Man ist gehalten, das zu sagen. Selbstverständlich können Mäuse-Antikörper bei diesen Patienten auftreten, auch eben an der Nachweisbarkeitsgrenze.

DEUTSCH (Wien):
Werden durch die Viruskontaminierung auch Onkogene zerstört, die evtl. in das Präparat hineinkommen?

FRAU SCHARRER (Frankfurt):

Es ist eine Reihe von Voruntersuchungen bei anderen rekombinanten Präparaten bekannt. Wenn die Erfahrungen mit diesen Präparaten bislang auch zeitlich gesehen noch gering sind, so ist bisher nichts aufgetreten, das darauf schließen ließe, daß die Methoden unsicher sind.

Konduktorinnen-Diagnostik und molekulare Grundlagen der Hämophilie

M. LUDWIG, R. SCHWAAB, J. OLDENBURG, K. OLEK, H. H. BRACKMANN (Bonn)

Mit Hilfe gentechnologischer Methoden gelang es 1983 GIANNELLI und Mitarbeitern [1] erstmals einen für die Hämophilie B verantwortlichen Defekt auf molekularer Ebene darzustellen. Zwei Jahre später publizierten GITSCHIER et al. [2] identifizierte Mutationen im Faktor VIII-Gen. Unter Einsatz klonierter cDNA und genomischer Fragmente des Faktor VIII- bzw. Faktor IX-Gens war man nun ebenfalls in der Lage, potentielle Konduktorinnen für die beiden Koagulopathien zu erfassen und Pränataldiagnosen durchzuführen (für Übersichtsarbeiten s. [3, 4]). Hierzu bedient man sich der von BOTSTEIN und Mitarbeitern entwickelten Methode der Kopplungsanalyse mittels Restriktions-Fragment-Längenpolymorphismen (RFLPs) [5]: Nach Untersuchung der DNA des Patienten läßt sich ihm eines der polymorphen Allele des Gens zuordnen; mit dem ermittelten Allelentyp ist folglich in dieser Familie die Hämophilie gekoppelt. Handelt es sich bei der Mutter des Probanden um eine obligate Überträgerin und ist sie informativ, d. h. heterozygot für den eingesetzten Marker, so ist der Konduktorinnen-Status bei einer Schwester des Betroffenen bestimmbar. In Familien ohne Hämophilie-Vorgeschichte (nur ein Patient bekannt) ist diese Technik ebenfalls anwendbar. Eine Determinierung ist jedoch nur nach dem Ausschlußprinzip möglich, da eine Neumutation in den meisten Fällen nicht ausgeschlossen werden kann. Hat die Ratsuchende nicht das Allel des in der Familie betroffenen geerbt, so ist sie keine Konduktorin. Besitzt sie es jedoch, so ist aus o. a. Grund keine Diagnose möglich.

Neben diesem indirekten Nachweisverfahren besteht in einigen wenigen Fällen die Möglichkeit einer direkten Diagnose: Zeigt der Patient ein atypisches Restriktionsmuster, z. B. den Verlust eines Genfragments, so ist der Defekt direkt erkennbar. Jedes weibliche Familienmitglied mit dem gleichen anomalen Muster ist damit als sichere Konduktorin einzustufen.

Die Überträgerinnen-Diagnostik der Hämophilie A stützt sich auf drei intragene und zwei extragene RFLPs (Abb. 1), von denen in unserem Labor alle intragenen und einer der beiden extragenen (St14) angewandt werden [6]. Mittels Segregationsanalyse dieser polymorphen Marker und durch direkt nachgewiesene Mutationen [7] konnten der Überträger-Status bei 71,3 % der ratsuchenden Probandinnen bestimmt (Tabelle 1) und darüber hinaus neun Pränataldiagnosen durchgeführt werden.

50 % der ratsuchenden Frauen, die mit dieser Methode nicht diagnostizierbar waren, konnten mittels gerinnungsphysiologischer Parameter und dem Computerprogramm ‚M-Link‘ mit einer Sicherheit von 90–99 % bestimmt werden.

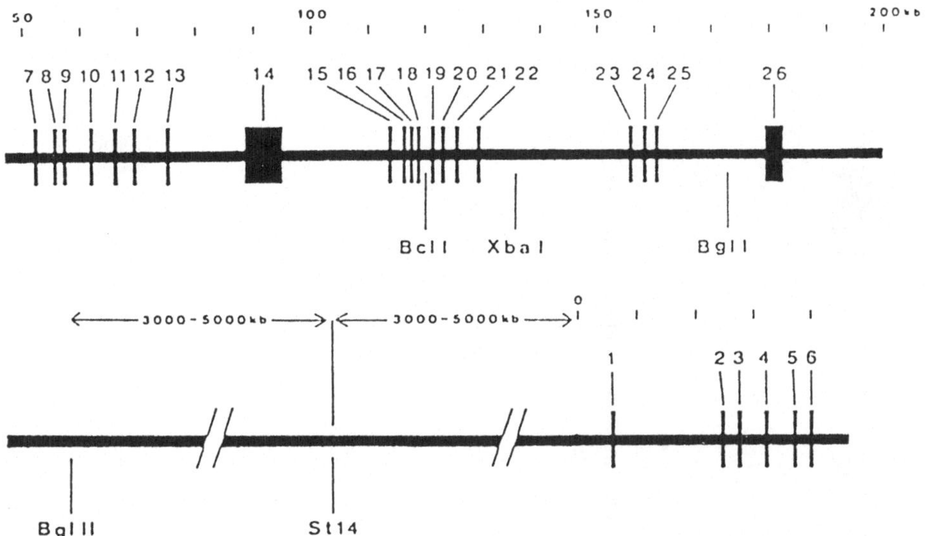

Abb. 1. Diagramm des Faktor VIII-Gens: Exons (1–26) sowie die Lage der intragenen Polymorphismen (Bcl I, Xba I und Bgl I) und der extragenen Marker Bgl II (DX13) und St14 (DXS52) sind angegeben

Tabelle 1. Konduktorinnen-Diagnose der Hämophilie A: Aufgeführt ist die Anzahl der Frauen, die nach sukzessiver Anwendung der einzelnen Marker (in der angegebenen Reihenfolge) diagnostizierbar waren. Der Einsatz des Bgl I-Polymorphismus scheint nach unseren Erkenntnissen nur dann sinnvoll, wenn die Testperson homozygot für das Bcl I-Allel 2 ist [6]

Anzahl untersuchter Frauen		Carrierstatus diagnostizierbar mit RFLP: St14	St14 + Bcl I	St14 + Bcl I, Xba I+ Bgl I	St14 + Bcl I, Xba I + Bgl I, DIM*	gesamt
107 aus Familien mit Hämophilie A-Vorgeschichte	Carrier	29	34	36	36	94,4%
	Non-Carrier	53	63	65	65	
123 aus Familien ohne Hämophilie A-Vorgeschichte	Carrier	–	–	–	–	51,2%
	Non-Carrier	55	58	58	63	

* DIM: Direkt identifizierte Mutation

In der Diagnostik der Hämophilie B wurden sukzessive fünf der sechs polymorphen Marker (Abb. 2) untersucht. Mit Hilfe dieser RFLPs, sowie direkt nachgewiesener Mutationen und in zwei Fällen aufgrund äußerst niedriger Faktor IX-Werte, konnte letztlich der Carrier-Status bei 16 (57,1%) von 28 ratsuchenden Probandinnen geklärt werden (Tabelle 2). Bei vier Chorionzottenbiopsien war der Status des männlichen Feten in einem Fall nicht zu klären.

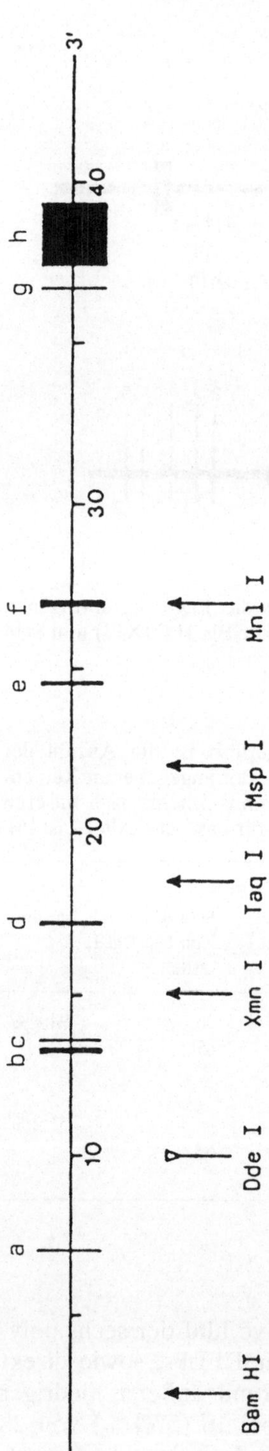

Abb. 2. Diagramm des Faktor IX-Gens: Angegeben sind die Lage der Exons (a–h) sowie die polymorphen Schnittstellen im Gen

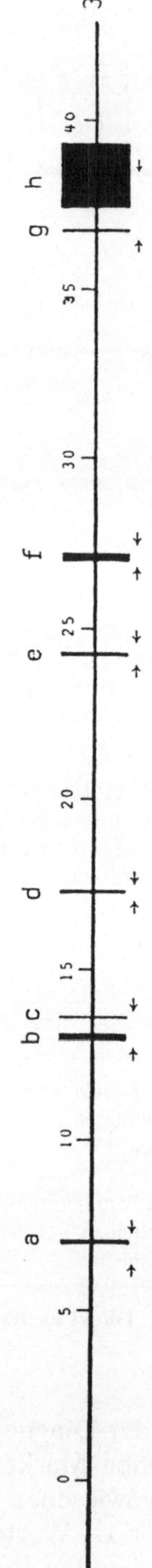

Abb. 3. Lage der PCR-Primer (Pfeile) zur Amplifikation von Promoter- und Exonsequenzen im Faktor IX-Gen

Tabelle 2. Konduktorinnen-Diagnose der Hämophilie B: Aufgeführt ist die Anzahl der Frauen, die nach sukzessiver Anwendung der einzelnen Marker (in der angegebenen Reihenfolge) diagnostizierbar waren. Unter Einsatz des MspI-Polymorphismus war in keinem Fall eine (bei Nicht-Informativität der anderen Marker) Diagnose möglich

Anzahl untersuchter Frauen		Carrierstatus diagnostizierbar mit RFLP: Taq I + Xmn I	Taq I + Xmn I, Dde I + Msp I	Taq I + Xmn I, DdeI + MspI, BamH I + DIM*		gesamt
12 aus Familien mit Hämophilie B-Vorgeschichte	Carrier	4	4	6	6	75,0%
	Non-Carrier	1	2	3	3	
16 aus Familien ohne Hämophilie B-Vorgeschichte	Carrier	2**	2	2	4	56,3%
	Non-Carrier	3	3	3	5	

* DIM: Direkt identifizierte Mutation
** Die Marker Taq I und Xmn I waren zwar informativ, die Bestimmung erfolgte jedoch aufgrund äußerst niedriger Faktor IX-Werte

Neben der Familiendiagnostik konnten durch Restriktionskartierung sowie Oligonukleotidhybridisierung bei 17 Hämophilen Deletionen und bei 16 weiteren Patienten Punktmutationen im Gen identifiziert werden (Tabelle 3) [7, 8]. Hierdurch gelang in 12 Familien der Nachweis einer ‚de novo' Mutation, wobei eine Korrelation zwischen parentalem Alter und dem Ursprung von Mutationen in den beiden Genen bislang nicht nachweisbar war.

Die hier aufgeführten Ergebnisse zeigen, daß der Genanalyse mittels der Southern-Blotting-Technik [9] Grenzen gesetzt sind. Der Grad an Informativität (Heterozygotenfrequenz für den betreffenden RFLP in der Bevölkerung) der einzelnen RFLPs ist beschränkt und selbst unter Einsatz aller Marker läßt sich der Carrier-Status nicht bei allen Probandinnen bestimmen. Handelt es sich darüber hinaus um einen extragenen Marker, so sinkt die Sicherheit der Diagnose, bedingt durch eine mögliche Rekombination zwischen Marker- und Genlocus. Im Falle des St14-Markers beträgt die Sicherheit für eine Diagnose bei einer beobachteten Rekombinationsfrequenz von 5% nur 95%. Ein weite-

Tabelle 3. Durch Southern-Blotting (hybridisiert gegen cDNA, genomische Fragmente und Oligonukleotide) nachgewiesene Mutationen im Faktor VIII- und Faktor IX-Gen

	untersuchte Patienten	identifizierte Deletionen	Punktmutationen	‚de novo' Mutationen
Hämophilie A	543 (441)	12	15	9
Hämophilie B	88 (77)	5	1	3

Die Zahlen in Klammern geben die Anzahl nicht miteinander verwandter Patienten an

rer Nachteil liegt in der verhältnismäßig geringen Ausbeute an direkt identifizierten Mutationen begründet.

Für die schnelle Aufklärung des Gendefektes auf molekularer Ebene und damit für eine sichere Carrier-Diagnose bietet sich die PCR-(polymerase chain reaction)Technik [10] mit anschließender direkter Sequenzierung [11] an: Mit Hilfe synthetischer Oligonukleotide läßt sich bei bekannter Nukleotidsequenz des Gens jeder beliebige DNA-Abschnitt (unter unseren Bedingungen bis zu einer Länge von ca. 3000 Basen) ‚in vitro' vervielfältigen (amplifizieren). Ein mit dieser Technik amplifiziertes DNA-Fragment liegt in so hoher Kopienzahl vor, daß es direkt sequenziert werden kann.

Die Amplifikation eines polymorphen Genbereiches erlaubt nach Restriktion mit dem betreffenden Enzym überdies eine direkte Auswertung der Gelektrophorese unter Umgehung der Hybridisierungtechnik.

Neben dem Einsatz der PCR-Technik für die Konduktorinnen-Diagnostik der Hämophilie A verwenden wir diese Methode für die Untersuchung der molekularen Grundlagen der Hämophilie B. Im Gegensatz zum 180-kilobasen (Kb) großen Faktor VIII-Gen ist das Faktor IX-Gen vollständig sequenziert und es bietet sich darüber hinaus aufgrund seiner relativ geringen Größe (34 Kb) besonders für dieses Verfahren an.

Es wurden Oligonukleotide (18–22mere) synthetisiert, mit deren Hilfe alle codierenden Bereiche (Exons) und der Promoter des Faktor IX-Gens amplifiziert werden können (Abb. 3). Sukzessive Amplifikation der jeweiligen Genfragmente und ihre direkte Sequenzierung mittels spezifischer Sequenzprimer versetzt uns nun in die Lage, bei jedem Patienten die für die Kodierung des Proteins verantwortlichen Exons zu untersuchen. Innerhalb kurzer Zeit gelang so bereits bei einem Drittel der Hämophilie B-Patienten die Aufklärung der für die Koagulopathie verantwortlichen Mutation (s. Abb. 4). Den betreffenden Familien kann mit dieser neuen Methode eine schnelle und sichere Diagnostik angeboten werden.

Die Anwendung dieser Technik zur molekulargenetischen Untersuchung des Faktor VIII-Gens unterliegt zweier grundsätzlicher Probleme:

1. Die Intronsequenzen des Gens sind nur wenig bekannt, so daß in der Regel die PCR-Primer in die Exons verlegt werden müssen; hierdurch wird ein Teil der codierenden Sequenz (mindestens der Bereich der PCR-Primer) nicht mehr mittels Sequenzierung überprüfbar.
2. Die Größe des Faktor VIII-Gens bedingt unverhältnismäßig viele Sequenzierschritte um den gesamten kodierenden Bereich zu untersuchen.

Unser Ziel ist es, mehr Informationen über die die Exons flankierenden Intronsequenzen zu erlangen, damit die kodierenden Abschnitte vollständig für eine Sequenzierung vorliegen. Darüber hinaus werden Screening-Verfahren etabliert, mit denen Mutationen tragende PCR-Fragmente bereits in der Gelelektrophorese erkannt werden können, so daß eine komplette Sequenzierung aller Exons vermieden werden kann.

Danksagungen. Unsere Untersuchungen werden vom BMFT (PTB 03-8547) und vom Ministerium für Jugend, Familie und Gesundheit (341-4719-2/67) gefördert. Unser Dank gilt Drs. Mandel (Strasbourg), Brownlee (Oxford),

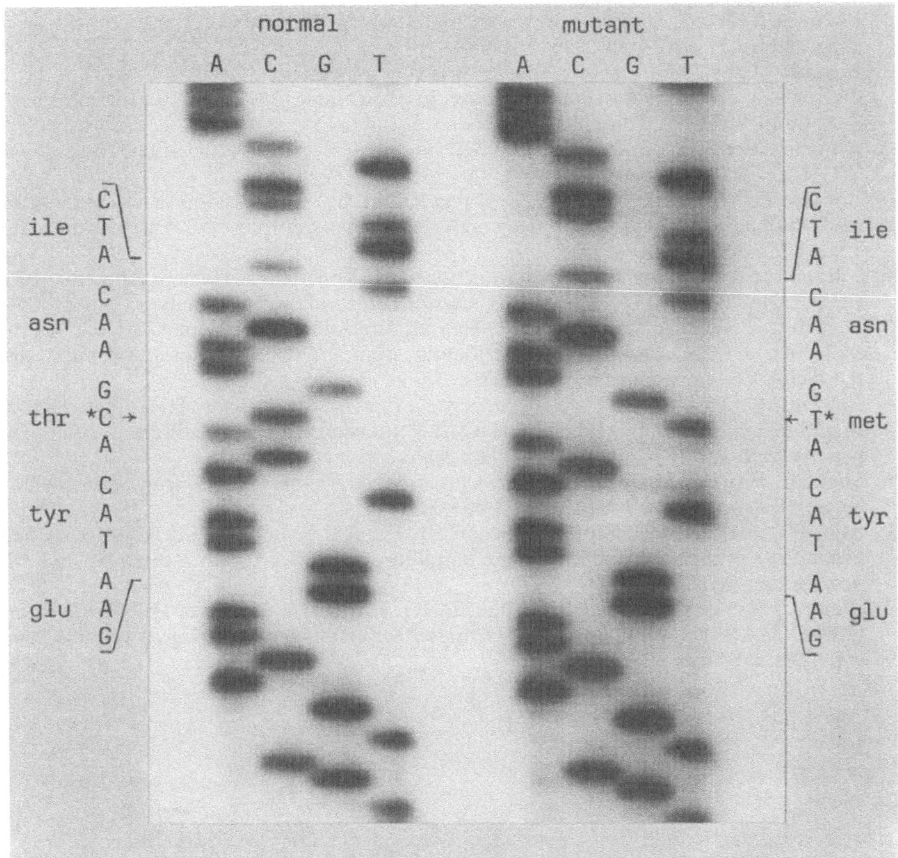

Abb. 4. Beispiel für eine mittels PCR-Technik und direkter Sequenzierung nachgewiesene Mutation im Faktor IX-Gen. Das amplifizierte Fragment, welches Exon VII und Exon VIII beinhaltete (vgl. Abb. 3) wurde mit verschiedenen Sequenzprimern vollständig sequenziert. Dabei zeigte sich bei Nukleotid 31008 eine C → T-Transition (Pfeil) beim Patienten. Der resultierende Aminosäureaustausch (Threonin $_{296}$ → Methionin) ist der für eine leichte Hämophilie B verantwortliche einzig nachweisbare Defekt im Faktor IX-Gen des Probanden

Gitschier (San Francisco), Lawn (San Francisco), Peake (Cardiff), Toole (Boston) und Winship (Oxford) für die freundliche Überlassung von cDNA-Sonden und genomischen Fragmenten.

Literatur

1. Giannelli F, Choo KH, Rees DJG, Boyd Y, Rizza CR, Brownlee GG (1983) Gene deletions in patients with haemophilia B and anti-factor IX antibodies. Nature 303:181–182

2. Gitschier J, Wood WI, Tuddenham EGD, Shumann MA, Goralka TM, Chen EY, Lawn RM (1985) Detection and sequence of mutations in the factor VIII gene of haemophiliacs. Nature 315:427–430
3. Brownlee GG (1988) Haemophilia B: a review of patient defects, diagnosis with gene probes and prospects for gene therapy. In Hoffbrand AV (ed.) Recent advances in haemotology. Vol 5. Churchill Livingstone, Edinburgh
4. Antonarakis SE, Kazazian HH jr (1988) The molecular basis of haemophilia A in man. TIG 4:233–237
5. Botstein D, White RL, Skolnick M, Davis RW (1980) Construction of a genetic linkage map in man using restriction fragment length polymorphisms. Am J Hum Genet 32:314–331
6. Schwaab R, Oldenburg J, Higuchi M, Ludwig M, Kochhan L, Horst J, Brackmann HH, Egli H, Olek K (1988) Haemophilia A: carrier detection by DNA analysis. Blut 57:85–90
7. Higuchi M, Kochhan L, Schwaab R, Egli H, Brackmann HH, Horst J, Olek K (1989) Molecular defects in haemophilia A: identification and characterization of mutations in the factor VIII gene and family analysis. Blood 74:1045–1051
8. Ludwig M, Schwaab R, Eigel A, Horst J, Egli H, Brackmann HH, Olek K (1989) Identification of a single nucleotide C-to-T transition and five different deletions in patients with severe haemophilia B. Am J Hum Genet 45:115–122
9. Southern EM (1975) Detection of specific sequences among DNA fragments separated by gel electrophoresis. J Mol Biol 98:503–517
10. Saiki RK, Gelfand DH, Stoffel S, Scharf SJ, Higuchi RG, Horn TT, Mullis KB, Erlich HA (1988) Primer-directed enzymatic amplification of DNA with a thermostable DNA polymerase. Science 239:487–491
11. Wong C, Dowling CE, Saiki RK, Higuchi RG, Erlich HA, Kazazian HH (1987) Characterization of β-thalassemia mutations using direct genomic sequencing of amplified single copy DNA. Nature 330:384–386

Untersuchungen zur Molekulargenetik des von Willebrand-Syndroms

R. Schneppenheim, B. Ewerhardt, K. Olek (Kiel, Bonn)

Einleitung

Im Jahre 1985 wurde durch vier voneinander unabhängige Arbeitsgruppen über die Klonierung und Sequenzierung des von Willebrand-Gens berichtet [1]. Damit war eine wichtige Voraussetzung für die Aufklärung des Gendefekts beim von Willebrand-Syndrom (vWS) gegeben. Später wurden bei einigen wenigen Patienten komplette Deletionen des Gens als Ursache ihres schweren vWS nachgewiesen [2, 3]. Seitdem kommt die Aufklärung des sehr heterogenen vWS auf molekularer Ebene nur zögernd voran. Der Grund hierfür liegt in der Größe des Gens mit nahezu 200 Kilobasen (kB) und in der komplexen Biosynthese über einen Pro-von-Willebrand-Faktor (vWF), Abspalten eines größeren Proteins, Glykosylierung, Sulfatierung und Polymerisierung [4].

Erst kürzlich wurden Punktmutationen des vWF-Gens bei Patienten mit dem Typ IIa beschrieben, die vermutlich für die abnormale multimere Struktur des vWF bei diesem Subtyp verantwortlich sind [5]. Für alle anderen strukturell aberrierenden Typen des vWS, selbst für den schweren Typ III, ist abgesehen von den Fällen mit großen Deletionen die Lokalisation des Defekts im Gen nicht bewiesen. Bei der Komplexität des vWF mit einer Vielzahl unterschiedlicher Funktionsbereiche und einer komplexen posttranslationalen Modifikation ist dies nicht verwunderlich. Unsere Fragestellung beinhaltete die Untersuchung der Patienten mit schwerem vWS auf das Vorliegen größerer Deletionen sowie – im negativen Falle – die Lokalisation des molekularen Defekts durch Kopplungsanalysen mit den bekannten intragenen Restriktions-Fragment-Längen-Polymorphismen (RFLP).

Patienten und Methoden

Bisher wurden von unseren beiden Arbeitsgruppen in Bonn und Kiel 25 Patienten mit schwerem vWS Typ III untersucht. Die Diagnose wurde durch die hochempfindliche Multimerenanalyse mittels lumineszentem Immunoblot überprüft [6]. Zusätzlich wurde die DNS zweier italienischer Patienten mit bereits nachgewiesenen Deletionen untersucht. DNS-Extraktion aus peripheren Leukozyten, Verdau mit Restriktionsenzymen, DNS-Elektrophorese, Southern Blotting und radioaktiver Nachweis wurden nach standardisierten Methoden durchgeführt [7]. Die verwendeten vWF-cDNS-Sonden stammten von

J. E. SADLER, St. Louis, D. C. LYNCH, Boston und C. VERWEIJ, Amsterdam, denen unser herzlicher Dank gilt.

Ergebnisse und Diskussion

Abb. 1 zeigt zwei Befunde mit Vorliegen einer kompletten Deletion des vWF-Gens. Sie sind gekennzeichnet durch das Fehlen genspezifischer Banden im Southern Blot. Es handels sich hierbei um die DNS zweier italienischer Patienten mit schwerem vWS.

Bei den 25 deutschen Patienten mit schwerem vWS konnte in keinem Fall eine größere Deletion als Gendefekt nachgewiesen werden. Dies entspricht den Berichten anderer Arbeitsgruppen [2, 3], die eine große Deletion als eher seltene Ursache eines schweren vWS bezeichnen. Bei unseren zusätzlichen Untersuchungen an ca. 70 Normalpersonen und den o. g. Patienten konnten wir jedoch einen neuen RFLP mit dem Enzym EcoRI nachweisen, dessen

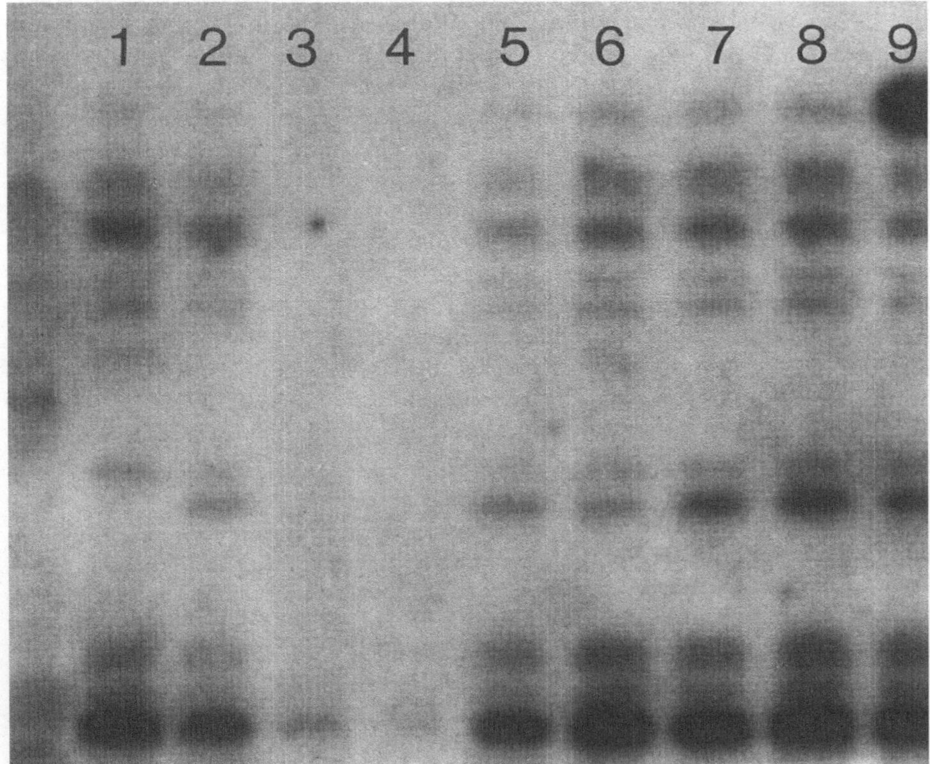

Abb. 1. Southern Blot einiger Patienten mit schwerem vWS [1–6]. Zur Kontrolle DNS von Normalpersonen [7–9]. EcoRI-Verdau; Hybridisierung mit einer 6,3 kB cDNS-Sonde (s. Abb. 4). Patienten 3 und 4 zeigen große Deletionen des vWF-Gens. Die doch noch erkennbaren Banden entsprechen homologen Sequenzen eines Pseudogens auf dem Chromosom 22

selteneres Allel nach unserem Eindruck überdurchschnittlich häufig mit einem vWS gemeinsam auftritt [8].

Dies Allel ist gekennzeichnet durch eine zusätzliche EcoRI-Schnittstelle im 3'-Ende des Gens. Homozygote Träger fallen durch das Fehlen einer 7,5 kB-Bande und das Neuauftreten einer 5,7 kB- und einer 1,8 kB-Bande auf (Abb. 2). Bei Hybridisierung mit einer kleineren Sonde (1,8 kB) läßt sich die 1,8 kB-Bande nicht mehr nachweisen, wohl jedoch die 5,7 kB-Bande (Abb. 3). Mit einer noch kleineren Sonde aus dem 3'-Ende des Gens (1,1 kB) stellt sich der Polymorphismus nicht mehr dar. Duch das Hybridisieren mit diesen verschie-

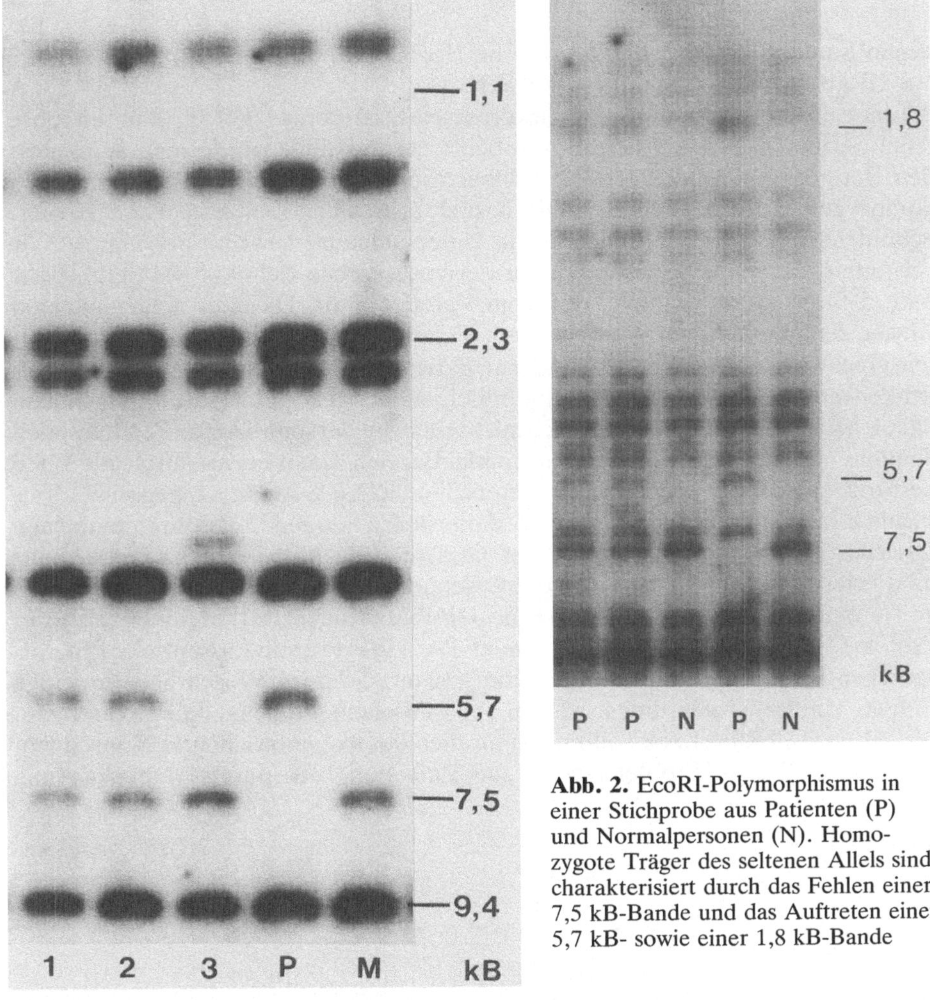

Abb. 2. EcoRI-Polymorphismus in einer Stichprobe aus Patienten (P) und Normalpersonen (N). Homozygote Träger des seltenen Allels sind charakterisiert durch das Fehlen einer 7,5 kB-Bande und das Auftreten einer 5,7 kB- sowie einer 1,8 kB-Bande

Abb. 3. Southern Blot eines Patienten mit schwerem vWS (P) und seiner Mutter (M). Beide sind homozygot für *verschiedene* Allele des EcoRI-RFLP! Ebenfalls aufgetragen wurde die DNS einer Patientin mit vWS Typ IIa (1) und einer weiteren Patientin mit vWS Typ IIe (2) (beide heterozygot) sowie einer Normalperson (3). Hybridisierung mit einer 1,8 kB-cDNS-Sonde (s. Abb. 4)

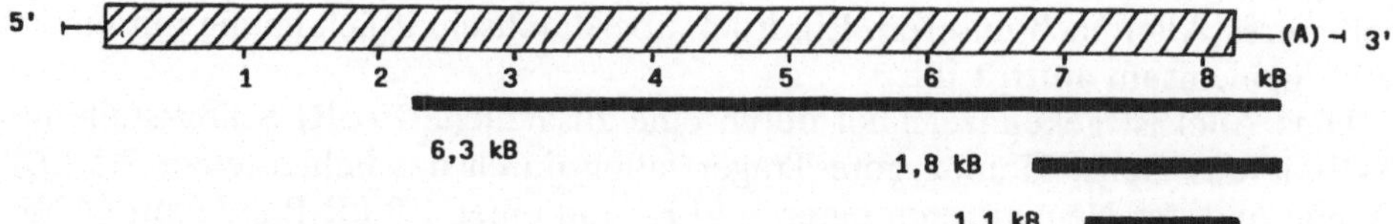

Abb. 4. Für die Hybridisierung verwendete cDNS-Sonden und ihre Lokalisation. Sonde 1,1 kB ist ein PST I-Fragment, Sonde 1,8 kB ein SAC I-Fragment, Sonde 6,3 kB ein HIND III-Fragment

denen Sonden läßt sich die zusätzliche EcoRI-Schnittstelle stromaufwärts der 1,8 kB großen Sonde lokalisieren (Abb. 4).

Einer unserer Patienten mit schwerem vWS ist homozygot für das seltenere Allel (Abb. 3). Bei den Eltern, die beide gesund sind, würde man zumindest den Heterozygotenstatus erwarten. Überraschenderweise ist die Mutter jedoch homozygot für das andere Allel, besitzt also nicht die zusätzliche EcoRI-Schnittstelle. Der Vater stand für die Untersuchung nicht zur Verfügung. Wir vermuten, daß eine Neumutation zu der zusätzlichen Schnittstelle geführt hat und, daß das zweite seltene Allel vom Vater stammt. Darüber hinaus nehmen wir an, daß die Neumutation zur zusätzlichen Schnittstelle und das Neuauftreten eines schweren vWS bei unserem Patienten auf Grund von Wahrscheinlichkeitserwägungen nicht zufällig miteinander gekoppelt sind. Wir haben daher nach potentiellen EcoRI-Schnittstellen in der publizierten codierenden Sequenz gesucht. Der zu untersuchende Bereich war bereits durch die oben besprochene Hybridisierung mit unterschiedlichen Sonden eingegrenzt. Tatsächlich fand sich hier die in Abb. 5 dargestellte Sequenz, die durch einfachen G- nach T-Basenaustausch zu einer zusätzlichen EcoRI-Erkennungssequenz modifiziert würde. Für die Aminosäuresequenz bedeutet dies einen Austausch von Cystein nach Phenylalanin. Eine Disulfid-Brücke in diesem Bereich des Proteins ist für die Dimerisation zweier Pro-vWF-Proteine essentiell. Ein entsprechender Defekt könnte daher die gesamte weitere Biosynthese in Frage stellen. Unklar ist allerdings, warum auch anscheinend gesunde Personen dieses seltene Allel besitzen sollten, wenn dies derart weitreichende Konsequenzen hätte. Dieses Problem wird zur Zeit von uns durch Hybridisierung

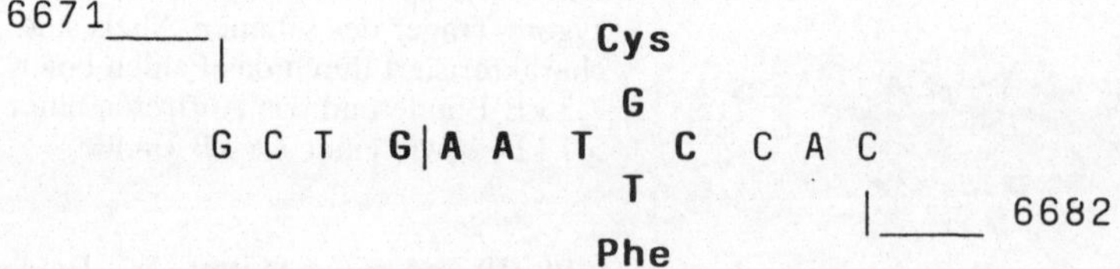

Abb. 5. Potentielle EcoRI-Schnittstelle in der codierenden Sequenz des vWF-Gens. Die angegebenen Zahlen entsprechen der jeweiligen Basenposition. Die ursprüngliche Sequenz GAA TGC würde durch einfachen Austausch des zweiten G nach T zur EcoRI-Erkennungssequenz GAA TTC

mit differenzierenden Oligonukleotiden sowie Sequenzierung nach Amplifikation des betreffenden Genabschnitts mittels Polymerase-Kettenreaktion untersucht. Auch die Kopplungsanalysen auf der Basis von Familienuntersuchungen sind noch nicht abgeschiossen.

Literatur

1. Ginsburg DT, Handin RI, Bonthron DT, Donlon TA, Bruns GAP, Latt SA, Orkin SH (1985) Human von Willebrand Factor (vWF): Isolation of Complementary DNA (cDNA) Clones and Chromosomal Localization. Science 228:1401–1406
2. Shelton-Inloes BB, Chehab FF, Mannucci PM, Federici AB, Sadler JE (1987) Gene Deletions Correlate with the Development of Alloantibodies in von Willebrand Disease. J Clin Invest 79:1459–1456
3. Ngo KY, Glotz VT, Koziol JA, Lynch DC, Gitschier J, Ranieri P, Ciavarella N, Ruggeri ZM, Zimmerman TS (1988) Homzygous and Heterozygous Deletions of the von Willebrand Factor Gene in Patients and Carriers of Severe von Willebrand Disease. Proc Natl Acad Sci USA 85:2753–2757
4. Sadler JE (1987) The Molecular Biology of von Willebrand Factor. In: Verstraete M et al. (Eds.) Thrombosis and Haemostasis 1987. Leuven University Press, Leuven 61–79
5. Ginsburg D, Konkle BA, Cox Gill J, Montgomery RR, Bockenstedt PL, Johnson TA, Yang AY (1989) Proc Natl Acad Sci, USA 86:3723–3727
6. Schneppenheim R, Plendl H, Budde U, (1988) Luminography – an Alternative Assay for Detection of von Willebrand Factor Multimers. Thromb Haemostas 60:133–136
7. Maniatis T, Fritsch EF, Sambrook J (1982) Molecular Cloning – A Laboratory Manual, Cold Spring Harbor Laboratory, New York
8. Ewerhardt B, Ludwig M, Schwaab R, Schneppenheim R, Olek K (1989) Nucleic Acids Res 17:5416

Zur Diagnostik und Bedeutung des von Willebrand-Syndroms Typ I-3 mittels diskontinuierlicher SDS-Agarosegelelektrophorese aus Thrombozytenlysaten

TH. ELLER, B. POHL, E. ULLRICH, F. KELLER (Würzburg)

Zusammenfassung

Das von Willebrand-Jürgens-Syndrom (vWJS) kommt in einer Vielzahl von Typen und Subtypen vor, die mit den gängigen Bestimmungen, wie Ristocetin-Kofaktor-Aktivität, F VIIIass.Ag oder besser von Willebrand-Faktor (vWF) und den Globaltesten Quick, PTT nicht mehr exakt diagnostiziert werden können. Deshalb müssen zur genaueren Typisierung weitergehende Untersuchungen durchgeführt werden.

Beim vWF handelt es sich um ein Glykoprotein mit einem Molekulargewicht von 225 kD, das wir nach Isolation durch Säulenchromatographie mittels Polyacrylamidelektrophorese bestimmt haben. Zu seinen für die primäre Hämostase wichtigsten Eigenschaften zählt das Auftreten von Multimeren mit Molekulargewichten von 0.5 bis 20 Mio Dalten [1].

Durch die Auftrennung der Multimere des vWF mit einer diskontinuierlichen SDS-Agarosegelektrophorese mit anschließendem direkten Immunostaining können die einzelnen Subtypen des vWJS erkannt werden [2]. Außerdem muß eine quantitative Bestimmung des vWF erfolgen. Diese beiden Untersuchungen müssen sowohl aus Plasma als auch aus Thrombozytenlysaten erfolgen. Die quantitative Bestimmung des vWF erfolgte mittels eines ELISA-Tests auf dem Analysenautomaten ES 22 [3].

In unserer Gerinnungsambulanz wurden bis jetzt mehr als 79 Patienten mit einem Verdacht auf ein vWJS untersucht. Davon waren bei 17 Patienten außer einer anamnestisch ermittelenden Blutungsneigung und einer normalen bis grenzwertigen Blutungszeit alle plasmatischen Untersuchungen ohne Befund. Die Auftrennung der Multimere aus Plasma und Thrombozyten ergab zwar eine normale Größenverteilung, aber eine quantitative Verringerung des vWF in den Thrombozyten. Diese Befunde wurden durch den ELISA-Test bestätigt. Die erhaltenen Werte wurden mit einem Normalkollektiv bestehend aus 26 gesunden Blutspendern verglichen. Als Refernzbereich können Werte zwischen 70 und 130% d.N. bezogen auf 1 Mio Thrombozyten pro µl angenommen werden. Die Werte dieser 17 Patienten lagen zwischen 4 und 60% d.N. Bei 3 dieser Patienten handelt es sich um Großmutter, Mutter und Tochter. Da bei einem weiteren Mitglied dieser Familie eine Blutungsneigung bekannt ist, kann davon ausgegangen werden, daß das vWJS Typ I-3 einen autosomal dominanten Erbgang aufweist [4]. Bisher wurde der Typ I-3 des vWJS selten in der Literatur beschrieben, aber bei konsequenter Bestimmung der vWF-Konzentration in den Thrombozyten können diese Patienten miterfaßt werden. Die klinische Bedeutung eines vWF-Mangels in den Thrombozyten ist noch weitgehend unklar [5].

Die genauere Untersuchung des vWF in den Thrombozyten läßt eine leichtere Diagnosestellung und eine gezieltere Therapie des vWJS erwarten.

Einleitung

Die dem von Willebrand-Jürgens-Syndrom zugrunde liegende Hämostasestörung wurde von Erik von Willebrand 1926 das erste Mal beschrieben. Er bezeichnete diese neuartige Krankheit als hereditäre Pseudohämophilie mit, so meinte er damals, autosomal dominantem Erbgang. Erik von Willebrand machte seine Beobachtungen an Familien mit auffälliger Blutungsneigung, die auf den zwischen Schweden und Finnland liegenden Äland-Inseln lebten. Zur Diagnostik des vWJS gehören heute neben der Bestimmung der Globalteste, die quantitative Bestimmung des vWF, die Ristocetin-Kofaktor-Aktivität, die Blutungszeit und verschiedene Thrombozytenfunktionsteste. Zur endgültigen Abklärung des vWJS ist eine Differenzierung der Multimere des vWF in Plasma und Thrombozyten unerläßlich.

Der vWF ist ein Glykoprotein mit einem Molekulargewicht von 270 kD. Dieses Molekulargewicht wurde nach genetischen Studien errechnet, wobei von einem nativen vWF, der aus 2050 Aminosäuren aufgebaut ist, ausgegangen wird. In Isolaten des vWF vornehmlich aus Kryopräzipitaten werden dagegen Molekulargewichte zwischen 195 und 260 kD angegeben [1]. Bei unseren Arbeiten zur Isolierung des vWF aus Kryopräzipitaten mittels Säulenchromatographie fanden wir ein Molekulargewicht von 225 kD. Zusätzlich finden sich in solchen Kryopräzipitaten Proteine mit einem Molekulargewicht um 175 kD und 70 kD, die in einer Polyacrylamidelektrophorese mit anschließender Silberfärbung dargestellt werden können.

Durch seine Multimeren-Struktur (0.5–20 Mio D) und durch seine verschiedenen Bindungsdomänen kommt dem vWF eine entscheidende Rolle in der primären Hämostase zu. Er bildet zum einen die Brückenfunktion zwischen Thrombozyten und Kollagen, fördert also die Anlagerung der Thrombozyten an das Endothel, und löst zum anderen die Aggregation der Thrombozyten aus. Er stellt deshalb ein wichtiges Glied am Anfang der Gerinnungskaskade dar.

Der komplizierte Aufbau des vWF bedingt eine Vielzahl von verschiedenen Typen des vWJS, die sich in quantitativen und qualitativen Defekten des vWF zeigen. Tabelle 1 zeigt die verschiedenen Kriterien, nach denen die Typeneinteilung erfolgen kann. Die Typen I zeigen eine normale Größenverteilung der Multimere, aber eine verminderte Konzentration des vWF in Plasma und/oder in den Thrombozyten. Die Typen II zeigen daneben eine Veränderung der Multimerenverteilung [1].

Tabelle 1. Typeneinteilung des vWJS nach Multimerenbild und vWF-Konzentration in Plasma und Thrombozyten

Typ		Multimerenbild Plasma	Thrombozyten	vWF-Konz. Plasma	Thromb.
I	1	normal	normal	erniedrigt	erniedrigt
	2			erniedrigt	normal
	3			normal	erniedrigt
IIa	1	große und mittlere Multimeren fehlen	normal	normal	normal
	2			erniedrigt	erniedrigt
	3			erniedrigt	normal
IIb		große Multimere fehlen	normal	normal od. erniedrigt	normal od. erniedrigt
IIc–h		wie IIb plus verschobene Triplettstruktur	normal	normal od. erniedrigt	normal od. erniedrigt
III		vWF nicht nachweisbar	vWF nicht nachweisbar	nicht nachweisbar	nicht nachweisbar
Platelet oder Pseudo-vWJS		große Multimere fehlen	große Multimere fehlen	normal od. erniedrigt	normal od. erniedrigt

Methodik

Die Größenverteilung der Multimere des vWF kann durch eine diskontinuierliche SDS-Agarosegel-Elektrophosere analysiert werden. Die Darstellung der Banden erfolgt über ein direktes Immunostaining mit dem Avidin-Peroxidase-System zur Anfärbung der Banden [2]. Die Abb. 1 zeigt einige Typen des vWJS, die in unserer Gerinnungsambulanz mit dieser Methode analysiert wurden. Neben dieser Multimerenanalyse wurde bei allen Patienten mit einem Verdacht auf ein vWJS eine quantitative Bestimmung des vWF im Plasma und in den Thrombozyten durchgeführt. Für diese Bestimmungen wurde zunächst die Laurellelektrophorese verwendet, bevor dann ein ELISA-Test auf dem Analysenautomaten ES 22 appliziert wurde. Die Bestimmung des vWF im Plasma wurde nach einer Vorschrift der Fa. Boehringen Mannheim durchgeführt. Zur Erstellung der Eichkurve wurde ein vWF-Standard eingesetzt [3]. Für die Bestimmung der vWF-Konzentration in den Thrombozyten wurden die Thrombozyten aus plättchenreichem Plasma durch mehrere Waschschritte isoliert und vor der Lyse mit Triton X 100 auf 1 Mio pro μl eingestellt. Zur Erstellung der Eichkurve wurde ein Thrombzytenpool aus 20 gesunden Blutspendern verwendet. Um die Empfindlichkeit des ELIAS-Testes zu erhöhen wurden statt der in der Firmenvorschrift empfohlenen 25 μl Plasma 50 ul

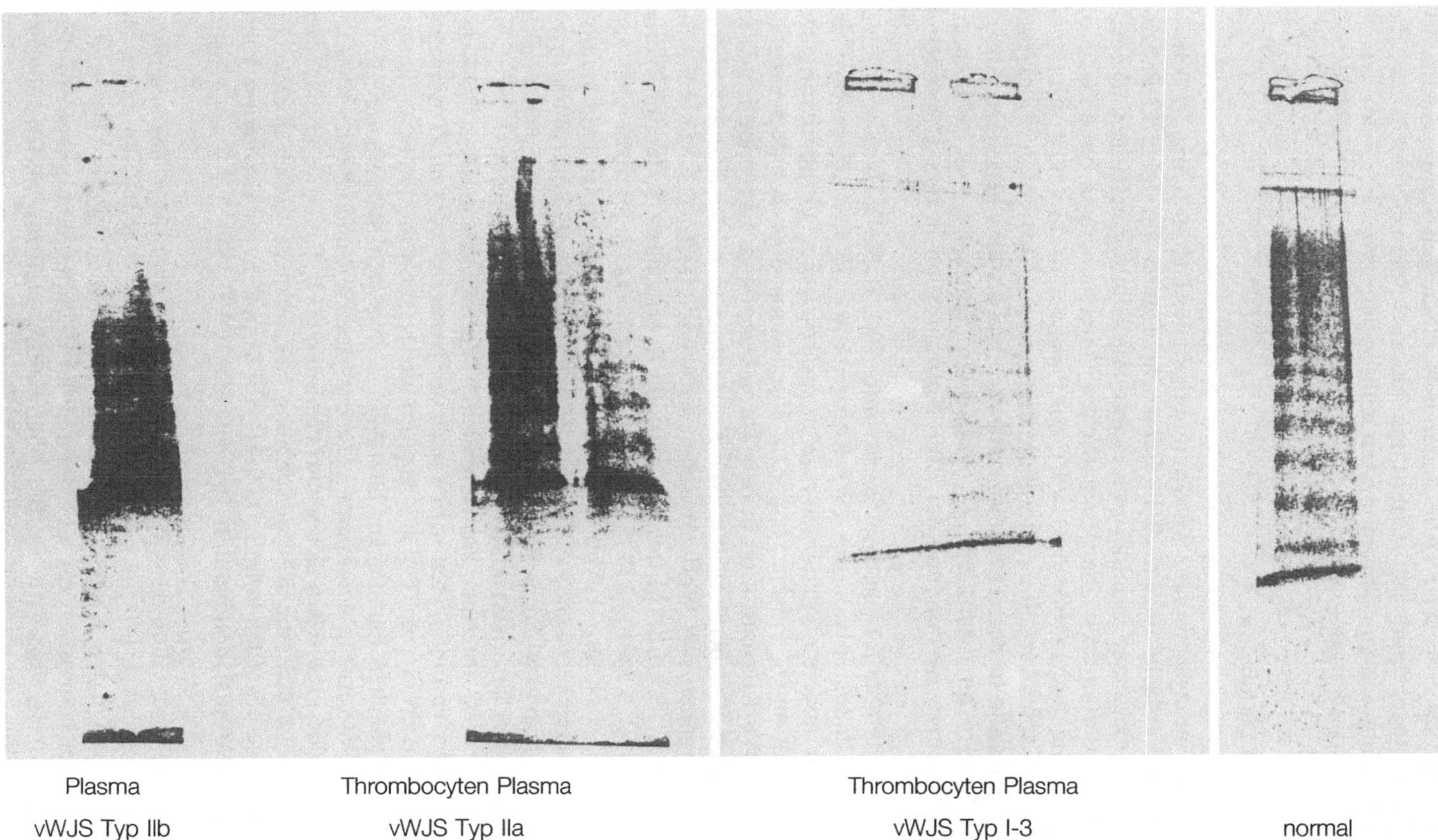

Abb. 1. Auftrennung der Multimere des vWF mit DISK-Elektrophorese und anschließendem Immunostaining aus Plasma und Thrombozytenlysaten verschiedener Patienten mit vWJS

Thrombozytenlysat eingesetzt. Alle anderen Bedingungen waren wie in der Testvorschrift angegeben. Zur Ermittlung eines Referenzbereiches für die vWF-Konzentration in den Thrombozyten wurden Thrombozytenlysate von 26 gesunden Blutspendern untersucht.

Ergebnisse und Diskussion

In unserer Gerinnungsambulanz wurden innerhalb des letzten Jahres 79 Patienten mit einem Verdacht auf ein vWJS untersucht. Davon waren bei 17 Patienten (21,5%) außer einer anamnestisch ermittelten Blutungsneigung und einer grenzwertigen Blutungszeit alle plasmatischen Untersuchungen ohne Befund. Die Auftrennung der Multimere des vWF aus Plasma und Thrombozyten ergab eine normale Größenverteilung. Bei Patienten mit einer extrem verminderten vWF-Konzentration in den Thrombozyten war eine deutlich geringere Anfärbung der Banden im Agarosegel zu beobachten. Diese Befunde führten zu einer konsequenten Bestimmung der vWF-Konzentration in den Thrombozyten.

Bei 23 Patienten (29%) lagen die Werte unter 70% d. N. Davon war bei den erwähnten 17 Patienten nur die vWF-Konzentration in den Thrombozyten vermindert. Die anderen 6 Patienten zeigten zusätzlich eine Verminderung der vWF-Konzentration im Plasma. Um eine Vorstellung über den Referenzbereich für die vWF-Konzentration in den Thrombozyten zu bekommen, wurde von 26 gesunden Blutspendern die vWF-Konzentration in den Thrombozyten ermittelt. Es ergaben sich Werte zwischen 46% und 200% d. N. Durch eine statistische Analyse wurde Mittelwert von 106% errechnet; 80% der Werte lagen zwischen 62% und 182% d. N. Deshalb kann ein Referenzbereich von 70% bis 130% d. N. pro 1 Mio Thrombozyten als realistisch angenommen werden. Der Bereich zwischen 50% und 70% d. N. muß als kontrollbedürftiger Graubereich angesehen werden (Abb. 2). Diese Ergebnisse müssen noch durch ein größeres Normalkollektiv untermauert werden.

Den 17 Patienten mit einer ausschließlichen Verminderung der vWF-Konzentration in den Thrombozyten wurde nach der Nomenklatur von Zimmerman und Mitarbeiter vWJS vom Typ I-3 zugeordnet [1]. Von diesen 17 Patienten gehören 3 der gleichen Familie an. Die Abb. 3 zeigt den Stammbaum dieser Familie. Das vWJS tritt in den ersten 3 Generationen auf und ist für 3 Mitglieder dieser Familie inzwischen sicher nachgewiesen (G 1.1, G 2.1, G 3.1). Bei einer Patientin ist nur eine Blutungsneigung bekannt, die bisher noch nicht genauer untersucht werden konnte (G 2.2). Auf Grund dieser Ergebnisse kann von einem autosomal dominanten Erbgang des vWJS Typ I-3 ausgegangen werden [4].

Die klinische Bedeutung des vWF in den Thrombozyten ist in der Literatur noch weitgehend unklar [5]. Sie kann aber nach unseren Ergebnissen und nach einer Arbeit von Gralnick und Mitarbeitern darin liegen, daß der vWF in der ersten Phase der Hämostase zur Verstärkung der Gerinnungsvorgänge aus den Thrombozyten freigesetzt wird [6]. Bei einer Gefäßverletzung binden zunächst die großen Multimere des vWF an die Kollagenfasern, daran bindet dann ein

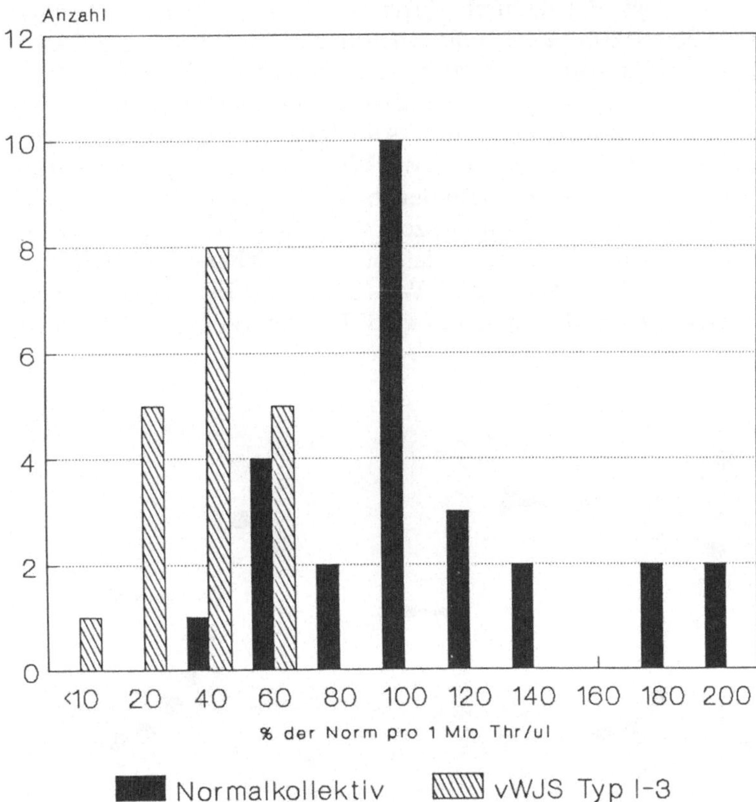

Abb. 2. Vergleich der vWF-Thrombozytenkonzentration von 26 Blutspendern mit 19 vWJS-Patienten mit verminderter vWF-Thrombozytenkonzentration zur Ermittlung eines Referenzbereiches

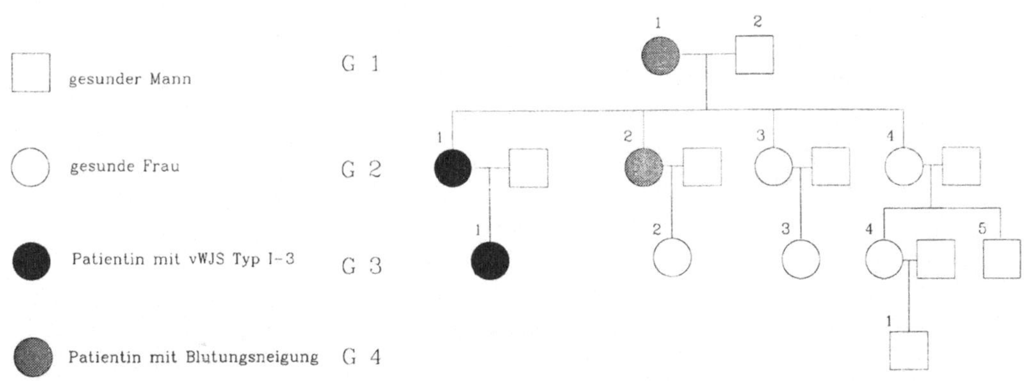

Abb. 3. Stammbaum einer Familie in der das vWJS Typ I-3 über 3 Generationen zu beobachten ist

Thrombozyt, der dadurch aktiviert wird und zusätzlichen vWF in das Plasma sezerniert (Abb. 4). Damit wird in der Umgebung der Verletzungsstelle die primäre Hämostase verstärkt. Bei Patienten mit einem vWJS Typ I-3 kann dieser Verstärkungsvorgang nur vermindert ablaufen und es kommt deshalb zu einer Blutungsneigung. Diese Annahme wird durch die Korrelation zwischen verlängerter Blutungszeit und vWF-Thrombozytenkonzentration, die GRALNICK und Mitarbeiter gefunden haben, unterstützt. Für die vWF-Plasmakonzentration und die Blutungszeit wird diese Korrelation nicht gefunden. Die Autoren schließen daraus, daß eine ausreichende vWF-Konzentration in den Thrombozyten sogar einen vWF-Mangel im Plasma zumindest teilweise kompensieren kann. Es käme der vWF-Konzentration in Thrombozyten somit eine

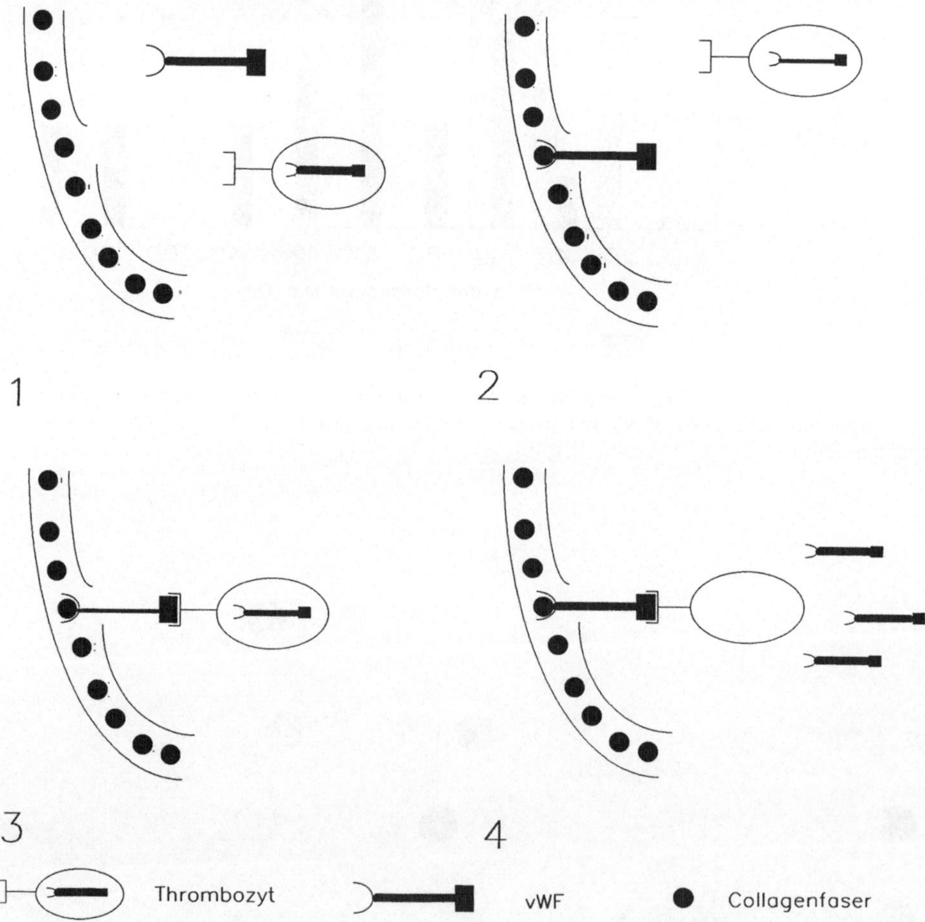

Abb. 4. Modellvorstellung über die Funktion des vWF in den Thrombozyten. *1* Gefäßverletzung. *2* Bindung des vWF an das Kollagen. *3* Bindung eines Thrombozyten. *4* Ausschüttung der vWF aus dem aktivierten Thrombozyten

große Bedeutung zu [6]. Bei unseren Patienten konnten wir allerdings diese eindeutige Korrelation zwischen vWF-Thrombozytenkonzentration und Blutungszeit nicht finden. Dies mag aber an der schlechten Vergleichbarkeit der verschiedenen Methoden zur Bestimmung der Blutungszeit liegen.

Auf Grund dieser Ergebnisse, die zwar noch manche Widersprüchlichkeit enthalten, kommt der Bestimmung der vWF-Thrombozytenkonzentration neben der vWF-Multimerenanalyse bei der exakten Diagnose des vWJS ein hoher Stellenwert zu.

Literatur

1. Ruggeri ZM, Zimmerman TS (1987) Blood 70:895–904
2. Aihara M, Sawada Y, Ueno K, Moromoto S, Yashida Y, de Serres M, Cooper HA, Wagner RH (1986) Thromb Haemost 55:263–267
3. Produktinformation der Fa. Boehringer Mannheim GmbH
4. Eller T, Pohl B, Albert J, Keller F (1989) J Clin Chem Clin Biochem 27:673–674
5. Weiss HJ, Pietu G, Rabinowitz R, Girma JP, Rogers J, Meyer D (1983) J Lab Clin Med 101:411–425
6. Gralnick HR, Rick ME, Mckeown LP, Williams SB, Parker RI, Maisonneuve P, Jeneau C, Sultan Y (1986) Blood 68:58–61

Diskussion

Budde (Hamburg):

Worauf haben Sie Ihren Standard bezogen? Auf Ihren Plasmastandard?

Eller (Würzburg):

Auf einen Pool von Standardthrombozyten der Blutbank.

Budde (Hamburg):

Dann kommt mir aber der Normalbereich doch etwas hoch vor. In den publizierten Arbeiten liegt er etwa ein Viertel niedriger als von Ihnen angegeben.

Eller (Würzburg):

Das ist richtig und hängt wohl damit zusammen, daß wir die Standardkurve auf den Thrombozytenpool bezogen haben.

Erfahrungen bei klinischer Anwendung von rekombinanten Faktor VIII-Konzentraten

H.-H. Brackmann, H. Egli, B. van Loo, U. Hammerstein (Bonn)

Nicht nur das seit langem bekannte Problem der Hepatitis-Übertragung, sondern insbesondere der schicksalhafte Verlauf der HIV-Infektion bei Hämophilen hat in der Behandlung der Hämophilie zur Herstellung von Gerinnungskonzentraten geführt, die unabhängig vom Plasma gewonnen werden.

So ist durch die Entwicklung in der Biotechnologie die Herstellung rekombinanter Faktor VIII-Konzentrate (rFVIII) gelungen.

Wir berichten über unsere seit 11/2 Jahren gesammelten Erfahrungen mit zwei rFVIII-Produkten.

Methodik und Patienten

Bei den beiden rFVIII-Konzentraten handelt es sich um das Produkt der Firma Cutter/Bayer sowie um das der Firma Baxter.

Bei der Verwendung der den rFVIII exprimierenden Wirtszelle handelt es sich bei dem Produkt der Firma Cutter/Bayer um eine Baby-Hamsternierenzelle, bei dem Produkt der Firma Baxter um eine Hamsterovariarzelle.

Mit dem rFVIII der Firma Cutter/Bayer wurden 4, auf Dauer 3 Patienten, mit dem rFVIII der Firma Baxter 4 Patienten behandelt. Bei einem Patienten der mit rFVIII der Firma Cutter/Bayer behandelt wurde, mußte aus medizinischen Gründen die Therapie abgebrochen werden (siehe unter Nebenwirkungen). Es handelt sich hierbei um den weltweit ersten Patienten, der mit diesem rFVIII behandelt wurde.

Von den 3 Patienten, die auf Dauer rFVIII der Firma Cutter/Bayer substituierten, leiden 2 Patienten an einer schweren und 1 Patient an einer mittelschweren Verlaufsform (F VIII Aktivität 2%) der Hämophilie A. Die 4 Patienten die mit rFVIII der Firma Baxter behandelt wurden, leiden alle an einder schweren Verlaufsform der Hämophilie A.

Der Auswertungszeitraum erstreckt sich bei rFVIII der Firma Cutter/Bayer von Oktober 1988 bis 31. August 1989; bei der rFVIII der Firma Baxter von Dezember 1988 bist 31. August 1989.

Im Durchschnitt wurde rFVIII der Firma Cutter/Bayer 10,1 Monate (11.5; 9.5 und 9.3 Monate) angewendet; das der Firma Baxter im Durchschnitt 7 Monate (7.2; 6.3; 5.5 und 8.8 Monate).

Das Alter der Patienten betrug bei den Patienten die rFVIII der Firma Cutter/Bayer anwendeten im Durchschnitt 34 Jahre (34, 37 und 32 Jahre); bei denen die das rFVIII der Firma Baxter anwendeten im Durchschnitt 34,5 Jahre (52, 36, 27 und 23 Jahre).

Die Patienten die das rFVIII der Firma Cutter/Bayer substituierten waren alle HIV-negativ, keiner der Patienten war ein Virgin-Patient für die Hepatitis B und C. Von den Patienten, die das rFVIII der Firma Baxter substituierten waren 3 Patienten HIV-negativ und ein Patien HIV-positiv; keiner dieser Patienten war ein Virgin-Patient für die Hepatitis B und C.

Ergebnisse

rFVIII der Firma Cutter/Bayer

Im Auswertungszeitraum hatten die 3 Patienten insgesamt 36 Blutungsereignisse protokolliert (1, 2 und 33 Blutungsereignisse). Wie aus der Tabelle 1 hervorgeht, handelt es sich hierbei um insgesamt 21 leichte, 14 mittelschwere und eine schwere Blutung. Es wurden insgesamt 28 Gelenk- und 8 Muskelblutungen angegeben. Von den 28 Gelenkblutungen waren 19 als leicht, 8 als mittelschwer und eine als schwer bezeichnet worden, von den 8 Muskelblutungen wurden 2 leichte und 6 mittelschwere behandelt.

Tabelle 1. Blutungsereignisse

Schweregrad d. Blutung		Blutungslokalisationen		
	Gelenk	Muskel	Andere	Summe
leicht	19	2	0	21
mittel	8	6	0	14
schwer	1	0	0	1
Summe	28	8	0	36

Im Auswertungszeitraum verbrauchten die Patienten insgesamt 575 750 I.E. des Konzentrates (245 750, 171 500, 156 500) (Tabelle 2). Im Durchschnitt also 191 250 Einheiten.

Im Einzelnen wurden 350 250 I.E. für die Dauerbehandlung und 223 500 I.E. für die Blutungsbehandlung verwendet.

Die Patienten injizierten insgesamt 414mal an insgesamt 391 Tagen.

Die mittlere Injektionsfrequenz betrug 2,4 Tage (2.2; 2.2 und 2.9 Tage) mit einer mittleren Injektionsmenge von 1391 I.E. pro Injektion (1412; 1270 und 1490 I.E. pro Injektion).

Tabelle 2. Konzentratverbrauch

Indikatoren	Einheiten
Dauerbehandlung	350 000
Blutungsbehandlung	223 000
Stationäre Behandlung	0
Gesamt	573 000

rFVIII der Firma Baxter

Im Auswertungszeitraum hatten die 4 Patienten insgesamt 15 Blutungsereignisse (1, 3, 7 und 4 Blutungen).

An diesen 15 Blutungsereignissen waren insgesamt 21 Blutungsstellen beteiligt. Wie aus der Tabelle 3 hervorgeht, wurden insgesamt 15 leichte, 4 mittelschwere und 2 schwere Blutungen behandelt. Davon 13 Gelenk- und 8 Muskelblutungen. Bei den Gelenkblutungen wurden 8 leichte, 3 mittelschwere und 2 schwere Blutungen, dagegen bei den Muskelblutungen 7 leichte und 1 mittelschwere Blutung behandelt.

Tabelle 3. Blutungsereignisse

Schweregrad d. Blutung	Blutungslokalisationen			
	Gelenk	Muskel	Andere	Summe
leicht	8	7	0	15
mittel	3	1	0	4
schwer	2	0	0	2
Summe	13	8	0	21

Im Auswertungszeitraum verbrauchten die Patienten insgesamt 391 735 I.E. des Konzentrates (121 215; 101 500; 21 745 und 95 775 I.E.); also durchschnittlich 84 934 I.E. (Tabelle 4).

Von den o. a. Einheiten wurden 286 395 für die Dauerbehandlung (112 465; 78 375; 12 910 und 82 649 I.E.) und 53 340 I.E. für die Blutungsbehandlung (8.750; 23.125; 8.835 und 12.630 I.E.) verwendet.

Tabelle 4. Konzentratverbrauch

Indikationen	Einheiten
Dauerbehandlung	286000
Blutungsbehandlung	53000
Stationäre Behandlung	0
Gesamt	330000

Die Patienten injizierten insgesamt 273mal an insgesamt 273 Tagen. Die mittlere Injektionsfrequenz betrug 5.2 Tage (1.9; 4.1; 12.0 und 2.7 Tage) mit einer mittleren Injektionsmenge von 1437 I.E. pro Injektion (1073; 2160; 1553 und 962 I.E.).

Nebenwirkungen

rFVIII der Firma Cutter/Bayer

Bei einem Patienten (Phase 1 der Studie) wurde nach 3wöchiger Anwendung des Konzentrates im Hämophilie-Zentrum ein Anstieg der Transaminasen beobachtet, der nach 30 Tagen seine höchsten Werte mit SGPT 225 IU/ml und SGOT 60 IU/ml aufwies. Da bei dem Patienten in den Jahren zuvor keine derartigen Transaminasenerhöhungen festgestellt wurden und der Anstieg zunächst nicht erklärt werden konnte, wurde der Patient aus der klinischen Prüfung herausgenommen. Zum gleichen Zeitpunkt wurde bei einem weiteren Patienten, der in unserem Zentrum über 14 Tage die gleiche Charge erhalten hatte (ebenfalls Phase 1) der Studie unterbrochen. Bei dem letztgenannten, wie bei anderen Patienten in USA, die mit der gleichen Charge behandelt wurden, konnten keine Transaminasenerhöhungen beobachtet werden. In den USA wurden die Patienten weiter behandelt. Bei uns wurde der 2. Patient im Oktober 1989 erneut in die Studie aufgenommen.

Bei dem Patienten mit den Transaminasenerhöhungen handelt es sich um einen Patienten, der HBs-Ag negativ, dagegen Anti Hbs und Anti HBc positiv war. Er hatte in den Jahren 1982, 1983 und 1984 vergleichbare Transaminasenerhöhungen. Wegen der Anamnese intercurrenter Transaminasenerhöhungen und dem Ausbleiben von ähnlichen Symptomen bei anderen Patienten, die die gleiche Charge des Konzentrates erhielten, muß davon ausgegangen werden, daß die Transaminasenerhöhungen bei diesem Patienten mit einer unterschwelligen chronischen Leberentzündung und nicht in direkten Zusammenhang mit dem rFVIII standen.

Allergische Reaktionen oder andere Nebenwirkungen wurden nicht beobachtet.

rFVIII der Firma Baxter

Unter der Anwendung dieses rFVIII entwickelte ein Patient einen Lymphknoten von etwa 1 cm Größe links nuchal. Der Patient ist HIV-negativ. Da nach mehrwöchiger Anwendung des rFVIII keine Änderung in der Größe des Lymphknotens eintrat, wurde ein Auslaßversuch durchgeführt. Der Patient wendete über 3 Monate statt des rFVIII-Konzentrates das von Baxter mit monoklonalen Antikörpern hergestellte Konzentrat an. Nach diesem Zeitraum trat keine Änderung in der Größe des Lymphknotens ein, so daß der Patient wiederum mit rFVIII behandelt wurde. Seitdem ist der Lymphknoten weiterhin unverändert tastbar, so daß wir keinen Zusammenhang zwischen dem rFVIII und der Entwicklung des Lymphknotens sehen.

Diskussion

Die Anwendung rekombinanter Faktor VIII-Konzentrate leitet eine neue Aera in der Behandlung der Hämophilie ein.

Bisher war die ausreichende Verfügbarkeit von Plasma – und deren Spender – eine wesentliche Voraussetzung von Gerinnungskonzentraten. Durch die Reinigung der herkömmlichen Gerinnungskonzentrate und insbesondere deren exzessive Virusinaktivierung durch unterschiedliche Virusinaktivierungsverfahren, wie Pasteurisierung, chemische Inaktivierung sowie Inaktivierung durch Dampf und Hitze, konnte durch klinische Studien gezeigt werden, daß die früher bei unbehandelten Konzentraten häufig zu erwartenden Virusinfektionen, wie Hepatitis B und C sowie insbesondere HIV bisher ausgeblieben sind. Dennoch bleibt eine gewisse Unsicherheit bei diesen bisher ausreichend inaktivierten Konzentraten im Hinblick auf noch nicht vorhersehbare Mutationen von heute ungefährlichen Viren, die durch die z. Zt. zur Verfügung stehenden Virusinaktivierungsverfahren evtl. nicht ausreichend inaktiviert werden könnten.

Selbstverständlich kann auch bei den rekombinant hergestellten Konzentraten eine Kontamination mit tierischen Vieren nicht ausgeschlossen, dennoch an ihrer Menschenpatogenität gezweifelt werden.

Zusammenfassend halten wir die Unabhängigkeit von Plasma, ihren außerordentlich hohen Reinheitsgehalt sowie ihre zu erwartende Keimfreiheit bei den rekombinanten Gerinnungskonzentraten für einen entscheidenden Fortschritt und daher ihre weitere klinische Erprobung für unbedingt erforderlich.

Zusammenfassung

Zwei rekombinant hergestellte Faktor VIII-Konzentrate, eines der Firma Cutter/Bayer, das andere der Firma Baxter wurden klinisch getestet.

rFVIII der Cutter/Bayer

Mit diesem rFVIII wurden im Juni 1988 2 Patienten in der Phase 1 der Studie behandelt. Nach 3wöchiger Anwendung des Konzentrates konnten bei einem der Patienten deutliche Transaminasenerhöhungen festgestellt werden, die bei beiden Patienten zum Abbruch des Versuches führten. In diesem Zusammenhang ist festzuhalten, daß auch in früheren Jahren deutliche Transaminasenerhöhungen bei diesem Patienten festgestellt wurden.

Hinzu kommt, daß sowohl der ebenfalls in der Phase I der Studie in unserem Zentrum behandelte Patient, als auch andere Patienten in den USA, die zur gleichen Zeit die gleiche Charge erhielten, die bei dem ersten von uns behandelten Patienten zu der oben beschriebenen Transaminasenerhöhung führten, keine Transaminasenerhöhungen zeigten. Aus diesem Grunde wurden die bei dem einen Patienten gefundenen erhöhten Transaminasenwerte nicht in direktem Zusammenhang mit dem rFVIII gesehen.

3 Patienten wurden durchschnittlich 10 Monate mit dem Konzentrat behandelt. In dem genannten Beobachtungszeitraum wurden 36 Blutungsereignisse behandelt. Hierbei wurden insgesamt 573750 I.E. verwendet. Die Patienten injizierten sich insgesamt 414mal an insgesamt 391 Tagen. Die mittlere Injektionsmenge betrug 1.391 I.E. pro Injektion. In dem genannten Beobachtungszeitraum traten keine allergischen Reaktionen oder andere Nebenwirkungen – bis auf die oben beschriebene einmalige Transaminasenerhöhung – auf. Darüber hinaus konnten keine anderen laborchemischen Veränderungen festgestellt werden.

rFVIII der Firma Baxter

Mit diesem rFVIII wurden 4 Patienten über einen Zeitraum von im Durchschnitt 7 Monaten behandelt. In diesem Zeitraum wurden 15 Blutungsereignisse mit einem Gesamtverbrauch von 339735 I.E. behandelt. Die Patienten injizierten sich insgesamt 273mal an insgesamt 273 Tagen. Die durchschnittliche Injektionsmenge betrug 1.437 I.E. pro Injektion.

In dem Auswertungszeitraum zeigte ein Patient eine Lymphknotenvergrößerung links nuchal. Nach einem Auslaßversuch von 3 Monaten, während dem der Patient das von der Firma Baxter mit monoklonalen Antikörpern hergestellte Faktor VIII-Konzentrat substituierte, trat keine Veränderung des Lymphknotens auf. Der Patient wurde nach 3 Monaten erneut mit dem rFVIII behandelt, ohne daß seither eine Änderung der Lymphknotengröße auftrat.

Allergische Reaktion wurden keine beobachtet. Es wurden außer der beschriebenen Lymphknotenvergrößerung keine anderen Nebenwirkungen oder laborchemischen Veränderungen festgestellt.

Erste klinische Erfahrungen mit rekombinantem Faktor VIII

E. Aygören, F. Störkel, W. Mondorf, I. Scharrer (Frankfurt)

Wir berichten über unsere ersten klinischen Erfahrungen mit zwei gentechnologisch hergestellten F.VIII-Konzentraten der Hersteller Baxter und Bayer, die wir im Rahmen zweier klinischer Prüfungen bei insgesamt 5 Patienten eingesetzt haben. Es handelt sich um Patienten mit einer schweren Hämophilie A im Alter von 23 bis 63 Jahren. Vier Patienten waren vor Studieneintritt HIV-negativ, ein Patient der Baxter-Studie im Alter von 23 Jahren, HIV-positiv. Bezüglich Hepatitis B waren vor Studieneintritt 4 der Patienten seropositiv, ein Patient der Baxter-Studie seronegativ. Dieser Patient zeigte zudem auch nach vorangegangener Hepatitisimpfung keinen nachweisbaren Anti-HBs-Titer. Bezüglich Hepatitis C waren alle Patienten vor Studienbeginn seropositiv.

Beide Präparate wurden im Rahmen der Heimselbstbehandlung, von zwei Patienten in der Baxter-Studie auch im Rahmen einer F.VIII-Dauerprophylaxe angewendet. Darüber hinaus wurden in beiden Studien regelmäßige Untersuchungen der Recovery durchgeführt. Bei den in den Recovery-Abbildungen angegebenen F.VIII-Spiegeln handelt es sich um korrigierte Werte. In den Korrekturfaktor gehen die unterschiedliche Portionierung der Verpackungseinheiten in verschiedenen Lieferchargen, sowie etwaige Veränderungen des Körpergewichts der Patienten mit ein, so daß sich die angegebenen F.VIII-Spiegel stets auf eine Menge von genau 50 E rFVIII/kg Körpergewicht beziehen. Es wurde stets die mittels eines rFVIII-Standards bestimmte rFVIII-Menge zugrundegelegt.

Abb. 1 zeigt die Recoveries der rFVIII-Infusionen mit dem Baxter-Präparat bei dem Patienten W. L. Sie entsprechen in etwa den Recoveries des monoklonal gereinigten Vergleichspräparates Hemofil M. Die rFVIII-Recoveries des Patienten E. H. (Abb. 2) liegen sogar deutlich über denen der Vergleichsuntersuchung mit Hemofil M, dies gilt insbesondere für die 1. rFVIII-Infusion. Bei den 2 nachfolgenden rFVIII-Infusionen wird eine Annäherung an die Recoveries der Hemofil M-Infusion deutlich. Abb. 3 zeigt die rFVIII-Recoveries des Patienten G. D. Hier deutlich erkennbar bei den 2 ersten Infusionen ebenfalls Verlaufskurven, die der Referenzkurve von Hemofil M gleichen. Bei der 3. Untersuchung, die sechs Monate nach Studienbeginn durchgeführt wurde, fällt ein deutlich geringerer Peak des F.VIII-Spiegels am 15 min-Punkt auf, gefolgt von ebenfalls deutlich verminderten F.VIII-Spiegeln an jedem Abnahmezeitpunkt bis 24 h. Zu diesem Untersuchungszeitpunkt war ein low-titer F.VIII-Inhibitor von 1 Bethesda-Einheit (BE) bei dem Patienten nachweisbar. Es handelt sich hierbei um einen Patienten mit einer Hemmkörperanamnese. 1986

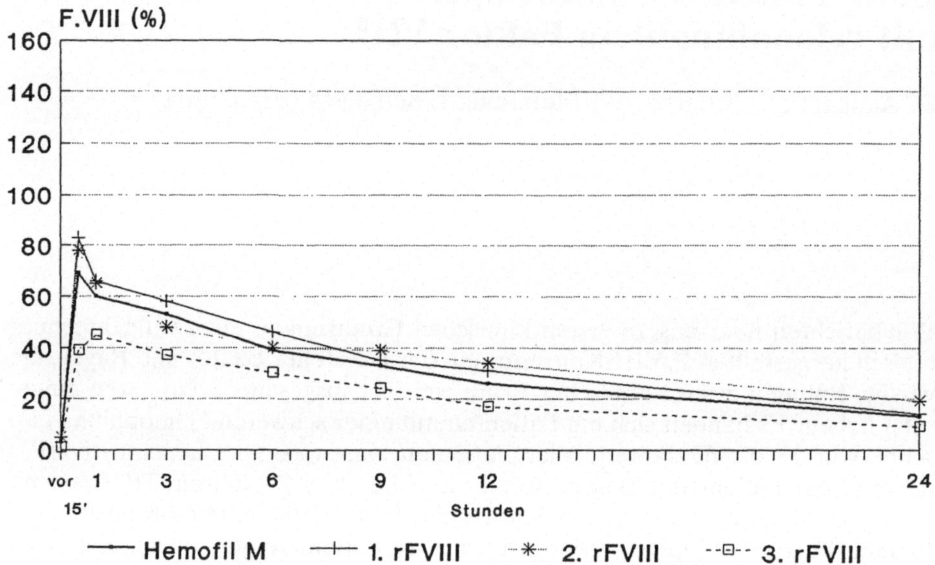

Abb. 1. rF.VIII Baxter Recombinate® 24 h – Recoveries Patient W. L.

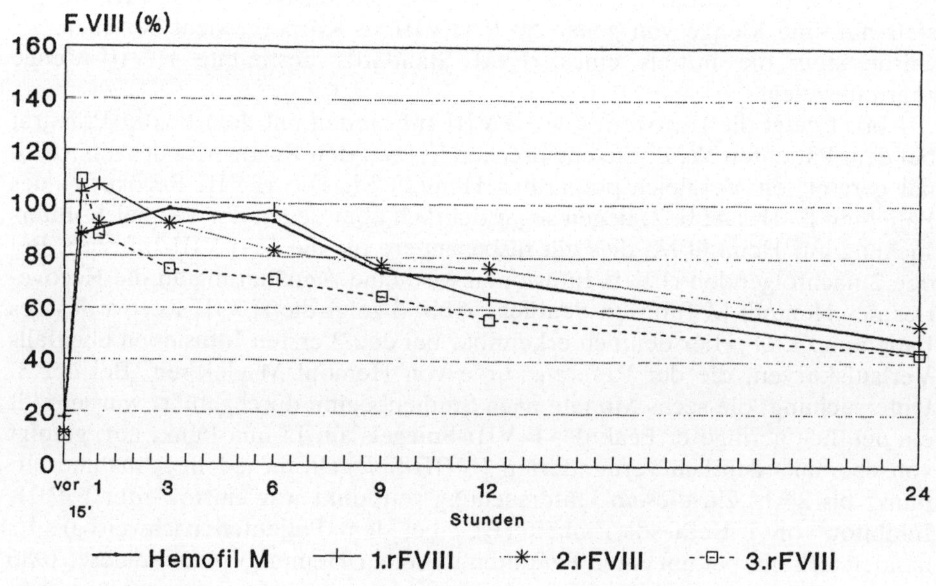

Abb. 2. rF.VIII Baxter Recombinate® 24 h – Recoveries Patient E. H.

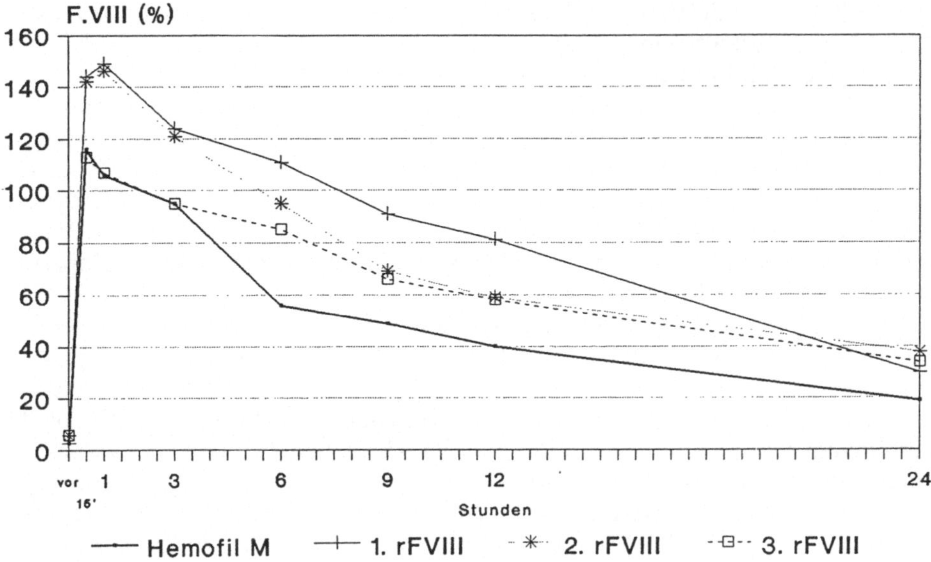

Abb. 3. rF.VIII Baxter Recombinate® 24 h – Recoveries Patient G. D.

war bei ihm im Rahmen einer postoperativen Substitutionstherapie ein F.VIII-Hemmkörper von maximal 24 BE aufgetreten, der anschließend innerhalb weniger Wochen eliminiert wurde. In der Zeit bis zum Studieneintritt wurde mehrfach eine Untersuchung auf F.VIII-Hemmkörper mit jeweils negativem Ergebnis durchgeführt. Seit dem erneuten Auftreten des Inhibitors vor ca. 2 Monaten ist bislang keine Blutung bei dem Patienten eingetreten. Tabelle 1 zeigt den Verbrauch an rFVIII Recombinate® (Baxter). Der zuletzt erwähnte Patient G. D. fällt hier durch einen verhältnismäßig niedrigen Verbrauch an rFVIII von ca. 7000 E innerhalb von 7 Monaten auf. Die Patienten E. H. und W. L., beide seit Jahren auf eine F.VIII-Dauerprophylaxe eingestellt, verbrauchten 28000 bzw. 99000 E rFVIII im Rahmen von Blutungen innerhalb von 6 Monaten. Den durch Dauerprophylaxe bedingten Verbrauch an rFVIII hin-

Tabelle 1. Therapie mit rF.VIII Baxter Recombinate®

Pat.	Beobachtungs-zeitraum	Blutungen im Beob.-zeitraum N	rF.VIII-Verbrauch im Rahmen von Blutungen	Infusionen pro Blutung $\bar{x}$	E rF.VIII pro Blutung $\bar{x}$
G. D.	7 Mon.	2	7320 E	1.0	3660
E. H.	6 Mon.	6	28080 E	2.0	4680
W. L.	6 Mon.	20	99390 E	2.5	4970

zugerechnet, ergibt sich ein Gesamtverbrauch an rFVIII von 98010 bzw. 145140 E innerhalb eines halben Jahres. Dies entspricht im wesentlichen jeweils dem Verbrauch an pdFVIII in einem vergleichbaren Zeitraum des Vorjahres. Unerwünschte Nebenwirkungen wurden über eine Beobachtungszeit von maximal 7 Monaten bislang nicht beobachtet, ebenso keine signifikante Veränderung laborchemischer Parameter wie Leberenzyme, AP, LDH oder des peripheren Blutbildes und Lymphozytensubpopulationen. Serologisch wie klinisch besteht bei allen drei Patienten, die mit dem Baxter-rFVIII-Präparat behandelt wurden, bislang kein Hinweis auf eine EBV-, CMV-, Hepatitis B- bzw. C-, oder HIV-Neuinfektion.

Die Abb. 4 und 5 zeigen die Recoveries der mit dem rFVIII-Konzentrat der Fa. Bayer behandelten Patienten M. P. und C. W. Es wurden zu 9 bzw. 8 verschiedenen Zeitpunkten jeweils 50 E rFVIII pro kg Körpergewicht infundiert und die FVIII-Spiegel 10 Minuten nach Infusionsende bestimmt. Wie beide Abbildungen zeigen, ist es im Verlauf der klinischen Prüfung, entsprechend einem Beobachtungszeitraum von ca. 10 Monaten, nicht zu wesentlichen Schwankungen der F.VIII-Recoveries gekommen. Tabelle 2 zeigt den Gesamtverbrauch an rFVIII im Beobachtungszeitraum. In beiden Fällen entspricht dieser in etwa dem Verbrauch an pdFVIII in einem vergleichbaren Zeitraum des Vorjahres. Auch beim Bayer-Präparat wurden bislang keine wesentlichen unerwünschten Nebenwirkungen beobachtet. Lediglich bei einem Patienten kam es bei der ersten rFVIII-Infusion zu einer lokalen Reaktion an der Punktionsstelle, die sich bei weiteren Infusionen nicht wiederholte. Signifikante Veränderungen der Kreislaufparameter oder der Körpertemperatur nach Infusion wurden dabei und später nicht beobachtet. Die untersuchten Laborparameter umfassen neben peripherem Blutbild und Lymphzytensubsets auch Transaminasen, g-GT, AP, LHD, Elektrolyte, Retentionswerte, Blutfette und Hämolyseparameter. Bei einem der beiden Patienten wurde eine Erhöhung der Transaminasen mit einer GPT von maximal 120 U/L beobachtet, dies in einem Zeitraum, in dem mit hoher Wahrscheinlichkeit ein Alkoholabusus bei dem Patienten bestand. Ein Zusammenhang mit dem rFVIII-Präparat erscheint daher unwahrscheinlich. Die übrigen Laborparameter blieben bei beiden Patienten im wesentlichen unverändert. Auch bei den mit dem Bayer-rFVIII-Präparat behandelten Patienten wurde keine Serokonversion bezüglich HIV, CMV oder EBV im Sinne einer Neuinfektion bzw. Exacerbation beobachtet. Bezüglich Hepatitis B und C waren beide Patienten bei Studienbeginn seropositiv.

Tabelle 2. Therapie mit rF.VIII Bayer

Pat.	Beobachtungs-zeitraum	Blutungen im Beob.-zeitraum N	rF.VIII-Verbrauch im Rahmen von Blutungen	Infusionen pro Blutung $\bar{x}$	E rF.VIII pro Blutung $\bar{x}$
M. P.	10 Mon.	23	72400 E	1.5	3148
C. W.	10 Mon.	6	79380 E	5.7	13250

Zusammenfassend handelt es sich bei beiden rekombinanten F.VIII-Konzentraten um Präparate, die eine hämostatische Wirksamkeit zeigen, die der pdFVIII-Konzentraten entspricht und die bislang ohne signifikante klinisch faßbare Nebenwirkungen verabreicht werden konnten.

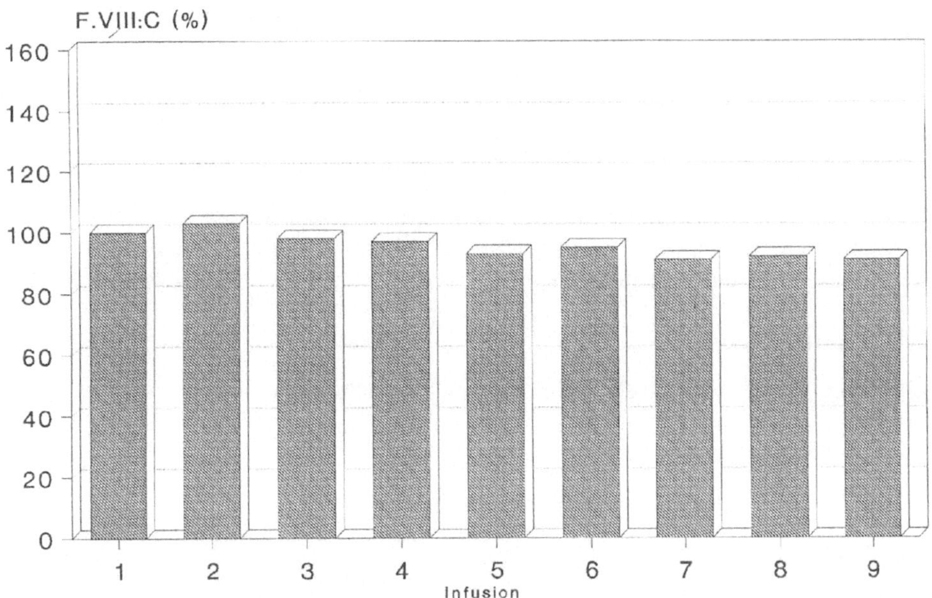

Abb. 4. rF.VIII Bayer – 10' Recoveries 50 E/kg KG Patient M. P.

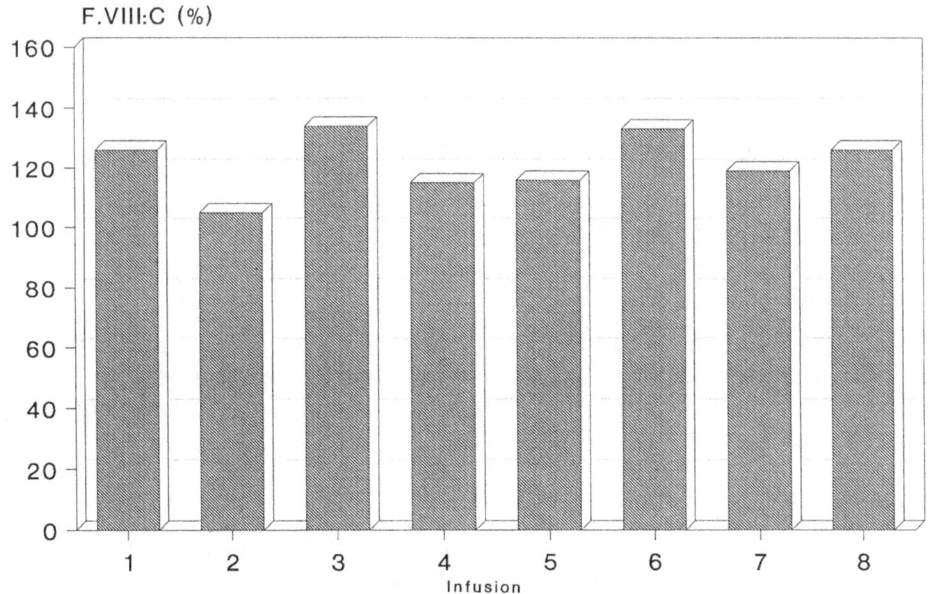

Abb. 5. rF.VIII Bayer – 10' Recoveries 50 E/kg KG Patient C. W.

Diskussion

MANNHALTER (Wien):

Herr Brackmann, wenn Sie sagen, Sie hätten keine Mäuse-Antikörper gefunden, meinen Sie dann Antikörper gegen Maus-Antigen? Welche Maus-Proteine haben Sie dann gemessen?

BRACKMANN (Bonn):

Das haben nicht wir, sondern die Firmen gemacht.

FRAU SCHARRER (Frankfurt):

Wir haben Maus-Immunglobulin im ELISA getestet.

EIBL (Wien):

Hat es sich bei den Transaminasenerhöhungen um Behandlung von blutenden Patienten gehandelt oder waren es prophylaktische Verabfolgungen?

BRACKMANN (Bonn):

Das war im Rahmen einer prophylaktischen Behandlung.

FRAU SCHARRER (Frankfurt):

Bei diesem Patienten haben erhebliche psychosoziale Probleme vorgelegen, d. h. er hatte ein Alkoholproblem. Das hat sich während dieser Zeit auch an der Erhöhung der Gamma-GT gezeigt.

LECHNER (Wien):

Die Daten über das Auftreten von Inhibitoren sind etwas heruntergespielt worden. Eine Inzidenz von 3,5 % innerhalb von 12 oder 6 Monaten in einer Population, die schon Jahre oder Jahrzehnte behandelt ist, ist in meinen Augen alarmierend. Das ist absolut ungewöhnlich.

FRAU SCHARRER (Frankfurt):

Bei den 127 Patienten sind bis jetzt in 4 Fällen Inhibitoren aufgetreten. Ein Patient aus den USA stammt aus einer sog. Inhibitor-Familie, d. h. sowohl bei ihm als auch bei seinen beiden Brüdern sind Inhibitoren bekannt. Bei dem Patienten selbst war der Bethesda-Test vor Eintritt in die Studie negativ, aber 1 Jahr vorher waren bei ihm Hemmkörper nachgewiesen worden. Ein anderer Patient von uns mit Inhibitor wurde in Chapel Hill nachgetestet, und dort konnten keine Bethesda-Einheiten gemessen werden. Mit unserem Test hatten wir 0,8 Bethesda-Einheiten gefunden sowie eine verminderte Recovery bei allerdings normaler Halbwertszeit. Wir haben den Patienten nicht aus der Studie herausgenommen. Er hat jetzt weiterhin eine normale Recovery. Man muß die Inhibitorpatienten also schon genauer differenzieren.

SCHIMPF (Heidelberg):

Sie sprechen von Patienten, die eine erstaunlich hohe Recovery mit rekombinanten Präparaten gehabt haben. Wir wissen inzwischen, daß wir alle einem Irrtum unterlaufen sind, weil anfänglich in den Flaschen mit rekombinanten Präparaten die Faktor VIII-Einheiten zu niedrig bestimmt waren. Dann wundert man sich, wie hoch die Werte in vivo lagen. Ich nehme an, daß bei Ihnen vielleicht auch die Inhalte unzutreffend angegeben waren.

FRAU AYGÖREN (Frankfurt):

Ja, aber das wurde bereits berücksichtigt. Wir haben einen Korrekturfaktor errechnet. Es sind sozusagen die realen Werte, die ich gezeigt habe.

III. Neue Konzentrate der Gerinnung und Fibrinolyse

Diskussionsleitung:

W. Schramm (München)
H. Beeser (Freiburg)

Neue Konzentrate zur Substitution von Gerinnungs- und Fibrinolysefaktoren

W. Schramm, M. Spannagl, H. P. Schwarz (München, Wien)

Historische Aspekte

Große Fortschritte in der proteinchemischen Diagnostik führten in der Hämostaseologie in den letzten Jahren zur eindeutigen biochemischen Charakterisierung vieler Blutungs- bzw. Thromboseerkrankungen. Parallel dazu wurden in einer rasanten Entwicklung viele Verbesserungen, bzw. neue Methoden bei der Reinigung und Konzentrierung von Plasmafaktoren entwickelt. Inzwischen stehen auch hervorragende Inaktivierungsverfahren zur Verfügung. Die Reinigung mit monoklonalen Antikörpern sowie die Möglichkeiten großtechnischer Proteinherstellung mit gentechnologischen Verfahren eröffnen weitere vielversprechende Ausblicke.

Die Hämophilie A ist der häufigste angeborene Faktorenmangel, so daß das Faktor VIII-Konzentrat weiterhin im Mittelpunkt steht. Bei der Reinigung des Faktor VIII haben sich in den letzten 15 Jahren gewaltige Fortschritte erzielen lassen. 1976 wurden Faktor VIII-Konzentrate verwendet, bei denen der Anteil an begleitenden Proteinen den von Faktor VIII weit übertraf. In der Immunelektrophorese waren sie nur schwer von normalem Serum zu unterscheiden. (Abb. 1). Die verschiedenen heutigen Präparate kann man als wirklich gereinigt bezeichnen.

Vielfalt der Faktor VIII-Konzentrate

Obwohl es nur 22 Anbieter für Faktor VIII-Konzentrate gibt, sind beim BGA 134 Präparate zugelassen (Tabelle 1). Neben den verschiedenen Abfüllungen „eines Präparates“ muß auch berücksichtigt werden, daß nicht jeder Anbieter zugleich auch Hersteller ist. Beim Faktor IX und PPSB sind es immerhin noch 26 Präparate von 17 Anbietern (Tabelle 1). Die gentechnologisch hergestellten

Tabelle 1. Zugelassene Faktor VIII/IX und PPSB-haltige Humanarzneimittel (BGA, 26. 10. 89)

Faktor	Anbieter	Präparat
Faktor VIII	22	134
Faktor IX und PPSB	17	26

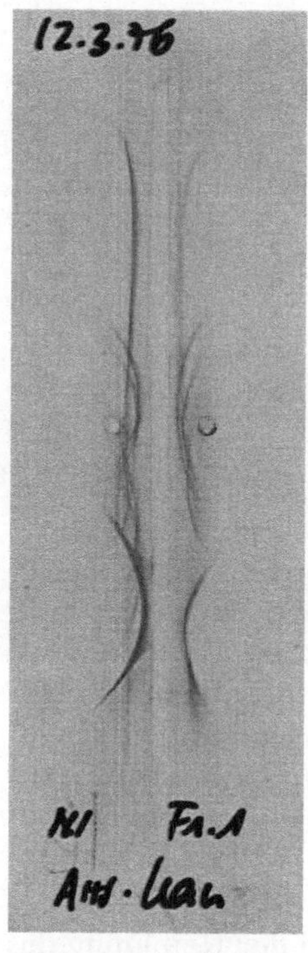

Abb. 1. Immunoelektrophoretische Auftrennung von Serum (unten) und einem Faktor VIII Konzentrat von 1975 (oben)

Präparate sind noch nicht zugelassen und deshalb auch nocht nicht berücksichtigt.

Antithrombin III und Heparin

Schon in den 70er Jahren wurde Antithrombin III (AT III) wegen seiner spezifischen Hemmwirkung auf viele Gerinnungsfaktoren als einer der wichtigsten Inhibitoren des Gerinnungssystem identifiziert (Abildgaard,1967; Abildgaard, 1968). Es greift an verschiedenen Stellen in die Gerinnungskaskade ein (Abb. 2) und wird deshalb für viele Indikationen der gerinnungshemmenden Therapie eingesetzt. Die Herstellung von hochgereinigten Konzentraten ist mit chromatographischen Verfahren mittels Heparin-Sepharosesäulen bereits seit vielen Jahren möglich. Gesicherte Indikationen sind vor allem die angeborenen Mangelzustände und das nephrotische Syndrom. Allerdings ist der therapeutische Nutzen für andere Anwendungsbereiche, insbesonders für die Verbrauchskoagulopathie, nicht eindeutig belegt (Blauhut, Necek et al., 1982, Schramm, 1977; Schramm and Marx, 1983). Gerade die Indikation zur Substitution von AT III bei Umsatzstörungen ist nicht ausreichend in prospektiven Studien geprüft (Anker, Abilgaard et al., 1983 Müller-Berghaus, Niepoth et al., 1985).

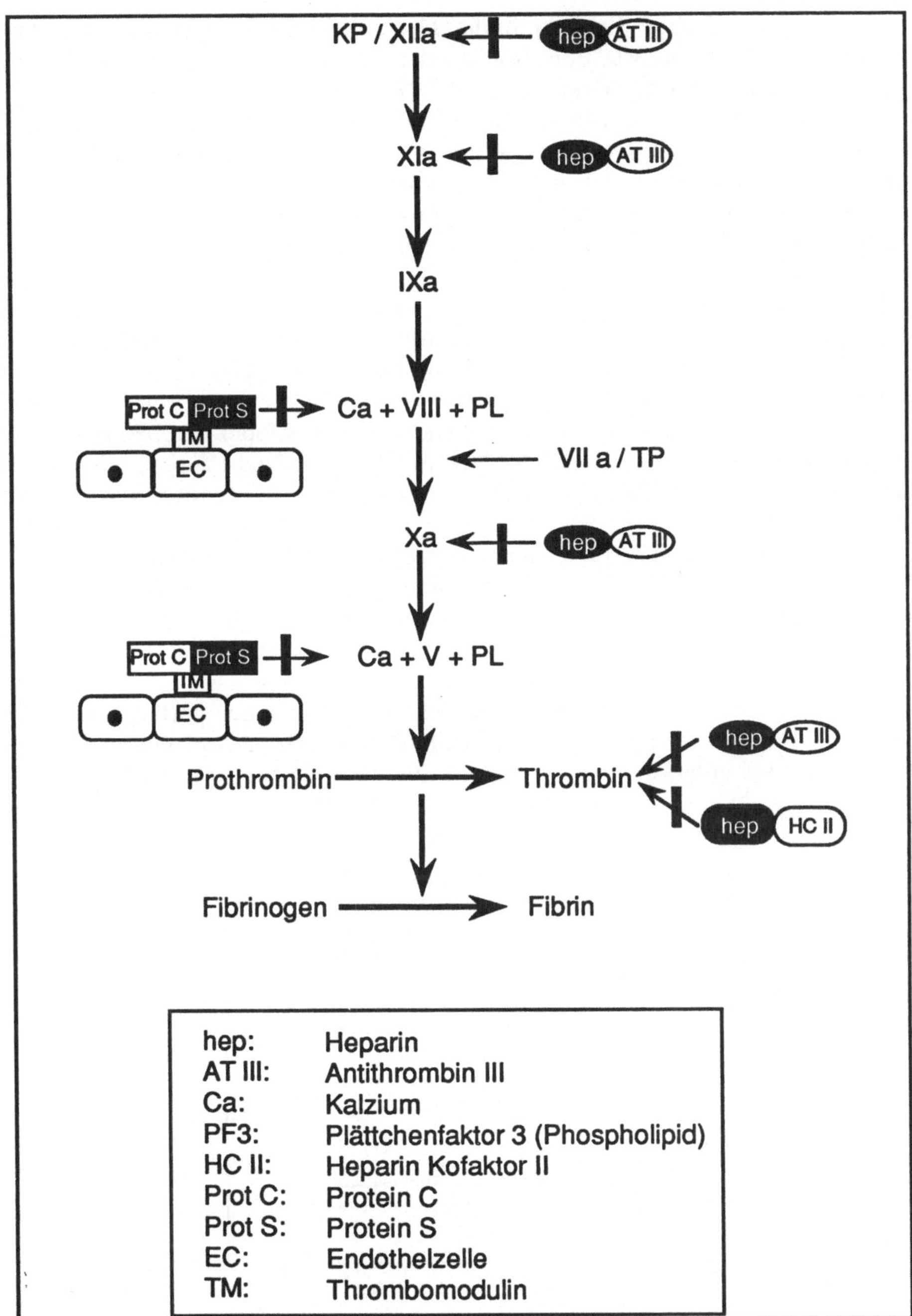

Abb. 2. Schematische Darstellung der Gerinnung mit Inhibitoren

Aus therapeutischer Sicht stellt die Heparin-Kofaktor-Aktivität des Antithrombin III die wichtigste Funktion bei der Gerinnungshemmung dar. So wird die thrombinhemmende Wirkung von AT III durch Komplexbildung mit Heparin etwa um den Faktor 1000 gesteigert (Björk and Lindahl, 1982; Jordan, Favreau et al., 1982; Pommeranz and Owen, 1978). Erst dieser Inhibitor-Kofaktor Komplex stellt den in vivo relevanten Enzymhemmstoff dar. Es wird angenommen, daß in vivo endogene Glykosaminoglykane (z. B. ortsständig auf Zellmembranen) diese Kofaktorfunktion übernehmen (Marcum, McKenney et al., 1984).

Die Gabe von Heparin ist bei manchen Patienten mit Nebenwirkungen auf das Immunsystem und den Knochenstoffwechsel verbunden (f6Avioli, 1975; Chong and Berndt, 1989). Blutungskomplikationen ereignen sich wegen der geringen therapeutischen Breite und der schlechten Steuerbarkeit bei höheren Dosen relativ häufig. Außerdem bestehen immer wieder Probleme mit der spezifischen Qualität von einzelnen Heparinchargen. Nicht zuletzt wird AT III selbst durch Heparin verbraucht (Marciniak, 1981; Marciniak and Gockermann, 1977).

Zur besseren Steuerbarkeit und zur Verminderung unspezifischer Effekte wurde in vitro ein AT III-Heparin-Komplex gebildet, um gezielter antikoagulieren zu können. 1981 wurde erstmals Patienten nach gastrointestinalen Blutungen während einer Hämodialyse bis zu 2500 Einheiten dieses Komplexes kontinuierlich verabreicht. Durch diese Maßnahme konnte eine suffiziente Antikoagulation erreicht werden, die sich sowohl in einer verlängerten PTT, wie auch Hömochronzeit ausdrückt (Abb. 3) und eine ausreichende Therapie für die Antikoagulation am Dialysegerät darstellte (Schramm, 1981).

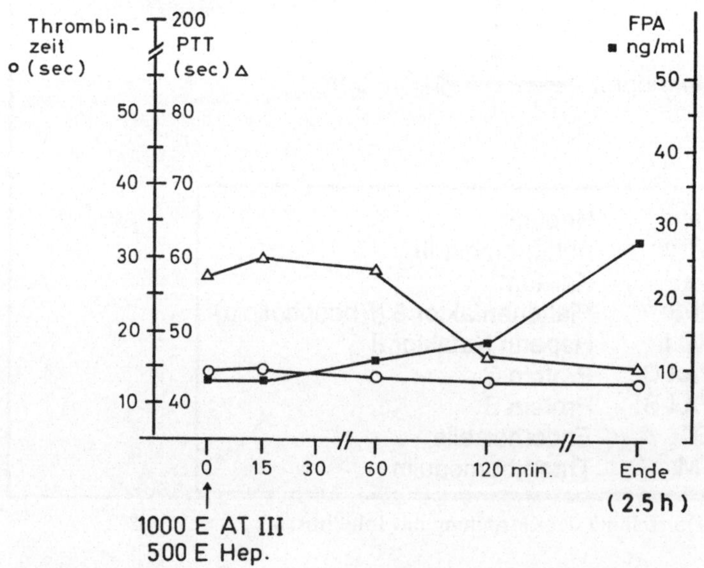

Abb. 3. AT III und Heparin in vivo gemischt zur Antikoagulation bei Hämodialyse. Verlauf von Thrombinzeit (Kreis), PTT (Dreieck) und FPA (Viereck) nach Gabe des AT III-Heparin-Gemisches

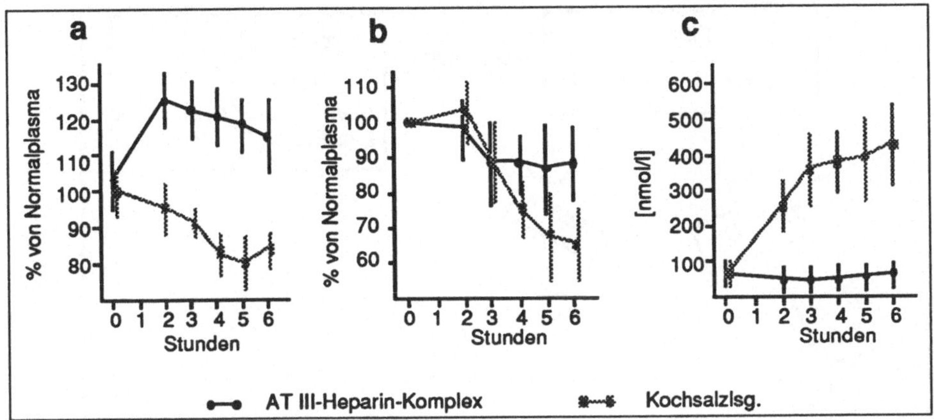

Abb. 4a–c. Einfluß der AT III-Heparin-Komplex Substitution auf die AT III Aktivität (**a**), auf Fibrinogen (**b**) und lösliches Fibrin (**c**) beim Sepsismodell am Schwein (kontinuierliche Endotoxingabe über 6^h)

Diese Erfolge ermutigten zur Herstellung eines gereinigten AT III-Heparin-Komplexes durch die Firma Immuno. Das Präparat enthält AT III und Heparin im Verhältinis 1:4–5. Die nicht bindenden Heparinfraktionen werden mit chromatographischen Verfahren abgetrennt (Spannagl, Keller et al., 1989). Wir untersuchten in einem Sepsismodell am Schwein die Wirkung dieses Präparates in der Verbrauchskoagulopathie. Diese wurde mit einer kontinuierlichen Lipopolysaccharidinfusion ausgelöst. Vor der LPS-Infusion erhielten die Tiere der behandelten Gruppe eine Injektion des gereinigten AT III-Heparin-Komplexes entsprechend 500 Einheiten AT III-Gehalt. Die Kontrollgruppe erhielt 6 Stunden lang eine kontinuierliche Infusion mit LPS und physiologischer Kochsalzlösung, während die Serumgruppe zusätzlich mit dem AT III-Heparin-Komplex infundiert wurde. Erwartungsgemäß fiel bei den Kontrolltieren die AT III-Aktivität innerhalb der Beobachtungsdauer deutlich ab, während sie bei den substituierten Tieren hoch blieb (Abb. 4a). Mitbestimmte Gerinnungsparameter zeigen, daß AT III-Heparin-Komplex in der Lage ist Thrombin gezielt zu hemmen.

Der bei Sepsis bekannte Fibrinogenabfall schwächt sich durch die AT III-Heparin-Komplex Substitution deutlich ab (Abb. 4 b). Der im funktionellen Test gemessene Anstieg an löslichem Fibrin konnte in der behandelten Gruppe vollständig unterdrückt werden (Abb. 4 c) (Spannagl, Hoffmann et al., 1990).

Lys-Plasminogen

Plasmin wird aufgrund seiner fibrinspaltenden Eigenschaften als Thrombolytikum eingesetzt. Allerdings spaltet es neben Fibrin auch Fibrinogen und andere Proteine. Plasmin entsteht nach enzymatischer Spaltung von Plasminogen durch Plasminogenaktivatoren, die exogen zugeführt werden (Streptoki-

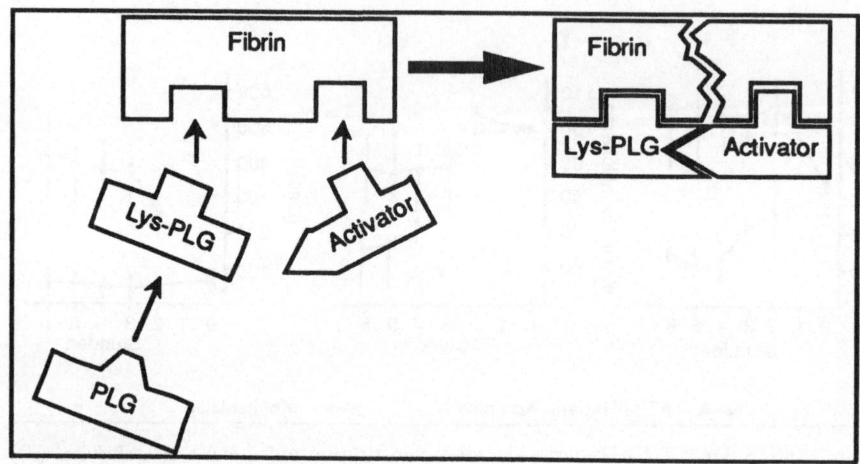

Abb. 5. Modell des Zusammenwirkens von Lys-Plasminogen (Lys-PLG) mit dem Aktivator zur Fibrinspaltung

nase) oder endogen freigesetzt werden (t-PA, Pro/Urokinase). Bei der Umwandlung von Plasminogen zu Plasmin entstehen intermediäre Zwischenprodukte wie z. B. Lys-Plasminogen. Das native Plasminogen besitzt am aminoterminalen Ende eine Glutaminsäure und wird deswegen Glu-Plasminogen genannt. Während Glu-Plasminogen nicht fibrinaffin ist, besitzt Lys-Plasminogen bereits eine Fibrinbindungsstelle (Abb.5) (Miyashita, Wenzel et al., 1988; Schoppamnn, Linnau et al., 1988).

Unter der Bezeichnung Lys-Plasminogen faßt man die physiologisch unter Plasminwirkung durch Abspaltung des aminoterminalen Segments entstehenden Plasminogene zusammen. Im Vergleich zu Glu-Plasminogen erfolgt die Aktivierung zu Plasmin durch Plasminogenaktivatoren (Streptokinase, Urokinase, t-PA) etwa um das 5- bis 10-fache schneller. Zusätzlich wird diese Aktivierung durch die Anwesenheit von Fibrin beschleunigt. Fibringebundenes Plasmin ist weiterhin vor dem Zugriff von Inhibitoren und damit vor einer raschen Inaktivierung geschützt. Man kann sich daher vorstellen, daß die Gabe von Lys-Plasminogen bei Patienten mit Plasminogenverarmung vor Ort die Fibrinolyse verbessert. Eine hochgereinigte Präparation von Lys-Plasminogen steht für die Applikation in der Klinik zur Verfügung.

Bei Patienten mit peripherer arterieller Verschlußkrankheit zeigte sich eine deutliche Verbesserung der fibrinolytischen Therapie bei Gabe von Lys-Plasminogen zusätzlich zu einem Plasminogenaktivator (Abe, 1982; Kakkar, Sagar et al., 1975; Tilsner and Witte, 1988).

Protein C

Cumarinnekrosen sind häufig mit einem angeborenen Protein C-Mangel assoziiert (Broekmans, Bertina et al., 1983; Clouse and Comp, 1986), allerdings ist der genaue Pathomechanismus bis heute noch nicht geklärt. Sie beginnen in der Regel im Zusammenhang mit einer Dysbalance Vitamin K abhängiger Faktoren während der Einleitung einer Cumarin-Therapie (BRANSON, KATZ et al., 1983; BROEKMANS, BERTINA et al., 1983). Ein möglicher Zusammenhang zu allergischen Diathesen muß ebenfalls diskutiert werden. Klinisch zeigen sich Erytheme und Ödeme, die sich unter starken Schmerzen rasch zu Hautnekrosen entwickeln. Bisher war die Therapie problematisch, da der nekrotisierende Vorgang auch mit Heparin nicht ausreichend unterbrochen werden konnte und meist zu operativen Eingriffen führte. Zwei Fallbeschreibungen sollen eine neue Therapiemöglichkeit mit Protein C-Konzentrat aufzeigen. Dieses wurde durch affinitätschromatographische Reinigung mittels monoklonaler Antikörper hergestellt.

Fall 1:

Ein 18jähriges Mädchen erlitt nach wiederholten Schwellungen der Unterschenkel eine Bein-Becken-Venen-Thrombose. Nach der Thrombektomie entwickelte sie unter Marcumartherapie eine Cumarinnekrose. Die Marcumartherapie wurde daraufhin abgebrochen und die Patientin wurde mit Heparin weiter behandelt. Etwa drei Wochen nach Auftreten der Nekrose kam sie zu uns in Behandlung. Sie zeigte mit unter 10% (Abb. 6) sehr niedrige Protein C-Werte. Diese Werte wurden parallel in immunologischen und funktionellen Testsystemen gefunden. Ein derart starker Protein C-Mangel auch bei der Konzentrationsbestimmung ist bei einer 18-jährigen sehr ungewöhnlich. Die Familienuntersuchung zeigt, daß beide Eltern erniedrigte Protein C-Werte aufweisen. (Abb. 6).

Die Patientin wurde zunächst unter Heparintherapie mit PPSB-Konzentraten behandelt, da diese Protein C als Vitamin K-abhängigen Faktor enthalten. Beim Versuch einer erneuten Antikoagulation kam es erneut zu schmerzhaften Erythemen am Unterschenkel. Diese Schmerzen konnten durch PPSB-Gabe

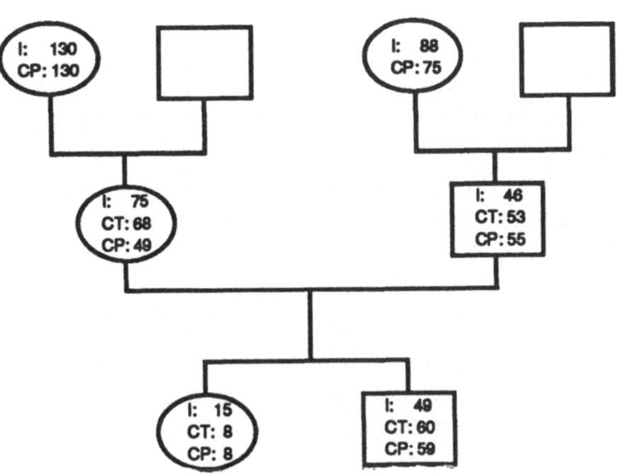

Abb. 6. Stammbaum einer Patientin mit starkem Protein C-Mangel. Während der Bruder und die noch lebenden Großelternteile normale Protein C-Werte zeigen, sind sie bei den Eltern bereits erniedrigt. (Weibliche Personen werden mit einem Oval, männliche mit einem Rechteck symbolisiert; Protein C-Werte in %; I: immunologisch, CT: chromogen über Thrombinaktivierung, CP: chromogen über Protac.-Aktivierung)

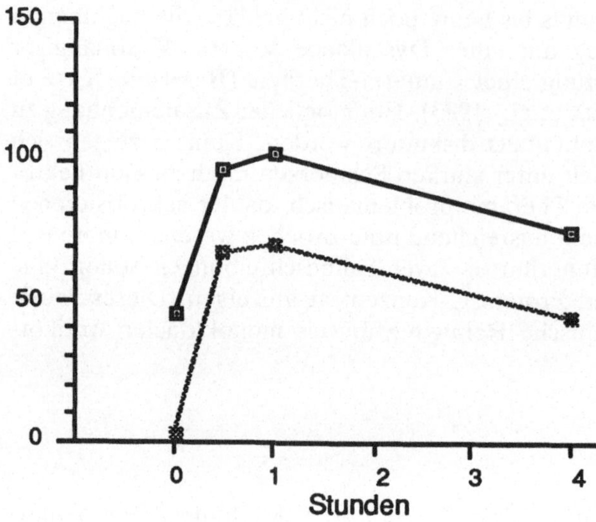

Abb. 7. Verlauf von Protein C-Aktivität und Konzentration nach Protein C-Substitution bei einer Cumarinnekrose

innerhalb einer Stunde zum Verschwinden gebracht werden. Abb. 7 zeigt den Anstieg von Protein C-Konzentration und Funktion im Plasma nach Substitution von 20 E/kg von Protein C-Konzentrat. Dieses Präparat der Firma Immuno wurde mittels monoklonaler Antikörper gereinigt und uns zur Verfügung gestellt. 3 bzw. 9 Monate nach der Substitution konnten keine Antikörper gegen Maus-Immunglobulin festgestellt werden.

Unter dem Schutz dieses Protein C-Konzentrates, konnte bei der Patientin die Marcumartherapie erfolgreich wieder aufgenommen werden. Nach einigen Wochen konnte die Substitution bei stabiler Marcumareinstellung beendet werden.

Fall 2:

Bei einer anderen Patientin wurde bereits 12 Stunden nach Beginn der Nekrose mit der Protein C-Substitution begonnen. Dadurch ließ sich in kürzester Zeit der Schmerz beherrschen. Die Nekrosenbildung konnte sofort gestoppt werden.

Unter Protein C-Substitution konnte dann wieder eine Marcumartherapie eingeleitet werden, die keine negativen Auswirkungen mehr hatte. Die Patientin verließ bald darauf die Klinik.

Der Verlauf bei diesen beiden Patientinnen zeigt, daß Protein C eine echte therapeutische Alternative bei der Behandlung von Cumarinnekrosen darstellt. Für den Patienten besonders bedeutend bei dieser Therapie ist die rasche Beseitigung der zum Teil ganz erheblichen Schmerzen. Außerdem kann er bis zum Erreichen einer stabilen Antikoagulation wirksam vor Rezidiven geschützt werden.

Zusammenfassung

Neue Möglichkeiten der proteinchemischen Analyse lassen eine genaue Charakterisierung angeborener oder erworbener Mängel von Faktoren oder Inhibitoren des Hämostasesystems zu. Diese Erkenntnisse erlauben eine gezielte Therapie wie z. B. mit aktivierten Enzymen oder Inhibitor-Kofaktor-Komplexen. Bei der Herstellung führt die Verwendung monoklonaler Antikörper und gentechnologischer Verfahren zu einer besseren Reinheit der Präparate. Dies führt nicht zuletzt zu einer weitgehenden Vermeidung unerwünschter Nebenwirkungen. Zur endgültigen Beurteilung von Nebenwirkungen der Herstellungsverfahren, die Antikörper oder gentechnischen Verfahren zu benützen ist es noch zu früh, da diese Präparate noch nicht in breitem Umfang in der klinischen Routine verwendet werden.

Literatur

Abe T (1982) Clinical effect of lys-plasminogen on cerebral infarction Fibrinolytic Therapie 323–332

Abildgaard U (1967) Purification of two progressive antithrombins of human plasma. Scand J Clin Lab Invest 19:190–195

Abildgaard U (1968) Highly purified antithrombin III with heparin cofactor activity prepared by disc electrophoresis. Scan J Clin Lab Invest 21:89–91

Anker E, Abilgaard U, Andersen R, Fagerholm M, Bjunte G (1983) Low antithrombin in severe disease: Consumption or decreased sythesis? Scan J Haem 30:59–63

Avioli L (1975) Heparin-induced osteopenia: an appraisal. Adv Exp Med Biol 52:375–387

Björk I, Lindahl U (1982) Mechanism of the anticoagulant action of heparin. Mol Cel Biochem 48:161–182

Blauhut B, Necek S, Vinazzer H, Bergmann H (1982) Substitution therapy with antithrombin III concentrate in shock and DIC. Throm Res 27:272–278

Branson HE, Katz J, Marble R (1983) Inherited protein C deficiency and coumarin-responsive chronic relapsing purpura fulminans in a newborn infant. Lancet 1983,2:1165–1168

Broekmans AW, Bertina RM, Loeliger EA, Hofmann C, Klingemann HG (1983) Protein C and the development of skin necrosis during anticoagulation therapy. Thromb Haemost 49:251

Chong B, Berndt M (1989) Herparin-induced thrombocytopenia. Blut 58:53–57

Clouse LH, Comp PC (1986) The regulation of hemostasis: The protein C system. N Engl J Med 314:1298–1304

Jordan R, Favreau L, Braswell E, Rosenberg R (1982) Heparin with two binding sites for antithrombin or platelet factor. J Biol Chem 277:400–405

Kakkar V, Sagar S, Lewis M (1975) Treatment of deep-vein thrombosis with intermittent streptokinase and plasminogen infusion. The Lancet 11:674–676

Marciniak E (1981) Thrombin induces proteolysis of human antithrombin III: An outstanding contribution of heparin. Br J Haematol 48:325–326

Marciniak E, Gockermann JP (1977) Heparin induced decrease in circulating antithrombin III. Lancet 2:581–584

Marcum M, Mc Kenney J, RD R (1984) Acceleration of thrombinantithrombin complex formation in rat hindquarters via heparin-like molecules bound to the endothelium. J Clin Invest 74:341–350

Miyashita C, Wenzel E, Heiden M (1988) Plasminogen: a brief introduction into its biochemistry and function. Haemostasis 8:7–13

Müller-Berghaus G, Niepoth M, Rabens-Alles B, Rumo E, Murano G (1985) Normal antithrombin III activity and concentrations in experimental desseminated intravascular coagulation. Scan J Clin Lab Invest 178:107–113

Pommeranz M, Owen W (1978) A catalytic role for heparin: Evidence for a ternary complex of heparin co-factor, thrombin and heparin. Biochimica et Biophysica Acta 535:66–77

Schoppmann A, Linnau Y, Hetzel E, Philapitsch A, Dorner F (1988) Production and quality assurance of lys-plasminogen steam treated. Haemostasis 18:157–163

Schramm W (1977) At III Substitution. In: Marx R, Thies W (ed) Klinische und ambulante Anwendung klassischer Antikoagulantien. Schattauer, Stuttgart, 139

Schramm W (1981) Antikoagulation mit Heparin bei Problemdialysen (Akutdialysen). Nieren- und Hochdruckkrankheiten 10(3):120–125

Schramm W, Marx R (1983) Congenital and acquired antithrombin III deficency, clinical symptoms and therapy with antithrombin III concentrate. Ann Sarav Med 3:137–141

Spannagl M, Keller R, Schramm W (1989) A new AT III-heparin-complex preparation: in vitro and in vivo characterisation. Folia Haematol 116:879–885

Spannagl M, Hoffmann H, Siebeck M, Weipert J, Schwarz HP, Schramm W (1990) A purified Antithrombin III-Heparin-complex as a potent inhibitor of thrombin in porcine endotoxin shock. Thromb Res in press

Tilsner V, Witte G (1988) Effectiveness of intraarterial plasminogen application in combination with percutaneous transluminal angioplasty (PTA) or catheter assisted lysis (CL) in patients with chronical peripheral occlusive dissease of the lower limbs (POL). Haemostasis 18:139–156

Diskussion

LECHNER (Wien):

Habe ich das überhört: Hatte dieser Patient einen Protein C-Mangel?

SCHRAMM (München):

Als wir mit Marcumar begannen, war das Protein C auf unter 19 abgefallen, und jetzt unter Marcumar-Therapie liegt es auch in dieser Größenordnung. Selbstverständlich ist das ein Protein C-Mangel. Ich habe das aber nicht gesagt, Sie haben recht.

PECHLANER (Innsbruck):

Welches Vorgehen würden Sie bei Patienten vorschlagen, um Cumarin-Nekrosen zu vermeiden?

SCHRAMM (München):

Es könnte wohl entscheidend sein, von der zum Teil geübten Praxis einer hohen Marcumar-Behandlung wegzukommen, also eher mit einer niedrigen Dosis zu beginnen. Das ist eine rein klinische Erfahrung, die Prof. Marx und ich in unserer Klinik in München gemacht haben. Wir haben noch nie eine Marcumar-Nekrose erlebt.

PECHLANER (Innsbruck):

Wir führen in unserer Klinik jede orale Antikoagulation überlappend mit Heparin durch und haben auch noch nicht eine Cumarin-Nekrose beobachtet.

LECHNER (Wien):

Die Cumarin-Nekrose können Sie nicht mit Heparin vermeiden. Das ist in mehreren gut dokumentierten Fällen gezeigt worden. Ich persönlich glaube, daß das überhaupt nichts mit Gerinnung zu tun hat.

ELLBRÜCK (Ulm):

Die Koinzidenz der allergischen Diathese bei dieser Marcumar-Patientin ist auch uns in mehreren Fällen aufgefallen.

SCHRAMM (München):

Das hat Herr Lechner bereits angesprochen, nämlich ob es sich nicht um allergisch vaskulitische Erscheinungen handelt, die sich hier im Endothel abspielen und das Protein C nur als ein Begleitfaktor zu sehen ist. Ich habe bewußt am Anfang gesagt, daß nicht jede Cumarin-Nekrose auf Protein C-Mangel zurückzuführen ist. Wir haben andere Patienten mit normalem Protein C, aber vielleicht ist der Mangel ein Schritt auf dem Weg zur Nekrose. Wenn er behandelbar ist – nur das wollte ich hier zeigen –, war das zumindest in diesen wenigen Fällen ein frappierendes Ergebnis, das man in Notfallsituationen vielleicht bedenken sollte.

Protein C-Konzentrat und Lys-Plasminogen-Konzentrat: Zwei neue Therapeutika aus menschlichem Plasma

H. P. SCHWARZ (Wien)

Einleitung

Das Plasmaprotein, welches jetzt erstmals in hochkonzentrierter Form als therapeutisches Konzentrat zur Verfügung steht, wurde vor fast 20 Jahren von SEEGERS entdeckt [1]. Erst 1976 wurde die Identität zwischen dem von SEEGERS beschriebenen „Autoprothrombin IIa" und dem von Stenflo isolierten Vitamin K-abhängigen Protein C festgestellt [2, 3]. In den folgenden Jahren wurde eine Reihe von in vivo und in vitro Ergebnissen erhoben, welche auf antithrombotische und profibrinolytische Eigenschaften dieses Proteins hinwiesen. Protein C ist ein Vitamin-K-abhängiges Plasmaprotein, Konzentration 4 μg/ml, welches durch den Thrombin-Thrombomodulinkomplex an der Endotheloberfläche in das aktive Enzym, aktiviertes Protein C übergeführt wird. Die Aktivierung von Protein C in Plasma stellt eine negative Feedback-Reaktion der Thrombinentstehung dar, da durch aktiviertes Protein C sowohl Faktor Va, der Kofaktor der Faktor Xa-ausgelösten Prothrombinaktivierung (Thrombinentstehung), als auch Faktor VIIIa, der Kofaktor der Faktor Xa-induzierten Faktor X-Aktivierung, durch Proteolyse abgebaut wird. Die pathophysiologische Rolle des Protein C wurde 1981 durch die Beschreibung des angeborenen Protein C-Mangels in Verbindung mit venöser Thrombophilie bekannt [4].
Zahlreiche Untersuchungen haben seither belegt, daß der angeborene oder erworbene Mangel von Protein C oder Protein S, der notwendige Kofaktor für aktiviertes Protein C, ein Risiko für das Auftreten venöser Thromboembolien darstellt [5–7].

Durch die Anwendung monoklonaler Antikörper-Isolationsmethoden gelang es uns in Verbindung mit Virusinaktivierungsverfahren dieses Plasmaspurenprotein großtechnisch sowohl als Zymogen als auch als Enzym für den klinischen Gebrauch herzustellen.

Protein C-Konzentrat

Das Ausgangsmaterial für das Protein C-Konzentrat (dampfbehandelt) ist ein virusinaktiviertes Faktor IX-Konzentrat. Um das Risiko der Übertragung muriner Viren auf den Patienten zu reduzieren, wird sowohl der monoklonale Antikörper als auch das Protein C-Konzentrat weiteren Virusinaktivierungsverfahren unterworfen.

Der Virusinaktivierungsschritt des Protein C-Konzentrats hat keinen Einfluß auf die Protein C-Aktivität. Spuren muriner Immunglobuline werden mittels Ionenaustauschchromatographie entfernt. Präklinische Daten in verschiedenen Tiermodellen weisen darauf hin, daß dieses Konzentrat sowohl arterielle als auch venöse Thrombosenentstehung verhindert.

Klinische Anwendung

Die Sicherheit und Wirksamkeit dieses neuen Produktes wird derzeit bei Patienten mit angeborenem Protein C-Mangel und Komplikationen ihrer Erkrankung erhoben. Als Indikationen für die Anwendung von Protein C-Konzentrat kommen daher die Cumarin-induzierte Hautnekrose und Purpura fulminans bei Neugeborenen mit homozygoten Protein C-Mangel in Frage.

Das Protein C-Konzentrat wurde von allen Patienten, die damit behandelt wurden, ohne Nebenwirkungen gut vertragen. Es trat eine Verbesserung der klinischen Symptomatik nach Substitution mit Protein C-Konzentrat ein. Die Labordaten, die eine Aktivierung des Gerinnungssystems anzeigen, normalisierten sich unter Protein C-Substitution.

Lys-Plasminogen

Plasminogen ist das Zymogen der Serinprotease Plasmin, das Schlüsselenzym der Fibrinolyse. Das Lys-Plasminogen-Konzentrat (dampfbehandelt) enthält Lys-Plasminogen in hoch reiner Form und ist frei von anderen Proteinen. Da Lys-Plasminogen im Plasma unter normalen Umständen nicht vorhanden ist, bedienten wir uns einer Affinitätschromatographie zur Isolierung von nativem Glu-Plasminogen und anschließender enzymatischen Umwandlung von der nativen Glu-Form zu Lys-Plasminogen. Lys-Plasminogen entsteht nach Abspaltung des Aktivierungspeptides, das aus 76 Aminosäuren besteht, vom aminoterminalen Ende des Plasminogens, so daß ein „Präproenzym" entsteht.

Die möglichen Vorteile von Lys-Plasminogen liegen im Vergleich zu Plasminogen in

1. einer hundertfach höheren Affinität zu Fibrin,
2. einer schnelleren Aktivierbarkeit durch t-PA oder Urokinase, und
3. einer erhöhten Adsorption an der Endotheloberfläche.

Die unterschiedliche Aktivierungskinetik von Lys- und Glu-Plasminogen durch Urokinase wird in Abbildung 1 gezeigt. Hier wurde Urokinase Lys- oder Glu-Plasminogen hinzugegeben und nach den angegebenen Zeitpunkten die entstandene Plasminmenge amidolytisch gemessen. Die halbmaximale Plasminmenge, generiert aus Lys-Plasminogen, ist nach 11 Minuten erreicht, während für Glu-Plasminogen diese Plasminmenge erst nach 43 Minuten erreicht wird.

Abbildung 2 zeigt die unterschiedliche Aktivierungskinetik zwischen Lys- und Glu-Plasminogen bei geringer Aktivatorkonzentration. Während für Glu-

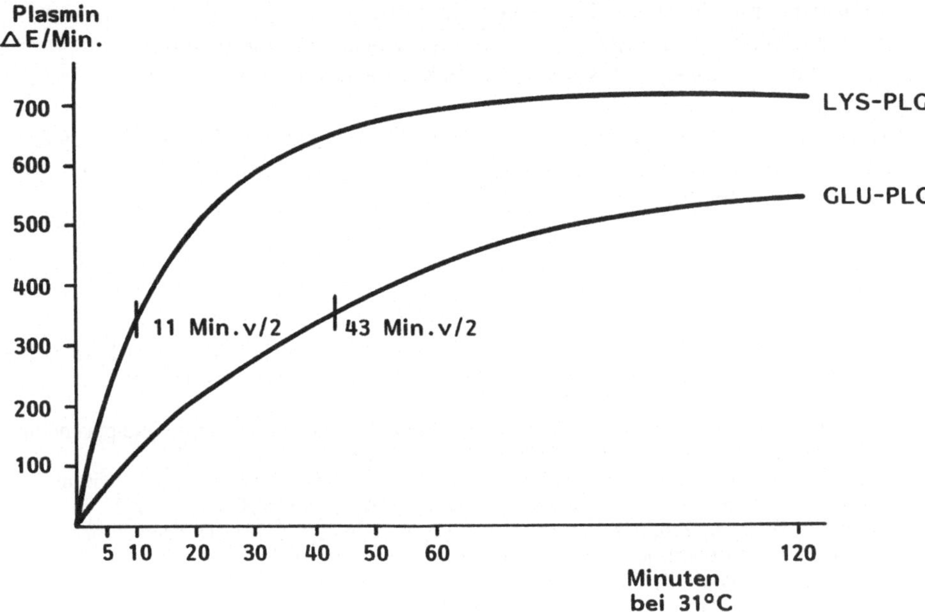

Abb. 1. Unterschied der Aktivierbarkeit zwischen Glu- und Lys-Plasminogen

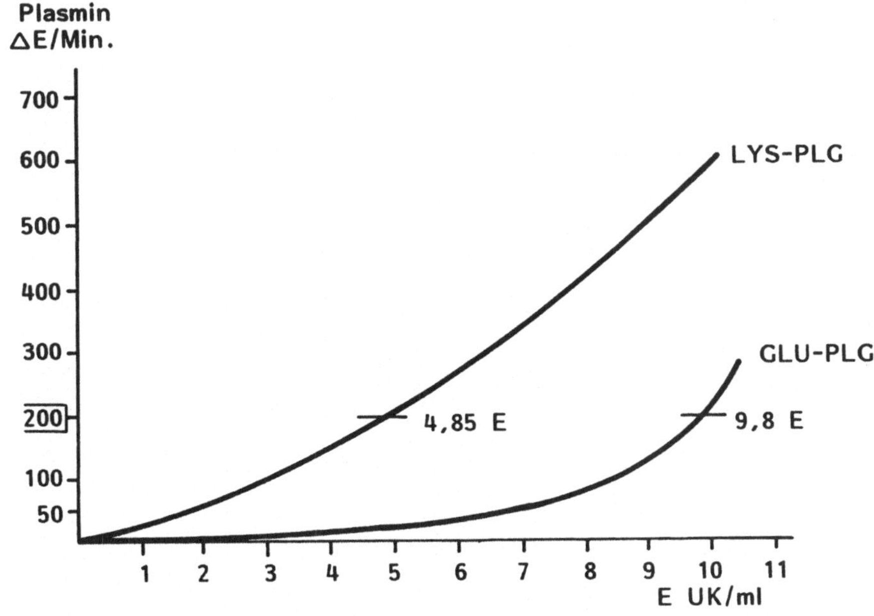

Abb. 2. Aktivierbarkeit von Lys- und Glu-Plasminogen bei minimaler Aktivatorkonzentration

Plasminogen eine deutliche Lag-Phase ersichtlich ist und erst mehr als 7 Einheiten Urokinase im Testgemisch meßbare Plasminmengen generieren kann, entsteht Plasmin aus Lys-Plasminogen auch bereits bei geringer Urokinasekonzentration.

Klinische Untersuchungen sind derzeit im Gange, um die Vorteile einer Lys-Plasminogen-Substitution bei gleichzeitiger Aktivatorapplikation für die Thrombolyse zu evaluieren.

Literatur

1. Seegers WH, McCoy LE, Groben HD, Sakuragawa N, Agrawal BBL (1972) Purification and some properties of autoprothrombin II-A: An anticoagulant perhaps also related to fibrinolysis. Thromb Res 1:443-60.
2. Stenflo J (1976) A new vitamin K-dependent protein. Purification from bovine plasma and preliminary characterization. J Biol Chem 251:355–363.
3. Seegers WH, Novoa E, Henry RL, Hassouna HI (1976) Relationship of „new“ vitamin K-dependent protein C and „old“ autoprothrombin II-A. Thromb Res 8:543-552.
4. Griffin JH, Evatt B, Zimmerman TS, Klins AJ, Wideman C (1981) Deficiency of protein C in congenital thrombotic disease. J Clin Invest 68:1370–1373.
5. Schwarz HP, Fischer M, Hopmeier P, Batard MA, Griffin JH (1984) Plasma protein S deficiency in familial thrombotic disease. Blood 64:1297–1300.
6. Esmon CT (1987) The regulation of natural anticoagulant pathways. Science 235:1348–1349.
7. Clouse LH, Comp PC (1986) The regulation of hemostasis: The protein C system. New Engl J Med 314:1298–1304.

Hochgereinigtes Plasminogen: Lokale Substitution bei peripheren arteriellen Gefäßverschlüssen

V. Tilsner, G. Witte (Hamburg)

Seit den Anfängen der therapeutischen Thrombolyse zu Beginn der 60iger Jahre wurde immer wieder Plasminogen neben den Aktivatoren Streptokinase und Urokinase zur Verbesserung der Therapieerfolge eingesetzt. Doch scheiterte die Anwendung bisher daran, daß nur tierisches Plasminogen in ungenügender Menge zur Verfügung stand und die Rate der Nebenwirkungen, vor allem Blutungen, gegenüber der reinen Aktivatortherapie erheblich anstieg.

Zwei Entwicklungen veranlaßten uns, erneut den therapeutischen Einsatz von Plasminogen zu versuchen: Die Firma Immuno stellte ein hochgereinigtes, humanes Konzentrat zur Verfügung und, die von Hess inaugierte Methode der lokalen Katheterlyse, erlaubte die lokale Applikation, wodurch die systemischen Komplikationen stark reduziert werden können. Auf diesen Grundlagen entwickelten wir folgendes Studienkonzept: Bei allen Patienten, bei denen die Indikation zur Angioplastie oder lokalen Lyse vorliegt, wird die Behandlung in üblicher Weise eingeleitet. Führt diese Therapie nicht zum Erfolg, so wird bei Applikation des Thrombolytikums in den Thrombus frühestens nach 30 Minuten und bei Infusion über den liegenden Katheter direkt vor den Thrombus, frühestens nach 12 Stunden, zusätzlich Plasminogen nach einer Therapiepause des reinen Aktivators gegeben. Außerdem soll Plasminogen bei Kontraindikationen gegen das übliche Vorgehen, wie z. B. langstreckige Mehretagenverschlüsse oder entzündliche Gefäßprozesse, sowie bei Komplikationen, z. B. Rethrombosen, eingesetzt werden. Die Erfolgsrate der üblichen Therapie mit Angioplastie und/oder lokaler Thrombolyse liegt bei den meisten Studien um 60%. So erhebt sich hier die Frage, ob diese Erfolgsquote angehoben werden kann. Behandelt wurden nur Patienten mit einem arteriellen Verschluß nach La Fontaine im Stadium II und IV. Sämtliche therapeutischen Maßnahmen wurden in Kombination mit der Angiographie dirchgeführt.

Die Anwendung erfolgte je nach dem Lokalbefund auf 2 verschiedene Methoden: Ließ sich die Katheterspitze in den Verschluß vorschieben, so wurden 500 E Plasminogen in 2 ml Volumen in den Katheter injiziert. Da ca. 1 ml in dem Katheter verbleibt, gelangten in 1 ml 250 E Plasminogen in den Verschluß. Nach einer Wartezeit von 3 bis 5 Minuten wurden in 1 ml Volumen 50000 E Urokinase nachgespritzt und anschließend noch 1 ml Kochsalz in den Katheter gegeben, um die Urokinase in den mit Plasminogen angereicherten Verschluß zu bringen. War eine Injektion direkt in den Verschluß nicht möglich, so wurde die Katheterspitze vor den Verschluß plaziert und mit einer Dosis von 1,5 Mill. E Urokinase in 24 Stunden 12 Stunden lang lysiert. War

Tabelle 1. Therapeutisches Vorgehen bei 132 Patienten mit AVK

	PTA	PTA + Thrombolyse	Thrombolyse	
	↓	↓	↓	
	43 = 32,57%	26 = 19,7%	63 = 47,73%	
			↙	↘
			32 = 24,24%	31 = 23,49%
			Perfusion über den Katheter	Instillation in den Thrombus
	↓	↓	↓	↓
zusätzlich Plasminogen	0	5 = 3,79%	19 = 14,39%	13 = 9,85%
			(37 = 28,03%)	
	↓	↓	↓	↓
Dauer der Thrombolyse in Stunden	–	6 bis 24	12 bis 96	1,5 bis 3

PTA: Percutane transluminale Angioplastie (Dilatation)

kein Erfolg zu verzeichnen, so wurde die Urokinase-Therapie unterbrochen und nach einer Pause von 5 bis 10 Minuten die Injektion von 500 E Plasminogen in 5 ml angeschlossen. Wenige Minuten später wurde die Urokinase-Infusion fortgesetzt. Dieser Vorgang wiederholte sich je nach Wirkung und Erfordernissen bis zu 12 mal in gut 3 Stunden.

Das Gesamtkollektiv umfaßt 132 Patienten, bei denen in 37 Fällen, gemäß den o. gen. Kriterien, Plasminogen zusätzlich zur üblichen Therapie eingesetzt wurde. Aus der Tabelle 1 ist die Aufschlüsselung zu erkennen. Von 132 Patienten mit einer arteriellen Verschlußkrankheit konnten 43 mit einer Angioplastie behandelt werden. Bei dieser Gruppe war in keinem Fall eine Thrombolyse oder zusätzliche Plasminogen-Gabe erforderlich. In der Gruppe der Kombinationsbehandlung mit 26 Patienten mußten in knapp 4%, d. h. bei 5 Patienten, zusätzlich zur Thrombolyse mit Urokinase Plasminogen gegeben werden. In den meisten Fällen handelt es sich um einen längerstreckigen Verschluß, der zunächst lysiert wurde und bei denen nach dr Lyse eine höhergradige Stenose im Angiogramm zu erkennen war, die dilatiert wurde. In der 3. Gruppe von 63 Patienten = 47,7%, waren 32 Patienten wo die Thrombolyse über einen Katheter mit Infusion vor dem Verschluß und 31 Patienten bei denen die Urokinase in den Thrombus instilliert wurden. Aus beiden Gruppen zusammen war bei insgesamt 37 Patienten = 28,3% in der oben beschriebenen Weise eine Plasminogen-Applikation erforderlich. Die Tabelle 2 gibt Auskunft über zusätzliche Erkrankungen in dem Kollektiv.

Tabelle 2. Das Patientenkollektiv, welches zusätzlich Plasminogen erhielt

Alter: 26 bis 85 Jahre	x̄ Jahre
Geschlecht: weiblich = 20	männlich = 17
Diabetes mellitus:	z
Hypertonie:	8
andere Erkrankungen:	15

(Duodenal-, Magen-Ulcus, Nierenerkrakungen, vorausgegangene Gefäßoperationen usw.)

Tabelle 3. Ergebnisse der lokalen Rekanalisation bei 132 = 100% Patienten

PTA und/oder Lyse mit Rekanalisation	n = 79	(59,85%)	
keine Rekanalisation aus technischen Gründen	n = 16	(12,12%)	
zusätzlich Plasminogen	n = 37	(28,03%)	
Rekanalisation	n = 28	(21,21%)	
teilweiser Erfolg	n = 5	(3,79%)	
keine Besserung	n = 4	(3,03%)	
Zusammenfassung:	n	%	
Erfolg ohne Plasminogen	79 :	59,85	112
Erfolg mit Plasminogen	28 :	21,21	=
Teilerfolg mit Plasminogen	5 :	Z3,79	84,85%
kein Erfolg ohne Plasminogen	16 :	12,12	20 =
mit Plasminogen	4 :	3,03	15,15%

Die Ergebnisse sind in Tabelle 3 aufgelistet. Aus dem 1. Absatz ist zu erkennen, daß 65% der Patienten alleine mit einer Angioplastie oder lokalen Lyse einen guten therapeutischen Erfolg hatten. 12% der Patienten fielen aus technischen Gründen aus, da hier infolge der Gefäßveränderungen und der Lokalisation keine Katheterprozedur möglich war. Bei 28% = 37 Patienten wurde versucht durch eine zusätzliche Plasminogen-Gabe eine weitere Verbesserung zu erzielen. Im nächsten Absatz ist zu sehen, daß bei 28 Patienten = 21,21% die völlige Rekanalisation gelang, so daß sich die Gesamtziffer der erfolgreich behandelten Patienten auf ca. 80% erhöht hat. Bei 5 Patienten = 3,79% kam es zu einer Besserung, die jedoch bei Langzeitbeobachtungen in ihrem Wert zweifelhaft ist, da hier Reokklusionen meist vorprogrammiert sind. In 3,03% der Patienten war auch mit dem Plasminogen keine Verbesserung zu erzielen.

Zusammenfassung

Durch die zusätzliche lokale Anwendung von Plasminogen bei der arteriellen Verschlußkrankheit zur lokalen Lyse und Angioplastie können die Erfolgsergebnisse von ca. 60% auf 80%, d.h. um 20% angehoben werden. Durch die lokale Anwendung steigt die Rate von Blutungskomplikationen nicht weiter an.

Literatur

1. Dembski JC, Zeitler E (1978) Selective arterial clot lysis with angiographic catheter. S. 157. In: Zeitler, Grüntzig, Schoop, Percutaneous Vascular Recanalization. Springer Berlin
2. Dotter CD, Rösch J, Seaman AJ (1974) Selective clot-lysis with low dose Streptokinase. Radiology 111:31
3. Enzenhofer V, Karnik R, Slany J (1984) Lokale Thrombolyse und Angioplastic bei arteriellen Gefäßverschlüssen. Herz/Kreislauf 1:17
4. Heinrich F (1975) Streptokinase-Therapie bei chronischer arterieller Verschlußkrankheit. Die Med Verlagsges mbH Marburg
5. Hess H (1984) Periphere arterielle Verschlußkrankheit – Operation? Lyse? Wann Lyse? S. 1–8. In: Tilsner V, Fibrinolytische Therapie mit Urokinase. F. K. Schattauer Verlag Stuttgart New York
6. Katzen BT, van Breda A (1981) Low dose Streptokinase in the treatment of arterial occlusions. Amer J Roentgenol 136:1171
7. Martin M, Fiebach BJO (1985) Ultrahohe Streptokinasebehandlung: Laborkontrollen und klinische Ergebnisse. HP 2.1.1, S. 107–108. In: Abstracts and Handout-Poster. 29. Jahrestagung der DAB/GTH, Saarbrücken
8. Roth FJ (1984) Systemische und lokale Lyse? Indikation und Durchführung. S. 9–14. In: Tilsner V, Firbinolytische Therapie mit Urokinase. F. K. Schattauer Verlag Stuttgart New York
9. Schneider E, Bollinger A, Siegenthaler W (1983) Primärergebnisse nach perkutaner, transluminaler Angioplastik, kombiniert mit lokaler Thrombolyse bei Beinarterienverschlüssen. 51. Jahresvers Schweizer Gesellsch f Inn Med. Abstr. 13, Luzern
10. Thiele C, Mietaschk A (1984) Lokale thrombolytische Therapie bei Arterienverschlüssen in verschiedenen Stromgebieten. Münch med Wschr 126:7–12
11. Tilsner V (1984) Klinische Erfahrungen bei der Urokinase-Behandlung. Arzneimittelforschung 34:55
12. Tilsner V (1986) Kritische Standortbestimmung der Therapie der peripheren arteriellen Verschlußkrankheit. Therapiewoche 36:1811–1819
13. Totty WG, Gulula LA, McClennan BL, Ahmed P, Sherman L (1982) Low-Dose Intravascular Fibrinolytic Therapy. Radiology 142:59–69
14. Videcnik V, Baretic-Kolar E, Surlan M (1983) Local fibrinolytic treatment of peripheral obliterative arteriopathies. 3rd Italian-Austrian Meeting of Atherosclerosis, Abstr. 49, Triest

Diskussion

GÜRTLER (München):

Können Sie sagen, ob das bei Karotisthrombose, bei Koronararthrombose oder beim Apoplex anwendbar ist?

TILSNER (Hamburg):

Die Hauptbefürchtung und das Hauptrisiko sind Blutungskomplikationen. Deswegen hat man beim cerebralen Infarkt erheblich mehr Hemmungen. Beim Herzinfarkt kommt hinzu, daß ich es sofort geben müßte. Wir haben zu Beginn der Lyse beim Herzinfarkt, als man mit der Katheterprozedur nur an das Ostium und nicht an den Verschluß kam, Plasminogen eingesetzt – damals war es ein Glu-Plasminogen – und haben die Erfolgsrate, die in der Anfangszeit nicht bei 60% lag wie jetzt, auf 60% anheben können. Seitdem die Kardiologen mit dem Katheder an den Thrombus herankommen und analoge Ergebnisse erzielen, haben wir das wieder gelassen. Das Problem ist, daß man es sofort geben müßte, und das ist sicherlich nicht immer möglich. Der Zeitfaktor spielt sowohl beim Herzen als auch beim Gehirn eine Rolle. Wir können nicht wie in der Peripherie über eine 1/2 Stunde oder, wenn wir nicht an den Thrombus herankommen, über 12 Stunden warten, bis wir das zusätzlich geben. Wenn es einen Sinn haben soll, muß das sofort geschehen.

Charakteristik der neuen Generation ultrahoch-gereinigter Faktor VIII-Konzentrate

H. Beeser, Th. Wüst (Freiburg)

Zusammenfassung

Neue Verfahren der präparativen Reinigung von Proteinen und der Stabilisierung ihrer biologischen Aktivität wurden auch auf die Herstellung von Faktor VIII-Konzentraten angewandt.

Derartige Konzentrate unterscheiden sich von den bisher zur Verfügung stehenden therapeutischen Präparaten neben der hohen spezifischen Faktor VIIIC-Aktivität (> 100 IE/mg Protein) wesentlich – auch untereinander – durch mehr oder weniger stark reduzierten bzw. völlig fehlenden funktionell und/oder immunologisch nachweisbaren von Willebrand-Faktor.

Das gleiche gilt für die Ergebnisse der Multimer-Analyse.

Nicht zuletzt diese Befunde sind dafür verantwortlich, daß in diesen Konzentraten mit den verschiedenen Methoden zur Bestimmung der Faktor VIIIC-Aktivität (Einstufen-Methoden mit kongenitalen bzw. immunabsorbierten Mangelplasmen, Zweistufenmethode oder chromogene Substratmethoden) diskrepante Ergebnisse für den Faktor VIIIC-Gehalt berechnet werden.

Die meisten dieser Präparate der neuen Generation beeindrucken durch die nahezu völlige Abwesenheit von anderen Gerinnungsproteinen und Immunglobulinen.

Einleitung

Nachdem durch wirksame Virusinaktivierungsverfahren das Infektionsrisiko der Faktor VIII-Konzentrate weitgehend überwunden werden konnte und die Unschädlichkeit der Inaktivierungsverfahren für die Faktor VIIIC-Funktion als gesichert gelten kann, wendet sich nun das Interesse wieder mehr den Zielen der Steigerung der Reinheit der Produkte zu. Hier sind vor allem die Abtrennung begleitender Gerinnungsfaktoren und ihrer Metaboliten sowie der Immunglobuline, wobei funktionell die Isoagglutinine Anti-A und Anti-B von besonderer Bedeutung sind, zu nennen.

Durch Einbeziehung monoklonaler Antikörper gegen humanen F VIIIC oder von Willebrand-Faktor, die den F VIIIC bzw. den F VIIIC-von Willebrand-Komplex während des Fraktionierungsprozesses spezifisch binden und dann weitgehend frei von anderen Proteinen wieder freigeben, sowie durch die Anwendung neuer chromatographischer Verfahren und verschiedener protektiver Substanzen während der Reinigung, Virusinaktivierung und im Endprodukt, sind mittlerweile therapeutische Faktor VIII-Konzentrate verfügbar, die dem Ziel der Freiheit von den o. g. Begleitproteinen weitgehend entsprechen.

Es zeigt sich immer deutlicher, daß derartige Begleitproteine in den Produkten bei hoher Dosierung und dem Erfordernis lebenslanger Behandlung Ursache für Nebenwirkungen und Veränderungen des Immunstatus sein können.

Der Entwicklungssprung in Richtung Reinheit der Faktor VIII-Konzentrate wird deutlich in ihrer hohen spezifischen F VIIIC-Aktivität (VIII C/mg Protein), die zwischen 100 und höher als 3000 berechnet werden kann im Vergleich zu 0,5 bis 10,0 spezifischer Aktivität in den bisher verwendeten Konzentraten.

Die hohe Reinheit hat aber auch eine mehr oder weniger deutliche Trennung des F VIIIC-von Willebrand-Komplexes zur Folge, was zu einer entsprechend geringen bzw. fehlenden Wirksamkeit derartiger Hochkonzentrate bei der Substitutionsbehandlung von Willebrand-Patienten führt. Somit ist die genaue Produktkenntnis von Fakotr VIII-Konzentraten in Zukunft für den Behandler zur erfolgreichen Therapie von Faktor VIII-Defekten eine unabdingbare Voraussetzung.

Die dargestellten Untersuchungen zeigen die In-vitro-Charakeristik von zwei durch Anwendung monklonaler Antikörper gereinigter (A und B) und zweier weiterer Ultrahochkonzentrate (C, D und E). Außerdem wurden Pilotchargen von zwei Konzentraten, die ebenfalls über monoklonale Antikörper gereinigt wurden (F und G) in die Untersuchungen einbezogen.

Material und Methoden

F VIII-Konzentrat A,	Chargen Nr.: C11803, B10912
F VIII-Konzentrat B,	Chargen Nr.: 2935M020AA, 2905E008AB
F VIII-Konzentrat C,	Chargen Nr.: 260887
F VIII-Konzentrat D, E,	Chargen Nr.: 85982130, 85982140
F VIII-Konzentrat F,	Chargen Nr.: 8IT373
F VIII-Konzentrat G,	Chargen Nr.: 8IT440

Die F VIII C-Aktivität wurde mit der Einstufenmethode und den Reagentien der Fa. Baxter, München und der Fa. Immuno, Heidelberg sowie mit der Zweistufenmethode und den Reagentien der Fa. Immuno, Heidelberg bestimmt. In den Verdünnungen der Konzentrate wurde Humanalbumin in einer Konzentration von 0,1 % verwendet.

F VIIIRAg wurde mit der ELISA-Methode und den Reagentien der Fa. Boehringer, Mannheim, F VIIIRCof mit der Methode und dem von Willebrand Reagenz der Fa. Behring, Marburg, Fibrinogen nach Clauss mit dem Reagenz der Fa. Baxter, München, F XIII mit der Methode und den Reagentien der Fa. Behring, Marburg, Fibronectin nephelometrisch mit dem BNA Nephelometer Analyzer und den Reagentien der Fa. Behring, Marburg und Fibrin(ogen)-Spaltprodukte mit dem FSP-Testbesteck der Fa. Behring, Marburg bestimmt.

Das Gesamtprotein wurde mit verschiedenen Methoden, so der Biuret-Methode manuell und am Cobas Mira sowie mit der Coomassie-Methode am Cobas Mira, Albumin mit der Urinmethode des BNA-Nephelometer Analyzer und den Reagentien der Fa. Behring, mit dem Cobas Mira und der Methode und den Reagentien der Fa. Boehringer, Mannheim untersucht.

Die Immunglobuline IgG, IgM und IgA wurden nephelometrisch mit dem BNA Nephelometer Anlayzer und den Reagentien der Fa. Behring, Marburg, untersucht.

D-Dimere wurden mit der Methode und den Reagentien der Firmen Ortho und Boehringer Mannheim bestimmt.

Die Isoagglutinine Anti A und Anti B wurden nach 60 Min. Inkubationszeit bei 37 °C im indirekten Coombstest untersucht. Die Multimerelektrophorese des von Willebrand-Faktors wurde mit einer nach Wüst und Beeser modifizierten Methode (1) durchgeführt. Die Multimertrennung erfolgte dabei in einem 1 % SDS-Agarosegel während 17 Stunden bei einem konstanten Strom von I = 15 mA. Die Multimervisualisierung wurde nach semi dry-blotting auf eine Nylonmembran mit Hilfe eines peroxidasemarkierten Kaninchenantikörpers gegen F VIIIvWF (F. Dakopatts, Hamburg) durchgeführt.

Ergebnisse

Tabelle 1 gibt eine Übersicht der In-vitro-Charakterisitik der Konzentrate A, B und C. Die vom Hersteller angegebene F VIIIC-Aktivität wird in den Konzentraten A und C durch die Ergebnisse der Untersuchungen sowohl im F VIIIC-Einstufen- als auch im Zweistufentest voll bestätigt, wobei in einer Charge A einstufig mit 713 VIIIC-Einheiten deutlich mehr als zweistufig gemessen wurde. Für Konzentrat C berechnet sich in beiden Fläschchen die zweistufig gefundene VIIIC-Aktivität höher als einstufig. In beiden Chargen des Konzentrates B wird weniger F VIIIC gefunden als vom Hersteller angegeben. Besonders auffallend sind hier die einstufig gegenüber zweistufig deutlich niedriger gemessenen F VIIIC-Aktivitäten.

In allen Konzentraten besonders aber in B ist der Gehalt an F VIII RAg gegenüber F VIIIC stark reduziert. Die F VIII RAg/VIIIC-Quotienten werden zwischen 0,3 und 0,01 berechnet. Ristocetin-Cofaktor (VIIIRCof) fehlt in allen drei Konzentraten weitgehend, die F VIIIRCof/VIIIC Quotienten werden zwischen 0,12 und 0,004 berechnet.

Die spezifische V FIIIC-Aktivität auf der Basis des Gesamtproteins berechnet sich zwischen 1,8 und 7,1. Berücksichtigt man jedoch, daß das gemessene Gesamtprotein weitgehend bis nahezu ausschließlich als Albumin, das den Konzentraten zur Stabilisierung hinzugegeben wurde, identifizierbar ist, stellen sich diese Konzentrate praktisch mehr oder weniger als F VIII-Reinsubstanzen dar. Entsprechend sind Verunreinigungen durch andere Gerinnungsproteine und Metaboliten, sowie durch Immunglobuline nur noch in Spuren in diesen Konzentraten vorhanden. Im Konzentrat C sind jedoch meßbare Fibrinogen-, Fibrin(ogen)- Spaltprodukt-, Immunglobulin- und Isoagglutininkonzentrationen nachweisbar.

Tabelle 1. Charakteristik von hochgereinigten Faktor VIII Konzentraten (Aktivität pro Flasche)

Präparat CH. B. Nr.		A Ci1803	A B10912	B 2935M 020AA	B 2905E 008AB	C 260887	C
Vol	(ml)	2,5	5,0	10	10	10	
VIII C Herst. Ang.	(IU)	275	555	495	252	250	
VIII C 1 st	(IU)	270	713	451	211	236	238
VIII C 2 st	(IU)	282	591	314	151	261	292
VIII RAg	(IU)	65	61	6,9	2,5	76	72
VIII RCof	(IU)	1,8	3,9	3,0	0,75	3,0	3,0
Fibg.	(mg)	neg	neg	neg	neg	4,3	4,5
F XIII	(U)	10	10	–	–	–	–
Fibronektin	(mg)	0,3	0,4	neg	neg	0,39	0,41
Ges. Protein	(mg)	40	95	92,8	95,3	64,3	66,0
Albumin	(mg)	27	69	93	99	62,8	61
Spez. Akt.		6,9	7,1	4,1	1,8	3,9	4,0
VIII RAg/VIIIC		0,24	0,09	0,02	0,01	0,3	0,29
VIII RCof/VIIIC		0,0065	0,006	0,008	0,004	0,12	0,12
IgG	(mg)	neg	neg	neg	neg	0,07	0,07
IgM	(mg)	neg	neg	neg	neg	0,15	0,15
IgA	(mg)	neg	neg	neg	neg	0,11	0,11
Isoaggl. A		neg	1:2	neg	neg	1:4	1:4
Isoaggl. B		1:2	1:2	neg	neg	1:4	1:8
FSP	(μg)	neg	neg	neg	neg	400	400
Dimere		neg	neg	neg	neg	neg	neg
Löslichkeit		3min 37°C	3min 37°C	4min 37°C	4min 37°C	2min RT	2min RT

In Tabelle 2 ist die In-vitro Charakterisitik eines weiteren Konzentrates (D und E) sowie der Pilotchargen der Konzentrate F und G aufgelistet.

Die vom Hersteller angegebene F VIIIC-Aktivität wird in allen Präparaten durch die Untersuchungen bestätigt. Die einstufig und zweistufig gefundenen F VIIIC-Aktivitäten sind in allen Konzentraten außer F vergleichbar, wo sich zweistufig deutlich weniger F VIIIC-Aktivität als vom Hersteller angegeben nachweisen läßt.

Der Gehalt an F VIIIRAg und F VIIIRCof ist in diesen Konzentraten sehr unterschiedlich. In den Chargen D und E eines Konzentrates ist F VIIIRAg gegenüber F VIIIC auf ein Verhältnis zwischen 0,41–0,46 reduziert und F VIIIRCof noch in deutliich nachweisbarer Aktivität vorhanden. Das Konzentrat F enthält dagegen 5,3fach mehr F VIIIRAg als F VIIIC, während die F VIIIRCof-Aktivität mit einem Quotienten von 0,92 nahezu der F VIIIC Aktivität entspricht. In Konzentrat G fehlte dagegen F VIIIRAg weitgehend und F VIIIRCof völlig.

Die spezifische F VIIIC-Aktivität berechnet auf der Basis des Gesamtproteins beträgt für die Chargen D und E des einen Konzentrates zwischen 117 und 199. Da Albumin in diesem Faktor VIII-Konzentrat nicht nachweisbar war, charakterisieren diese Daten die verfahrensspezifische F VIIIC-Anreiche-

Tabelle 2. Charakteristik von hochgereinigten Faktor VIII Konzentraten (Aktivität pro Flasche)

Präparat CH. B. Nr.		D 85982130	D	E 85982140	E	F 8IT373	G 8IT440
Vol	(ml)	20	20	20	20	10	3
VIII C Herst. Ang.	(IU)	500	500	500	500	330	50
VIII C 1 st	(IU)	586	589	523	516	370	47
VIII C 2 st	(IU)	516	504	554	544	252	46
VIII RAg	(IU)	243	253	219	222	1633	1.5
VIII RCof	(IU)	75	75	68	68	341	neg
Fibg.	(mg)	neg	neg	neg	neg	neg	1.4
F XIII	(U)	10	10	neg	neg	neg	neg
Fibronektin	(mg)	0,34	0,36	0,18	0,16	0,74	0,51
Ges. Protein	(mg)	4,7	4,6	2,7	2,9	123	26,9
Albumin	(mg)	neg	neg	neg	neg	108	neg
Spez. Akt.		117	117	199	183	2,53	1,75
VIII RAg/VIIIC		0,44	0,46	0,41	0,42	5,3	0,03
VIII RCof/VIIIC		0,14	0,14	0,13	0,13	0,92	0,0
IgG	(mg)	neg	neg	neg	neg	neg	0,3
IgM	(mg)	0,18	0,18	neg	neg	neg	0,42
IgA	(mg)	neg	neg	neg	neg	neg	0,05
Isoaggl. A		1:16	1:16	1:16	1:16	1:128	1:8
Isoaggl. B		1:8	1:8	1:32	1:32	1:32	1:2
FSP	(μg)	neg	neg	neg	neg	neg	120
Dimere		neg	neg	neg	neg	neg	neg
Löslichkeit		3min 37 °C	3min 37 °C	3min 37 °C	3min 37 °C	0,5min RT	1,5min RT

rung. In Konzentrat F erhöht sich die spezifische Aktivität bei Berücksichtigung des Albuminanteils am Gesamtproteingehalt von 2,53 aus 24,7. Im Konzentrat G, das kein Albumin enthält, liegt die verfahrensbedingte spezifische Aktivität bei 1,75. Auch in diesen Konzentraten sind andere Gerinnungsfaktoren, Metaboliten und Immunglobuline weitgehend reduziert oder völlig abwesend. Fibrinogen ist in Konzentrat G, F XIII in Charge D, Fibronectin in allen Konzentraten, Fibrin(ogen) Spaltprodukte sind in Konzentrat G, IgM in Charge D und alle Immunglobulinklassen in Konzentrat G vorhanden. Erstaunlich sind die hohen Titer der Isoagglutinine Anti-A und Anti-B in allen Konzentraten.

Abb. 1 zeigt die Ergebnisse der von Willebrand-Faktor-Multimeranalysen einiger ausgewählter Faktor VIII-Konzentrate.

Während die Konzentrate A, B und F ein annähernd physiologisches Multimermuster aufweisen, sind in Konzentrat G keine Multimere nachweisbar.

Diskussion

Die Untersuchungen der In-vitro-Eigenschaften der neuen Generation ultrahoch gereinigter Faktor VIII-Konzentrate zeigen, daß sie sich in ihrer Zusam-

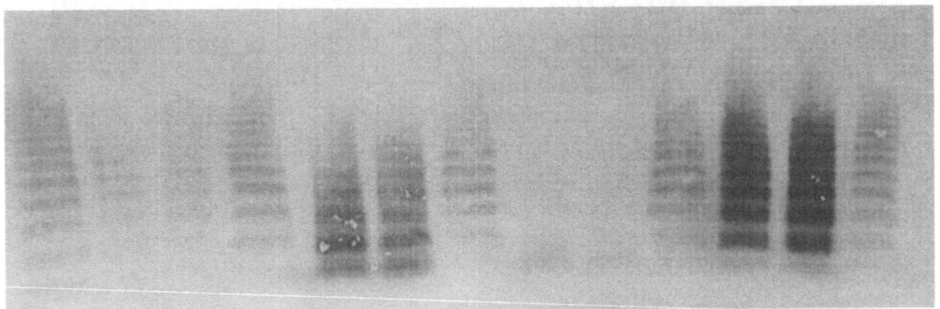

Abb. 1. von Willebrand-Faktor Multimeranalyse von F VIII-Konzentraten. (Spur 1–13 von links nach rechts); Spur 1 : Normalplasma; Spur 2, 3: F VIII-Konzentrat B (Chargen Nr.: 2905E008AB); Spur 4: Normalplasma; Spur 5, 6: F VIII-Konzentrat A (Chargen Nr.: C11803); Spur 7: Normalplasma; Spur 8, 9: F VIII-Konzentrat C (Chargen Nr.: 8JT440); Spur 10: Normalplasma; Spur 11, 12: F VIII-Konzentrat F (Chargen Nr.: 8JT373); Spur 13: Normalplasma

mensetzung hinsichtlich der Einzelaktivitäten des F VIIIC-von Willebrand-Komplexes wesentlich unterscheiden können. Somit ist ihre Wirksamkeit weitgehend spezifisch auf bestimmte qualitative Mängel des F VIIIC-von Willebrand-Komplexes ausgerichtet. Für den Therapeuten bedeutet dies, daß er neben der genauen Produktkenntnis auch die sichere Differentialdiagnose des zugrunde liegenden Faktor VIII-Mangels kennen muß, um die Substitutionstherapie mit diesen Konzentraten erfolgreich steuern zu könne.

Literatur

Wüst T, Beeser H (1990) A modified semi dry blotting technique for detecting the multimeric structure of von Willebrand-factor. Abstr. of the 6th. Congress of the GTH Blut, 60:140

Erfahrungen mit einem monoklonal gereinigten Faktor VIII-Präparat bei 27 Patienten über einen Zeitraum bis zu 2 Jahren

I. SCHARRER, E. AYGÖREN, F. STÖRKEL, V. HACH-WUNDERLE, W. MONDORF, Z. VIGH (Frankfurt)

Monoklonal gereinigte F.VIII-Präparate werden entweder über einen Antikörper gegen von Willebrand-Faktor (Fa. Armour) oder gegen F.VIII:C (Fa. Baxter) hergestellt. Die Reinigung umfaßt 2, die virale Inaktivierung 3 Schritte (Tabelle 1) – (MEYER 1988).

Tabelle 1. Herstellung von Monoclate und Hemofil-M

Reinigung des F.VIII:C:

2 Schritte:	* Monoklon. AK-Affinitätschromatographie * Ionenaustauscherchromatographie

Inaktivierung der Viren:

3 Schritte:	* Monoklon. AK-Affinitätschromatographie * Ionenaustauscherchromatographie * „solvent detergents" oder Pasteurisierung

Tabelle 2. In-vitro-Charakteristik von hochgereinigten F.VIII-Konzentraten (I)

Konzentrate	Fg	IgG	IgA	IgM	Isoagglutinintiter NaCl	Coombs
MAB 1	0	0	0	0	0	0
MAB 2	0	0	0	0	0	0
Rek. 1/2	0	0	0	0	0	0
A (HS)	0	0	0	0	A 1: 4 B 1:16	1: 16 1: 32
B (HS)	0	0	0	0	A 1:32 B 1:16	1: 64 1: 64
C (ST)	2.7 g/l	0	0	0	A 1:32 B 1:16	1:128 1:128
D (SD)	0	0	0	0	A 1:32 B 1: 8	1:256 1: 64

Bei der in vitro Analyse (Tabelle 2, 3) zeichnen sich diese Präparate durch das Fehlen von Begleitproteinen wie Fibrinogen, Immunoglobuline und Isoantikörper gegen Blutgruppen A und B aus. Von Willebrand-Faktor-Antigen und Ristocetin-Cofaktor sind nur in Spuren nachweisbar. Ebenso sind Multimerenbande nur bei Untersuchung des konzentrierten Ausgangsmaterials erkennbar. Der Nativity Index (Tabelle 4), d.h. das Verhältnis zwischen F.VIII:C:Ag und F.VIII:C:Aktivität schwankt zwischen 1,5 und 2,5. Aufgrund dieser Daten der in vitro Analyse und der kürzlich neu berichteten fehlenden immunsuppressiven Wirkung in vitro (Tabelle 5), sowie in vivo mit Monoclate (Fa. Armour) (Tabelle 6) schien uns eine Anwendung an Patienten vertretbar.

Bei der Prüfung der Recovery in 7 unserser Patienten (Tabelle 7) konnten wir die Ergebnisse der Baxter recombinant F.VIII-Studie an 43 Patienten bestätigen (Tabelle 8).

Bei einem mittleren Verbrauch von 116000 E Hemofil-M oder AHF-M bei 23 ausgewerteten Patienten wurden keine Nebenwirkungen berichtet. Die Behandlungsdauer erstreckte sich von 7 bis 25 Monaten, d.h. alle 23 Patienten stehen mindestens 7, 11 Bluter 19 Monate und 3 Patienten 25 Monate unter AHF-M oder Hemofil-M-Therapie.

Tabelle 3. In-vitro-Charakteristik von hoch gereinigten F.VIII-Konzentraten (II)

Konzentrate	Spez. Akt. (VIII:C/Prot.)	v.WF:Ag/ VIII:C	RCof/ VIII:C	Multimeren
MAB 1	10.0	0.10	0.01	keine
MAB 2	8.0	0.02	0.02	keine
Rek. 1/2	(8/6 ?)*	0.00	0.00	keine
A (HS)	20.0	0.60	3.80	10 Banden
B (HS)	6.0	0.70	3.50	13 Banden
C (ST)	7.5	0.80	2.50	11 Banden
D (SD)	20.0	0.50	1.00	10 Banden

* kein WHO Standard verfügbar

Tabelle 4. „Nativity"-Index

solvent detergent – TNBP	1.0
MAB – solvent detergent	1.5
MAB – Trockenerhitzung	2.5
Pasteurisierung	3.5
Dampfbehandlung	3.5

Nur bei einem von 27 Patienten steigen die Transaminasen im Rahmen einer floriden chronisch aktiven Hepatitis (CAH) an. Hemmkörper ließen sich bei 10 untersuchten Patienten, davon bei 3 Blutern während einer Therapiedauer über 25 Monate, nicht nachweisen. Auch bei den restlichen 16 Patienten ergab sich durch den normalen Anstieg der F.VIII-Werte kein Verdacht auf einen Hemmkörper.

Tabelle 5. Immunsuppressive Wirkung von MAB-gereinigten F.VIII-Konzentraten

Autoren	Untersuchung
Barrowcliffe et al. 1989	„No inhibition of IL-2 secretion"
Wallevik et al. 1989	„No inhibition on in vitro mitogen transformation of lymphocytes"
Hay et al. 1989	„Very little dose-related inhibition of lymphocyte transformation"

Tabelle 6. MAB-geeignetes Konzentrat in klinischem Gebrauch

7 HIV-AK pos. Patienten	
Kontrollperiode:	> 24 Monate
Verbrauch:	611 E/kg/J – 2022 E/kg/J
keine allerg. Reaktion, kein Inhibitor	
CD_4 Zellen:	856 ± 619 zu Beginn 778 ± 686 nach 24 Monaten
Reversibilität der Hauttestanergie nach 24 Monaten	

Tabelle 7. Recovery und HWZ nach Gabe von AHF-M bei 7 Patienten

Recovery:	75%	(60–127%)
Halbwertszeit:	12 Std.	(10–15 Std.)

Tabelle 8. Recovery und HWZ nach Gabe von AHF-M bei 43 Patienten

Recovery:	100.50 ± 33.80%
Halbwertszeit:	14.34 ± 3.94 Std.

(rec. F.VIII trial 1989)

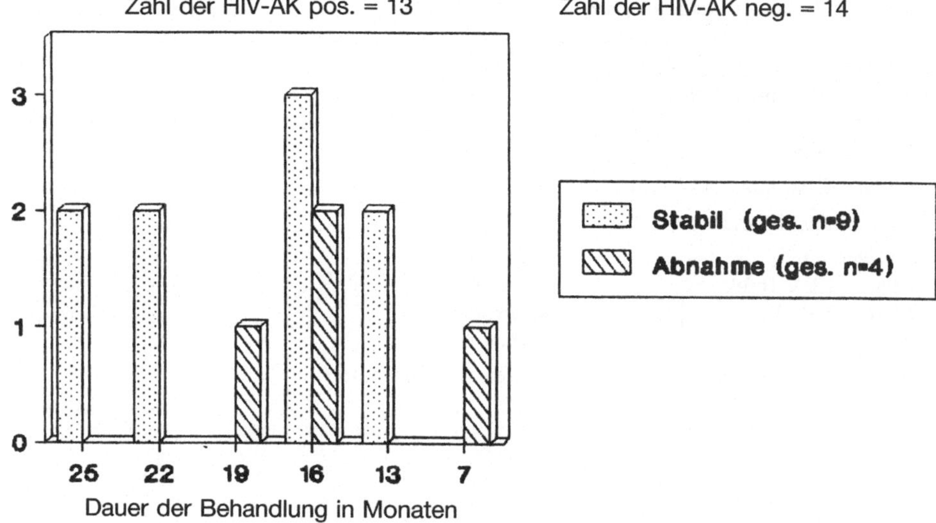

Abb. 1. Verhalten der T4 Zellen unter Behandlung mit AHF-M

Von unseren 27 Patienten (Abb.1) waren 13 HIV-AK positiv, 14 HIV-AK negativ. Von den HIV-AK positiven Blutern blieben bei 9 Patienten die T_4-Zellen stabil, bei 4 Patienten wurde eine Abnahme beobachtet.

Die Auswertung erfolgte nach den Richtlinien der ISTH 1989 (Tabelle 9) – (Brettler 1989).

Mäuse-AK, gemessen im ELISA konnten bei 23 untersuchten Patienten nicht festgestellt werden.

Tabelle 9. Definition des Immunsystems

stabil:	keine Abnahme der CD_4 Zellen bis < 2 SD des Ausgangswertes
verbessert:	Anstieg der CD_4 Zellen bis ≥ 2 SD des Ausgangswertes
verschlechtert:	Abnahme der CD_4 Zellen bis ≥ 2 SD des Ausgangswertes
	Übergang in symptom. HIV-Stadium

Tabelle 10. Einfluß auf die Immunfunktion durch AHF-M (Gomperts et al. 1989)

* 28 Patienten: HIV-AK positiv

* T_4 Zellen < 26 stabil / 2 verschlechtert

* Immunkomplexe pos. bei 10/33 Patienten

* 5 % Inhibitoren (2 Patienten)

* keine Maus-Antikörper

Tabelle 11. Nebenwirkungen in der Hemofil-M-Studie

N = 134 früher behandelte Patienten
N = 29 vorher nicht behandelte Patienten

* 2 *Inhibitoren*

* 3 *milde Reaktionen* (147 Infusionen)

* *Transaminasen* (ISTH)

6/28 Patienten: Anstieg
1 Pat. – EBV Infekt
2 Pat. – H-B-Vax
3 Pat. – < 2-fach ↕
} bei weiteren Kontrollen normal

* *kein Maus-AK* (untersucht bei 77 Patienten mit Elisa und Immunoblot)

Fa. Baxter – USA – 1989

Unsere Ergebnisse entsprechen annähernd den Erfahrungen von GOMPERTS et al. (Tabelle 10) und den Daten, die bei der Hemofil-M-Studie (Tabelle 11) an insgesamt 163 Patienten erhoben wurden. Wie bereits 1989 berichtet (SCHARRER et al.), weisen unsere Daten darauf hin, daß monoklonal gereinigte Präparate einen weiteren Fortschritt in der Hämophilietherapie darstellen. Größere Patientenzahlen und eine längere Beobachtungsdauer müssen jedoch unsere Vermutung noch überprüfen.

Literatur

Barrowcliffe TW, Dilger P, Dawson NJ, Thorpe R (1989) Comparative immunsuppressive effects of factor VIII concentrates Abstr. No. 641, Thromb Haemostas 62:210

Brettler DB, Levine PH (1989) Factor concentrates for treatment of hemophilia: which one to choose? Blood 73:2067–2073

Brettler DB (1989) Guidelines for SSC Communications. Proposed protocol for the evaluation of the effect of high purity factor concentrates on the immune system of hemophilia patients. Throm Haemostas 62 (2):811–812

Gomperts E, Addiego J, Gill J, Levine P, Kessler C, Schulman S, Lewis B, Brackmann P, Courter S, Lee M (1989) What is the impact of monoclonal Ab purified, plasma derived f. VIII on immune function in hemophilia A patients. Abstr. 136, Blood 74,7 (Suppl. 1):39a

Hay CRM, McEvoy P (1989) The variable effect of diverse clotting factor concentrates on lymphocyte function in vitro. Abstr. 1461, Thromb Haemostas 62 (1):453

Meyer D (1988) Obtainment of new factor VIII concentrates by monoclonal antibody affinity chromatography. Proceedings of the Symposium on biotechnolgy and the promise of pure f. VIII, Baxter 61–67

Scharrer I, Vigh Z, Aygören E, Störkel F, Hach-Wunderle V (1989) In vitro und ex vivo Untersuchungen eines neuen monoklonal gereinigten F. VIII-Konzentrates 19. Hämophilie-Symposion (Hrsg.) Landbeck G, Marx R, Springer Verlag Heidelberg 221–226

Wallevik K, Bernvil SS, Ingerslev J, Zachariae E, Black F, Kissmeyer-Nielsen F (1989) Characterization of the immune system in HIV-positive und HIV-negative haemophilia A patients. Abstr. No. 653, Throm Haemostas 62 (1):213

Diskussion

LECHNER (Wien):

Die Feststellung, daß das Immunsystem bei HIV-Antikörper-positiven Patienten unter diesen gereinigten Präparaten stabil bleibt, dürfte doch wohl kaum zutreffen. Wie Sie vielleicht wissen, haben wir unsere viel-infundierten Patienten im Jahr 1983 je zur Hälfte auf hitzeinaktivierte und hochgereinigte Präparate umgestellt, nicht randomisiert. Wir haben jetzt die CD4-Daten analysiert, also die Schnelligkeit des Abfalls in beiden Gruppen. Diese ist nach vorläufiger Auswertung völlig identisch. Kann man auch nicht ausschließen, daß Ihr Statement richtig ist, so kann man aber auch nicht sagen, daß dieses bereits gesichert ist.

SCHIMPF (Heidelberg):

Ich wollte dasselbe sagen. Wir wissen doch aus ersten Publikationen über monoklonal gereinigte Präparate, daß sogar die CD4-Zellzahlen angestiegen sind. Beim nächsten Kongreß haben dieselben Autoren dann berichtet, daß die Zahlen nur noch statistisch gleich geblieben, aber schon abgefallen sind. Man konnte doch von diesem Präparat nicht erwarten, daß es sozusagen ein AIDS-Therapeutikum sein würde.

FRAU SCHARRER (Frankfurt):

Ich habe mich ausdrücklich auf vier unserer Patienten bezogen, deren Werte sogar schlechter geworden sind. Zum anderen sollten wir aber scharf unterscheiden zwischen ultrahoch- und hochgereinigten Präparaten. Es ist schon wichtig, ob Immunglobuline, Isoagglutinine, Fibrinogen oder andere Begleitproteine darin enthalten sind. Ich habe aber auch gesagt, das seien vorläufige Ergebnisse, die für ein endgültiges Urteil noch zu gering sind.

MANNHALTER (Wien):

Zusätzlich zu den CD4-Zellen, die Sie bei diesen wichtigen Studien erwähnt haben, sollten auch funktionelle Aspekte in Betracht gezogen werden. Die funktionellen Daten, die Sie als Zitate gezeigt haben, beziehen sich doch eher auf Proliferationsteste nach Mitogenstimulierung. Defekte sind aber eher bei der Antigenstimulierung zu erwarten. Diese sollte man inkludieren, bevor man über die Stabilität des Immunsystems spricht.

Erfahrung im Umgang mit neuen plasmatischen Gerinnungsfaktoren-Konzentraten

H.-H. Brackmann, B. van Loo, H. Egli, U. Hammerstein (Bonn)

Im Zusammenhang mit der Intensivierung von Virusinaktivierungsverfahren zur Sicherheit vor Übertragungen jeglicher Virusinfektionen wurden diese Produkte zusätzlichen Reinigungsprozessen unterzogen, um bei deutlich niedrigerem Fremdproteingehalt eine höhere spezifische Aktivität zu erreichen. Wir haben in den letzten 2 Jahren drei derartig entwickelte Produkte untersucht und angewendet. Bei diesen Produkten handelt es sich um das Faktor VIII-Konzentrat der Firma Behring (Beriate HS), der Firma Baxter (Hemofil M) sowie der Firma Octapharma (Octa V.I.).

Methodik und Patienten

1. Bei dem Produkt der Firma Behring (Beriate HS) handelt es sich um ein durch Ionenaustauscher gereinigtes Faktor VIII-Konzentrat, das durch ein Pasteurisierungsverfahren virusinaktiviert wurde.
   6 Patienten wurden in einem Zeitraum vom 05/88 bis 08/89 mit diesem Produkt behandelt. Das Produkt war während des Beobachtungszeitraumes nicht zugelassen.
2. Bei dem Produkt der Firma Baxter (Hemofil M) handelt es sich um ein durch monoklonale Antikörper gereinigtes Faktor VIII-Konzentrat, das mit einem solvent detergent-Verfahren (TNBP und Tween 80) virusinaktiviert wurde. Dieses Produkt wurde in der Zeit vom 06/87 bis 08/89 bei 24 Patienten angewendet. Das Konzentrat war während des Beobachtungszeitraumes nicht zugelassen.
3. Bei dem Produkt der Firma Octapharma (Octa V.I.) handelt es sich um eine Weiterentwicklung eines durch Ionenaustauscher gereinigten Faktor VIII-Konzentrates, das mit einem solvent-detergent-Verfahren (TNBP und Natriumcholate) virusinaktiviert wurde. Dieses Produkt wurde bei 151 Patienten in einem Beobachtungszeitraum von 09/88 bis 08/89 angewendet. Es handelte sich um ein zugelassenes Produkt.

Bei den einzelnen Patienten wurde neben der Protokollierung der Blutungsereignisse, der Gesamtverbrauch der einzelnen Konzentrate registriert. Darüber hinaus wurden diese Patienten kontinuierlich auf Transaminasenerhöhungen sowie auf Hepatitis C- und HIV-Antikörper untersucht.

Ergebnisse

1. Beriate HS: 769 000 Einheiten
2. Hemofil M: 9 744 000 Einheiten
3. Octapharma: 42 135 000 Einheiten

Der Verbrauch des letztgenannten Produkts ergab sich aus den Lieferschwierigkeiten der anderen uns mit zugelassenen Faktor VIII-Konzentraten beliefernden Firmen. So wurden allein über 12 Millionen Einheiten zur Behandlung von 6 Hemmkörperpatienten verwendet.

Bei dem Produkt Beriate HS, als auch Hemofil M waren wir in der Lage, durch die kleine Anzahl von Patienten eine spezielle Auswertung hinsichtlich des in der Dauerbehandlung, Blutungsbehandlung als auch stationären Behandlung erforderlichen Konzentratverbrauchs zu ermitteln. Bei dem Konzentrat Octa V.I. war wegen der großen Anzahl der mit diesem Produkt versorgten Patienten sowie deren z. T. unvollständigen Protokollierung der Behandlungstage eine derartig detaillierte Aufstellung zum Zeitpunkt der Auswertung der Daten nicht möglich.

Bei dem Produkt Beriate HS (Tabelle 1) wurden bei 5 Patienten insgesamt 495 000 Einheiten verwendet. Davon entfielen 390 000 Einheiten auf die Dauerbehandlung und 105 000 Einheiten auf die Blutungsbehandlung. Diese 5 Patienten hatten in dem oben erwähnten Zeitraum ausschließlich dieses Produkt angewendet.

Tabelle 1. Konzentratverbrauch (n = 5)

Indikationen	Einheiten
Dauerbehandlung	390 000
Blutungsbehandlung	105 000
Stationäre Behandlung	0
Gesamt	495 000

Die Blutungsereignisse wurden hinsichtlich ihres Schweregrades und ihrer Lokalisation gesondert aufgestellt (Tabelle 2). Es wurden insgesamt 36 Blutungen behandelt, davon 19 Blutungen im Bereich von Gelenken, 11 Blutungen im Bereich der Muskulatur und 6 Blutungen in anderen Bereichen. Es wurden insgesamt 28 leichte, 8 mittelschwere und keine schweren Blutungen festgestellt. Der größte Teil der Blutungen fiel mit 17 auf leichte Gelenksblutungen und mit 8 auf leichte Muskelblutungen.

Für das Produkt Hemofil M (Tabelle 3) wurden bei 14 Patienten 7 383 000 Einheiten verwendet. Davon entfielen 3 537 000 Einheiten auf die Dauer-

Tabelle 2. Blutungsereignisse (n = 5)

Schweregrad d. Blutung	Blutungslokalisationen			
	Gelenk	Muskel	Andere	Summe
leicht	17	8	3	28
mittel	2	3	3	8
schwer	0	0	0	0
o. Angabe	0	0	0	0
Summe	19	11	6	36

Tabelle 3. Konzentratverbrauch (n = 14)

Indikationen	Einheiten
Dauerbehandlung	3537000
Blutungsbehandlung	3179000
StationäreBehandlung	666000
Gesamt	7383000

behandlung. 3179000 für die Blutungsbehandlung und 666000 Einheiten auf die stationäre Behandlung.

Hierbei handelt es sich um Patienten, die in dem oben bereits erwähnten Zeitraum kontinuierlich dieses Produkt angewendet hatten.

Die Blutungsereignisse wurden hinsichtlich ihres Schweregrades und ihrer Lokalisation gesondert aufgestellt (Tabelle 4). Es wurden insgesamt 201 Blutungen behandelt, etwa 125 Blutungen im Bereich von Gelenken, 58 Blutungen im Bereich der Muskulutar und 18 Blutungen in anderen Bereichen. Es wurden insgesamt 81 leichte, 81 mittelschwere, 30 schwere und 9 Blutungen ohne konkrete Angaben festgestellt. Der Anteil der schweren Blutungen bezog sich im wesentlichen auf Gelenke (mit 12 Blutungsereignissen) und Muskulatur (mit 13 Blutungsereignissen).

Hinsichtlich der Untersuchung auf Hepatitis C-Antikörper (Tabelle 5), konnten die mit Beriate HS oder Hemofil M behandelten Patienten nicht herangezogen werden, da es sich hierbei um keine Virgin-Patienten handelte. 8 Patienten die mit Octa V.I. behandelt wurden, waren für die Hepatitis-C als Virgin-Patienten anzusehen. In dem angegebenen Beobachtungszeitraum wurden keine Transaminasenerhöhungen und Serokonversionen festgestellt.

Tabelle 4. Blutungsereignisse (n =14)

Schweregrad d. Blutung	Blutungslokalisationen Gelenk	Muskel	Andere	Summe
leicht	46	29	6	81
mittel	63	14	4	81
schwer	12	13	5	30
o. Angabe	4	2	3	9
Summe	125	58	18	201

Tabelle 5

F V III:C	n =	Virgin Patienten* HCV Konvers.	n =	HIV Konvers.
VIII C HS	0	–	2	0
Travenol M	0	–	5	0
Octa V.I.	8	0	44	0

* Alle Pat. waren gegen HBV geimpft

Hinsichtlich der Untersuchung auf HIV-Antikörper waren bei dem Produkt Beriate HS 2 Patienten, bei Hemofil M 5 Patienten und bei Octa V.I. 44 Patienten bei Eintritt in die Studie, bzw. bei Erstanwendung dieses Produktes HIV-Antikörper negativ. Keiner dieser Patienten zeigte in dem entsprechenden Beobachtungszeitraum eine Serokonversion (Tabelle 5).

Weder bei Beriate HS noch bei Hemofil M konnten allergische Reaktionen oder andere Nebenwirkungen festgestellt werden.

Bei dem Produkt Octa V.I. wurden in einem kurzen Zeitraum von wenigen Wochen bei 8 Patienten 13 allergische Reaktionen mit Juckreiz, Hitzegefühl und gelegentlichem Schüttelfrost festgestellt. Bei der sofort eingeleiteten Untersuchung dieser Nebenwirkungen hatte sich die Firma an das Batelle-Institut in Frankfurt gewendet, da bei nochmaliger Prüfung der internen Qualitätskontrolle keine auffälligen pathologischen Ergebnisse gefunden wurden. Das Batelle-Institut hatte folgende Ursache für diese allergische Reaktionen festgestellt:

Man muß davon ausgehen, daß Kryopräzipitat als Rohmaterial von Faktor VIII-Konzentrat immer mit nicht nachweisbaren Spuren von bakteriellen

Endotoxin belastet ist. Eine absolut sterile Herstellung von Kryopräzipitat ist wegen der ungenügend sterilen Filtrierbarkeit nicht möglich. Glücklicherweise gehören Endotoxine in die Stoffklasse der sauren Lipopolisaccharide, die eine hohe Affinität zu Anionenaustauschern haben. Wie in anderen Reinigungsverfahren für Proteine auch, wird im Octa V.I.-Verfahren ein spezielles Anionenaustauscherharz eingesetzt. Bei der Reinigung bleiben daher evtl. nach jedem Produktionszyklus im Kryopräzipitat vorhandene Toxinspuren hängen und akkumulieren so von Produktionscharge zu Produktionscharge in der Ionenaustauschersäule.

Nach einer gewissen Anzahl von Produktionszyklen und evtl. Sättigung der Säule mit Endotoxin besteht dann die Gefahr, daß pyrogenes Material zusammen mit der Faktor VIII-Fraktion eluiert wird und in dem Endbehälter kontaminiert.

Wie später nachgewiesen wurde, wurden diese Endotoxinkonzentrationen noch nicht im Kaninchentest erkannt, sind aber in einem etwa 10fach-empfindlicheren chromogen arbeitenden Limulus-Test deutlich nachweisbar und auch quantifizierbar. Dieser Test wurde aus diesen Gründen als zusätzliche interne Prozeßfreigabe eingeführt. Das Austauschmaterial wird seither nach jedem Produktionszyklus mindestens 24 Stunden mit einer normalen Natronlauge behandelt. Dabei erwies sich die Resistenz des im Octa V.I.-Prozeß verwendeten Austauscherharzes gegen konzentrierte Laugen als besonders vorteilhaft. Seit Einführung dieser Maßnahmen wurden weitere 60 Chargen produziert und von Patienten angewendet, ohne daß allergische Reaktionen auftraten.

Diskussion

Die weitere Reinigung der Gerinnungskonzentrate bei Intensivierung der Virusinaktivierung reduziert den Anteil an Fremdproteinen und erhöht die Sicherheit vor Virusübertragungen.

Die Minimierung der Alloantigene halten wir gerade bei Patienten mit HIV-Antikörpern für eine wichtige Voraussetzung zur Reduzierung einer unerwünschten Immunstimmulation.

IV. Erstmanifestation angeborener Hämostasestörungen

Diskussionsleitung:

U. Göbel (Düsseldorf)
A. H. Sutor (Freiburg)

Erstmanifestation angeborener Hämostasestörungen

R. von Kries (Düsseldorf)

In jedem Lebensalter wird bei einer Hämatomneigung, Schleimhautblutungen oder Gelenkblutungen an eine Hämostasestörung gedacht. Tritt eine solche Blutungsneigung bei primär gesunden Neugeborenen, Säuglingen und Kleinkindern auf, erscheint eine angeborene Gerinnungsstörung wahrscheinlich. Wichtig für die Planung der zu ergreifenden diagnostischen Maßnahmen und der therapeutischen Schritte sind in dieser Situation insbesondere drei Fragen:

- Gibt es Situationen, in denen notfallmäßig die definitive Diagnose der Gerinnungsstörung gestellt werden muß?
- Welche Besonderheiten der Hämostase des Neugeborenen und jungen Säuglings sind bei der Diagnosestellung angeborener Gerinnungsstörungen im frühen Kindesalter zu berücksichtigen?
- Bei welchen angeborenen Hämostasestörungen bedeutet die Diagnose zugleich die Indikation für eine Langzeittherapie?

Die Auswahl der in diesem Übersichtsreferat diskutierten angeborenen Hämostasestörungen wird bestimmt durch die Häufigkeit der Erkrankung und die besondere klinische Bedeutung der betreffenden Hämostasestörung in der frühen Kindheit.

Hämophilie A und B

Mit einer Häufigkeit von etwa einem auf 10000 neugeborene Jungen ist die Hämophilie A bzw. B die quantitativ häufigste angeborene Gerinnungsstörung. Der klassische Suchtest für die Hämophilie A und B ist die PTT. Für die Beurteilung dieses Tests in der Neugeborenenperiode und im jungen Säuglingsalter ist die Kenntnis der physiologischen Besonderheit essentiell: Beim Neugeborenen ist die PTT verlängert. Eine sequentielle Untersuchung des Verlaufs der PTT-Werte bei gesunden Säuglingen, die im Alter von 1, 5, 30, 60 und 180 Tagen bestimmt wurden, wurde kürzlich berichtet [1]. In der Neugeborenenzeit ist eine PTT-Verlängerung bis über 60 sec. normal. Die Verlaufsuntersuchungen in den ersten 6 Lebensmonaten machen deutlich, daß eine Verlängerung der PTT in einem Bereich zwischen 45 und 55 sec. während der ersten Lebensmonate noch physiologisch sein kann. Werte im Bereich der Erwachsenennorm werden etwa nach 6 Monaten erreicht.

Wird bei einem Neugeborenen oder Säugling aufgrund einer verlängerten PTT an eine Hämophilie A gedacht, ist die ätiologische Diagnose einfach, da bereits beim Neugeborenen eine Faktor VIII-Gerinnungsaktivität im Bereich der Erwachsenennorm liegt [6].

Diagnostische Schwierigkeiten können sich bezüglich der Hämophilie B ergeben, da die Faktor IX-Gerinnungsaktivität in der Neugeborenenperiode erniedrigt ist. Bei Neugeborenen kann eine Faktor IX-Restaktivität von 15 bis 20% noch normal sein. Werte im Bereich der Erwachsenennorm sind auch im Alter von 6 Monaten noch nicht erreicht [1]. Auch wenn dies die Diagnostik der schweren Hämophilie B nicht erschwert, können sich bei der Abgrenzung leichterer Formen hieraus Probleme ergeben.

Auf die Schwierigkeit der Hämophilie-Diagnostik bei schwerkranken Neugeborenen mit einer lebensbedrohlichen Blutung wurde 1980 von v. Kries et al. [5] und 1986 von Schmidt et al. [17] hingewiesen. Infolge der angeborenen Gerinnungsstörung wurden in der Neugeborenenperiode massive Blutungen in den subgaleatischen Bereich, in ein Kephalhämatom oder in den Retroperitonealraum beobachtet. Der ausgeprägte Blutverlust kann eine Verbrauchskoagulopathie zur Folge haben. Im Rahmen einer schweren Verbrauchskoagulopathie ist die ätiologische Diagnose einer Hämophilie A nicht möglich. Die diagnostische Abklärung wird erst möglich, wenn nach Abschluß der Akutphase eine gezielte Gerinnungsdiagnostik durchgeführt wird.

Diese einfache Regel sollte in jedem Fall beherzigt werden. Yoffe und Buchanan [20] wiesen 1988 darauf hin, daß selbst bei Hirnblutungen infolge einer Hämophilie A häufig die Diagnose nicht im Zusammenhang mit dem akuten Blutungsereignis gestellt wurde. In Einzelfällen betrug der zeitliche Abstand bis zur richtigen Diagnosestellung Monate bis Jahre.

Eine Ursache für das Übersehen einer Hämophilie trotz Hirnblutung bei Neugeborenen und jungen Säuglingen liegt in der Tatsache, daß Blutungen in der Neugeborenenperiode bei an Hämophilie erkrankten Kindern insgesamt selten sind und daß selbst bei Blutungen infolge Hämophilie in dieser Lebensphase, Hirnblutungen insgesamt eine Rarität darzustellen schienen. Die klassische Arbeit in der diese Fragen untersucht wurden, wurde von Baehner und Strauss 1966 [2] veröffentlicht. Gezeigt wurde, daß selbst bei schwerer Hämophilie die Diagnose nur bei 40% der Kinder im ersten Lebensjahr gestellt wurde. Wurde jedoch die Verteilung von Blutungen im ersten Lebensjahr analysiert, fiel auf, daß die Anzahl der Blutungen/Zeiteinheit in der Neonatalperiode, d.h. in den ersten Lebenswochen, höher als zu allen anderen Zeitintervallen war.

Die primäre Indikation für eine Dauersubstitution des fehlenden Gerinnungsfaktors ist bei der Hämophilie A und B nur im Ausnahmefall zu stellen.

Kongenitale Afibrinogenämie

In der Neugeborenenperiode liegen die Fibrinogen-Plasmakonzentrationen in einem der Erwachsenennorm vergleichbaren Bereich. Somit ergeben sich bezüglich der Diagnostik der kongenitalen A- oder Hypofibrinogenämie in dieser Lebensphase keine Probleme.

An eine Afibrinogenämie muß gedacht werden, wenn es zu einer persistierenden Nabelblutung kommt, bei Schleimhautblutungen, einer auffälligen Hämatomneigung und gastrointestinalen Blutungen. Gelenkblutungen werden nur bei 10 bis 20% der Fälle beobachtet [9]. Hirnblutungen sind ungewöhnlich, wurden jedoch vereinzelt beschrieben [13].

Die Indikation für eine Dauerbehandlung bei einer Afibrinogenämie besteht im Regelfall nicht. Grundsätzlich ist diese jedoch mit Kyopräzipitat gut möglich. Berichtet wurde über eine Dauerbehandlung bei 2 Kleinkindern mit kongenitaler Afibrinogenämie und ausgeprägter Hämatomneigung. Diese Hämatomneigung schien so belastend, daß eine Dauerbehandlung für die Phase des Laufenlernens durchgeführt wurde. Darunter kam es zu einer Symptomfreiheit [14]. Über einen Patienten mit schwerer Verlaufsform der Afibrinogenämie und rezidivierenden gastrointestinalen Blutungen berichteten 1979 GEIGER und Mitarbeiter [3].

Homozygoter Faktor VII-Mangel

Analog den übrigen Vitamin K-abhängigen Gerinnungsfaktoren ist die Faktor VII-Gerinnungsaktivität in der Neugeborenenperiode deutlich erniedrigt. Im Mittel erfolgt die Normalisierung bezüglich der Faktoren VII-Gerinnungsaktivität jedoch sehr viel rascher als beim Faktor IX. Bemerkenswert in der prospektiven Untersuchung von ANDREWS et al. [1] war darüber hinaus bei 3- und 6-Monaten alten gesunden Säuglingen die erhebliche Variabilität der Faktor VII-Gerinnungsaktivität, wobei Werte um 40% noch im 2-Sigmabereich waren.

Die typischen Erstsymptome bei homozygotem Faktor VII-Mangel, bei dem die Faktor VII-Restaktivität unter 1% bzw. 2% der Erwachsenennorm liegt, sind Nabelblutungen, Schleimhautblutungen, gastrointestinale Blutungen, eine ausgeprägte Hämatomneigung und Hirnblutungen. Auf die Bedeutung des homozygoten Faktor VII-Mangels für Hirnblutungen wiesen MATTHEY et al. 1979 [12] hin: In vier von 8 Familien, in denen Kinder mit homozygotem Faktor VII-Mangel beobachtet worden waren, waren mehr als 1 Kind an einer Hirnblutung verstorben. Diese Befunde sprechen für eine hereditäre Disposition zur Hirnblutung bei homozygotem Faktor VII-Mangel. Acht von elf Hirnblutungen waren im ersten und zweiten Lebensjahr eingetreten. Aus diesen Beobachtungen und auf den Hämophilie-Symposien vorgestellten Kasuistiken [16, 18] muß die Indikation für eine Dauerbehandlung bei homozygotem Faktor VII-Mangel abgeleitet werden. Diese Dauerbehandlung muß in jedem Fall während der ersten zwei Lebensjahre erfolgen. Die Effizienz dieser Dauerbehandlung schien zunächst fraglich, da die Faktor VII-Halbwertzeit mit drei bis 5 Stunden nur sehr kurz ist. SCHUBINGER und TÖNZ zeigten jedoch 1980 [16], daß die Häufigkeit von Schleimhautblutungen durch die Gabe von 30 Einheiten PPSB/kg Körpergewicht 1/Woche deutlich abnahm. Die Arbeitsgruppe von Göbel [18] hatte schon 1979 berichtet, daß die Häufigkeit von Gelenkblutungen unter Gabe von 20 bis zu 9 Einheiten PPSB/kg Körpergewicht alle drei bis vier Tage deutlich abnahm. Die Beobachtungen sprechen für einen längeren klinischen Infekt der prophylaktischen Faktor VII-Substitution als aufgrund der Halbwertzeit des Faktor VII zu erwarten wäre. Somit scheint eine prophylaktische Faktor VII-Substitution bei schwerem, homozygoten Faktor VII-Mangel nicht nur notwendig, sondern auch klinisch effizient zu sein.

Homozygoter Faktor X-Mangel

Die Faktor X-Gerinnungsaktivität ist in der Neugeborenenperiode deutlich erniedrigt, wobei Werte von bis zu 15 % noch physiologisch sein können. Der Anstieg der Faktor X-Gerinnungsaktivität erfolgt nur verzögert, analog zu dem der Faktor IX-Gerinnungsaktivität. Auch im Alter von 6 Monaten lagen die mittleren Faktor X-Gerinnungsaktivitäten, in den von Andrews und Mitarbeitern 1987 publizierten prospektiven Untersuchungsreihen [1] noch um 20 % bis 30 % unterhalb der Erwachsenennorm.

Das Blutungsspektrum bei homozygotem Faktor X-Mangel entspricht dem bei homozygotem Faktor VII-Mangel. Bemerkenswert ist die Häufigkeit von Hirnblutungen. 1988 wurde über einen Fall berichtet [15], bei dem es bereits in utero nach einem Sturz der Mutter zu einer Hirnblutung gekommen war. Gehäuft scheinen Hirnblutungen bei Kindern aufzutreten, bei denen die Faktor X-Restaktivität unter 1 % der Erwachsenennorm liegt oder bei denen es bereits in der Neugeborenenzeit zu Blutungen gekommen ist [4, 8, 15].

Empfohlen wurde für diese Kinder eine Dauersubstitution mit 50 Einheiten PPSB/kg/Woche [8]. Trotz der langen Halbwertzeit von Faktor X wurden jedoch auch unter diesem Substitutionsregime Hirnblutungen in der Säuglingszeit beschrieben [8, 15]. Inwiefern bei einem intensivierten Regime mit häufigeren Faktor X-Gaben z. B. im 3- bis 4-Tage-Rhythmus Hirnblutungen zu verhindern sind, ist anhand zukünftiger Fallbeobachtungen zu klären.

Homozygoter Faktor XIII-Mangel

Für die Diagnostik des Faktor XIII-Mangels in der Neugeborenenperiode und im jungen Säuglingsalter ergeben sich keine besonderen Probleme, da die Faktor XIII-Gerinnungsaktivität bereits in dieser Lebensphase im Bereich der Erwachsenennorm liegt [1]. Das charakteristische Leitsymptom des kongenitalen homozygoten Faktor XIII-Mangels ist die persistierende Nabelblutung [2a, 7]. Kommt es bei einem jungen Säugling immer wieder zu Sickerblutungen aus dem Nabel, muß an einen Faktor XIII-Mangel gedacht werden, insbesondere dann, wenn die üblichen Screening-Untersuchungen wie der Quick-Wert und die PTT-Werte im Bereich der Norm liegen. In einer Zusammenstellung von 75 Patienten mit Faktor XIII-Mangel war bei 66 in der Neugeborenenperiode persistierendes Nabelbluten aufgefallen [2a]. Diese Zahlen machen die Wichtigkeit des Leitsymptoms „persistierende Nabelblutungen“ für die Diagnose des kongenitalen Faktor XII-Mangels deutlich. Die frühe Diagnose des Faktor XIII-Mangels scheint wichtig, da es bei dieser Gerinnungsstörung überproportional häufig zu Hirnblutungen kommt. In der von Duckert 1972 berichteten

Zusammenstellung über 75 Fälle war es bei 20 der Patienten zu einer Hirnblutung gekommen. Bemerkenswert war, daß 15 Familienmitglieder dieser 75 Patienten an Hirnblutungen verstorben waren, ohne daß vorher die Diagnose eines Faktor XIII-Mangels gestellt worden war.

Dies unterstreicht die klinische Bedeutung der Hirnblutungen für Patienten mit kongenitalem Faktor XIII-Mangel. Diese lebensbedrohlichen Blutungsereignisse sind beim Faktor XIII-Mangel sehr einfach zu verhindern: Für eine Dauersubstitution reicht die 3- bis 4-wöchentliche Gabe von Kryopräzipat oder Faktor XIII-Konzentrat, da die Halbwertzeit des Faktor XIII mehrere Wochen beträgt.

Homozygoter Protein C-Mangel

Die Bedeutung dieses Defekts für schwere thrombohämorrhagische Komplikationen, die bereits in der Neugeborenenperiode auftreten, wurde erst in den letzten Jahren entdeckt. Die Protein C-Aktivität wie das Protein C-Antigen sind in der Neugeborenenperiode auf Werte um 30% der Erwachsenennorm erniedrigt. Ein Anstieg in den Bereich der Erwachsenennorm erfolgt im Laufe des ersten Lebensjahres [1]. Charakteristisch für einen homozygoten Protein C-Mangel ist jedoch nur eine Erniedrigung der Protein C-Aktivität auf weniger als 1%. Dennoch können sich jedoch auch hier in der Neugeborenenzeit diagnostische Probleme ergeben, da die Protein C-Aktivität im Rahmen schwerer Erkrankungen in der Neugeborenenperiode auf Werte unter 1% erniedrigt sein kann, ohne daß dies als Ausdruck eines angeborenen Defekts zu bewerten ist [10]. In dieser Situation ergibt häufig erst die Untersuchung der Eltern [11] (beide Eltern sind obligat heterozygot), die definitive Diagnose.

Das klinische Leitsymptom des homozygoten Protein C-Mangels in der Neugeborenenzeit ist die Purpura fulminans [11]. Diese Symptome treten in charakteristischer Weise innerhalb der ersten Stunden nach der Geburt auf. Weitere Komplikationen sind Thrombosen im ZNS-Bereich mit nachfolgender Blutung, Retinathrombosen und Nierenvenen-Thrombosen. Aufgrund der Heterozygoten Frequenz muß erwartet werden, daß pro Jahr etwa 5 Fälle von homozygotem Protein C-Mangel in der Bundesrepublik auftreten. Bislang wurde die Diagnose in de Bundesrepublik jedoch nur bei einem Patienten gestellt [19], so daß angenommen werden muß, daß bei vielen Kindern diese seltene Diagnose nicht gestellt wird. Die Kenntnis dieses Krankheitsbildes und die rasche Diagnostik erscheint jedoch wichtig, da eine Behandlung möglich ist. Die Therapie in der Akutphase besteht in Gabe von Frischplasma und, sobald ein Protein C-Konzentrat zugelassen ist, in der Gabe von Protein C-Konzentrat. Unter dieser Behandlung kommt es zu Abheilung der thrombohämorrhagischen Hautinfarzierungen. An diese Akutbehandlung muß sich eine lebenslange Dauerbehandlung anschließen. Die Behandlungsergebnisse mit einer täglichen Gabe von Frischplasma oder PPSB waren insgesamt unbefriedigend. Zur Zeit muß die Dauerbehandlung mit oralen Antikoagulantien als die Therapie der Wahl angesehen werden. Die Dauersubstitution mit Protein C-Konzentrat könnte hierzu eine mögliche Alternative darstellen.

Zusammenfassung

Die hier dargestellten Krankheitsbilder zeigen, daß ungeklärte Blutungen bei einem Neugeborenen oder jungen Säugling in jedem Fall als ein hämostaseologischer Notfall anzusehen sind. Hirnblutungen bei reifen, primär gesunden Neugeborenen oder Säuglingen sind, bis zu deren Ausschluß, als Symptom einer Gerinnungsstörung zu werten. Durch eine Verbrauchskoagulopathie infolge eines hämorrhagischen Schocks kann die Diagnose der zugrunde liegenden angeborenen Gerinnungsstörung erschwert werden. Bei einer lebensbedrohlichen Blutung unklarer Genese muß deshalb in jedem Falle nach der Akutphase eine ausführliche Gerinnungsdiagnostik erfolgen. Die Kenntnis der altersspezifischen Normalwerte ist essentiell für die korrekte Diagnose des kongenitalen Faktor VII/IX/X- und Protein C-Mangels. Fibrinogen, Faktor VIII und Faktor XIII-Konzentrationen liegen bereits beim Neugeborenen im Bereich der Erwachsenennorm.

Die Diagnose der angeborenen Gerinnungsstörung bedeutet bei der Afibrinogenämie und Hämophilie A oder B nur in seltenen Fällen die unmittelbare Indikation zu einer Dauerbehandlung. Anders ist die Situation beim homozygoten Faktor VII- und X-Mangel: Beträgt die Restaktivität dieser Faktoren unter 1% oder werden bereits in der Neonatalperiode Blutungen beobachtet, ist die Indikation für eine Dauerbehandlung zu stellen.

Beim homozygoten Faktor XIII-Mangel ist eine Dauerbehandlung primär indiziert und in Folge der langen Halbwertzeit besonders einfach möglich.

Beim homozygoten Protein C-Mangel folgt aus der Diagnosestellung die Indikation für die Dauerbehandlung, wobei zur Zeit die lebenslange Anti-Koagulation die am besten gesicherte therapeutische Maßnahme darstellt.

Literatur

1. Andrew M, Paes B, Milner R, Johnston M, Mitchel L, Toffefsen DM, Powers P (1987) Development of the human coagulation in the full-term infant. Blood 70:165–172
2. Baehner RL, Strauss HS (1966) Hemophila in the first year of life. The New Engl J Med 275:524–528

2a. Duckert F (1972) Documentation of the plasma Factor XIII deficiency in man. Ann Ny Acad Sci 202:190–199

3. Geiger H, Zimmermann R, Brandeis W, Walter E (1979) Erfahrungen mit vorbeugender Substitutionsbehandlung bei einem Kind mit kongenitaler Afibrinogenämie. Monatsschr Kinderheilk 127:283–285
4. Grosse K-P, Seiler G, Neidhardt B, Schricker Th, Kroehling M (1979) Kongenitaler Faktor X-Mangel. Moantsschr Kinderheilk 127:285–287
5. von Kries R, Jürgen H, von Voss H, Göbel U (1980) Probleme der Hämophilie-Diagnostik bei schwerkranken Neugeborenen. In: Landbeck G, Marx R (Hrsg) 11. Hämophilie-Symposium. Pharmazeutische Verlagsgesellschaft mbH, München, 260–265
6. von Kries R, Jürgens H, von Voss H, Göbel U (1981) The clinical relevance of factor VIII: C and factor VIIIR: Ag Determination in newborns. Eur J Pediatr 137:189–194
7. Landmann J, Creter D, Homburg R, Sirota L, Dulitzky F (1985) Neonatal factor XIII deficiency. Clin Pediatr 24: 352–353
8. Machin SJ, Winter MR, Davies SC, Mackie IJ (1989) Factor X deficiency in the neonatal period. Arch Dis Child 55:406–408
9. Mammen EF (1983) Fibrinogen abnormalities. Sem Thromb Hemostas 9:1–9

10. Manco-Johnson MJ, Marlar RA, Jacobsen LJ, Hays, Warady BA (1988) Severe protein C deficiency in newborn infants. J Pediatr 113:359–363
11. Marlar RA, Montgomery RR, Broekmans AW (1989) Diagnosis and treatment of homozygous protein C deficiency. J Pediatr 114:528–534
12. Matthay KK, Koerper MA, Ablin AR (1979) Intracranial hemorrahage in congenital factor VII deficiency. J Pediatr 94:413–415
13. Montgomery R, Natelson SE (1977) Afibrinogenemia with cerebral hematoma. Am J Dis Child 131:555–556
14. Rodriguez RC, Buchanan GR, Clanton MS (1988) Prophylactic cryoprecipitate in congenital afibrinogenemia. Clin Pediatr:543–545
15. de Sousa C, Clark T, Bradshaw A (1988) Antenatally diagnosed subdural haemorrhage in congenital factor X deficiency. Arch Dis Child 63:1168–1170
16. Schubinger G, Tönz O (1980) Bericht über neonatale Blutungen bei einem Kind mit kongenitalem Faktor VII-Mangel. In: Landbeck G, Marx R (Hrsg.) Hämophilie-Symposium. Pharmazeutische Verlagsgesellschaft mbH, München, 280–285
17. Schmidt B, Zipursky A (1986) Disseminated intravascular coagulation masking neonatal hemophilia. J Pediatr 109:886–888
18. Wahn V, v. Voss H, Göbel U (1979) Dauersubstitution bei kongenitalem Faktor VII-Mangel. In: Landbeck G, Marx R (Hrsg.) 10. Hämophilie-Symposium. Pharmazeutische Verlagsgesellschaft mbH, München, 293–295
19. Wehinger H, Geiger E, Freudenberg V, Schurmann J, Alexandrakis E, Witt I (1985) Schwerer hereditärer Protein C-Mangel bei einem Neugeborenen mit Purpura fulminans: Erfolgreiche Behandlung mit Phenprovoumon. Klin Pädiatr 197:116–120
20. Yoffe G, Buchanan GR (1988) Intracranial hemorrhage in newborn and young infants with hemophilia. J Pediatr 113:333–336

Kasuistiken zu seltenen angeborenen Hämostasestörungen

H. Niederhoff, A. H. Sutor (Freiburg)

Es gibt mehrere Gründe dafür, sich als an der Blutgerinnung interessierter Kliniker auch mit den seltenen unter den hereditären Störungen der Hämostase zu beschäftigen:

1. Auch wenn uns diese Patienten nicht täglich begegnen, müssen sie kompetent diagnostiziert, behandelt, beraten und betreut werden.
2. Beim präoperativen Hämostase-Screening, wie es sich in den letzten beiden Jahrzehnten eingebürgert hat, gibt es immer wieder einmal pathologische Werte, etwa eine Verlängerung der PTT, hinter denen sich Diagnosen von sehr unterschiedlicher klinischer Relevanz verbergen können; das bedeutet, neben erworbenen Hämostase-Störungen sowie neben der Hämophilie A und B muß man sich auch mit den selteneren angeborenen Koagulopathien auskennen.
3. Im Gegensatz zu den erworbenen Hämostasestörungen ist bei den hereditären Formen in der Regel nur ein einzelner Gerinnungsfaktor betroffen; deshalb liefert uns die Aufklärung auch der selteneren angeborenen Koagulopathien wichtige und grundsätzliche Einblicke in die Gerinnungsphysiologie, die wir durch das Studium der komplexen erworbenen Störungen nie bekommen können.

Mit der nun folgenden Kasuistik möchten wir insbesondere den zuletzt genannten Punkt veranschaulichen.

Der 4jährige Bub hatte nie irgendwelche Blutungen und wurde im Herbst 1986 erstmals einer Operation unterzogen, und zwar einer ambulanten Adenotomie. Am 3. und 5. postoperativen Tag kam es daheim zu Attacken heftiger Blutungen aus der Nase. Deshalb nahm die HNO-Klinik, wo die Operation stattgefunden hatte, das Kind stationär auf und veranlaßte eine hämostaseologische Untersuchung, wobei man zur Überraschung aller Beteiligten eine verlängerte PTT fand. Daraufhin wurde Herr Sutor konsiliarisch hinzugezogen; er veranlaßte die Verlegung in unsere Klinik, vor allem zur differenzierten hämostaseologischen Diagnostik (Tabelle 1): Hier bestätigte sich die enorm verlängerte PTT; Prothrombinzeit, Thrombozytenzahl und Blutungszeit hingegen fielen normal aus. Durch gezieltes Einkreisen – Faktor VIII, IX und XII wiesen eine regelrechte Aktivität auf – deckte unser Gerinnungslabor noch am selben Tag einen Faktor XI-Mangel mit einer Aktivität unter 1% auf.

Die postoperative Blutung sistierte dann in unserer Klinik spontan; es war keine Tamponade oder dgl. nötig, das schon bereitgestellte Frischplasma

Tabelle 1. Laborwerte bei der stationären Aufnahme in unserer Klinik

PTT 123 Sekunden.
QUICK-Wert, Plättchenzahl und Blutungszeit (2 Min) jeweils normal.
Thrombozytenfunktionen normal.
Hb 10,1 g%, Hämatokrit 29%, MCH 27,4 pg, Retikulozyten 12‰.

Faktor VIII, Faktor IX und Faktor XII jeweils normal.
Faktor XI (PTA, *P*lasma*t*hromboplastin-*A*ntecedent): unter 1% Aktivität

brauchte nicht eingesetzt zu werden. Seither sind 3 Jahre vergangen, in denen – wie schon vor der Adenotomie – kein Blutungsereignis, kein schweres Trauma und keine weitere Operation erfolgten. Ein solches klinisches Bild ist nicht ungewöhnlich für den hereditären Faktor XI-Mangel.

Wir untersuchten dann die Familie (Tabelle 2): Die Mutter lag mit ihrer Faktor XI-Aktivität im Heterozygoten-Bereich, der Vater, auch bei Kontrolle, im unteren Normbereich. Die damals 8 Monate alte Schwester wies die gleiche krasse Verlängerung der PTT und Erniedrigung der Faktor XI-Aktivität auf.

Tabelle 2. Daten zur Familienanamnese

Familie:			
Vater	80 % Faktor XI	und	40 Sekunden PTT
Mutter	50 % Faktor XI	und	36 Sekunden PTT
8 Monate alte Schwester	1,5% Faktor XI	und	124 Sekunden PTT

Keine jüdischen Vorfahren bekannt
Großmutter väterlicherseits heftige Blutung intrapartal

Auf Anregung von Prof. DEUTSCH bestimmte Frau Doz. Dr. MANNHALTER in Wien das Faktor XI-Antigen aus Blutproben dieser Familie: Beide Kinder haben einen *quantitativen* Defekt bezüglich Faktor XI, also eine Verminderung des Proteins *und* der funktionell gemessenen Aktivität; denselben Typ von Faktor XI-Mangel findet man unter den Aschkenasim Mittel- und Osteuropas. Die Frage, warum beim Vater Faktor XI-Antigen und -Aktivität in Normbereich liegen, müßte noch mit Hilfe molekulargenetischer Untersuchungen zu klären versucht werden.

Das Mädchen hat bis heute keinerlei Zeichen einer hämorrhagischen Diathese geboten, mußte sich allerdings auch noch keiner Operation unterziehen. Vor wenigen Wochen rannte dieses Mädchen gegen eine Glastür, die dabei in Scherben ging; multiple Schnittverletzungen, die das Kind sich auf diese Weise zugezogen hatte, wurden rasch chirurgisch mit üblicher Nahttechnik versorgt: Es kam zu keiner Nachblutung, zu keinen auffälligen Hämatomen. Offenbar besteht doch ein wesentlicher Unterschied in der Anforderung an die Hämostase zwischen einer Adenotomie-Wunde und einer äußeren Schnittverletzung, die vom Chirurgen korrekt genäht wird.

Die Abbildung 1 verdeutlicht die Erkenntnisse, die sich aus den Beobachtungen auch *seltener* genetischer Defekte ergeben: Unsere Modellvorstellung vom Ablauf der plasmatischen Gerinnung wurde mit der Entdeckung jedes einzelnen Faktors verfeinert bis zur bekannten Kaskade, die von 2 Seiten – der endogenen und der exogenen Aktivierung – gespeist wird und mit dem Faktor X in die gemeinsame Endstrecke der plasmatischen Gerinnung mündet. Der wichtigste Aktivator für Faktor IX ist aber nicht, wie lange Zeit angenommen der Faktor XI, sondern der Faktor-VIIIa-Komplex, also gewissermaßen eine „Querverbindung" – hier als dicker Pfeil eingezeichnet – zwischen dem exogenen und endogenen Aktivierungsweg. Dadurch wird verständlich, warum der genetisch bedingte Mangel an Faktor XI vielfach nur zu postoperativen oder allenfalls traumatischen Blutungen und der Mangel an Faktoren der Kontaktaktivierung überhaupt nicht oder nur ganz ausnahmsweise zu Blutungen führt, obwohl in diesen Fällen das Labor als Befund in vitro immer eine eindrucksvolle PTT-Verlängerung liefert.

Zum Abschluß möchte ich Ihnen über eine solche ganz ausnahmsweise beobachtete Blutung bei einem Kind mit hereditären Faktor XII-Mangel berichten [1]: Bei einem 6 Monate alten Jungen wurde die Diagnose eines Faktor XII-Mangels durch die Verlängerung der PTT auf 180 sec, bei Kontrolle sogar 396 sec, die auf 26 min verlängerte Reaktionszeit r im Resonanz-Thrombelastogramm und die auf unter 1% verminderte Aktivität des Faktors XII gestellt. Bei Mutter und Vater war der Faktor XII-Aktivität auf etwa 50% erniedrigt.

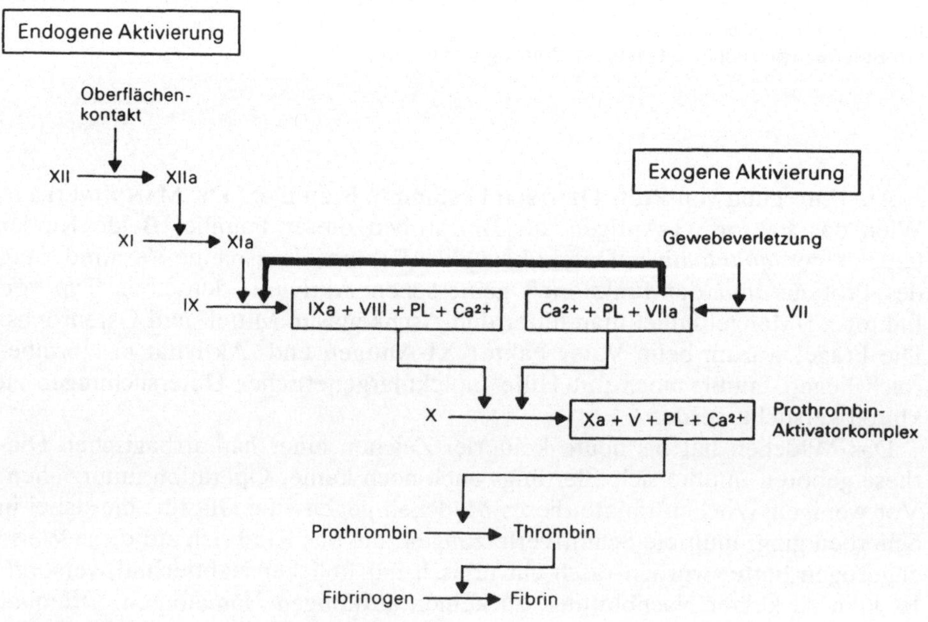

Abb. 1. Aktivierungswege für den Faktor IX

Bis zum Tage der in einem auswärtigen Krankenhaus durchgeführten Operation zeigte der Junge keinerlei Blutungsneigung. Wegen einer Doppelniere rechts mit Doppelureter, hydronephrotischem oberen Segment und ektoper Ureterocele rechts wurde eine Ureterocelen-Ausschälung und Re-Implantation beider Harnleiter rechts in einer gemeinsamen Scheide nach Politano-Leadbetter durchgeführt. Die Operation selbst verlief ohne verstärkte Blutung. Postoperativ kam es jedoch zu erheblichen Nachblutungen, die einen Hb-Abfall auf 7,7 g% bewirkten, so daß Erythrozyten-Konzentrat gegeben wurde. Die Blutung kam ohne operative Revision zum Stehen.

Durch diese Kasuistik soll darauf hingewiesen werden, daß auch beim Faktor XII-Mangel ausnahmsweise postoperative Blutungskomplikationen auftreten können. Diese sind vor allem bei urologischen Eingriffen zu befürchten, da die ableitenden Harnwege über eine hohe fibrinolytische Aktivität verfügen, die offenbar nicht durch das völlige Fehlen des Hageman-Faktors kompensiert werden kann, jedenfalls nicht bei bestimmten hämostaseologischen „Großwetterlagen", wie Herr Heimburger dies neulich ausdrückte [2].

Literatur

1. Zieger B, Sutor AH, Niederhoff H, Blumenthal V (1989) Blutung bei einem Säugling mit Faktor XII-Mangel. Vortrag auf der 85. Jahrestagung der Deutschen Gesellschaft für Kinderheilkunde 17.–20. September 1989 in Ulm, Monatsschr Kinderheilkd 137:499
2. Heimburger N, Marburg (Lahn) (1988) Persönliche Mitteilung

Diskussion

FRAU MEILI (Zürich):

Bei Afibrinogenämie haben Sie angeführt, daß diese doch selten zu Hirnblutungen führt. Das entspricht nicht unserer Erfahrung. Die große Gefahr der Hirnblutung ist für uns der Hauptgrund, weshalb wir zur Dauersubstitution raten.
Dann möchte ich noch eine zusätzliche Bemerkung zu den Faktor VII-Mangel-Patienten machen. Wir haben gelernt, daß diese mit sehr viel niedrigeren Dosen Faktor VII oder Prothrombinkomplex-Präparaten auskommen. Unsere erwachsenen Patienten mit Faktor VII-Mangel unter 1 % sind mit 200 Einheiten alle 3 Tage praktisch blutungsfrei. Sie bluten sofort, nachdem man das wieder absetzt. Man könnte denken, daß wäre eine homöopathische Dosis, aber sie wirkt.

VON KRIES (Düsseldorf):

Ihre Erfahrungen beim Faktor VII-Mangel liegen auch auf unserer Linie. Unser Patient mit den rezidivierenden Gelenkblutungen kam mit erstaunlich wenig PPSB in regelmäßigen Abständen gegeben aus. Der Hinweis zur Dauersubstitution bei Afibrinogenämie ist besonders interessant und wichtig. Über die Häufigkeit der Hirnblutungen bei dieser Erkrankung habe ich keine Referenz gefunden.

SUTOR (Freiburg):

Zur Substitutionstherapie des Faktor VII-Mangels möchte ich aus eigener Erfahrung anmerken, daß der Faktor VII-Gehalt in den PPSB-Präparaten enorm schwanken kann – die Information verdanke ich Herrn Beeser –. Auch haben wir beobachtet, daß sich die PTT unter diesem Präparat plötzlich verlängern kann. Die Ursache dafür lag darin, daß in dem PPSB-Präparat sehr viel Heparin vorhanden war. Das sollte bei der Substitution bedacht werden.

SCHWARZ (Wien):

Nach dem heutigen Stand des Wissens kann man sicher nicht die Aussage treffen, daß die Langzeitbehandlung des homozygoten Protein C-Mangels mit oralen Antikoagulantien unproblematisch ist. Mir sind keine Studien bekannt, die negative Auswirkungen, z. B. auf das Knochenwachstum, ausschließen können.

von Kries (Düsseldorf):

Das ist ein wichtiger Hinweis. Solange kein Protein C-Konzentrat verfügbar ist, ist dieses Vorgehen jedoch die einzige Chance, daß das Kind überhaupt überlebt. Wenn man nichts macht, stirbt es. Daß wir dabei eine Behandlung mit Risiko durchführen, ist jedem bekannt, der z. B. Kinder mit Herzklappenfehler betreut.

Deutsch (Wien):

Ich hätte gern gewußt, ob bei dem Kind oder der Familie mit dem Faktor XI-Mangel das Faktor XI-Antigen auch vermindert war?

Niederhoff (Freiburg):

Das haben wir nicht untersucht und sollten es nachholen.

Kreuz (Frankfurt):

Für einen angeborenen Faktor XIII-Mangel steht seit kurzem ein virusinaktiviertes Faktor XIII-Konzentrat zur Verfügung. Wir würden in einem solchen Fall kein Kryopräzipitat nehmen.

V. Freie Vorträge

Diskussionsleitung:

H. Rasche (Bremen)
Kl. Schimpf (Heidelberg)

Einfluß der Vitamin K-Prophylaxe auf die Inzidenz der Spätform der Vitamin K-Mangelblutung

A. H. Sutor, O. Scharbau (Freiburg)

Einführung

Innerhalb der letzten 20 Jahre wurde in der Bundesrepublik Deutschland die allgemeine Vitamin K(VK)-Prophylaxe bei Neugeborenen allmählich verlassen. Ein Grund dafür mögen Bedenken gegenüber jeder Art von Medikamenten sein, welche man Neugeborenen verabreicht, erst recht, wenn man sie durch Injektionen zuführt. Zusätzlich konnte Künzer [14] zeigen, daß niedrigere Aktivitäten der VK-abhängigen Faktoren im Neugeborenenzustand keinen Mangelzustand anzeigen, sondern physiologisch sind. Prospektive Studien ließen außerdem vermuten, daß VK-Prophylaxe beim gesunden Neugeborenen unnötig sei [8]. Tatsächlich wurde der klassische M. haemorrhagicus neonatorum in der Bundesrepublik nur noch selten beschrieben. Publikationen über 3–6 Wochen alte Säuglinge, die unter der Spätform der VK-Mangelblutung litten [27], lenkten erneut die Aufmerksamkeit auf VK-Mangelblutungen. Gleichzeitig wurden aber Zweifel wach, ob VK-Prophylaxe kurz nach der Geburt wegen der kurzen Halbwertszeit des VK im Blut [22] die Spätform der VK-Mangelblutung verhindern könne. Dazu kam, daß 1983 drei Fälle mit der Spätform der VK-Mangelblutung bekannt wurden, die trotz postpartaler i. m. Prophylaxe bluteten [34]. Da u. a. durch den Rückgang des klassischen M. haemorrhagicus neonatorum innerhalb der letzten 20 Jahre eine VK-Prophylaxe immer mehr vernachlässigt wurde und in den letzten Jahren eine Spätform der VK-Mangelblutung mit oft lebensbedrohlichen Begleiterscheinungen immer häufiger auftrat, wurde die Frage nach einer VK-Prophylaxe wieder aktuell.

Auf dem ersten Freiburger VK-Symposion 1986 ließen klinische, epidemiologische und labormedizinische Daten erwarten, daß eine VK-Prophylaxe nach der Geburt auch vor der Spätform der VK-Mangelblutung schützt. Folglich wurde dort die Empfehlung der allgemeinen VK-Prophylaxe ausgesprochen und Ende 1986 in vielen bundesdeutschen medizinischen Zeitschriften publiziert [3].

Wir stellten uns folgende Fragen:

1. Kann eine VK-Prophylaxe nach der Geburt auch die Spätform der VK-Mangelblutung verhindern? 2. Welche ist die wirksamste Darreichungsform?

Zur Beantwortung dieser Fragen dienten uns die 79 Fälle mit der Spätform der VK-Mangelblutung, die uns seit 1980 bekannt wurden und die Ergebnisse von Umfragen, die uns freundlicherweise von Göbel und von Kries zur Verfügung gestellt wurden.

Ergebnisse

Entwicklung der Inzidenz der späten VK-Mangelblutungen

Die Inzidenz von 0,2 : 100 000 Geburten in den Jahren 1980 und 1981 stieg 1983 auf 1,4 und 1985 auf 2,2. Auf dem Gipfel 1986 betrug die Inzidenz 4,3 : 100 000 Geburten. Nachdem die allgemeine VK-Prophylaxe empfohlen worden war, sank die Inzidenz 1987 auf 1,8 : 100 000 Geburten. Diese Zahlen schließen die Fälle einer bundesweiten Umfrage an Kinderkliniken ein [9, 25].

VK-Mangelblutungen nach der Empfehlung von VK-Prophylaxe

Wichtig für die Berechnungen waren die 16 Fälle, die nach der Empfehlung auftraten. Davon erhielten zwölf Neugeborene keine VK-Prophylaxe, zwei bekamen eine orale und zwei eine parenterale Prophylaxe.

Die Umfrage über die Praxis der VK-Prophylaxe in der Bundesrepublik, auf die 780 der befragten 1135 Entbindungskliniken antworteten, ergab, daß nur 1% keine Prophylaxe durchführen, 20% nur bei Risiko-Neugeborenen und 79% bei jedem Neugeborenen [9, 25]. Die allgemeine VK-Prophylaxe wird bei 53% i. m., bei 17% s. c. und bei 21% oral verabreicht.

Die orale Prophylaxe wird überwiegend einmalig am Tag der Entbindung verabreicht. Obwohl sich diese Daten ändern können, wenn alle Kliniken auf die Umfrage antworteten und alle Fälle bis heute eingeschlossen würden, können die Zahlen doch helfen, das Risiko für ein Neugeborenes, die Spätform der VK-Mangelblutung zu erleiden, abzuschätzen.

Seit 1987 ist das Risiko für Neugeborene, die keine VK-Prophylaxe erhalten, 38 : 1 Mio. und für Neugeborene, die eine VK-Prophylaxe erhielten 3,4 : 1 Mio. Das Risiko für Neugeborene, denen die VK-Prophylaxe parentereal zugeführt wird (i. m., s. c.), ist 2,4 : 1 Mio. Für Neugeborene, die VK oral erhalten, beträgt das Risiko 8,0 : 1 Mio. Folgendes kann man in Bezug auf die Verhütung der Spätform der Vitamin-K-Mangelblutung schließen:

1. Die VK-Prophylaxe ist signifikant wirksamer als keine allgemeine Prophylaxe
2. Die parenterale Darreichungsform scheint sicherer gegenüber der einmalig gegebenen oralen Prophylaxe zu sein. Dieser Unterschied ist jedoch aus den vorliegenden Daten statistisch nicht zu belegen.

Diskussion

Die Effizienz der allgemeinen VK-Prophylaxe wird auch durch Studien aus anderen Ländern wie z. B. Japan und England belegt.

Der Vorteil der parenteralen gegenüber der oralen Prophylaxe ist die sichere Resorption, wie einerseits VK-Spiegel-Bestimmungen zeigen [12, 22, 26] und andererseits durch die geringere Versagerquote belegt ist. Der mögliche Nachteil der oralen Prophylaxe wegen der unsicheren Resorption kann möglicherweise durch die wiederholte orale Gabe verringert werden, wie japanische Studien es erwarten lassen [18, 21] und von Sann et al. empfohlen wird [24]. In Japan ist ein deutlicher Rückgang der Fälle bei zwei- bis dreimaliger oraler Gabe beobachtet worden.

Mögliche Nachteile der parenteralen Verabreichung sind Stichverletzungen, Hautreaktionen, Gefäßirritationen, Nervenschädigungen, Abszesse und Blutungen in den Muskel, besonders bei Neugeborenen mit hämorrhagischer Diathese [6, 7, 17]. In der Bundesrepublik sind Komplikationen nach i. m. Injektion beim Erwachsenen sehr oft Gegenstand von Prozessen [20]. Es gibt einige Berichte über versehentliche Injektionen von Methergin in Erwachsenendosen bei Neugeborenen, in der Annahme, VK i. m. zu spritzen. Schwerste Schädigungen bis hin zum Tod waren die Folge [33, 35]. In Japan verzichtet man aus juristischen Gründen auf intramuskuläre Injektionen [31]. Außer den rechtlichen Bedenken [6, 7] wird eine i. m. Injektion von den Eltern nicht so gut wie eine orale Gabe akzeptiert. Nach der parenteralen Gabe einer gleichen Menge VK ist der VK-Spiegel im Blut durchschnittlich zehnmal höher als nach der oralen Gabe [22], wobei die individuellen Werte beträchtlich schwanken. Die Plasma-Konzentrationen nach VK-Gabe im mg-Bereich liegen sowieso weit über dem physiologischen Bedarf an VK [19]. Einige Autoren machten auf das potentielle Risiko hoher VK-Spiegel besonders bei Frühgeborenen aufmerksam [1, 16], obwohl bisher keine Nebenwirkungen einer Überdosierung bekanntgeworden sind. Die tägliche Gabe von VK in einer niedrigen Dosis von 50–100 μg [13] würde die Probleme einer einmaligen oralen wie parenteralen Prophylaxe lösen. Doch ist diese Art augenblicklich nicht durchzuführen, weil sich keine geeignete Zubereitung auf dem Markt befindet.

Empfehlungen für VK-Prophylaxe

Im Augenblick lassen sich weder Risiko noch Nutzen der mehrfachen oralen Gabe oder der einmaligen parenteralen Gabe von VK unter Berücksichtigung der Wirkung und Nebenwirkung genau abwägen. Deshalb hat das Subkommitee für Hämostase bei Neugeborenen der Gesellschaft für Thrombose- und Hämostaseforschung (GTH) die postpartale Applikation von VK in den folgenden Varianten empfohlen, um die Spätform der VK-Mangelblutung zu verhindern [30]: Empfohlen wird eine VK-Prophylaxe für alle Neugeborenen, entweder parenteral (1 mg) am Tag der Geburt oder wiederholt oral (je 2 mg) im Rahmen der ersten drei Vorsorgeuntersuchungen, das heißt sofort nach der Geburt, am dritten bis zehnten postpartalen Tag, in der vierten bis sechsten, vorzugsweise in der vierten postpartalen Woche.

Frühgeborene sollen VK_1 in einer Dosis von 0,5–1 mg parentereal erhalten. Säuglinge mit gestörter VK-Resorption wie Mukoviszidose, α_1-Antitrypsin-Mangel, Hepatitis, Gallengangsatresie und chronischen Diarrhoen, bedürfen einer individuell angepaßten VK-Prophylaxe unter Kontrolle des Quick-Wertes. Allerdings dürfen in der Regel 1 mg VK pro Monat parenteral ausreichen.

Wesentliche Ergebnisse dieser Veröffentlichung wurden der Dissertation von O. SCHARBAU entnommen.

Ergänzung

Nach Beendigung dieser Arbeit wurden uns noch folgende Erfahrungen und Ergebnisse mitgeteilt: In Großbritannien kommt man nach dem dritten Jahresreport der British Paediatric Surveillance Unit 1988/89 zu folgender Auffassung: „Based on these preliminary data, the investigators concluded that intramuscular prophylaxis with vitamin K1, 1 mg, protects against haemorrhagic disease of the newborn. Prophylaxis with the same dose given orally is less effective but probably better than no prophylaxis. If oral prophylaxis is to be used, regimens using larger or repeated doses, or different formulations, should be considered."

Aus Schweden informierte uns Prof. EKELUND, Eskilstuna, in einer vorläufigen Mitteilung über 17 Fälle mit der Spätform der VK-Mangelblutung aus einer Umfrage für die Jahre 1987–89. Alle Säuglinge erhielten nach der Geburt eine einmalige orale Prophylaxe mit VK. Fast alle Patienten hatten eine Grundkrankheit, die bekanntermaßen zu einem VK-Mangel führt.

Aus Japan liegt jetzt eine Zusammenfassung aller bisherigen Umfragen vor, die mit Juni 1988 abschließt: „1. The declining tendency of the incidence of VK deficiency in Japan is considered to be the result of evermore widespread prophylactic administration of VK during the neonatal period. 2. Most occurrences of VK deficiency in infancy are preventable by prophylactic administration of VK from the neonatal period. 3. However, in 16 cases of the idiopathic type of VK deficiency, VK had been administered at least once during or after the neonatal period. This shows the heterogenity of this condition." (HANAVA et al. in Acta Paediatrica Japonica 1990, Vol. 32, S. 51–59)

Literatur

1. Allen AC (1988) For the Fetus and Newborn Committee of the Canadien Paediatric Society. The use of vitamin K in the perinatal period. Can Med Assoc J 139:127–130
2. Ariyoshi N, Nakamura T, Shirahata A, Uchida K, Hirauchi K (1989) Hepatic vitamin K content in neonates and young infants. Thrombosis and Haemostasis No 1, Vol 62:367
3. Bergmann KH, Bremer HJ, Droese W, Grüttner R, Knübler W, Schmidt E, Schöch G; prepared for the Commission by Kries R v., Göbel U (1986) Empfehlungen der Ernährungskommission der Deutschen Gesellschaft für Kinderheilkunde zur Vitamin K-Prophylaxe bei Neugeborenen. a) Monatschr Kinderheilk 134:823–824, b) Kinderarzt 17:1602, c) Sozialpädiatrie 8:706–707, d) Dtsch Ärzteblatt 83:3380–3383.
4. McCarthy PT, Shearer MJ, Gau G, Crampton OE, Barkahn P (1986) Vitamin K content of human liver at different ages. In: Sutor AH, Künzer W (1986) Physiologie und Pathophysiologie des Vitamin K. Editiones „Roche", Basel Grenzach-Wyhlen, pp 95–104
5. Ekelund H (1989) Vitamin-K-Prophylaxe in Schweden. In: Sutor, Göbel U (eds) Gegenwärtiger Stand der Vitamin-K-Prophylaxe in Deutschland. Editiones „Roche", Basel Grenzach-Wyhlen, p 149

6. Gädeke R (1989) Nebenwirkungen der Vitamin-K-Prophylaxe, deren haftungsrechtliche Beurteilung und deren Verhütung. In : Sutor, Göbel U (eds) Gegenwärtiger Stand der Vitamin-K-Prophylaxe in Deutschland. Editiones „Roche“, Basel Grenzach-Wyhlen, pp 115–122
7. Gädeke R (1989) Anmerkung zu dem Bericht von AH Sutor et al. über den gegenwärtigen Stand der Vitamin-K-Prophylaxe. Pädiat Prax 38:632
8. Göbel U, Sonnenschein-Kosenow S, Petrich C, Voss H v. (1977) Vitamin K dificiency in the newborn. Lancet II:187–188
9. Göbel U, Meier F, Kries R v, Sutor AH (1989) Ergebnisse der Umfrage zur Vitamin-K-Prophylaxe in Deutschland. In: Sutor AH, Göbel U (eds) Gegenwärtiger Stand der Vitamin-K-Prophylaxe in Deutschland. Editiones Basel/Grenzach-Wyhlen, 1989, pp 11:21
10. Hathaway WE, Isarangkura PB, Mahasandana C, Jacobson L, Pintadit P, Pung-Amritt P, Green GM (1989) Comparison of oral vitamin K prophylaxis for prevention of late hemorrhagic disease of newborn (HDN), Thrombosis and Haemostasis No 1, Vol 62:366
11. Hanawa Y, Maki M, Murata B, Matsuyama E, Yamamoto Y, Nagao T, Yamada K, Ikeda I, Terao I, Mikami S, Shiraki K, Komazawa M, Shirahata A, Tsuji Y, Motohara K, Tsukimoto I, Sawada K (1988) The second nation-wide survey in Japan of vitamin K deficiency. Eur J Pediatr 147:472–477
12. Kries R v, Shearer M-J, Meier F, Göbel U (1989) Pharmakokinetische Untersuchungen nach subkutaner Vitamin K-Gabe bei Neugeborenen. In: Sutor AH, Göbel U (eds) Gegenwärtiger Stand der Vitamin-K-Prophylaxe in Deutschland. Editiones „Roche“, Basel Grenzach-Wyhlen, pp 137–142
13. Kries R v, Shearer M. Meier F, Göbel U (1989) Protrahierte orale Vitamin-K-Prophylaxe. In: Sutor AH, Göbel U (eds). Gegenwärtiger Stand der Vitamin-K-Prohphylaxe in Deutschland. Editiones „Roche“, Basel Grenzach-Wyhlen, pp 201–209.
14. Künzer W (1971) Die Blutgerinnung bei Neugeborenen und ihre Störungen. Klin Wschr 49:1–13
15. Künzer W (1986) Schlußwort. In: Sutor AH, Künzer W (eds) Physiologie und Pathophysiologie des Vitamins K. Editiones „Roche“, Basel Grenzach-Wyhlen, pp 243–244
16. Künzer W, Niederhoff H (1988) Vitamin-K-Versorgung der Neugeborenen. Dtsch med Wschr 113:432–438
17. Mang K (1989) Intramuskuläre Vitamin-K-Prophylaxe bei Hämophilen. In: Sutor AH, Goebel U (eds) Gegenwärtiger Stand der Vitamin K-Prophylaxe in Deutschland, Editiones „Roche“, Basel Grenzach-Wyhlen, pp 107–110
18. Motohara K, Endo F, Matsuda I (1986) Vitamin K deficiency in breast-fed infants at one month of age. J Pediatr Gastroenterol and Nutrition 5:931–933
19. Motohara K, Matsukane I, Endo F, Kijota Y, Matsuda I (1989) Relationship of milk intake and vitamin K supplementation to vitamin K status in newborns. Pediatrics 84:90–93
20. Müller-Vahl (1985) Schäden durch intramuskuläre Injektion. Dtsch Ärzteblatt 82:2626–2633
21. Nagao T (1989) The third national survey on vitamin K deficiency in infancy in Japan, presented at The International Symposium on Perinatal Thrombosis and Hemostasis, August 26–27, 1989, Japan, in press
22. McNinch AW, Upton C, Samuels M, Shearer MJ, McCarthy P, Tripp JH, Orme l'e R (1985) Plasma concentrations after oral or intramuscular vitamin K 1 in neonates. Arch Dis Childhood 60:814–818
23. McNinch AW (1989) Haemorrhagic disease and vitamin K prophylaxis in Exeter UK. In: Sutor AH, Göbel U (eds) Gegenwärtiger Stand der Vitamin-K-Prophylaxe in Deutschland. Editiones „Roche“, Basel Grenzach-Wyhlen, pp 175–178
24. Sann L, Leclercq M, Guillaumont M, Bethenod M (1988) Faut-il supplémenter le nouveau-né en vitamine K? Arch Fr Pediatr 45:775–777
25. Scharbau O, Sutor AH (1989) Ergebnisse der Freiburger Auswertung. In: Sutor AH, Göbel U (eds) Gegenwärtiger Stand der Vitamin-K-Prophylaxe in Deutschland. Editiones „Roche“, Basel Grenzach-Wyhlen, pp 21

26. Shinzawa T, Mura T, Tsunei M, Shiraki D (1989) Vitamin K absorption capacity and its association with vitamin K deficiency. Amer J Dis Childh 143:686–689
27. Sutor AH, Pancochar H, Niederhoff H, Pollmann H, Hilgenberg F, Palm D, Künzer W (1983) Vitamin-K-Mangelblutungen bei 4 vollgestillten Säuglingen im Alter von 4–6 Lebenswochen. Dtsch med Wschr 108:1635–1639
28. Sutor AH, Künzer W (1986) Physiologie und Pathophysiologie des Vitamins K. Editiones „Roche", Basel/Grenzach-Wyhlen.
29. Sutor AH, Pollmann H, von Kries R, Brückmann C, Jörres H, Künzer W (1988) Spätform der Vitamin-K-Mangelblutung. Bericht über 57 Fälle. Sozialpädiatrie 10:557–560
30. Sutor AH, Göbel U, von Kries R, Künzer W, Landbeck G (1989) Vitamin-K-Prophylaxe. Stellungnahme der Teilnehmer am 2. Freiburger Vitamin-K-Symposion und der GTH-Arbeitsgruppe Hämostaseologie im Kindes- und Jugendalter. Pädiat Prax 38:625–628
31. Sutor AH, Suzuki S, Yoshioka H (1989) Vitamin-K-Prophylaxe in Japan. Pädiat Prax 38:629–631
32. Tönz O, Schubiger G (1988) Neonatale Vitamin-K-Prophylaxe und Vitamin-K-Mangelblutungen in der Schweiz. Schweiz med Wschr 118:1747–1752
33. Tönz O (1989) Diskussionsbemerkung. In: Sutor AH, Göbel U (eds) Gegenwärtiger Stand der Vitamin-K-Prophylaxe in Deutschland. Editiones „Roche", Basel Grenzach-Wyhlen, p 123
34. Verity CM, Carswell F, Scott GL (1983) Vitamin K deficiency causing infantile intracranial haemorrhage after the neonatal period. Lancet I:1439
35. Whitfield MF, Salfield SAW (1980) Accidental administration of Synttometrine in adult dosage to the newborn. Arch Dis Childh 55:68–70

Diskussion

KRETSCHMER (Marburg):

Sie haben keine Angaben über Kinder gemacht, die als Risikokinder einzustufen sind.

VON KRIES (Düsseldorf):

Risikokinder für späte Vitamin K-Mangelblutungen mag es geben, doch hat sich herausgestellt, daß jene, die wir früher als solche angesehen haben, nicht zwangsläufig eine späte Vitamin K-Mangelblutung bekommen. Diese tritt vorwiegend bei sonst völlig gesund erscheinenden Kindern auf. Es sind also grundsätzlich alle Kinder potentiell gefährdet. Wir können die Risikogruppe bei der Geburt nicht identifizieren.

ELLBRÜCK (Ulm):

Können Sie etwas über Anaphylaxien bei intravenöser Vitamin K-Applikation sagen?

GÖBEL (Düsseldorf):

In der zitierten Umfrage wurden 3 Fälle von Hautrötung nach parenteraler Gabe von Vitamin K berichtet.

SCHIMPF (Heidelberg):

Sind die Empfehlungen der GTH-Arbeitsgruppe zur Vitamin K-Prophylaxe in entsprechenden Zeitschriften veröffentlicht worden?

SUTOR (Freiburg):

Sie sind in mehreren Zeitschriften publiziert worden, in denen auch die früheren Empfehlungen aufgenommen worden waren.

Vital bedrohliche Afibrinogenämie und schwerwiegende Veränderungen hämostaseologischer Parameter nach dem Biß einer südamerikanischen Lanzenotter (Bothrops atrox)

G. Leipnitz, A. Heisel, S. Sen, G. Pindur, H. Schieffer, E. Wenzel
(Homburg/Saar)

Einleitung

Nach Angaben der Weltgesundheitsorganisation (WHO) ist jährlich weltweit mit 500000 Bißverletzungen durch Schlangen zu rechnen, von denen 30000 bis 40000 einen tödlichen Ausgang nehmen [1, 7]. Während Schlangenbisse in Mittel- und Südamerika, Asien und Australien zu alltäglichen Vorkommnissen gehören, für die es allgemein bekannte Verhaltensmaßregeln gibt [9], sind diese Verletzungen in Mitteleuropa sehr selten [6, 17]. Es mehren sich jedoch Anzeichen dafür, daß sich das Halten und Züchten exotischer Schlangen in Terrarien zunehmender Beliebtheit erfreut [19]. Deshalb sollten Erstmaßnahmen, therapeutische Möglichkeiten und Informationsquellen für den Fall einer Schlangenbißverletzung bekannt sein, um im Bedarfsfall wenig Zeit zu verlieren. Anhand der Fallbeschreibung einer Bißverletzung durch eine mittelamerikanische Lanzenotter (Bothrops atrox, Synonym Fer de Lance) soll dieser Themenkomplex erörtert werden.

Kasuistik

Anamnese

Ein 31jähriger Mann stellte sich in der Notaufnahme unserer Klinik vor und gab an, am Morgen bei Fütterungs- und Pflegearbeiten an seinem Terrarium von einer Lanzenotter durch einen Lederhandschuh hindurch in den rechten Zeigefinger gebissen worden zu sein. Nach dem Biß sei es zu Übelkeit, Schwindel und Herzklopfen gekommen. Die Bißwunde habe stark geschmerzt, und es sei zu einer Schwellung der rechten Hand gekommen. Eine Gabe von Antiserum oder jedwede Erstversorgungsmaßnahmen waren bis zur Vorstellung in der Klinik nicht vorgenommen worden.

Untersuchungsbefunde

Bei der allgemeinen körperlichen Untersuchung imponierte ein periorbitales Ödem bei sonst regelhaften Befunden der Kopf- und Halsregion. Es fand sich ein hypotone Kreislaufsituation (Herzfrequenz 82/Min., RR 90/60 mm Hg) ohne kardiopulmonale Insuffizienzzeichen. Pulmo und Cor boten perkutorisch und auskultatorisch keinen pathologischen Befund. Das leicht adipöse Abdomen war ebenfalls perkutorisch, palpatorisch und auskultatorisch unauffällig. Die peripheren Pulse waren sämtlich gut palpabel. An der Volarseite des Endgliedes des rechten Zeigefingers fand sich eine 2 cm durchmessende unterblutete Nekrose mit zentraler Verletzung, die stark blutete. Der gesamte Zeigefinger war geschwollen, überwärmt und druckdolent, es bestand eine Bewegungseinschränkung sämtlicher Finger der rechten Hand und des rechten Handgelenkes. Bei der Untersuchung der übrigen Extremitäten fiel auf, daß eine Venenpunktionsstelle in der linken Regio cubitalis stark blutete. Eine neurologische Untersuchung ergab einen altersentsprechenden Status.

Laboranalysen

In der klinisch-chemischen Analyse waren die Elektrolyte, harnpflichtige Substanzen, Bilirubin, Amylase, Transaminasen, alkalische Phosphatase, die Serumelektrophorese und Cholinesterase normwertig. Im Blutbild fiel eine mäßige Leukozytose mit 13 900/ul auf, das Differentialblutbild wies eine regelrechte Verteilung der Zellpopulation auf.

Hämostaseologische Parameter

Aus den folgenden Tabellen ist der Aufnahmebefund und der weitere Verlauf von Gerinnungsparametern zu entnehmen. Die Bestimmung der Blutungszeit nach der Simplate-Methode (Organon Teknika) ergab einen Wert von > 15 Minuten.

Methoden

Quick: Test-Kit mit Calcium-Thromboplastin zur Bestimmung der Einphasengerinnungszeit nach Quick der Fa. Boehringer Mannheim GmbH (BMa).
Hepato Quick: Test-Kit der BMa unter Verwendung der Plasmaverdünnungsmethode.
PTT: PTT-Reagenz zur Bestimmung der partiellen Thromboplastinzeit der BMa.
Thrombinzeit: Thrombin-Reagenz zur Bestimmung der Thrombinzeit der BMa.
Fibrinogen: Fibrinogen a Reagenz zur quantitativen und automatisierten Fibrinogenbestimmung der BMa nach Clauss.
Antithrombin III (AT III): Test-Kit der BMa zur Bestimmung der AT III-Aktivität mit der Zweipunktmethode nach Roka.
Fibrinmonomertest (FM-Test): Agglutinationstest zum Nachweis löslicher Fibrinmonomerkomplexe im Plasma der BMa.

Thrombozytenzahl: Coulter-Methode.
D. Dimere: ELISA Kit der BMa.
Thrombin-Antithrombin Komplexe (TAT): ELISA-Kit der Behringwerke AG (BAG)
Plasminogen-Aktivität: Berichrom-Methode BAG
Alpha-2-Antiplasmin Konzentration: Berichrom-Methode BAG
β-*Thromboglobulin* (β-TG): ELISA-Kit der BMa.

Therapie und Verlauf

Nach der allgemeinen körperlichen Untersuchung wurde der rechte Arm in einer Schiene ruhig gestellt. Auf eine Excision der Wunde wurde verzichtet, da die Bißwunde stark blutete, und der Biß bereits 3 Stunden zurücklag. Der Patient wurde fortan auf einer Intensivstation überwacht. Nach einem Telefonat mit einer für Reptilienverletzungen besonders erfahrenen Giftnotzentrale (Siehe Danksagung) wurde wegen der in der Literatur beschriebenen Giftwirkungen [13, 14, 15, 16, 18, 19] aus dem nächstgelegenen Antiserendepot eine ausreichende Menge eines polyvalenten anti-Crotalidae Serums angefordert.

Vor der Antivenintherapie wurde eine aktive und passive Tetanusimmunisierung vorgenommen. Nach dem Eintreffen des Antiserums wurde, den Vorschriften entsprechend, vor der Infusion eine subcutane Verträglichkeitsprobe auf Pferdeserum durchgeführt. Anschließend erhielt der Patient zunächst 125 mg Hydrocortison, dann 50 ml Antiserum verdünnt in einer Glucoselösung mittels Infusion über 3 Stunden. Unverträglichkeitsreaktionen bzw. Nebenwirkungen traten nicht auf. Wegen der in der Literatur beschriebenen Möglichkeit eines akuten Nierenversagens [14, 15] wurde eine ausreichende Diurese mittels Schleifendiuretika sichergestellt, desweiteren erfolgte eine genaue Bilanzierung.

Wegen einer anhaltend starken Blutungsneigung aus Stichkanälen und aus der Bißwunde wurde nach der Antivenintherapie eine Substitution mit 2 g Fibrinogen (Haemocomplettan, Fa. Behring) und 400 ml blutgruppengleichen Fresh-Frozen Plasmas durchgeführt. Wie in den Tabellen 1 und 2 dargelegt, kam es daraufhin zu einem Anstieg des vorher nicht meßbaren Fibrinogens auf 70 mg % und zu einer langsamen Konsolidierung des endogenen und exogenen Systems. Ohne zusätzliche therapeutische Maßnahmen wurde der Patient intensivmedizinisch überwacht und hinsichtlich der Hämostase engmaschig kontrolliert. Ein erneuter Abfall des Fibrinogens blieb aus, die hämostaseologischen Parameter kehrten Schritt für Schritt in den Normbereich zurück und die auffällige Blutungsneigung verlor sich. 24 Stunden nach dem Beginn der Behandlung lagen sämtliche Laborparameter im Normbereich und der Patient war beschwerdefrei. Eine Folgediagnostik der Nierenfunktion (seitengetrennte Sequenzszintigraphie) und der Lungenfunktion (Ganzkörperplethysmographie) ergab normwertige Befunde. 10 Tage nach der Bißverletzung konnte der Patient voll arbeitsfähig nach Hause entlassen werden.

Tabelle 1. Verlauf der Hämostaseparameter

	16. 4. 10 Uhr	Antivenin** 14 Uhr	17 Uhr	21 Uhr	17. 4. 1 Uhr	7 Uhr
Quick (%)	< 5	< 5	24	53	57	71
Hepato-Quick (%)	85	75	70	75	70	84
PTT (s)	> 140	> 140	45	33	34	32
TZ (s)	> 120	> 120	42,5	24	24,5	20,5
Fibrinogen (mg%)	–	–	–	70	70	110
AT III Akt. (%)	150	150	134	130	124	128
FM-Test	+++	+++	+++	++	+++	++
Thrombozytenzahl/µl	244000		220000		128000	

** = 2 E FFP 2 g Fibrinogen

Tabelle 2. Hämostaseparameter II

	Vor AS	nach AS	nach Fib.	FFP i.v.
D-Dimere	264	8	45	ng/ml
TAT	4,30	4,09	4,30	µg/l
Plasminogen	60	55	59	A. in %
alpha 2 AP	29	38	47	K. in %
β-TG	165	1008	651	IU/ml

Diskussion

Bißverletzungen durch Schlangen sind in der Bundesrepublik Deutschland so selten, daß entsprechendes Zahlenmaterial vom statistischen Bundesamt nicht erfaßt wird [6]. Während die heimischen Schlangenarten, von denen nur die Kreuzotter (Vipera berus) und die Aspisviper (Vipera aspis) giftig sind, vom Aussterben bedroht sind, erfreuen sich exotische Giftschlangen in der Terrarienhaltung einer größeren Beliebtheit [19]. In den letzten Jahren finden sich in der Literatur deshalb häufiger Berichte über Bißverletzungen durch exotische Schlangen [9, 17, 18, 19].

Bei der Durchsicht dieser Arbeiten entsteht der Eindruck, daß die Gefährlichkeit der Schlangen, die nach Trutnau [1] in 30000 bis 40000 Fällen im Jahr weltweit zu tödlichen Verletzungen führen, von Terrarianern unterschätzt werden.

Prinzipiell lassen sich die Wirksubstanzen der Schlangengifte in folgende Untergruppen einteilen [Nach 2, 8, 20]:

Neurotoxine	(curareartiger Wirkung).
Cardiotoxine	(Veränderung der Reizschwellen und der Membranpotentiale, Hämolyse).
Hämorrhagine	(Beeinflussung der plasmatischen Gerinnung, der Thrombozytenfunktion und hämolytische Wirkung).

Myotoxine und gewebetoxische Substanzen (Zytolysine).

Die Konzentration bzw. Zusammensetzung der Gifte ist je nach Spezies – aber auch innerhalb einer Art verschieden [4]. Bezüglich Ernährungszustand, Alter, Jahreszeit und Häutungszustand variieren die Komponenten der Schlangengifte.

Das Gift der südamerikanischen Lanzenotter, die zu der Familie der Grubenottern gehört, besteht hauptsächlich aus Hämorrhaginen. Folgende Gifte sind in der Literatur beschrieben:

Tabelle 3 nach [2, 3, 4, 5, 20]

Die Giftwirkung des Bothrox-atrox Toxines wird in erster Linie von dem thrombinähnlich wirkenden Batroxobin verursacht, das Fibrinopeptid A von Fibrinogen abspaltet und so zur Bildung größerer Mengen löslichen Fibrins führt. Obwohl die Wirkungen der einzelnen Giftkomponenten nach elektrophoretischer Trennung in vitro recht genau untersucht sind [2, 3, 5, 8], fehlen unserer Meinung nach in vivo Untersuchungen mit dem Giftgrundstoff. Verschiedene synergistische aber auch antagonistische Effekte sind denkbar. So ist es möglich, daß Thrombozyten, obwohl durch Thrombozytin und Thrombolec-

Tabelle 3. Charakterisierung des Bothrops atrox-Giftes (Komponenten mit Wirkung auf die Hämostase)

Batroxobin:	Glycoprotein, 25000–38000 D Spaltet Fibrinopeptid A von Firbinogen ab
F.X-Aktivator:	Doppelkettenprotein, 77000 D Schwere Kette 65000 D, leichte Kette 12000 D
Prothrombinaktivator:	Metalloprotein, 70000 D
Thrombozytin:	Serinprotease, 36000 D, Plättchenaktivierung, Aktivierung der Faktoren V, VIII, XIII
Thrombolectin:	15000 D, Dimer, Plättchenaktivierung
Botrocetin:	Protein, 26500 D, Plättchenaggregation über vWF

tin aktiviert, aufgrund der Afibrinogenämie, der Fibrinogen- und Fibrinspaltprodukte in ihrer Funktion so behindert werden, daß keine nennenswerten Aggregatmengen entstehen. Hierfür spricht unsere Beobachtung, daß die Thrombozytenfunktion bei normwertiger Zellzahl stark beeinträchtig war. Erst nach dem Neutralisieren des Schlangengiftes und der Substitution von Frischplasma und Fibrinogen kam es zu einem Thrombozytensturz mit erhöhten β-TG-Werten.

Eine kausale Therapie nach einer Bißverletzung besteht primär in der Verabreichung einer genügenden Menge polyvalenten oder spezifischen Antiserums. Es besteht in 1–3% der Fälle die Möglichkeit einer anaphylaktischen Reaktion auf das equine Antiserum [19], wobei eine subcutane Verträglichkeitsprobe zur Verminderung des Anaphylaxierisikos zu empfehlen ist. Um das geeignete Antiserum zu beschaffen, ist eine möglichst genaue Identifzierung der Schlange anzustreben. Getötete Tiere sollten in gut verschließbaren Gefäßen mitgeführt werden und Reptilienkundigen zur Klassifizierung überlassen werden. Einige Institute haben ELISA-Tests zur Bestimmung der Giftkomponenten und somit der wahrscheinlichen Schlangenspezies entwickelt [10, 11]. Diese Tests sind jedoch in Europa nicht im Handel (persönliche Kommunikation Fa. Wyeth), sodaß der Typisierung der Schlange zur Einleitung einer adäquaten Therapie eine hohe Priorität zukommt.

Der venöse Abstrom von der Bißstelle nach proximal sollte durch einen Stau (Binde, Blutdruckmanschette) unterbunden werden, um die systemische Giftwirkung zu verzögern. Die Inzision der Bißwunde ist umstritten, da hierdurch starke Blutungen verursacht werden können. Das Aussaugen der Bißverletzung mit dem Mund ist kontraindiziert, da ein Eindringen von Schlangengift in Schleimhautwunden zu einer raschen systemischen Wirkung führen kann [7]. Die vom Biß betroffene Extremität ist auf geeignetem Schienenmaterial ruhigzustellen, da jedwede Bewegung eine zentripetale Toxinausbreitung begünstigt. Die Schaffung eines venösen Zuganges an einer nicht vom Biß betroffenen Extremität sollte vor dem Transport des Patienten in ein geeignetes Krankenhaus erfolgen, um eventuelle Kreislaufwirkungen des Giftes adäquat behandeln zu können. Eine intensivmedizinische Überwachung der Patienten sollte gesichert sein, da plötzlicher Atemstillstand, Blutdruckabfall, kreislaufwirksame Blutverluste und Hirnblutungen nach Schlangenbissen beschrieben sind [13, 14, 15, 16]. Wenn kein Antiserum zur Verfügung steht, werden sich die therapeutischen Maßnahmen nach der Symptomatik richten, wobei renale und pulmonale Komplikationen durch die Bildung von Mikrothromben zu erwarten sind [15, 16]. Der Einsatz von Heparin in verschieden hoher Dosierung, die Anwendung von Fibrinolysehemmern oder Antithrombin III zur Behandlung der hämorrhagischen Giftwirkungen sind im Schrifttum umstritten [19, 20]. Eine allgemein gültige Empfehlung läßt sich hierzu nicht geben. In der Literatur finden sich Hinweise, daß einige Antiseren neben den toxischen Effekten ausgewiesener Spezies auch Giftwirkungen anderer Arten günstig beeinflussen können [12]. Es ist deshalb zu diskutieren, ob bei fehlenden Informationen über die Schlangenart in vitaler Bedrohung ein möglichst schnell erreichbares polyvalentes Antiserum eingesetzt werden sollte, um den artenübergreifenden Neutralisierungseffekt zu nutzen.

Danksagung. Den Kollegen der Giftnotzentrale München, Telefon 0 89/41 40 22 11, Telefax 0 89/41 40 24 67 sei für ihre ausführliche Beratung und für die Hilfe bei der Suche des Antiserumdepots gedankt.

Literatur

1. Trutnau L (1981) Schlangen im Terrarium, Band 2 Giftschlangen. Verlag Eugen Ulmer, Stuttgart pp 1–35
2. Kornalik F (1985) The influence of snake venom on blood coagulation. Pharmac Ther 29:353–405
3. Hofmann H, Dumarey C, Bon C (1983) Blood coagulation induced by Bothrops atrox venom Biochimie 65:201–210
4. Meier J (1986) Individual and age-dependent variations in the venom of the ferde-lance (Bothrops atrox). Toxicon 24:41–46
5. Hofmann, H, Bon C (1987) Blood coagulation induced by the venom of Bothrops atrox; Identification, purification and properities of a prothrombin activator. Biochemistry 26:772–780
6. Lieske, H (1966) Poisonous snake bites in Germany. Mem Inst Butantan, S 3 (1):227–233
7. Brede, HD, Clarmann M v (1989) Giftschlangenbisse. Münch med Wschr 23:22–32
8. Supprian, T (1989) Anwendung von Schlangengiften in der Medizin. Med Welt 40:470–472
9. Reid HA, Theakston RDG (1983) The management of snake bite. Bulletin of the World Health Organization, 61:885–895
10. Dhaliwal JS, Lim TW, Sukumaran KD (1983) A double antibody sandwich micro ELISA kit for the rapid diagnosis of snake bit. Southeast Asion J Trop Med Pub Hlth 3:367–373
11. Minton, SA (1987) Present tests for detection of snake venom; Clinical applications Annals of Emergency Medicine 16:932–937
12. Mebs D, Pohlmann S, Tenspolde W (1988) Snake venom hemorrhagins: Neutralization by commercial antivenoms. Toxicon, 26:453–458
13. Amaral CFS, Da Silva OA, Godoy P, Miranda D (1985) Renal cortical necrosis following Bothrops jararaca and B. jararacussu snake bite. Toxicon 23:453–458
14. Anand D, Pulimood R, Jacob CK, Kirubakaran, MG, Shastry JCM (1986) Haemolytic-Uraemic Syndrome Complication Snake Bite Nephron 42:89–90
15. Patten BR, Pearn JH, de Buse P, Burke J, Covacevich J (1985) Prologned intensive therapy after snake bite. Medical Journal of Australia 142:467–469
16. Chugh KS, Pal Y et al (1984) Acute renal failure following poisonous snake bite. American Journal of Kidney Diseases 4:30–38
17. Stahel E, Wellauer R, Freyvogel TA (1985) Vergiftungen durch einheimische Vipern (Vipera berus und Vipera aspis) Schweiz med Wschr 115:890–896
18. Meißner A, Hausmann B et al (1989) Defibrinierungssyndrom nach Schlangenbißverletzungen. Dtsch med Wschr 114:1484–1487
19. Wagner, HE Barbier P et al. Akutes Compartment-Syndrom nach Schlangenbiß. Chirurg 57:248–252
20. Pirkle H, Markland FR (1988) Hemostasis an Animal Venoms (Hematology/Volume 7) Marcel Dekker Inc, New York, pp 3–143

Hereditärer Faktor VII-Mangel – 2 Fallbeispiele

D. Ellbrück, E. Seifried (Ulm)

Der angeborene Faktor VII-Mangel (Hypoprokonvertinämie) ist eine sehr seltene Störung des exogenen Systems der plasmatischen Blutgerinnung. Sie wurde erstmals 1951 von Alexander und Mitarbeitern [1] beschrieben. Die Erkrankung wird autosomal rezessiv vererbt. Heterozygote Merkmalsträger sind in der Regel asymptomatisch [2, 3]; es kann insbesondere bei Kindern auch eine milde Blutungsneigung bestehen [4]. Homozygote Merkmalsträger, deren Inzidenz auf 1 : 500000 geschätzt wird, können asymptomatisch sein und weder spontan noch im Zusammenhang mit Traumata oder chirurgischen Eingriffen bluten. Die Mehrzahl der nur kasuistisch beschriebenen Fälle mit schwerem Faktor VII-Mangel weist jedoch eine Blutungsneigung, z.T. mit rezidivierenden Gelenkblutungen ähnlich wie bei der Hämophilie oder in seltenen Fällen mit intrazerebralen Blutungen auf. Im folgenden sollen zwei Patientinnen mit angeborenem schwerem Faktor VII-Mangel und lebensbedrohlicher hämorrhagischer Diathese vorgestellt werden.

Material und Methoden

Die Gerinnungsuntersuchungen wurden in Zitratplasma (1 : 10 Verdünnung mit 3,8 % Natriumzitrat) durchgeführt. Die Thromboplastinzeit nach Quick wurde mit Calciumthromboplastin® (Behring), die partielle Thromboplastinzeit (PTT) mit Pathrombtin® (Behring) bestimmt. Die Aktivität der Faktoren II, V, VII und X wurden im Einstufentest mit den entsprechenden Mangelplasmen (Merz & Dade) gemessen.

Kasuistik 1

Die Patientin ist Kind blutsverwandter Eltern (Geschwisterkinder). Im Alter von 13 Jahren traten mit der Menarche sehr starke vaginale Blutungen auf. Es waren verschiedentlich Bluttransfusionen erforderlich. Bereits zum damaligen Zeitpunkt wurde die Diagnose eines Faktor VII-Mangels gestellt (Quick 9,6 %, Faktor VII 11,6 % bei späteren Kontrollen wiederholt 3 %). Bei 2 Brüdern der Patientin war der Faktor VII ebenfalls vermindert.

Zwischen 1969 und 1976 kam es nach jeweils komplikationslosen Schwangerschaften zu 4 Geburten klinisch gesunder Kinder. Postpartal traten substitu-

Tabelle 1. Gerinnungsphysiologische Untersuchungen der Patientin (1), ihrer Kinder (2–5), sowie der Kinder ihres Bruders (6–7)

Pat.	Geschlecht	Quick (%)	PTT (s)	TZ (s)	Fibrinogen (mg/dl)	Faktor VII (%)
1	w	42	31	9	360	2
2	m	64	36	9	250	47
3	w	68	39	9	210	40
4	m	61	38	9	270	49
5	m	60	38	9	280	42
6	w	74	37	10	250	49
7	m	69	34	10	280	61

tionspflichtige vaginale Blutungen auf. Die gerinnungsphysiologischen Untersuchungen der 4 Kinder der Patientin sowie der 2 Kinder des Bruders der Patientin sind der Tabelle 1 zu entnehmen. Bei allen 6 Kindern ist von einem heterozygoten Faktor VII-Mangel auszugehen.

Am 26. 09. 1988 klagt die 45jährige Patientin über spontan aufgetretene rasende Kopfschmerzen. Wenige Minuten später verliert sie das Bewußtsein. Es erfolgt eine primäre Intubation und Beatmung sowie anschließend Transport in die internistische Intensivstation des Universitätsklinikums Ulm. Bei Aufnahme ist die Patientin tief komatös (Glasgow Coma Scale 3). Das sofort durchgeführte kraniale Computertomogramm zeigt eine ausgedehnte, raumfordernde Hirnstammblutung bis in den Mittelhirnbereich reichend mit Ventrikeleinbruch in den III. und IV. Ventrikel (Abb. 1a, b). Unter Einsatz aller erforderlichen intensivmedizinischen Maßnahmen einschließlich Faktor VII-Substitution und Anlage einer Ventrikeldrainage kommt es nicht zur Besserung des neurologischen Bildes. Die Patientin verstirbt nach 7 Tagen, ohne das Bewußtsein zwischenzeitlich wieder erlangt zu haben.

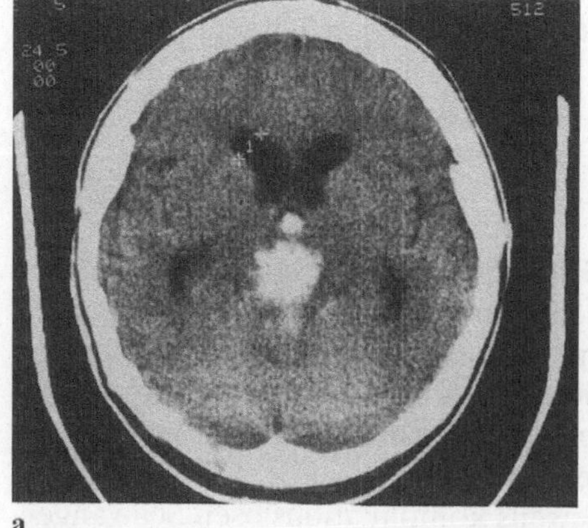

a

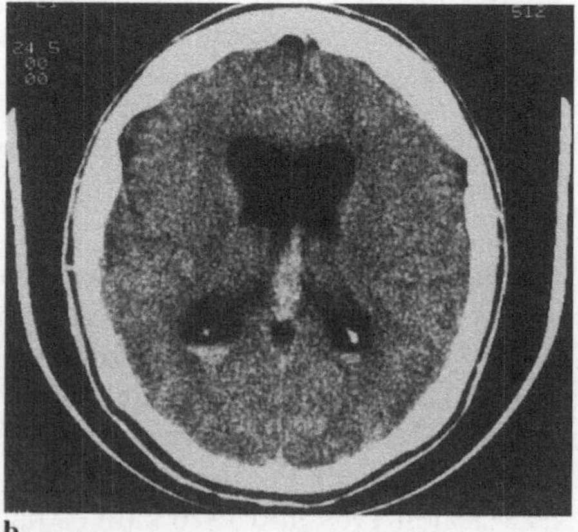

b

Abb. 1a, b. Computertomogramm mit raumfordernder Hirnstammblutung und Ventrikeleinbruch

Kasuistik 2

Es handelt sich um eine 45jährige Patientin, in deren Familie keine Blutungsneigung aufgefallen war. Alle Angehörigen waren bereits verstorben; eigene Kinder hatte die Patientin nicht.

Schon im Säuglingsalter bestand eine Neigung zu Zahnfleischbluten und Epistaxis. Als Kleinkind waren etwa 20 Transfusionen erforderlich. Seit der Menarche litt die Patientin unter einer ausgeprägten Menorrhagie, die sich erst unter Einnahme oraler Antikonzeptiva besserte. Weitere Blutungsmanifestationen waren eine vierwöchige Nachblutung nach Weisheitszahnextraktion sowie ein spontan aufgetretenes, ausgedehntes subkapsuläres Leberhämatom. Als Ursache der Blutungsneigung wurde 1974 ein Faktor VII-Mangel mit einer Restaktivität von 3% gefunden.

Die ambulante Vorstellung bei uns erfolgte wegen einer starken gynäkologischen Blutung nach eigenständigem Absetzen des Ovulationshemmers durch die Patientin wegen Unverträglichkeit. Der Versuch, die anhaltende Blutung (Hämoglobin 7.2 g/dl) durch Hormonpräparate zum Stillstand zu bringen, schlug fehl. Aus diesem Grunde wurde unter Faktor VII-Substitution eine hysteroskopische Menolyse mit dem ND-Yag-Laser im Non-Kontaktverfahren durchgeführt. Da es unter 2 × 2000 E F VII/die (Faktor VII S-TIM 4, Immuno GmbH, Heidelberg) am 6. Tag zu einer vaginalen Blutung kam, wurde über weitere 7 Tage mit 2 × 3000 E Faktor VII/die substituiert. Hierunter sistierte die Blutung.

Vier Wochen nach der Menolyse blutete die Patientin erneut stark; neben der Menorrhagie traten auch gingivale Blutungen auf. Beides besserte sich rasch auf 2000 E Faktor VII-Konzentrat. Unter Substitution, die den Faktor VII in den Talspiegeln auf > 10% hielt, wurde eine vaginale Hysterektomie durchgeführt. Der postoperative Verlauf gestaltete sich bis auf eine fieberhafte Episode als komplikationslos; Blutungen traten nicht mehr auf.

Zu einem späteren Zeitpunkt, an dem die Patientin völlig asymptomatisch war, wurde in in-vivo-Recovery nach 2000 E eines virusinaktivierten Faktor VII-Konzentrates (Faktor VII S-TIM 4, Immuno) bestimmt (Abb. 2). Der maximale Anstieg lag bei 123% nach 15 Minuten.

Diskussion

Über die Korrelation der Neigung zu Spontanblutungen mit der Faktor VII-Restaktivität bei Patienten mit angeborenem Faktor VII-Mangel liegen in der Literatur widersprüchliche Angaben vor. In einer Übersichtsarbeit wertete Strauss [3] 46 bis zum damaligen Zeitpunkt gesicherte Patienten mit Faktor VII-Mangel aus und kam zu dem Schluß, daß Spontanblutungen nur bei Patienten mit weniger als 3% Faktor VII-Restaktivität auftraten. Überwiegende Blutungsmanifestationen waren Epistaxis, Zahnfleischbluten, Menorrhagien und leichte Gelenkeinblutungen; im Kindesalter traten auch gastrointestinale und intracerebrale Blutungen auf. Bei 4 weiteren Patienten mit homozygoter Hypoprokonvertinämie bestätigten Zimmermann et al. [5] die Korrelation zwi-

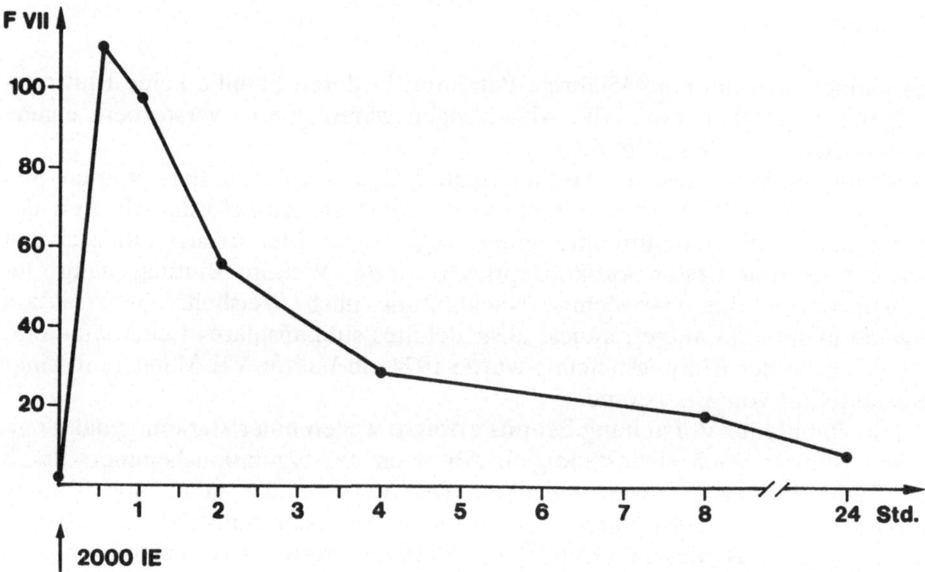

Abb. 2. Recovery nach 2000 Einheiten Faktor VII-Hochkonzentrat

schen Blutungsneigung und Faktor VII-Restaktivität, während in anderen Arbeiten [6, 7] ein solcher Zusammenhang nicht gefunden wurde.

Die von uns hier vorgestellten Patientinnen hatten bei einer Restaktivität von 3% tödliche bzw. potentiell vital bedrohliche Blutungskomplikationen. Erwähnenswert ist in beiden Fällen die nicht sehr ausgeprägte Verlängerung der Prothrombinzeit bzw. Erniedrigung des Quick-Wertes bei Verwendung von Thromboplastinen mit geringer Faktor VII-Sensitivität.

In einer Übersicht von Ragni et al. [8] über die Koinzidenz eines Faktor VII-Mangels mit intrazerebraler Blutung wurde diese Komplikation bei 12 von 75 Patienten, entsprechend 16%, gefunden; 11 dieser 12 Patienten waren Kinder, von denen immerhin 4 eine Faktor VII-Restaktivität von ≥ 5% aufwiesen. Ein von Bedizel & Albers [9] beschriebenes Zwillingspaar mit mittelschwerem Faktor VII-Mangel (3.5%) starb im Alter von 3 bzw. 30 Monaten an den Folgen intrazerebraler Blutungen.

Hirnblutungen bei erwachsenen Patienten mit angeborenem Faktor VII-Mangel [10] oder erworbenem Autoantikörper gegen Faktor VII [11] sind nur in Einzelfällen beschrieben. Der von Hassan et al. [10] beschriebene Patient, der eine Restaktivität von 11% hatte, überlebte unter Therapie mit Frischplasma und Steroiden. Bei einer ausgedehnten Einblutung, in unserem Beispiel mit Einbruch in das Ventrikelsystem, ist die Prognose sicher auch bei voller Kompensation der Hämostase durch PPSB- oder Faktor VII-Hochkonzentratapplikation ungünstig.

Menorrhagien scheinen bei Patientinnen mit Faktor VII-Mangel eines der häufigsten Symptome zu sein, wenn eine Blutungsneigung besteht (Übersicht in 3). In der Literatur sind nur wenige Fälle beschrieben, in denen schlußendlich aufgrund transfusionspflichtiger, auf hormonelle Therapie refraktärer Menorrhagien eine Hysterektomie durchgeführt werden mußte. Hierbei und bei Operationen vergleichbaren Schweregrades kam es in Einzelfällen trotz Substitution zu stärkeren Blutungen [5]. In einigen Fällen wurde ohne Substitution [8, 12–14] oder Substitution nur durch Frischplasma [3] keine auffallende Blutungsneigung gesehen.

Unsere Patientin wurde peri- und postoperativ mit einem virusinaktivierten Faktor VII-Hochkonzentrat substituiert, da es nach einer Laserkoagulation des Endometriums zu einer Nachblutung gekommen war. Unter der Substitution lagen die Talspiegel mehrere Tage postoperativ über 10%. Unter diesem Regime wurde keine Nachblutung beobachtet.

Zusammenfassend bleibt festzuhalten, daß operative Eingriffe auch bei schweren Faktor VII-Mangelzuständen unkompliziert verlaufen können, wenn der Faktor VII auf mindestens 10% in den Talspiegeln angehoben wird [5, 15–18].

Andererseits ist die schlechte Prognose nach stattgehabten intrazerebralen Blutungen auch durch höhere Substitution nicht entscheidend zu beeinflussen.

Acknowledgements: Für die Fertigstellung des Manuskripts bedanken wir uns bei Frau R. Matzke.

Literatur

1. Alexander B, Goldstein, R, Landwehr G, Cook CD (1951) Congenital SPCA deficiency: A hitherto unrecognized coagulation defect with hemorrhage rectified by serum and serum fractions. J Clin Invest 30:596–608
2. Voss D, Waaler BA (1959) Congenital hypoconvertinemia; a report on 12 cases with total deficiency and 19 cases with partial deficiency. Thromb Diath Haemorrh 3:375–385
3. Strauss H (1965) Surgery in patients with congenital factor VII deficiency (congenital hypoproconvertinemia). Experience with one case and review of the literature. Blood 25 (3):325–334
4. Bhavnani M, Evans DIK (1984) Carriers of factor VII deficiency are not always asymptomatic. Clin Lab Haemat 6:363–368
5. Zimmermann R, Ehlers G, Ehlers W, von Voss H, Göbel U, Wahn U (1979) Congenital factor VII deficiency. A report of four new cases. Blut 38:119–125
6. Hall CA, Rapaport SI, Ames SB, Degroot JA (1964) A clinical and familiy study of hereditary proconvertin (factor VII) deficiency. Am J Med 37:172–181
7. Marder VJ, Shulman NR (1964) Clinical aspects of congenital factor VII deficiency. Am J Med 37:182
8. Ragni MV, Lewis JH, Spero JA, Hasiba U (1981) Factor VII deficiency. Am J Hematol 10:79–88
9. Bedizel M, Albers R (1983) Hereditary factor VII deficiency in newborns. Clin Pediatr 11:774–775
10. Hassan HJ, Casalbore P, De Laurenzi A, Petti N, Sinibaldi L, Orlando M (1984) Hereditary factor VII deficiency: Report of a case of intracranial hemorrhage. Haemostasis 14:244–248
11. Delmer A, Horellou MH, Andreu G, Lecompte T, Rossi F, Kazatchkine MD, Samama M, Zittoun R (1989) Life threatening intracranial bleeding associated with the presence of an antifactor VII autoantibody. Blood 74 (1):229–232
12. van der Loos TL (1987) Congenital factor VII deficiency (letter). Acta Clin Belg 42 (1):66–67

13. Cleton FJ, Loeliger EA (1960) Two typical hereditary charts of congenital factor VII deficiency. Thromb Diath Haemorrh 5:87–92
14. Dische FE, Benfield V (1959) Congenital factor VII deficiency. Haematological and genetic aspects. Acata Haematol 21:257–271
15. Yorke AJ, Mant MJ (1977) Factor VII deficiency and surgery. Is preoperative replacement therapy necessary? JAMA 238 (5):424–425
16. Kelleher JF, Gomperts E, Davis W, Steingart R, Miller R, Bessette J (1986) Selection of replacement therapy for patients with severe factor VII deficiency. Am J Pediatr Hematol Oncol 8 (4):318–323
17. Briët E, Onvlee G (1987) Hip surgery in a patient with severe factor VII deficiency. Haemostasis 17:273–277
18. Kuzel T, Green D, Stulberg SD, Baron J (1988) Arthropathy and surgery in congenital factor VII deficiency. Am J Med 84:771–774

Diskussion

von Kries (Düsseldorf):

Ist der Patient autopsiert worden?

Ellbrück (Ulm):

Es wurden keine Gefäßdysplasien, kein Angiom und kein Hinweis auf andere Ursachen gefunden.

Lechner (Wien):

Wenn eine Patientin eine Prothrombinzeit von 55 % bei einem Faktor VII von 3 % hat, dann kann das nicht stimmen. Sie müssen schon ein für Faktor VII extrem insensitives Thromboplastin haben, und so insensitiv dürfte heutzutage kein Thromboplastin mehr sein. Zum anderen erscheint mir die Blutungsneigung bei einer Restaktivität von 3 oder 4 % einfach zu schwer. Aus eigener Erfahrung und eigenem Irrtum kann ich sagen, daß es sehr schwierig ist, Aktivitäten unter 5 % genau zu bestimmen. Man muß zumindest sehr gute Mangelplasmen haben. Ich würde also nicht ganz ausschließen, daß es vielleicht doch schwere Mangelzustände unter 1 % waren.

Ellbrück (Ulm):

In der Tat haben wir ein sehr Faktor VII-unspezifisches Reagenzthromboplastin verwendet und dieses inzwischen verlassen, nachdem wir in mehr als einem Fall gesehen hatten, daß geringe Faktor VII-Mangelzustände damit nicht erfaßt werden.
Zu Ihrer zweiten Anmerkung ist zu sagen, daß beide Patientinnen auch an anderen Orten, die eine in München, die andere in Berlin, untersucht worden sind und die gleichen Aktivitäten des Faktors VII gefunden wurden. Insofern muß man daran erinnern, daß die Faktor VII-Konzentration nicht streng mit der Blutungsneigung korreliert.

Veränderungen der von Willebrand-Faktor-Multimere während der akuten Phase der thrombotisch thrombozytopenischen Purpura (TTP) – Eine Fallvorstellung

F. Bergmann, J. Chediak, P. Dechristopher (Hannover, Chicago/USA)

Während meiner Arbeit an der University of Chicago im Labor von Dr. Juan Chediak hatte ich Gelegenheit, 3 Patienten mit der Diagnose M. Moschkowitz, der thrombotisch thrombozytopenischen Purpura (TTP) in der akuten Phase studieren zu können. Einen dieser Fälle möchte ich hier vorstellen:

Aufgenommen wurde eine 26jährige, farbige Patientin, die angab, 3 Wochen zuvor eine grippeähnliche Erkältung mit Gliederschmerzen, Husten und Schnupfen gehabt zu haben. Vor einer Woche hatte sie plötzlich Fieber bekommen sowie zwei wenige Minuten dauernde Episoden erlebt, bei denen es zu einer Sehstörung auf dem rechten Auge, Kribbeln, Taubheitsgefühl und Muskelschwäche in der rechten Hand und im rechten Bein gekommen war. Sie hatte mehrere Teerstühle beobachtet und klagte über brennende Schmerzen im Epigastrium. Seit zwei Tagen fühlte sie sich schwindelig und müde. Der Hausarzt veranlaßte eine Blutbilduntersuchung, die eine ausgeprägte Anämie und schwere Thrombozytopenie ergab, welche zur Einweisung der Patientin führte. Das Blutbild bei Aufnahme (Tabelle 1) bestätigte die erhobenen Befunde. Die Knochenmarkspunktion zeigt eine Steigerung der Erythropoese sowie eine adäquate Megakaryopoese. Aufgrund der Vorgeschichte mit neurologischen Störungen, Fieber, der hämolytischen Anämie bei negativen Coombs-Tests und der ausgeprägten Thrombozytopenie wurde die Diagnose Thrombotisch Thrombozytopenische Purpura gestellt.

Folgende therapeutische Maßnahmen wurden umgehend eingeleitet:
- Gabe von Erytrozytenkonzentraten,
- Gabe von Prednisone, Acetylsalisylsäure (ASS), Dipyridamole und Zantic.

Es erfolgte das Einlegen eines Hämodialysekatheters in die V. Subcalvia, die Vollheparinisierung und Beginn des täglichen Plasmaaustausches mit FFP (fresh frozen plasma).

Tabelle 1. Wichtige Laborparameter der Patientin bei Aufnahme

Thrombozyten	24.000/ul
Leukozyten	11.2 Tsd/ul
Erythrozyten	2.15 Mio./ul
Hb	6.8 g/dl
Hkt	20,7 %
LDH	237 mU/ml
Kratinin	1.0 mg/dl

Unter diesem Regime kam es zu einem schnellen Anstieg der Thrombozytenzahl und einem Abfall der LDH. Die Thrombozytenzahl verdoppelte sich mit jedem Plasmaaustausch. Der Austausch wurde insgesamt 6 × durchgeführt bis die Thrombozytenzahl im Normalbereich lag und sich als stabil erwiesen hatte.

Mit der Thrombozytenzahl korrelierten wir als weiteren Parameter für den klinischen Verlauf der Erkrankung den von Willebrand-Faktor (vWF):
Es erfolgte die immunologische, vWF-Antigen (vWF:Ag), und die funktionelle Bestimmung, vWF Ristocetin-Cofaktor (vWF:RiCof), dieses Proteins sowie der Analyse der vWF-Multimere. Außerdem wurde das Verhältnis von vWF:RiCof zu vWF:Ag ermittelt, welches beim Gesunden ca. 1 beträgt. Diese Ratio hatte sich bei der Analyse von Plasmaproben von 14 Patienten mit TTP in der akuten Phase retrospektiv als prognostisch wichtiger Faktor erwiesen [2]. Aus dieser Gruppe hatten 2 Patienten eine Ratio von < 0.3 bei Diagnoseerstellung und verstarben noch in der akuten Phase der TTP.
Seit Moake und Mitarbeiter [1] im Jahre 1982 ungewöhnlich hochmolekulare Formen der vWF Multimere bei TTP Patienten in der Remission beschrieben hat, welche bei einem Rezidiv verschwanden, wurde der vWF intensiver untersucht. Es wurde die Hypothese aufgestellt, daß es während der aktiven Phase der TTP zu einem exzessiven Verbrauch des vWF oder zu einem massiven proteolytischen Abbau des vWF kommen könnte und daß diese Reaktion in Zusammenhang mit der Thrombozytopenie bei der TTP steht.

Die Analyse der Plasmaproben dieses Falles zeigt das folgende Muster der vWF Multimere:
Bei Aufnahme, noch vor Behandlungsbeginn fanden wir ungewöhnlich hochmolekulare, sogenannte supra-normale Formen der Multimere (Abb. 1). Hingegen waren die hochmolekularen Anteile des vWF wie sie auch im Normalplasma vorkommen, quantitativ erniedrigt. Der Anteil der kleinmolekularen Multimere hatte deutlich zugenommen. Diese supra-normalen Formen waren bereits nach der ersten Gabe von Erythrozytenkonzentraten, noch vor der 1. Plasmapherese nicht mehr nachweisbar (Abb. 2). Der Anteil der kleinmolekularen Multimere nahm mit der Anzahl der Plasmapheresen kontinuierlich ab und der Anteil der höhermolekularen Multimere nahm wieder zu. Dies wurde durch die Meßergebnisse für das vWF-Antigen und den RiCof bestätigt. Mit der 3. Plasmapherese zeigte sich wieder ein normales Verteilungsmuster der Multimere, welches mit einer normalen Ratio RiCof/Ag von 0.94 korrelierte. Die Thrombozytenzahl betrug zu diesem Zeitpunkt 84000/ul.
Bereits nach 9 Tagen wurde die Patientin in die ambulante Betreuung entlassen, mit dem Hinweis bei neurologischen Störungen, Fieber oder Blutungen, umgehend das Krankenhaus aufzusuchen. Folgende Laborwerte lagen bei der Entlassung vor: Leukozyten 15.3 Tsd/ul, Erythrozyten 2.91 Mio/ul, Hb 9.4 g/dl, Hkt 29.0%, Thrombozyten 334000/ul, LDH 78 mU/ml, Retikulozyten 14.8%/cmm. Der Subclaviakatheter wurde noch für einige Tage belassen.
Zusammenfassend möchte ich kurz unsere Ergebnisse der Analyse der vWF-Multimere denen anderer Untersucher gegenüberstellen:

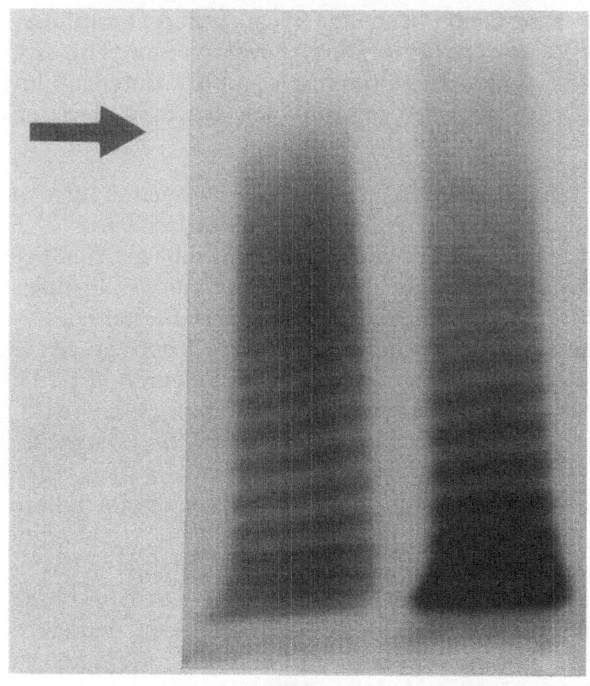

Abb. 1. Ergebnis der SDS-Gelektrophorese des Plasma vWF der Patientin bei Aufnahme (Verdünnung 1:10). Zum Vergleich Analyse der vWF Multimere des Normalpools (Verdünnung 1:20). Der Pfeil kennzeichnet den Beginn der hochmolekularen Multimerbanden des Pools

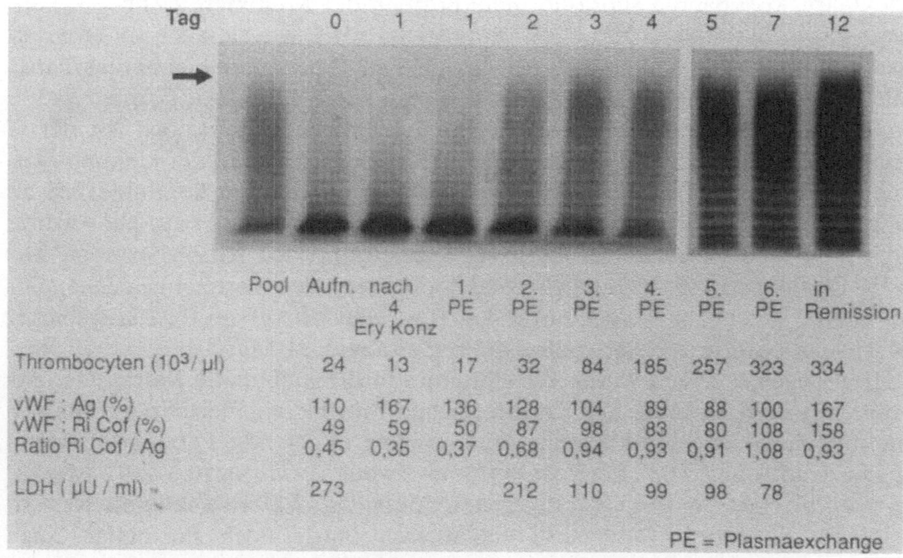

Tag		0	1	1	2	3	4	5	7	12
	Pool	Aufn.	nach 4 Ery Konz	1. PE	2. PE	3. PE	4. PE	5. PE	6. PE	in Remission
Thrombocyten (10^3/µl)		24	13	17	32	84	185	257	323	334
vWF : Ag (%)		110	167	136	128	104	89	88	100	167
vWF : Ri Cof (%)		49	59	50	87	98	83	80	108	158
Ratio Ri Cof / Ag		0,45	0,35	0,37	0,68	0,94	0,93	0,91	1,08	0,93
LDH (µU / ml)		273			212	110	99	98	78	

PE = Plasmaexchange

Abb. 2. Analyse der Plasma vWF Multimere (1 % SDS-Agarosegel) in der akuten Phase der TTP und korrespondierende Laborparameter der Patientin. Der Pfeil kennzeichnet den Beginn der hochmolekularen Multimerbanden des Normalpools

MOAKE und Mitarbeiter beschrieben erstmals diese ungewöhnlich hochmolekularen Multimere im Plasma von Patienten mit chronisch-rezidivierender TTP. Diese Multimere waren in der Remission nachweisbar und entsprachen von der Größe, den Multimeren, die von Endothelzellkulturen synthetisiert werden. Die Gruppe um MOAKE postulierte daher einen Defekt bei der Synthese und Freisetzung der Multimere aus Endothelzellen. Diese ungewöhnlich hochmolekularen Formen könnten ein prädisponierendes Moment für die TTP darstellen.

Im Gegensatz dazu steht eine kürzlich veröffentlichte Untersuchung von MANNUCCI et al. [3] über den vWF bei Patienten in der aktiven Phase der TTP. Diese zeigten, daß obwohl die Proteolyse gesteigert war, es dabei nicht zu einem vollständigen Verlust der hochmolekularen Anteile (high molecular weight multimers) des vWF kam. Die supra-normalen Formen waren nur während der akuten Phase nicht, jedoch in der Remission nachweisbar. Da der Zusatz von Proteinaseinhibitoren bei der Plasmagewinnung keinen Einfluß auf die Proteolyse hatte, wurde angenommen, daß diese bereits in vivo stattfinden würde, welches auch unseren Erfahrungen mit Proteinaseinhibitoren entspricht.

Wie wir in dem vorgestellten Fall beobachten konnten, wurden diese supranormalen Multimere während der aktiven Phase verbraucht oder umgehend gespalten. Bei der Patientin ließen sich am 12. Tag nach Therapiebeginn, d. h. in der Remission keine supra-normalen Multimere nachweisen. Bis jetzt ist es bei der Patientin nicht zu einem Rezidiv gekommen.

Literatur

1. Moake JL, Rudy CK, Troll IH, Weinstein MJ, Colannino NM, Azocar J, Seder RH, Hong SL, Deykin D (1982) Unusually large plasma factor VIII: von Willebrand factor multimers in chronic relapsing thrombotic thrombocytopenic purpura. N Engl J Med 307:1432–35
2. Chediak J, Eldridge J, Bergmann F, Sobel D, Baron J, Maxey B, Telfer MC (1988) Further evidence of the von Willebrand factor involvement in thrombotic thrombocytopenic purpura. Thrombos Haemostas 60:13–17
3. Mannucci PM, Lombardi R, Lattuada A, Ruggenenti P, Vigano GL, Barbui T, Ramuzzi G (1989) Enhanced proteolysis of plasma von Willebrand factor in thrombotic thrombocytopenic purpura and in the hemolytic uremic syndrome. Blood 74:978–983

Diskussion

SCHIMPF (Heidelberg):

Gibt es neue Erkenntnisse zur Pathogenese oder Ätiologie des Krankheitsbildes?

FRAU BERGMANN (Hannover):

Mir sind keine neuen Erkenntnisse bekannt. Als Risikofaktor wäre bei dieser Patientin noch zu nennen, daß sie die Pille einnahm. Das wird als Risikofaktor mitdiskutiert.

SCHWARZ (Wien):

Haben Sie Vergleiche der Multimerenanalyse zwischen Thrombozyten-von Willebrand und Plasma-von Willebrand angestellt?

FRAU BERGMANN (Hannover):

Das wäre interessant gewesen. Doch waren in der akuten Phase nicht genügend Plättchen vorhanden.

Adsorptionsplasmapherese – eine neue Therapiemöglichkeit für Faktor VIII-Inhibitoren

W. Mondorf, P. Grützmacher, H. Schmidt, B. Wolff, I. Scharrer, H. von Baum, W. Hunstein (Frankfurt, Heidelberg)

Die Behandlung von Hemmkörpern gegen Faktoren des Blutgerinnungssystems konnte in den letzten Jahren deutlich verbessert werden, stellt jedoch nach wie vor besonders im Blutungsfall ein großes Problem dar [1, 2, 3, 5, 6, 8, 9, 10, 11, 13, 15, 16, 18, 19]. Dies gilt gleichermaßen für Hemmkörper bei hämophilen Patienten gegen den zugeführten Faktor, als auch für Hemmkörper, die bei Patienten mit zuvor normaler Blutgerinnung spontan auftreten.

In Anlehnung an die Ergebnisse von Nilsson et al. [10, 11], behandelten wir im Sommer 1989 zwei Patienten mit Hemmkörper gegen Faktor VIII:C mit einer Adsorptionsplasmapherese. Im Unterschied zu der Arbeitsgruppe Nilsson, die hierzu die Protein A-Sepharose einführte, verwendeten wir eine von der Firma Asahi Medical entwickelte und in Deutschland von der Firma Diamed Medizintechnik GmbH vertriebene Säule.

Zur Zeit werden zwei verschiedene Säulen angeboten. Beide sind mit 350 ml Polyvinyl-Alkohol-Gel gefüllt. In der hier verwendeten Säule (Immusorba TR-350) ist Tryptophan, während in der anderen Säule (Immusorba PH-350) Phenylalanin an das Gel konvalent gebunden ist. Die Teilchengröße des Polyvinyl-Alkohol-Gels beträgt 70–300 um. Eine an beiden Enden der Säule eingesetzte Zellulose-Azetat Membran mit einer Porengröße von 0,45 um verhindert ein Ausschwemmen des Gels während der Behandlung.

Nach jeder Behandlung wurden neue Säulen verwendet, obwohl eine Elution der gebundenen Substanzen und eine Sterilisation mit feuchter Hitze möglich ist.

In den Säulen werden vorwiegend Immunglobuline aller Klassen gebunden, so daß sie bereits, zum Teil mit gutem Erfolg, bei anderen Autoimmunerkrankungen, besonders dem Guillain-Barre Syndrom und der Myasthenia Gravis, eingesetzt wurden [7, 12, 14, 20].

Kasuistik eines Patienten mit Hemmkörperhämophilie A

Im Frühjahr 1989 übernahmen wir einen 55jährigen Patienten mit Hemmkörperhämophilie A und begannen eine tägliche hoch dosierte Therapie mit Faktor VIII. Hierunter kam es zunächst zu einem Anstieg und später zu einem Abfall des Hemmkörpers auf zuletzt 65 Bethesda Einheiten (BE) (Abb. 1).

Aufgrund einer gastrointestinalen Blutung mit Abfall des Hämoglobins auf 6,4 g/dl begannen wir eine Adsorptionsplasmapherese mit je zwei Immusorba

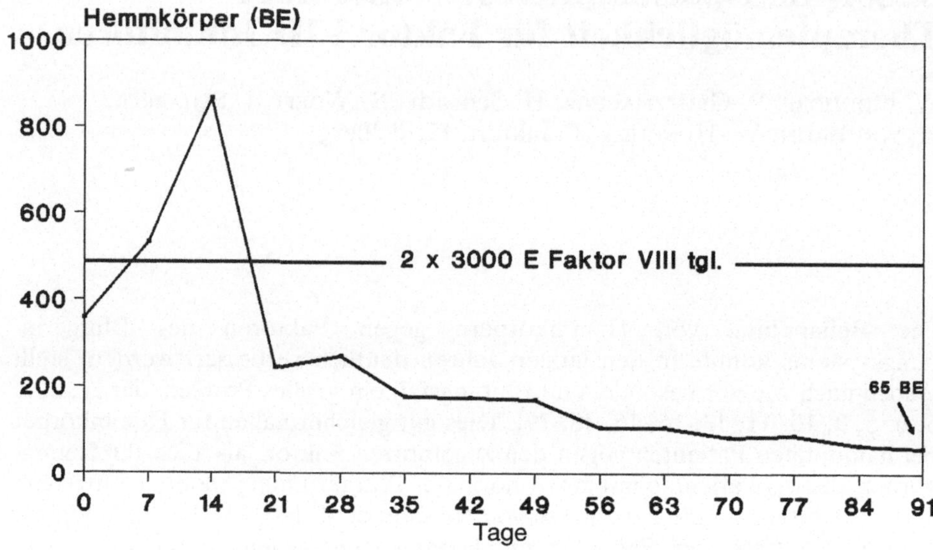

Abb. 1. Hemmkörperverlauf bei einem Patienten mit Hemmkörperhämophilie unter hoch dosierter Faktor VIII Therapie

Tabelle 1. Hemmkörper vor (HK-vor) und nach (HK-nach) Adsorptionsplasmapherese und immunsuggressiver Therapie bei einem Patienten mit Hemmkörperhämophilie

Therapie	PP-Säulen	HK-vor	HK-nach	Differenz (%)
Immunglobuline	2	55	44	20
+	2	49	36	27
Cyclophosphamid	2	42	32	24
Cyclophosphamid	2	12,7	9	31
+	2	9	5,4	33
Prednisolon	2	13,4	8,2	41
	2	13,8	8,9	38
Cyclophosphamid	3	19,7	6,9	65
+	3	7,9	3,6	52
Prednisolon	3	5,9	1,5	76
	3	2,9	1	65
	3	3,2	1,1	67
	3	10,2	3,1	70
Cyclosporin A	3	36,2	20	45
	3	16,1	7,3	55
	3	10,4	4,4	60

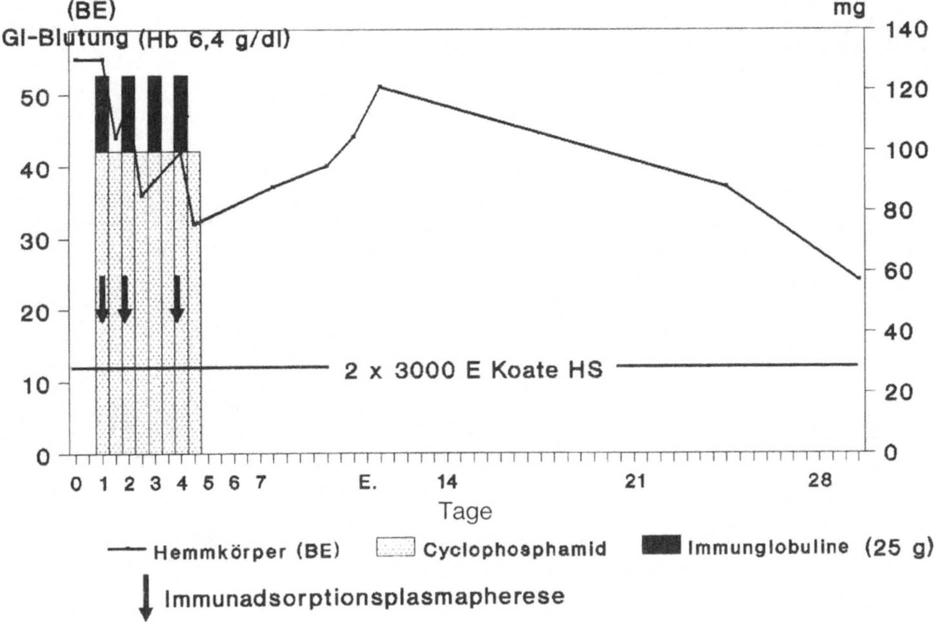

Abb. 2. Hemmkörperverlauf unter Adsorptionsplasmapherese mit zwei Säulen und begleitende Immunglobulin und Cyclophosphamid Therapie

TR-350 Säulen. Gleichzeitig verabreichten wir täglich 25 g Immunglobulin und begannen eine Therapie mit Cyclophosphamid (1,5 mg/kg KG). Durch jede Adsorptionsbehandlung fiel der Hemmkörper im Mittel um 24% (Tabelle 1) ab, stieg jedoch nach jeder Behandlung wieder deutlich an (Abb. 2). Offenbar konnte die begleitende Therapie die Produktion des Hemmkörpers nicht verhindern. So entließen wir den Patienten nach Stabilisierung zur weiteren Immun-Toleranz Therapie mit Faktor VIII.

Bereits zweieinhalb Wochen nach Entlassung mußte der Patient mit einer massiven Muskelblutung und Abfall des Hämoglobins auf 4,4 g/dl erneut aufgenommen werden. Wieder führten wir eine Adsorptionsplasmapherese mit je zwei Säulen durch, verabreichten diesmal jedoch keine Immunglobuline. Zu der immunsuppressiven Therapie mit Cyclophosphamid gaben wir zusätzlich Prednisolon (2,5 mg/kg KG). Nach jeder Adsorptionsplasmapherese sank der Hemmkörper im Mittel um 36% (Tabelle 1), stieg aber auch dieses Mal in der Art eines Rebound-Phänomens oder eines Anamnestic Response erneut an (Abb. 3). Als akut blutstillende Maßnahme verabreichten wir porcinen Faktor VIII (Hyate C) 2 × 3000 E.

Unter stationären Bedingungen ereignete sich am 13. Tag eine erneute gastrointestinale Blutung, die zu einem Abfall des Hämoglobins von 10 auf 6,4 g/dl führte. Da der Hemmkörper gleichzeitig massiv steigende Tendenz zeigte,

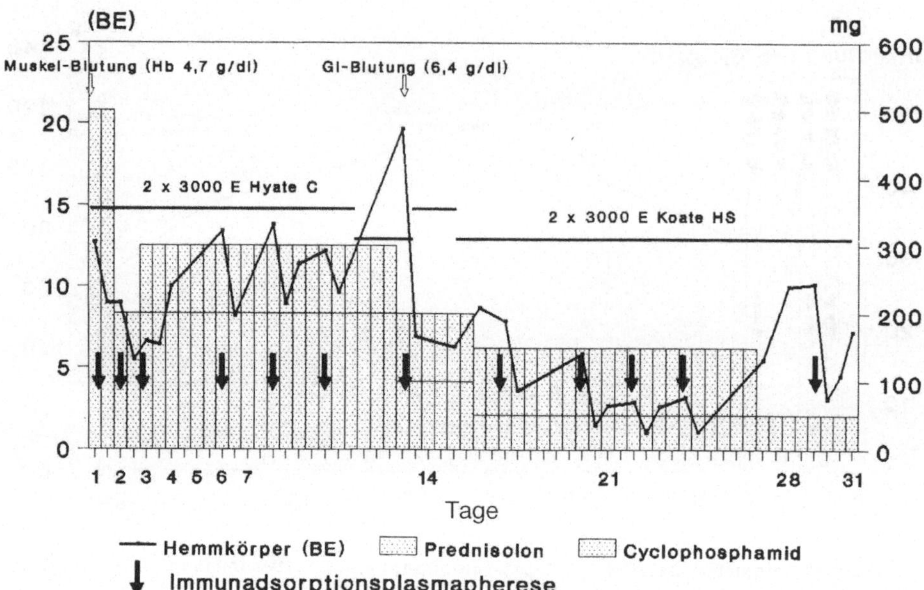

Abb. 3. Hemmkörperverlauf unter Adsorptionsplasmapherese mit zwei (bis zum 10. Tag) und drei (13. bis 30. Tag) Säulen und begleitender Cyclophosphamid (1,5 mg/kg KG) und Prednisolon (2,5 mg/kg KG) Therapie

führten wir die weiteren Adsorptionsplasmapheresen nun mit je drei Immunsorba TR-350 Säulen durch. Hierunter konnte der Hemmkörper im Mittel um 62 % gesenkt werden. Dennoch konnte auch diesmal die Hemmkörperproduktion nicht verhindert werden. Zudem mußten wir Cyclophosphamid nach fast vier Wochen wegen einer beginnenden Leukopenie absetzen.

Bereits eine Woche nach Entlassung kam es dann zur dritten stationären Aufnahme infolge einer erneuten gastrointestinalen Blutung mit Abfall des Hämoglobulins auf 8,8 g/dl. Eine erneute Adsorptionsplasmapherese mit drei Säulen konnte den Hemmkörper wie zuvor im Mittel auf 62 % senken (Tabelle 1). Diesmal begannen wir eine immunsuppressive Therapie mit Cyclosporin A und später zusammen mit Prednisolon (Abb. 4). Hierunter konnte zum ersten mal eine nachhaltige Unterbindung der Hemmkkörperproduktion beobachtet werden. Nach Elimination durch Adsorptionsplasmapherese kam es zu keinem weiteren Anstieg des Hemmkörpers und der Patient konnte am 11. Tag mit einem Hemmkörperspiegel unter 1 BE entlassen werden. Im Laufe der ambulanten Vorstellung verschwand der Hemmkörper unter Fortführung der Therapie mit Cyclosporin A und Prednisolon vollständig.

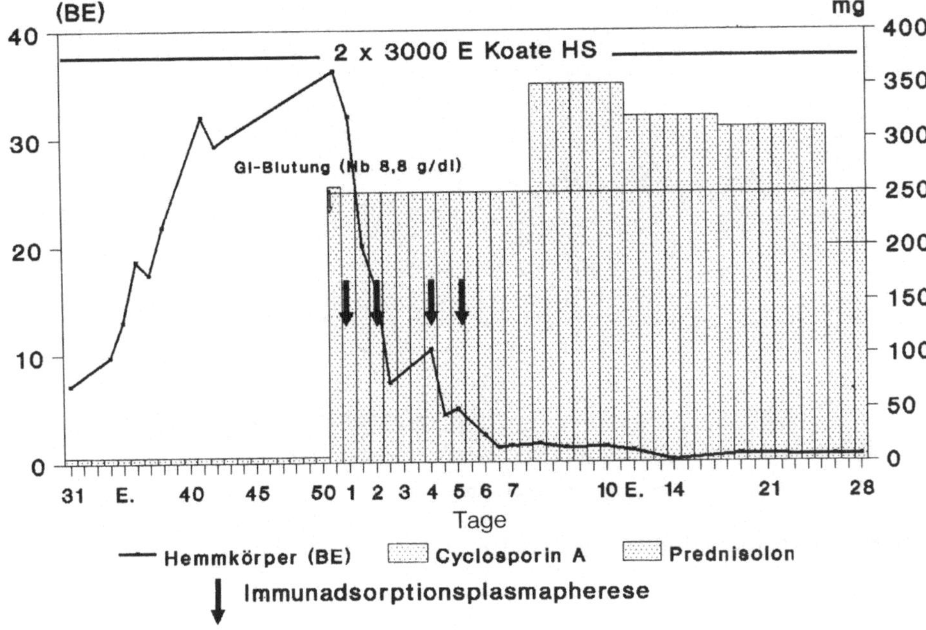

Abb. 4. Hemmkörperverlauf unter Adsorptionsplasmapherese mit drei Säulen und begleitender Cyclosporin A und Prednisolon Therapie

Kasuistik eines Patienten mit spontanem Hemmkörper gegen Faktor VIII:C und einem Inhibitor gegen Phospholipide

Im Sommer 1989 übernahmen wir einen 65jährigen Patienten aus einem auswärtigen Krankenhaus, der aus ungeklärter Ursache einen Hemmkörper gegen Faktor VIII:C und Phospholipide entwickelt hatte. Aufgrund einer starken Blutungsneigung, manifestiert durch Muskelblutungen in die obere und untere Extremität, begannen wir eine Adsorptionsplasmapherese mit je drei Immunsorba TR-350 Säulen. Gleichzeitig verabreichten wir Cyclophosphamid (1,5 mg/kg KG) und Prednisolon (2,5 mg/kg KG) täglich als immunsuppressive Therapie (Abb. 5).

Nach jeder Adsorptionsplasmapherese sank der Hemmkörper im Mittel um 52% ab (Tabelle 2). Am ersten Wochenende kam es jedoch, ähnlich dem zuvor beschriebenen Patienten zu einem erneuten Anstieg des Hemmkörpers auf den Ausgangswert. Unter konsequenter Fortführung der Therapie konnte dieser jedoch nachhaltig gesenkt werden. Die Faktor VIII Aktivität stieg erst bei Hemmkörper-Werten unter 5 BE deutlich an, während die PTT bereits zu Beginn der Therapie fallende Tendenz zeigte (Abb. 6).

Vor Entlassung verabreichten wir je 30 g eines Immunglobulin-Konzentrates, einmal, um einen erneuten Anstieg des Hemmkörpers zu verhindern und

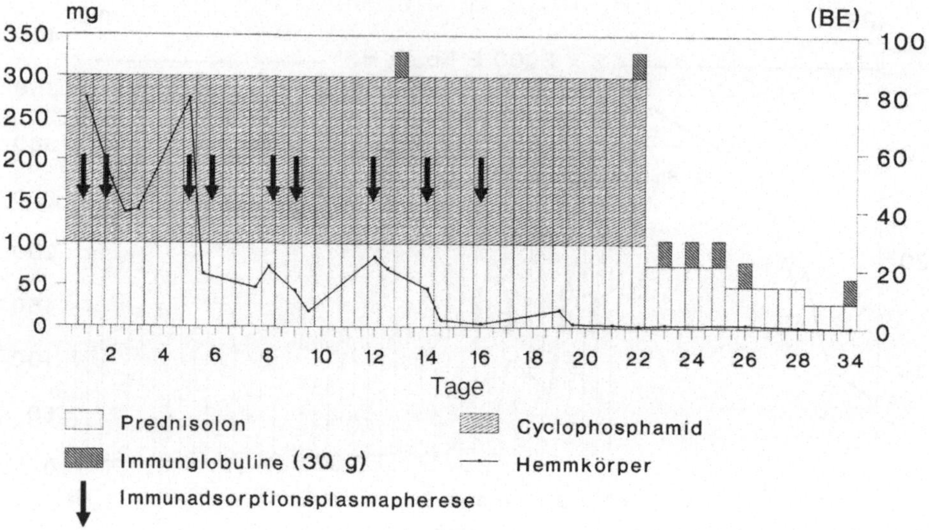

Abb. 5. Hemmkörperverlauf bei einem Patienten mit spontanem Hemmkörper gegen Faktor VIII:C unter Adsorptionsplasmapherese mit drei Säulen und begleitender Cyclophosphamid (1,5 mg/kg KG) und Prednisolon (2,5 mg/kg KG) Therapie

Tabelle 2. Hemmkörper vor (HK-vor) und nach (HK-nach) Adsorptionsplasmapherese und immunsuppressiver Therapie bei einem Patienten mit Hemmkörperhämophilie

Therapie	PP-Säulen	HK-vor	HK-nach	Differenz (%)
Cyclophosphamid	3	78	50	36
+	3	50	39	22
Prednisolon	3	78	18	77
	3	18	13	28
	3	20	12	40
	3	12	5	58
	3	24	13	46
	3	13	3	77
	3	6	1	83
			Mittelwert:	52

weiterhin, um den plasmapheresebedingten Immunglobulinverlust auszugleichen.

Bei Entlassung lag der Hemmkörper unter 0,1 BE und war bei den folgenden ambulanten Vorstellungen nicht mehr nachweisbar.

Offenbar lagen bei Aufnahme auch interferierende Hemmkörper vor, da sich ein positiver Exner-Test ergab. Bereits in der zweiten Woche nach vier

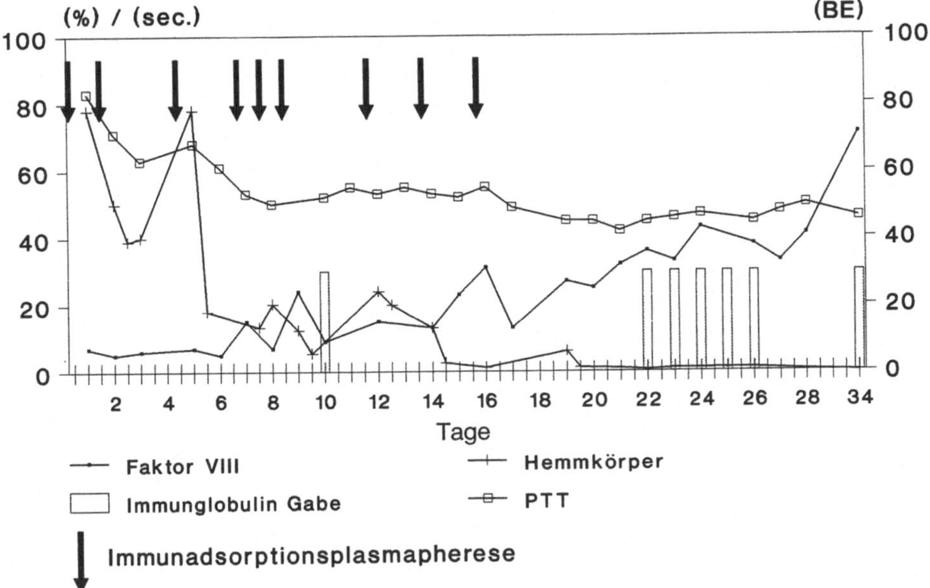

Abb. 6. Hemmkörperverlauf, PTT, und Faktor VIII Aktivität bei einem Patienten mit spontanem Hemmkörper gegen Faktor VIII unter Adsorptionsplasmapherese und immunsuppressiver Therapie mit Cyclophosphamid und Prednisolon

Adsorptionsplasmapheresen fiel dieser Test negativ aus und blieb es auch während der ambulanten Vorstellungen.

Während der Adsorptionsplasmapheresen kam es auch zu einem signifikanten Abfall des Fibrinogens, des Plasminogens und des Antithrombin III (Abb. 7). Fibrinogen wurde bei Werten unter 80 mg/dl mit je 3 g ersetzt. Antithrombin III mußte nicht substituiert werden. Auch Alpha-2-Antiplasmin und Faktor XII zeigten eine fallende Tendenz, die sich jedoch als nicht signifikant herausstellte (Abb. 8).

Zusammenfassend kann man aus diesen Erfahrungen folgendes ableiten:

Die Adsorptionsplasmapherese stellt eine wertvolle Hilfe bei der notfallmäßigen Therapie von Hemmkörpern bei akuten Blutungen dar. Sie ist in der Lage, sowohl spontane als auch bei der Therapie von Hämophilen entstandene Hemmkörper effizient zu senken. Sie hat jedoch keinen Einfluß auf die Hemmkörperbildung, was eine begleitende immunsupressive Therapie erfordert.

Weiterhin konnte gezeigt werden, daß die Kombination aus Cyclophosphamid und Kortikosteroiden zu einer nachhaltigen Suppression der Hemmkörperbildung bei einem Patienten mit spontanem Hemmkörper gegen Faktor VIII und Phospholipide führte. Die Hemmkörperbildung blieb jedoch bei einem Patienten mit Hemmkörperhämophilie unter dieser Therapie unbeeinflußt. Hier erbrachte eine Therapie mit Cyclosporin A während und nach der Adsorptionsplasmapherese den erwünschten Erfolg.

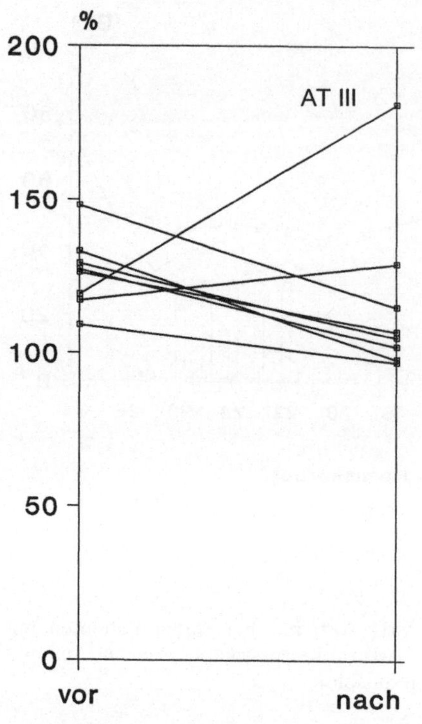

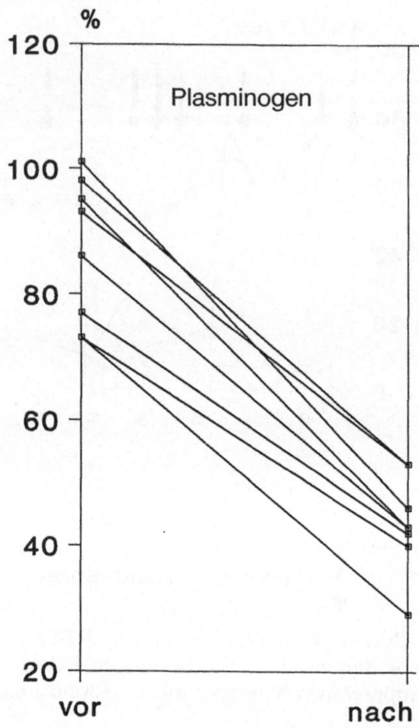

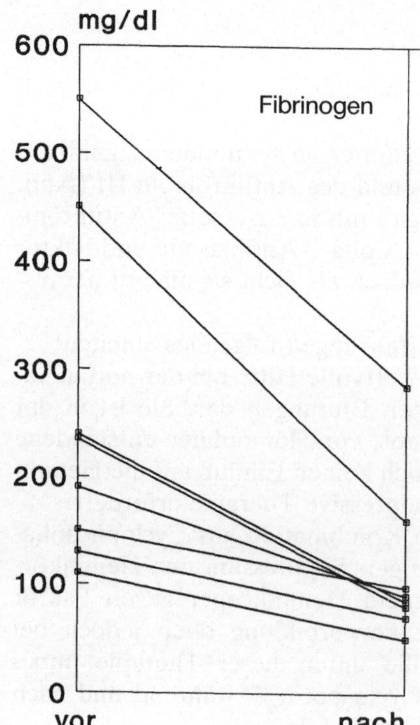

Abb. 7. Signifikanter Abfall von Antithrombin III, Plasminogen und Fibrinogen unter Adsorptionsplasmapherese mit drei Säulen (p = 0,05 im Wilcoxon-Test)

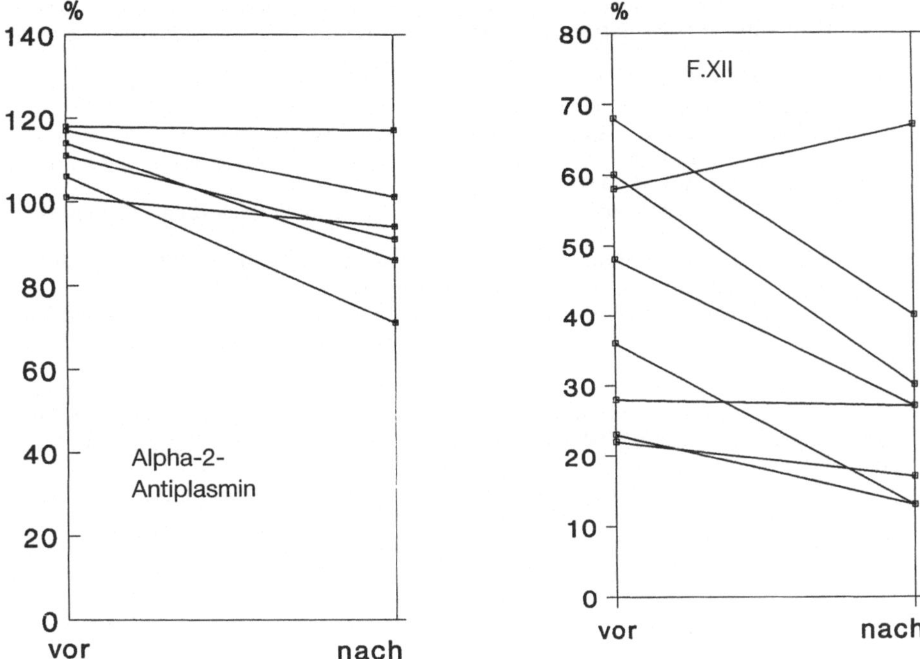

Abb. 8. Verlauf von Alpha-2-Antiplasmin und Faktor XII unter Adsorptionsplasmapherese (im Wilcoxon-Test nicht signifikant)

Literatur

1. Al-Ismail SAD, Moisey DH, Bloom AL (1979) Factor VIII Inhibitor and Bronchogenic Carcinoma. Thrombos Haemostas 41:291–295
2. Allain JP, Gaillandre A, Frommel D (1981) Functional Study of Antibodies to Factor VIII. Thrombos Haemostas 45:285–289
3. Edson JR, McArthur JR, Branda RF, Mc-Cullough JJ, Chou SN (1973) Successful Management of a Subdural Hematoma in a Hemophiliac with an Anti-Factor VIII Antibody. Blood 41:113–122
4. Exner T, Rickard KA, Kronenberger H (1987) A Sensitive Test Demonstrating Lupus Anticoagulant and its Behavioural Patterns. Brit J Haematol 40:143–151
5. Green D, Lechner K (1981) A Survey of 215 Non-Hemophilic Patients with Inhibitors to Factor VIII. Thrombos Haemostas 45:200–203
6. Feinstein DI (1978) Acquired Inhibitors of Factor V. Thrombos Haemostas 39:663–674
7. Heininger K, Toyka KV, Gaczkowski A, Hartung H-P, Borberg H, Grabensee B (1986) J Clin Apheres 3:870
8. Lechner K (1971) Acquired Inhibitors in Auto- and Isoimmune Disease. Thromb Diath Haemost 45:227–241
9. Michels JJ, Bosch LJ, Van der Plas PM, Abels J (1978) Factor VIII Inhibitor Postpartum. Scand J Haematol 20:97–107
10. Nilsson IM, Berntorp E, Zettervall O (1981) Induction of Immune Tolerance in Patients With Hemophilia an Antibodies To Factor VIII by Combined Treatment With Intravenous IgG, Cyclophosphamide, and Factor VIII. N Engl J Med 15:947–950
11. Nilsson IM, Sundquist SB, Ljung B, Holmberg L, Freiburghaus C, Björlin G (1983) Suppression of Secondary Antibody Response by Intravenous Immunoglobulin in a Patient with Haemophilia B and Antibodies. Scand J Haematol 30:458–464

12. Palmer A, Welsh K, Gjorstrup P, Taube D, Bewick M, Thick M (1989) Removal of Anti-HLA Antibodies by Extracorporal Immunadsorption to Enable Renal Transplantation. Lancet 10–12
13. Regnault V, Rivat C, Vallet J-P (1987) A Potential New Procedure for Removing Anti-Factor VIII Antibodies from Hemophilic Plasma. Thrombos Res 45:51–57
14. Sato T, Anno M, Arai K, Yamawaki N, Kuroda T, Inagaki K (1983) In Vitro Removal of Anti-Acetylcholine Receptor Antibodies with a New Immunadsorbent in Sera from Myasthenia Gravis Patients. Plasmapheresis 719–722
15. Scharrer I (1986) Erworbene Antikörper gegen Gerinnungsfaktoren. Hämostaseol 6:89–92
16. Seifried E, Gaedicke G, Pindur G, Rasche H (1984) The Treatment of Haemophilia A Inhibitor with High Dose Intravenous Immunoglobulin. Blut 48:397–401
17. Sultan Y, Maisonneuve P, Kazatchkine MD, Nydegger UE (1984) Anti-Idiotypic Suppression of Auto-Antibodies to Factor VIII (Antihaemophilic Factor) by High-Dose Intravenous Gammaglobulin. Lancet 765–768
18. Sultan Y, White GC, Aronstam A, Bosser C, Brackmann HH, Brochier G, Gormsen J, Mariani G, Roberts HR, Scarabin Y, Scharrer I, Scheibel E (1986) Hemophilic Patients with an Inhibitor to Factor VIII Treated with High Dose Factor VIII Concentrate. Nouv Rev Fr Haematol 28:85–89
19. Waddell CC, Lehane DE, Zubler MA (1981) Acquired Factor VIII Inhibitor in a Patient with Mycosis Fungoides. Cancer 47:2901–2903
20. Yamazaki Z, Iizuka I, Kanai F, Hiraishi M, Idezuki M, Takahama T, Fujimori Y, Asano K, Inoue N, Yoshiba M, Morioka M, Kazama M, Yamawaki N, Inagaki K, Tsuda N (1984) Coagulation Studies Using a New Immunoadsorbent for Plasma Perfusion. In: Nose Y, Malchesky PS, Smith JW (1984) Therapeutic Apheresis: A Critical Look, ISAO Press, Cleveland 1984:193–196

Diskussion

SCHIMPF (Heidelberg):

Welchen Vorteil sehen Sie in der Anwendung Ihrer Säulen gegenüber den von Frau NILLSON benutzten Protein A-Säulen?

MONDORF (Frankfurt):

Protein A-Sepharose ist bei uns nicht erhältlich. Ich habe den Eindruck, daß es mit dieser Säule vielleicht etwas schneller geht, als mit der Protein A-Sepharose. Aber es sind nur zwei Beispiele, die ich gezeigt habe.

LECHNER (Wien):

Ich kann Ihrer Feststellung, daß das eine sehr effektive Methode ist, nicht ganz folgen. Sie haben bei der Darstellung Ihrer Ergebnisse selbst festgestellt, daß der Antikörpertiter eigentlich nicht besonders abgesunken ist. So habe ich den Eindruck, daß die Effizienz eher geringer ist als die der simplen alten Plasmapherese.

FRAU SCHARRER (Frankfurt):

Wir haben bei Hemmkörperpatienten auch Plasmapheresen durchgeführt. Nach unserer Erfahrung verschwinden Hemmkörper bei dieser Säulenadsorption schneller als bei der Plasmapherese.

N. N. (Marburg):

Ich muß Ihnen recht geben. Sie werden mit der Plasmapherese nur eine Absenkung um 50 % pro Separation erreichen. Aus Ihren Zahlen konnte man erkennen, daß dieser Effekt, der natürlich auch nur vorübergehend ist, deutlicher wird. Haben Sie Komplettmessungen durchgeführt?

MONDORF (Frankfurt):

Die sind gemacht worden. Das C3 ist nur unwesentlich abgefallen.

Wirkungen von Thrombin aus PPSB-Präparaten auf Fibrinogen und Thrombozyten

B. Kirchhof, U. Kirchhof, G. Etscheid (Engelskirchen)

Einleitung

Es wird immer wieder berichtet, daß durch den therapeutischen Einsatz von PPSB-Präparaten thromboembolische Ereignisse provoziert oder eine disseminierte intravasale Gerinnung gefördert wird [1–4]. Die Gründe für diese Beobachtungen sind ungeklärt. Die Präsenz voraktivierter Faktoren wird zwar diskutiert, kann in modernen Präparaten aber nicht regelhaft nachgewiesen werden. Die Entstehung intravasaler Gerinnsel hängt wahrscheinlich mehr von der Geschwindigkeit der Aktivierung von Gerinnungsfaktoren und deren frühen Wirkung vor allem auf Fibrinogen und Thrombozyten ab, als von der absoluten Konzentration inaktiver Gerinnungsfaktoren.

Die Absicht der vorliegenden Untersuchung war es:

1. zu untersuchen, inwieweit die Geschwindigkeit der Prothrombinaktivierung in PPSB-Präparaten der Geschwindigkeit in normalen Plasmen entspricht,
2. zu prüfen, inwieweit die Wirkungen frisch in PPSB-Präparaten generierten Thrombins auf die prokoagulatorischen Schlüsselsubstanzen Fibrinogen und Thrombozyten denen in Normalplasma entspricht und
3. zu testen, ob es Unterschiede in der Thrombinbildungsgeschwindigkeit und/oder in den Wirkungen von Thrombin gibt, das in den verschiedenen PPSB-Präparaten generiert wurde.

Methodik

Basis der Untersuchungen waren Zweistufenteste. In der ersten Stufe wird Prothrombin in Plasma oder PPSB-Präparaten durch Zusatz von Calciumchlorid, Cephalin und menschlichem Faktor Xa/V aktiviert. Die in diesem „Generationsgemisch" vorhandene Plasmakonzentration beträgt 1 %; die PPSB-Präparate wurden auf die gleiche Prothrombinkonzentration wie in Normalplasma (gemessen mit einem photometrischen Einstufentest, 5) verdünnt. In der zweiten Phase wurde die Menge des nach bestimmter Generationszeit entstandenen Thrombins bzw. dessen Effekte bestimmt.

Dazu wurden 100 μl des Generationsgemisches zu 100 μl einer Fibrinogenlösung von 0,25 mg/ml pipettiert und in einem Sarstedt-Koagulometer gemessen. Die Aufzeichnung der durch das Koagulometer erfaßten Viskositätsänderung erfolgt mit Hilfe eins PC's, der die Meßdaten graphisch darstellt, die Re-

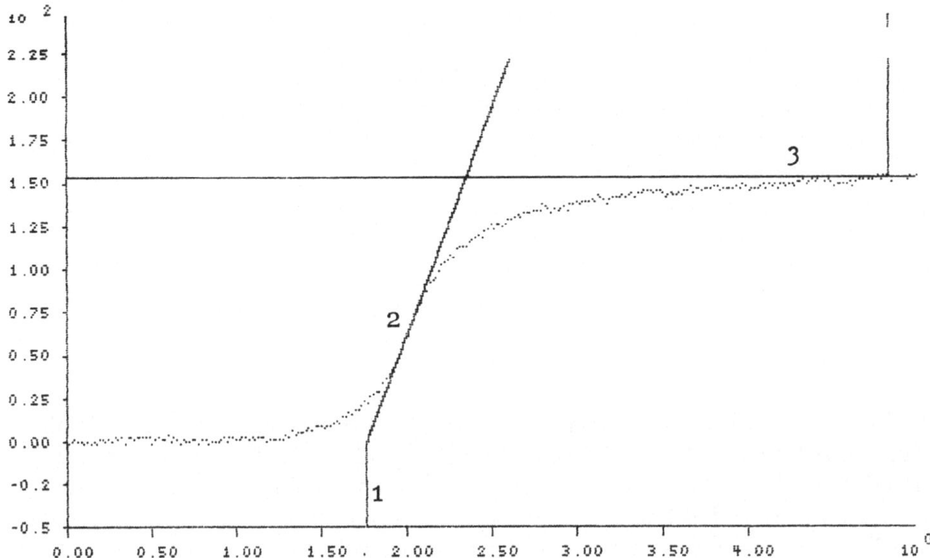

Abb. 1. Koagulationskurve gezeichnet durch PC. 1 = Reaktionszeit; 2 = Geschwindigkeit der Viskositätsänderung; 3 = maximale Viskosität; Abszisse: Zeit in Minuten

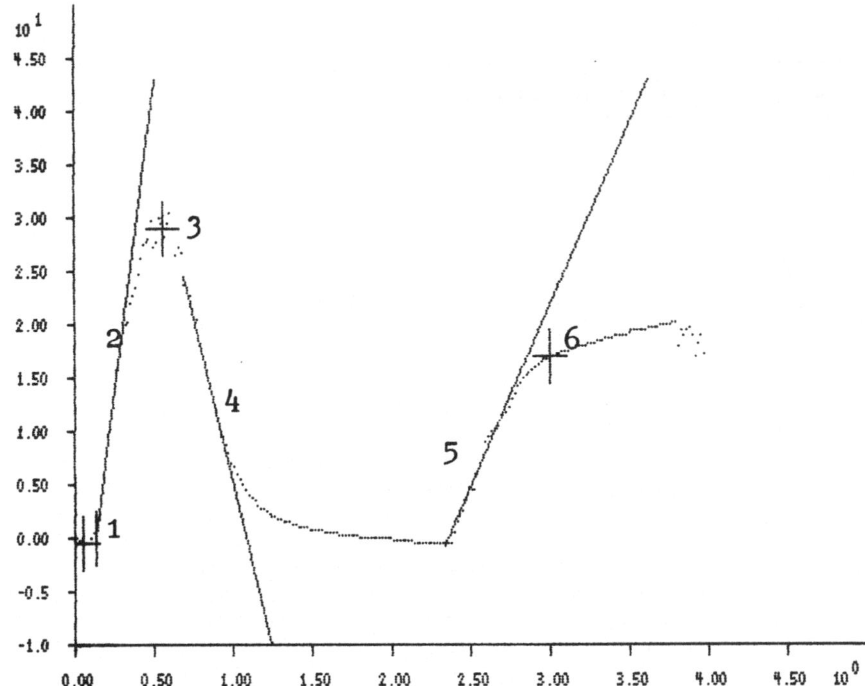

Abb. 2. Aggretationskurve gezeichnet durch PC. 1 = Reaktionszeit; 2 = Aggregatbildungsgeschwindigkeit erste Phase; 3 = maximale Aggregation; 4 = Desaggregationsgeschwindigkeit; 5 = Aggregatbildungsgeschwindigkeit zweite Phase; 6 = Aggregation nach 3 Minuten; Abszisse: Zeit in Minuten

aktionszeiten, die Viskositätsänderungen pro Zeit und die maximale Viskosität errechnet (s. Abb. 1).

Zur Bestimmung der Thrombin-induzierten Thrombozytenaggregabilität wurden zu 400 µl plättchenreichem Plasma (200 000 Thrombozyten/µl) 100 µl des Generationsgemisches pipettiert und die Meßdaten mit Hilfe des PC's erfaßt und berechnet (s. Abb. 2).

Das Generationsgemisch bestand aus folgenden Substanzen (Endkonzentration): Veronalpuffer ad. 1500 µl, 15 µl Probe, 5 µl Faktor Xa/V ($3{,}3 \times 10^{-3}$ U/ml), 500 ml $CaCl_2$ (11,4 mMol).

Ergebnisse

In Tabelle 1 sind die untersuchten PPSB-Präparate in alphabetischer Reihenfolge aufgeführt, und der Gehalt an Heparin und an Antithrombin III entsprechend den Beipackzetteln der Herstellerfirmen notiert. Es darf schon hier erwähnt werden, daß keine Beziehung zwischen den im folgenden beschriebenen Ergebnissen und diesen Herstellerangaben erkennbar waren.

In Tabelle 2 werden die von den Herstellerfirmen angegebenen Prothrombinaktivitäten mit den von uns in koagulometrischen und photometrischen Ein-

Tabelle 1. Herkunft der PPSB-Präparate

Firma	Heparin (E/ml)	AT III (E/ml)
Alpha (2 ×)	–	–
Behring	10–15	ja
Biotest (2 ×)	5	0,3
Immuno	5	0,3–0,6
Medac	–	–
Serapharm	5	–
Tropon	Na-Citrat 12,5 mg/ml	
Rotes Kreuz Hagen	10–15	–

Tabelle 2. Thrombinaktivitäten (E/ml)

PPSB	angegeben	photom.	koagul.
1	18	20,7	10,9
2	25	46,3	25,5
3	10	8,0	7,4
4	45	50,0	30,6
5	20	21,2	13,7
6	15	46	16,9
7	33	33,0	21,8
8	?	48,5	30,5
9	74	70,0	50,4
10	37	34,4	22,4

stufentesten gemessenen Aktivitäten verglichen. Die photometrisch bestimmten Aktivitäten stimmen in 7 Fällen gut mit den Herstellerangaben überein, während in 2 Fällen die von uns gemessene photometrische Aktivität höher liegt als die vom Hersteller angegebenen; hier entspricht die koagulometrische Messung weitgehend den Herstellerangaben (PPSB Nr. 2 und 6 von verschiedenen Herstellern). Generell liegt die koagulometrisch bestimmte Prothrombinaktivität deutlich unter der photometrisch bestimmten Aktivität.

Im Zweistufentest kann gezeigt werden, daß in Normalplasma schnell eine zunehmende Menge von Thrombin entsteht, das nach einem Maximum wieder abfällt. Der Kurvenverlauf ist weitgehend unabhängig davon, ob man die Menge aktiven Thrombins mit Hilfe der Reaktionszeit im Koagulometer oder mit Hilfe verschiedener Parameter aus den Aggregationskurven bestimmt. In Abbildung 3 sind Kurven der Thrombinaktivitäten, gemessen mit Hilfe von Aggregationsparametern im Zweistufentest, wiedergegeben.

In PPSB-Präparaten ist die Thrombinbildungsgeschwindigkeit langsamer als in Normalplasma. Das in dieser Hinsicht aktivste Präparat erreicht in den ersten Minuten nur etwa 50% der Geschwindigkeit, die in Normalplasma bestimmt wird (s. Abb. 4). Es bestehen große Unterschiede in der Thrombinbildungsgeschwindigkeit zwischen den verschiedenen Präparaten. Bei einigen Präparaten ist während der Meßzeit das Maximum der Thrombinbildung gerade erst erreicht.

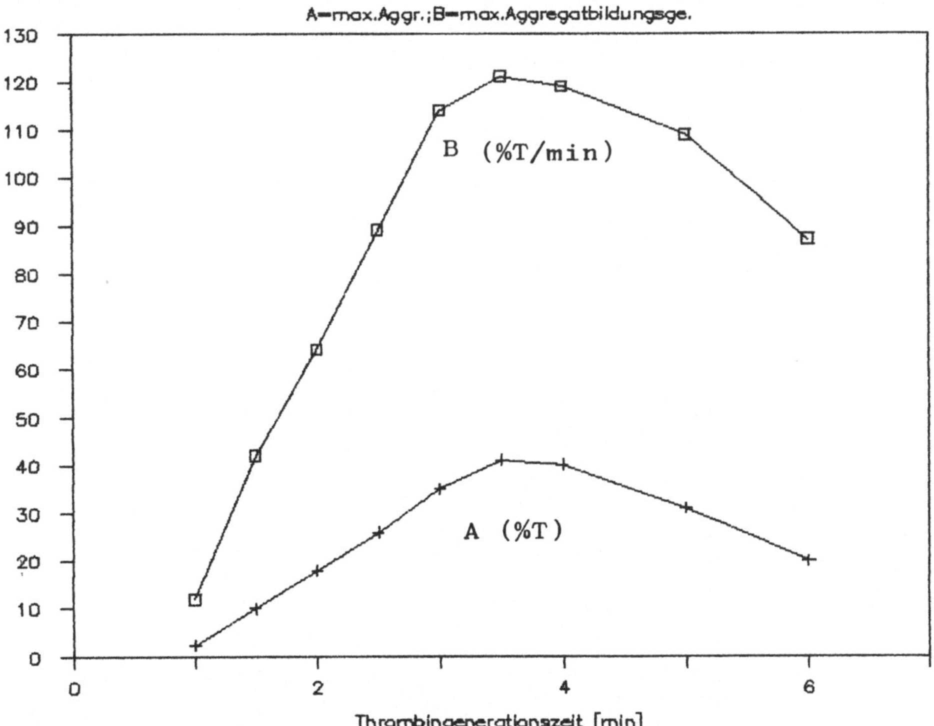

Abb. 3. Thrombin induzierte Tbz.-Aggregation

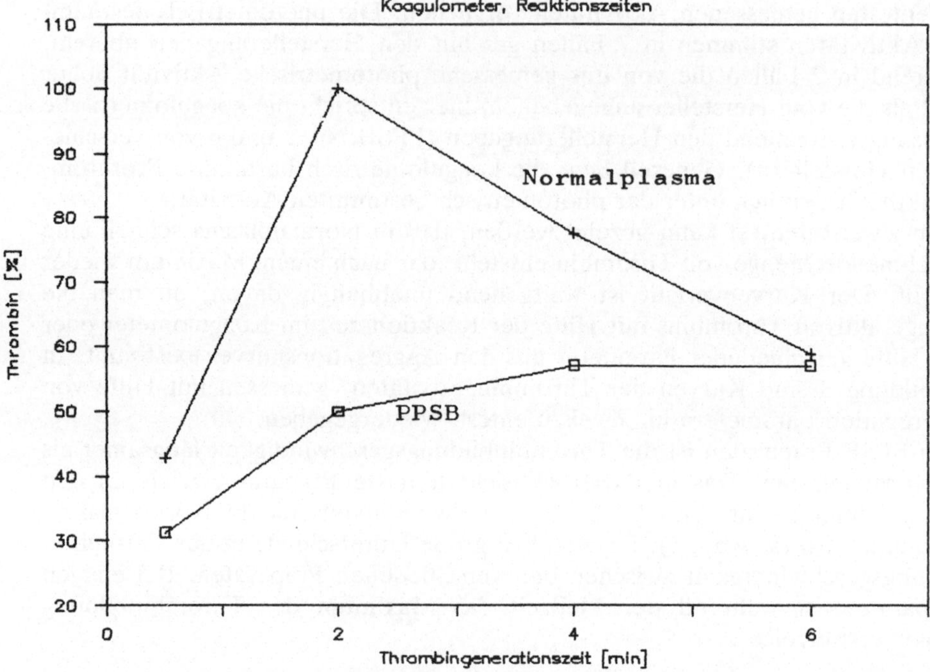

Abb. 4. Thrombinbildung in PPSB-Präparaten

Tabelle 3. Koagulometrische Thrombinbestimmung

PPSB	A (0,5–2,0 min; %)	B (%)	C (0,5 min; %)
1	37	59	44
2	23	46	17
3	37	51	26
4	17	46	43
5	31	60	41
6	33	52	29
7	20	48	33
8	41	56	30
9	33	57	36
10	53	47	25

A = Anstieg der Thrombinaktivität zwischen 0,5- und 2minütiger Generation gemessen durch die Reaktionszeit;
B = Maximale Thrombinaktivität gemessen durch die Reaktionszeit;
C = Geschwindigkeit der Viskositätsänderung nach 0,5minütiger Generation

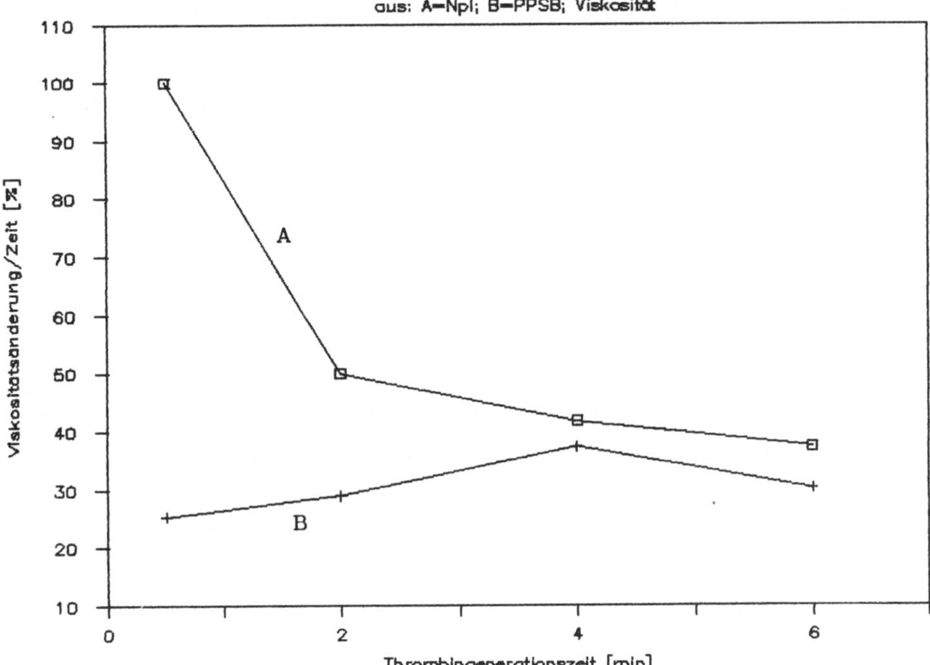

Abb. 5. Thrombinwirkung auf Fibrinogen

Die Geschwindigkeit der Viskositätsänderung durch Thrombin aus Normalplasma ist zu Beginn der Thrombingeneration – bei sehr niedrigen Thrombinkonzentrationen – am höchsten und fällt dann wieder steil ab. Alle PPSB Präparate zeigen hier ein – quantitativ unterschiedliches – anderes Verhalten. Anfänglich steigt die Geschwindigkeit der Viskositätsänderung an, ohne das Ausmaß von Messungen mit Normalplasma zu erreichen (Abb. 5). Erst sehr viel später fällt der Wert wieder ab. In Tabelle 3 sind die koagulometrisch gemessenen Daten der Zweistufenteste für alle PPSB-Präparate wiedergegeben.

Die Thrombin-induzierte Thrombozytenaggregation zeigt überraschende Ergebnisse. Während eine erste Aggregationsphase mit im Vergleich zu Normalplasma niedrigen Aggregatbildungsgeschwindigkeiten und niedrigen maximalen Aggregationen immer nachzuweisen ist, bestehen in der Induktion der zweiten Aggregatinsphase große Unterschiede (s. Tabelle 4). Während das in einem Präparat generierte Thrombin keinerlei zweite Aggregationsphase induziert (Präparat Nr. 2) ist die Aggregatbildungsgeschwindigkeit der zweiten Phase in anderen PPSB-Präparaten gering (Nr. 4, 6, 8) und in anderen ausgesprochen hoch (Nr. 5, 9, 10). Darüber hinaus ist die Zeit bis zum Beginn der zweiten Aggregationsphase unterschiedlich und korreliert nicht streng mit der Stärke der zweiten Aggregationsphase.

Tabelle 4. Thrombin induzierte Thz.-Aggregation

PPSB	A (nach 2 min)	B (nach 4 min)
1	18 T %/min	40 T %/min
2	14 T %/min	0 T %/min
3	25 T %/min	36 T %/min
4	17 T %/min	14 T %/min
5	32 T %/min	263 T %/min
6	31 T %/min	10 T %/min
7	30 T %/min	87 T %/min
8	33 T %/min	39 T %/min
9	21 T %/min	376 T %/min
10	34 T %/min	294 T %/min

A = Aggregatbildungsgeschwindigkeit der ersten Phase nach 2minütiger Thrombingeneration;
B = Aggregatbildungsgeschwindigkeit der zweiten Phase nach 4minütiger Thrombingeneration

Zusammenfassung und Diskussion

Zusammengefaßt erlauben die vorgelegten Ergebnisse folgende Aussagen über das Verhalten der Thrombinentstehung und der Thrombinaktivitäten aus PPSB-Präparaten bzw. aus Normalplasma:

1. Koagulometrisch gemessen entsteht in PPSB-Präparaten Thrombin langsamer als in Normalplasma. Es bestehen große Unterschiede in der Thrombinbildungsgeschwindigkeit bei den unterschiedlichen Präparaten. (Diese Ergebnisse wurden mit hier nicht gezeigten photometrischen Zweistufentesten bestätigt).
2. Die durch die Spaltung von Fibrinogen durch Thrombin verursachte Viskositätsänderung ist in PPSB-Präparaten verzögert. Auch hier verhalten sich Thrombine aus verschiedenen PPSB-Präparaten unterschiedlich.
3. Das in PPSB-Präparaten generierte Thrombin induziert eine langsamere und schwächere erste Thrombozytenaggregationsphase.
4. Die Induktion einer zweiten Thrombozytenaggregationsphase dagegen ist bei Einsatz von Thrombin aus PPSB-Präparaten hinsichtlich der Aggregatbildungsgeschwindigkeit in einigen Fällen ausgeprägter als mit Thrombin aus Normalplasma, setzt aber durchschnittlich später ein.
5. Die Effekte von in PPSB-Präparaten generiertem Thrombin auf Fibrinogen und Thrombozyten korrelieren nicht streng miteinander. „PPSB-Thrombine", die einen besonders schwachen und verzögerten Effekt auf Fibrinogen zeigen, können durchaus einen besonders starken, die Thrombozytenaggregation induzierenden Effekt haben (z. B. Präparat Nr. 10).

Die Ursache oder die Ursachen für die im Vergleich zu den Verhältnissen in Normalplasma veränderte Thrombinaktivierung und veränderten Thrombinaktivitäten bei PPSB-Präparaten können nicht angegeben werden. Als Spekulation kann vermutet werden, daß die Aktivierung von Prothrombin zu Thrombin in PPSB-Präparaten erschwert abläuft und die entstehenden Thrombine Modifikationen gegenüber Normalplasma aufweisen, die unterschiedlich ausgeprägt sind.

Genauso gut könnte folgende Hypothese aufgestellt werden: In PPSB-Präparaten sind Substanzen enthalten, die die Thrombinaktivierung und unterschiedliche Thrombineffekte in unterschiedlicher Art und Weise behindern.

Die vorgestellten Ergebnisse können kaum soweit interpretiert werden, daß mit ihnen differenziert werden könnte, welche PPSB-Präparate im Verdacht stehen, akute thromboembolische Erkrankungen auszulösen und welche nicht. Die verzögerte Thrombinbildungsgeschwindigkeit und die verzögerte Viskositätsänderung einer Fibrinogenlösung sprechen theoretisch eher gegen die Annahme einer Induktion einer intravasalen Gerinnung. Diese Aussage setzt allerdings voraus, daß die in PPSB entstandenen Thrombine physiologischer Weise in gleicher Form und Geschwindigkeit inhibiert werden wie Normalthrombine. Umgekehrt sprechen die starken Effekte der „PPSB-Thrombine" vor allem auf die zweite irreversible Phase der Thrombozytenaggregation theoretisch eher für eine Verstärkung der frühen Phase einer intravasalen Gerinnung. Sie könnten durchaus für die Entstehung pathologischer intravasaler Gerinnung verantwortlich sein.

Literatur

1. Kingdon, HS, Lundblad RL, Veltkamp JJ, Aronson DL (1975) Potential thrombogenic materials in factor IX concentrates. Thromb Diath Haemorrh 33:617–631
2. Abildgaard CF (1981) Hazards of prothrombin-complex concentrates in treatment of haemophilia. New Engl J Med 304:670
3. Kaspar CK (1975), Thromboembolic complications. Thromb Diath Heamorrh 33:640–644
4. Cambell EW, Neff S, Bewdler AJ (1978) Therapy with factor IX concentrate resulting in DIC and thromboembolic phenomena. Transfusion 18:94–97
5. Kirchhof BRJ, Vermeer C, Hemker HC (1978) The determination of prothrombin using in synthetic chromogenic substrates. Choice of a suitable activator. Thromb Res 13:219–232

Diskussion

Lechner (Wien):

Wenn ich Sie recht verstanden habe, schließen Sie aus Ihren Untersuchungen, daß Thrombin nicht unbedingt per se thrombogen wirkt. Oder habe ich das falsch verstanden?

Kirchhof (Engelskirchen):

Das würde sicherlich viel zu weit gehen. Natürlich würde Thrombin thrombogen wirken. Ich habe nur versucht, Unterschiede in der Kinetik der Thrombinaktivierung und dann der Thrombineffekte zwischen Normalplasma und PPSB aufzuzeigen. Ich habe noch überraschende Differenzen gefunden, ohne jetzt definitiv sagen zu können, daß diese für eine besondere Thrombogenität sprechen oder nicht.

Lechner (Wien):

Es ist doch so, daß die Faktor IX-Konzentrate trotz aller Verbesserungen nach wie vor sehr thrombogen sind. Wir haben jetzt 2 Patienten mit postoperativ ausgedehnten Thrombosen gehabt, obgleich wir bei einem der Patienten schon in Kenntnis dieser Gefahr eine Heparin-Prophylaxe gegeben haben. Das hat aber gar nichts genützt. Der hat eine massive Thrombose und eine pulmonale Embolie bekommen. Vielleicht kann man aus Ihren Ausführungen schließen, daß die Hemmung von Thrombin durch Heparin die Thrombogenität dieser Präparate nicht ausreichend reduziert.

Kirchhof (Engelskirchen):

Das halte ich für möglich und kann mir die Unterschiede kaum anders erklären. Kann ich es auch nicht belegen, so spricht doch einiges dafür, daß es tatsächlich Strukturunterschiede in den Thrombinen gibt, die in PPSB entstehen.

Kaeser (Heidelberg):

Sie haben mit der ersten Tabelle schon gezeigt, daß die Heparin- und die AT III-Konzentration sehr unterschiedlich sind. Korreliert das irgendwie mit der Thrombingeneration?

KIRCHHOF (Engelskirchen):

Das korreliert zu meiner Überraschung überhaupt nicht. Die Wirkungen des Antithrombin III und des Heparin waren in allen Präparaten geringer als die Gesamtinhibition im Normalplasma.

Arteriovenöses Angiom im Kopfbereich bei einem Patienten mit Hämophilie A – diagnostische und therapeutische Maßnahmen

J. Pannenbecker, M. Nadjmi, B. Meyer, A.-M. Mingers (Würzburg)

Es wird von einem 17jährigen Hämophilen mit ausgedehntem arteriovenösem Angiom im Kopfbereich berichtet, welches mit Erfolg durch eine Embolisation angegangen wurde. Diese wird nach selektiver Sondierung der betreffenden Arterie mit flüssigem oder festem Kunststoff durchgeführt. Eine solche Embolisation wird in einigen neuroradiologischen Zentren seit einiger Zeit bei Angiomen und anderen intracerebralen Tumoren durchgeführt. Berichte über Erfolge oder Nebenwirkungen dieser Therapie bei einem Patienten mit Gerinnungsstörungen konnten wir jedoch nicht ausfindig machen, weshalb wir diese Kasuistik vorstellen möchten.

Vor dem Eingriff waren besonders zwei Probleme zu bedenken:

1. Blutungen durch eine unzureichende F. VIII-Substitution, zum einen durch Verletzungen der Gefäße während des Eingriffs, zum anderen durch die Epithelverletzungen durch die Polymerisate selbst oder durch mögliche entstehende Nekrosen im Angiom.
2. Es ist zu diskutieren, ob das Hämostasesystem eines Hämophilen bei einer Hochsubstitution auf eingebrachte Fremdoberflächen gerinnungsaktiver reagiert als das eines Gesunden.

Zur Klinik

Drei Monate vor der stationären Aufnahme hatte der junge Mann plötzlich eine ca. 5 DM große pulsierende Schwellung in der rechten Scheitelgegend bemerkt, welche ein rasches Wachstum zeigte. Zugleich trat ein stärkerer und störender Tinnitus auf.

Bei der Untersuchung war über dem rechten Os parietale eine 4 x 2 cm große weiche Vorwölbung zu tasten. Der Knochen war in diesem Bereich aufgebraucht, die Palpation ließ ein Schwirren und Pulsieren, die Auskultation ein pulssynchrones, rauhes Strömungsgeräusch feststellen. Keine Zeichen einer Herzinsuffizienz.

Dieses große, schutzlos gelegene Hämangiom bedeutete gerade für einen hämophilen Patienten eine erhebliche Gefährdung.

CT und NMR (Abb. 1) ließen ein aneurysmatisches Gebilde im Bereich der Diploevenen des rechten Os parietale erkennen, die Angiographie (Abb. 2) stellte eine größere arteriovenöse Fistel zwischen der A. temp. superficialis und einer oberflächlichen Vene dar, welche Abfluß in die V. jugularis externa

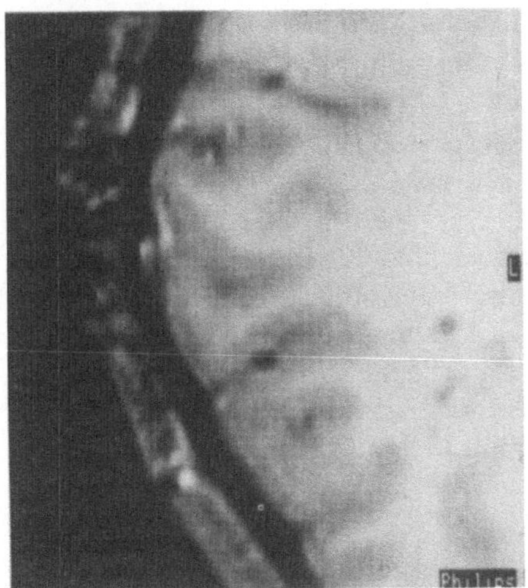

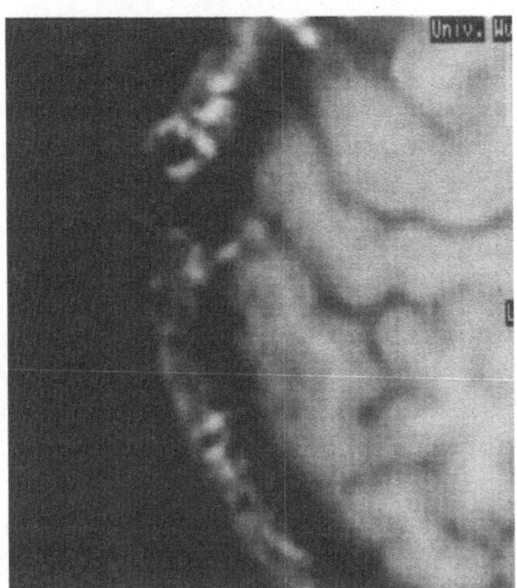

Abb. 1. NMR-Ausschnitt: Flüssigkeitsgefüllte Aussackung und Erweiterung in Schwarte und Kalotte

hatte. Einer wahrscheinlich sehr umfangreichen chirurgischen Exstirpation wurde eine Embolisationsbehandlung des Angioms der Vorzug gegeben; auf das technische Procedere soll hier nicht eingegangen werden.

Über eine selektive Angiographie wurde versucht, die Äste der A. temp. superf. mit Ivalon-Partikeln von 250 um zu schließen, was aber wegen des straken Shuntvolumens mißlang.

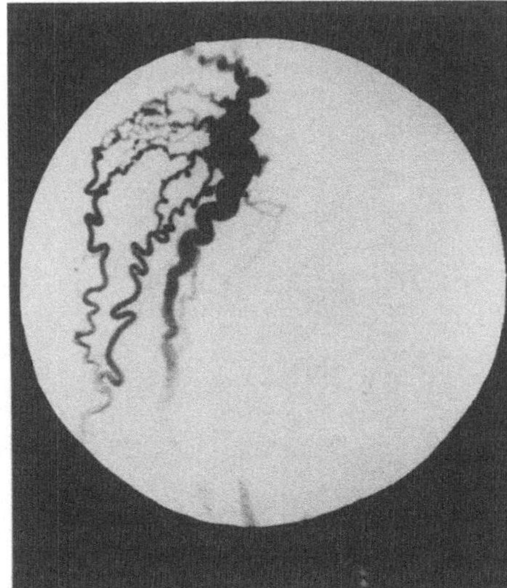

Abb. 2. Zielaufnahme der Angiographie: A.V.-Fistel zwischen A. temp. superf., Abfluß über eine oberflächliche Vene

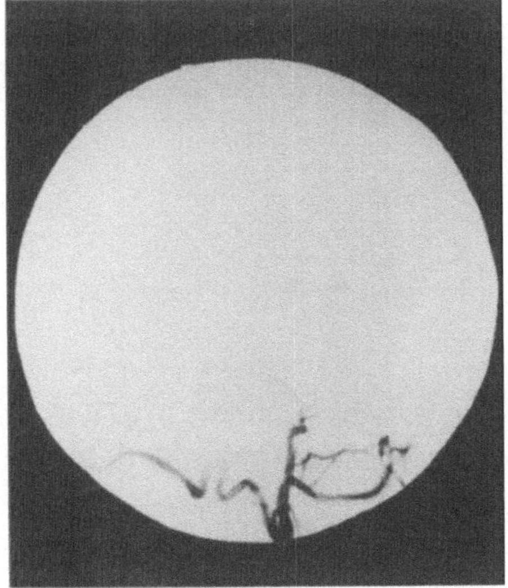

Abb. 3. Darstellung der Region des Angioms nach der Embolisierung

Es erfolgte nach einer einmaligen Hochsubstitution auf 100% nach dem Eingriff keine weitere F. VIII-Substitution. Der Eingriff wurde ohne Nebenwirkungen oder Komplikationen überstanden.

In zwei weiteren Sitzungen wurden die Äste der A. temp. superf. und auch der A. occipitalis mit dem flüssigen Embolisationsmaterial Cyanal 5 (Isobutyl-2-cyanoacrylat) embolisiert (Abb.3).

Dieses Vinyl-Monomer polymerisiert unter Größenzunahme bei Kontakt mit einem ionenhaltigen Material wie zum Beispiel Blut oder dem Gefäßendothel. Dabei entsteht ein Netzwerk, welches u. a. Erythrozyten einschließt und in welchem feine Fibrillen entstehen. An der Oberfläche entstehen Fibringerinnsel, später sprossen Fibroblasten ein. Das Polymer dringt an einigen Kontaktstellen bis zur Elastica interna vor; dazwischen liegende Endothelzellen gehen zugrunde [1].

Bei diesen Sitzungen wurde im Hinblick auf die Endothelverletzungen eine jeweils 5tägige Substitution durchgeführt. Der Faktor VIII-Aktivität betrug am

1. Tag zwischen ca. 70% und 100%
2.–3. Tag zwischen ca. 40% und 100%
4.–5. Tag zwischen ca. 15% und 30%

dann Ende der Substitution.

Bei der Entlassungsuntersuchung war der oben beschriebene Befund deutlich rückgebildet. Der weitere Verlauf wird entscheiden, ob noch eine weitere Sitzung notwendig sein wird. Zusammenfassend läßt sich sagen, daß eine arterielle Embolisationsbehandlung eines Angioms auch beim Hämophilen mit einer relativ kurzen Substitutionsbehandlung durchzuführen ist.

Literatur

1. Zanetti (1972) In: Lasjaunias P, Berenstein A, Surgical Neuro-Angiography, Vol. 2, Endovascular Treatment of craniofacial lesions, Springer Berlin Heidelberg 1987, Chapt 1: Technical Aspects of surgical Neuroangiography, S. 33

Diskussion

SCHIMPF (Heidelberg):

Sie sprechen davon, daß sich Fibrillen bilden, wenn der Kunststoff mit Blut in Berührung kommt. Wie ist zu verhindern, daß diese Fibrillen nicht weiterströmen und dann noch eine periphere Embolisierung hervorrufen?

PANNENBECKER (Würzburg):

Die Fibrillen dringen unter Größenzunahme ein in das Endothel, zerstören dieses und dringen an vielen Stellen bis zur Elastica interna vor. Ein Weiterströmen ist eine unerwünschte Komplikation, die besonders bei Anwendung von festen Embolisationspartikeln eintreten kann. Das ist auch bei diesem Eingriff passiert. Die Partikel sind weggeschwemmt worden und irgendwo in der Lunge hängengeblieben. Aber das ist wohl keine schwerwiegende Folge, weil es sehr kleine Teilchen sind.

FRAU MINGERS (Würzburg):

Es war für uns die wesentliche Frage, ob diese mögliche Komplikation ein größeres Risiko als eine umfangreiche Operation bei diesem Patienten darstellt. Wir glauben, das kleinere Risiko eingegangen zu sein, und es sind letztlich nur sehr kleine Partikel verschleppt worden. Wir haben klinisch gar nichts gemerkt und auch nur ganz kurzfristig hoch substituiert.
Zur Frage, was passiert, wenn Embolisationspartikel verschleppt werden, hat unser Neuroradiologe aufgrund seiner Erfahrung gesagt, daß dieses Risiko als gering einzuschätzen ist. Wir haben Glück gehabt. Dennoch ist nicht ausgeschlossen, daß sich noch Nekrosen entwickeln können. Auch das ist bekannt. Im Nachhinein hat sich dieses Verfahren doch als sehr elegant herausgestellt, wenn es einer durchführt, der das beherrscht und man wenig substituieren muß.

Gelenkbefunde bei hämophilen Kindern und Jugendlichen in der DDR

G. Weissbach, T. Zimmer, J. Wendisch (Dresden/DDR)

Die prophylaktische Substitution wird bei Kindern und Jugendlichen mit schwerer oder mittelschwerer Hämophilie in der DDR seit nahezu 15 Jahren geübt. Dafür werden die nicht standardisierten Präparate aus dem Blutspendedienst der DDR verwendet. Die Steuerung der Prophylaxe kann deshalb nur nach der klinischen Wirksamkeit erfolgen. Sie muß den Patienten nahezu frei von Gelenkblutungen werden lassen. Tatsächlich hat die Einführung der Substitutionsprophylaxe in den einzelnen Zentren auch zu einer raschen Verminderung der Gelenkblutungsfrequenz beigetragen. Die Anzahl der Schulausfalltage und die Zeit des stationären Aufenthaltes verringerten sich wesentlich, freilich unter dem dreifachen Aufwand an Plasmakonzentraten [3, 4].

Ziel der Arbeit ist die Analyse des Gelenkstatus von hämophilen Kindern und Jugendlichen in einer für das Land repräsentativen Stichprobe, die also Patienten aus möglichst vielen Behandlungszentren enthalten soll. Dafür schien das Ferienlager für hämophile Kinder und Jugendliche geeignet, an dem Patienten im kritischen Alter zwischen 10 und 16 Jahren aus nahezu allen Behandlungszentren teilnehmen. Einige noch ältere Jugendliche arbeiten im Lager als Helfer [6].

98 Patienten mit schwerer und mittelschwerer Hämophilie, die am Ferienlager der Jahre 1987–1989 teilnahmen, wurden in die Analyse einbezogen (Tabelle 1). Für die Analyse wurden die Berichte über den Gelenkstatus aus den verschiedenen Zentren verwendet. Sie basieren auf einer freien Bewertung desselben. 65 Patienten wurden im Ferienlager nach dem von Ahlberg vorgeschlagenen und von der Weltföderation für Hämophilie akzeptierten Gelenk-Score-Bewertungssystem untersucht [1, 2]. Das Verfahren wurde dahingehend modifiziert, daß nur das Ergebnis der physikalischen Untersuchung der großen Gelenke in die Analyse einging. Die in Tabelle 2 aufgeführten Kriterien dien-

Tabelle 1. Anzahl der Patienten

Hämophilieform	schwer 65			mittelschwer 33		
Substitutionsprophylaxe	Ja 57		Nein 8	Ja 10		Nein 23
Selbst injizierend	Ja 42	Nein 15		Ja 7	Nein 3	

Tabelle 2. Gelenk-Score nach physikalischer Untersuchung

Schwellung	0 oder	2
Muskelatrophie	0 bis	1
Achsenabweichung	0 bis	2
Krepitation	0 bis	1
Beweglichkeitsgrad	0 bis	2
Beugekontraktur	0 oder	2
Instabilität	0 bis	2
Maximal	12 Punkte	

ten der Bewertung. Eine maximale Punktzahl von 12 konnte für jedes dieser Gelenke erreicht werden. Die Scores der einzelnen Gelenke wurden zu einem Patienten-Score summiert. Der Beweglichkeitsgrad wurde mit der Neutral-Null-Durchgangsmethode ermittelt [5]. Einschränkungen um mehr als 15% des gesamten Beweglichkeitsausmaßes in den Hauptrichtungen sind als Kontrakturen bewertet worden. Nach den Berichten aus den Zentren waren mehr als 50% der Patienten frei von Gelenkkontrakturen (Abb. 1). Andere Hinweise auf eine chronische Arthropathie wurden allerdings bei einigen von ihnen übermittelt. Bei drei Viertel aller Patienten war kein oder lediglich 1 Gelenk von Kontrakturen betroffen. Sie fanden sich in gleicher Häufigkeit in Knie- und Ellenbogengelenken (Abb. 2). Sprunggelenke waren seltener und vor allem bei Patienten mit Hemmkörpern einbezogen. An diesen Befunden wird eine Zunahme mit dem Alter deutlich, besonders jenseits des 14. Lebensjahres. Große Differenzen zwischen den verschiedenen Behandlungszentren sind evident. Bei den Patienten des Behandlungszentrums A waren fast keine Kontrakturen berichtet worden.

Diese mitgeteilten Befunde stimmen weitgehend, aber nicht in allen Fällen mit den eigenen Untersuchungsergebnissen überein. So wurden Kontrakturen in den Sprunggelenken öfter nicht erkannt. Nicht immer konnten berichtete Kontrakturen bestätigt werden. Da außer der Beweglichkeitseinschränkung auch andere Symptome der chronischen Arthropathie in die Bewertung eingehen, ist die Anzahl der in irgendeiner Weise betroffenen Gelenke hier höher (Abb. 3). Sie nimmt mit dem Alter zu. Auch bei Patienten aus den besseren Zentren A und B lassen sich teilweise Symptome der chronischen Arthropathie in einem oder in mehreren Gelenken nachweisen. Kontrakturen sind allerdings bis zum 14. Lebensjahr meist nur in einem Gelenk ausgeprägt. Der Gesamt-Score ist indes in den meisten Fällen gering. Er steigt aber eindeutig mit dem Alter an. Der Vorteil der besseren Zentren ist auch hier gut erkennbar. Selbst bei Patienten mit mittelschwerer Hämophilie wurden ungünstige Gesamt-Scores ermittelt, die schlechtesten bei Patienten mit Hemmkörpern. Der Score des schlechtesten Gelenks betrug meist unter 4, in 36 Fällen sogar unter 2. Bei den Kniegelenken war die Verminderung der Beweglichkeit sehr gering, außer bei Patienten mit Hemmkörpern. Bei Sprung- und Ellenbogengelenken fand sich

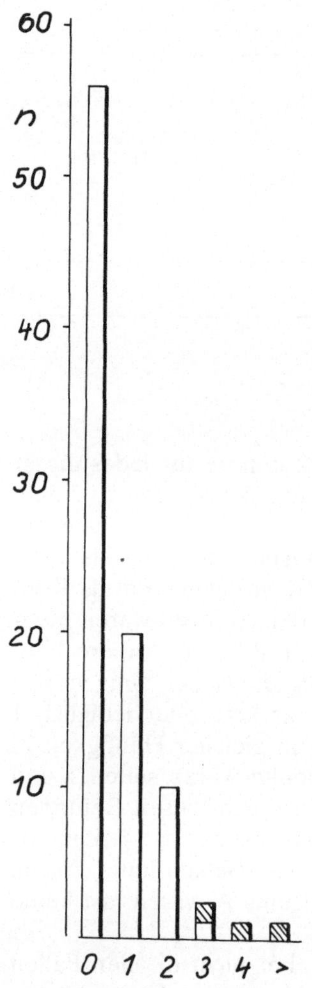

Alter (Jahre)	Knie	Sprunggel.	Ellbogen	Anzahl der Patienten
> 18	○	●●	○●●	3
			○	1
17	○○○○		○○	6
	○○●● ○○	●●	○○●● ○	9
15		○	○○○○	10
	○○●● ○○		○○●	5
13	○		○	8
	○○○	○○	○○	18
11	○○		○	9
	○		○○	21

Abb. 2. Anzahl von Gelenken mit Kontrakturen in den einzelnen Altersgruppen (nach Bericht der Zentren). Die Patientenzahlen sind in der äußersten rechten Spalte aufgeführt. Die Befunde der Hemmkörperpatienten sind durch volle Kreise wiedergegeben. Man erkennt die hohe Frequenz von Affektionen der Ellenbogengelenke

Abb. 1. Anzahl der von Kontrakturen betroffenen Gelenke nach den von den Zentren mitgegebenen Berichten. Die schraffierten Anteile zeigen Gelenkbefunde bei Patienten mit Hemmkörpern an. Bei über der Hälfte der Patienten waren keine Kontrakturen vorhanden

dagegen eine stärkere Minderung der Beweglichkeit. Sprunggelenkskontrakturen waren viel häufiger als von den Zentren angezeigt.

Bei der Untersuchung dieser Patienten hat sich der Gelenk-Score der Weltföderation für Hämophilie durchaus bewährt. Er ist zeitaufwendiger, erbringt jedoch zuverlässigere und besser vergleichbare Ergebnisse als die freie Einschätzung des Gelenkzustandes. Vor allem gehen viele Kriterien ein, so daß eine allseitige Bewertung der Gelenke garantiert ist. Die Bewertung nach dem Score und der Neutral-Null-Durchgangsmethode bringt dann auch bedeutend höhere Quoten an betroffenen Gelenken an den Tag. Die Ergebnisse der Betreuung sind unvergleichlich besser als vor Beginn der prophylaktischen Substitution [7]. Außer bei den Patienten mit Hemmkörpern sind die Verände-

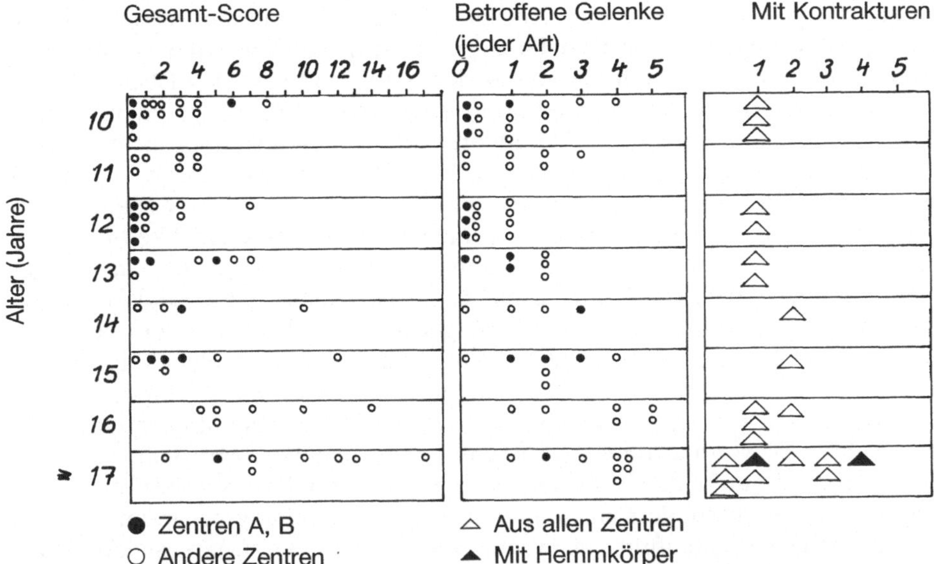

Abb. 3. Ergebnisse der Gelenkbewertung mit dem Score. Die Befunde der Patienten aus den besten Zentren A und B sind durch gefüllte Kreise wiedergegeben. Der Gesamt-Score nimmt mit dem 14. Lebensjahr drastisch zu (links), ebenso die Anzahl der betroffenen Gelenke (Mitte). Kontrakturen sind anfangs selten und nur bei den älteren Patienten an mehreren Gelenken zu finden (rechts). Die gefüllten Dreiecke kennzeichnen die Befunde bei Hemmkörperpatienten

rungen meist diskret, auf wenige Gelenke beschränkt und haben in dieser Altersstufe noch nicht zur Verkrüppelung des Patienten geführt. Deshalb muß in dieser Entwicklungsetappe die Bewertung eben auch mit dem sensitiveren Score-System geradezu gefordert werden. Die Gelenkveränderungen nehmen eindeutig mit dem Alter zu, so daß mit der weiteren Verschlimmerung bis zur Krüppelhaftigkeit im Verlauf des weiteren Lebens durchaus zu rechnen ist. Innerhalb der hier analysierten Stichprobe wird die Verschlechterung jenseits des 14. Lebensjahres evident. Vielleicht trägt dazu bei, daß die Patienten nun aus der elterlichen Kontrolle geraten und die Substitutionsprophylaxe der veränderten Lebensführung nicht Rechnung trägt. Vielleicht ist auch das „Weiterschwelen" solcher Gelenkprozesse während der Kindheit trotz prophylaktischer Substitution dafür anzuschuldigen, was bei zu grober Untersuchungstechnik eben nicht immer bemerkt wird und dann keine Korrektur des Substitutionsregimes zur Folge hat. Das Regime der prophylaktischen Dauersubstitution hat die Gelenkproblematik des Hämophilen nicht vollständig gelöst. Dabei bestehen erhebliche Differenzen in den Ergebnissen zwischen den Zentren. Das deutet darauf hin, daß die gegebenen Möglichkeiten nicht allerorts hinreichend genutzt werden. Offenbar wird Substitutionsprophylaxe teilweise nicht effektiv genug betrieben. Eine intensive Physiotherapie und andere Maßnahmen müssen diese zu einer komplexen Therapie komplettieren.

Dann mangelt es in einigen Zentren offensichtlich an der erzieherischen Patientenführung, mit der Erziehung zur Eigenprophylaxe und -verantwortlichkeit [8]. Die relativ hohe Frequenz der Arthropathie in den Ellenbogengelenken bei Patienten ohne Hemmkörper ist Ausdruck der mangelnden Sorgfalt in der Betreuung. Irreversible Veränderungen in diesen statisch nicht belasteten Gelenken müssen als vermeidbar gelten. Die teilweise erhebliche prozentuale Minderung der Beweglichkeit in den Sprunggelenken deutet ebenfalls auf die ungenügend subtile Fürsorge hin. Minderungen der Beweglichkeit in diesen Gelenken mit relativ geringem Bewegungsausmaß sind anfangs eben weniger alarmierend als solche in den Kniegelenken. Nach allen Blutungsepisoden muß danach getrachtet werden, das ursprüngliche Beweglichkeitsspiel wieder zu erreichen. Dies setzt aber eine genaue Dokumentation der Gelenkbefunde und Erfassung der Beweglichkeitsmaße mit einer zuverlässigen Methode voraus. Gerade bei den Sprunggelenken ist die individuelle Variabilität hoch und somit eine subtile Bewertung ohne Vorbefunde nicht denkbar. Mit dem Auftreten erster Hinweise auf eine chronische Arthopathie sind Substitutionsprophylaxe, Physiotherapie (besonders auch in Form des Heimübungsprogrammes) und erzieherische Patientenführung in einem solchen Maße zu intensivieren, daß zumindest ein Stillstand des Prozesses, wenn nicht gar eine Rückbildung erzielt wird.

Literatur

1. Ahlberg A (1965) Haemophilia in Sweden VII. Incidence, treatment and prophylaxis of arthropathy and other musculo-skeletal manifestations of hemophilia A and B. Acta Orthop Scand Suppl 77:9–17
2. Ahlberg A, Duthie R, Fernández-Palazzi F, Gilbert M, Hofmann P, Horoszowski H (1981) A clinical and radiological evaluation of the hemophilic joint. Orthopedic Advisory Committee of the World Federation of Hemophilia, 14th Congress, San Jose, Costa Rica
3. Domula M, Weißbach G, Lenk H (1979) The prophylactic treatment of haemophilic children with nonstandardized plasma fractions. Forschungsergebnisse der Transfusionsmedizin und Immunhämatologie 6:59–62
4. Domula M, Weißbach G, Lenk H, Braun W, Mora M (1978) Die prophylaktische Substitution der Hämophilie im Kindesalter. Dtsch Gesundwes 33:1425–1431
5. Meinecke R (1978) Bewegungs-, Längen- und Umfangsmessungen (Neutral-Null-Durchgangsmethode). Überarbeiteter Nachdruck Potsdam 1978
6. Remde W, Weißbach G, Domula M (1977) Erfahrungen bei der Ferienbetreuung hämophiler Kinder. Verhandlungsbericht Hämophilie-Diagnostik, Genetik, Therapie, Prophylaxe und Rehabilitation II. Symposium Potsdam, S. 384
7. Weißbach G, Domula M, Lenk H (1981) Über den sogenannten Wandel im Krankheitsbild der Hämophilie. Kinderärztl Praxis 32:430–436
8. Weißbach G, Voerkel A (1981) The adjustment to prevention in haemophilic children. Haemostasis 10 (Suppl 1):262–264

Diskussion

SCHIMPF (Heidelberg):

Sie sprechen von nicht-standardisierten Konzentratflaschen. Läßt sich vielleicht doch sagen, wie die Dosierung etwa in Einheiten pro Kilogramm Körpergewicht und Woche aussah?

WEISSBACH (Dresden):

Es ist eine Niedrigprofilprophylaxe, die den jeweiligen Bedürfnissen angepaßt werden muß. Das einzige Kriterium ist die klinische Effektivität. Der Patient soll frei von Gelenkblutungen sein.

LECHNER (Wien):

Ein relativ hoher Anteil dieser Patienten ist einige Zeit ohne Prophylaxe gewesen. So darf man sich nicht wundern, daß die Gelenkbefunde trotz der Prophylaxe nicht so gut sind, wie Sie es sich gewünscht hätten, weil offenbar vor Beginn des Behandlungsregimes an den Gelenken schon Schäden aufgetreten waren.

WEISSBACH (Dresden):

Unsere Patienten waren in der Altersgruppe zwischen 10 und 16 Jahren. Ob vielleicht die 18jährigen, die ich aufgeführt habe, etwas zu kurz gekommen sind, wäre eine Möglichkeit. Aber ich meine nicht, daß das der Prophylaxe mit den nicht-standardisierten Präparaten anzulasten ist. Ich denke, daß die Befunde in vielen Ländern nicht besser sind.

KOBELT (Wabern/Schweiz):

Sie haben gezeigt, daß es zwischen den verschiedenen Zentren Unterschiede gibt. Wie sind diese zu erklären?

WEISSBACH (Dresden):

Das ist aus eigener Erfahrung leicht zu beantworten. Zur ärztlichen Versorgung zählen die erzieherische Patientenführung in der Eigenprophylaxe und Eigenverantwortlichkeit sowie die Physiotherapie, die das Behandlungssystem komplettieren muß. Darin gibt es vielerorts erhebliche Unterschiede.

SCHIMPF (Heidelberg):

Wenn man sich an die Ergebnisse der Orthopedic Outcome Study von Herrn ALEDORT erinnert, dann hat sich herausgestellt, daß sich die Entwicklung der hämophilen Arthropathie ganz zu Anfang entscheidet, wenn der Patient noch keine Gelenkveränderung hat. Sind die Gelenkveränderungen aufgetreten, so entwicklen sich diese zum Schlechteren hin, und zwar relativ unabhängig von der Konzentratdosierung. Daraus ist zunächst der falsche Schluß gezogen worden, daß hohe Dosierungen sinnlos sind. Inzwischen hat sich offenbar aber herausgestellt, daß dann, wenn man früh mit hohen Dosen anfängt und keine Gelenkveränderungen auftreten, die Patienten sozusagen bei Null hält, die höhere Dosierung doch erfolgreicher ist. Jetzt ist es Aufgabe dieser Studie, wenn ich mich richtig erinnere, vor allem diese Null-Patienten über Jahre hinweg weiter zu verfolgen. Wenn also einmal schon Gelenkveränderungen da sind, kann man offensichtlich gar nicht mehr soviel erreichen, so daß es unsere Aufgabe ist, bereits früh mit einer relativ hohen Dosierung als Dauerbehandlung zu beginnen.